全国高等职业教育医学检验技术专业"十三五"规划教材

临床检验基础

（供医学检验技术专业使用）

主　编　张纪云　郝　坡　李敏霞
副主编　刘剑辉　郭丽香　王海凤　李正祎　杨　拓
编　者　（以姓氏笔画为序）
　　　　马菲菲（商丘医学高等专科学校）
　　　　王海凤（山东中医药高等专科学校）
　　　　申绯翡（洛阳职业技术学院）
　　　　刘剑辉（辽宁医药职业学院）
　　　　苏小丽（黔南民族医学高等专科学校）
　　　　杨　拓（广东省湛江卫生学校）
　　　　杨　勇（山东第一医科大学第二附属医院）
　　　　李正祎（吉林医药学院）
　　　　李彦娜（漯河医学高等专科学校）
　　　　李敏霞（河南医学高等专科学校）
　　　　吴　佗（山东医学高等专科学校）
　　　　狄　敏（潍坊护理职业学院）
　　　　张纪云（山东医学高等专科学校）
　　　　罗　洁（江西医学高等专科学校）
　　　　郝　坡（重庆三峡医药高等专科学校）
　　　　姜　竹（黑龙江护理高等专科学校）
　　　　郭丽香（天津医学高等专科学校）
　　　　梅鲜艳（楚雄医药高等专科学校）
　　　　曹　越（韶关学院医学院）
　　　　葛会美（菏泽家政职业学院）

中国健康传媒集团
中国医药科技出版社

内容提要

本教材为"全国高等职业教育医学检验技术专业'十三五'规划教材"之一，系根据本套教材的编写指导思想和原则要求，结合专业培养目标和本课程教学目标、内容与任务要求编写而成。本教材具有专业针对性强、紧密结合新时代职业要求和行业用人需求、与职业技能考试接轨的特点。内容主要包括血液一般检验、血细胞分析仪检验、血型与输血检验、尿液检验、粪便检验、体液与生殖道分泌物检验及临床细胞学检验等。本教材为书网融合教材，即纸质教材有机融合电子教材、教学配套资源（PPT、微课、视频等）、题库系统、数字化教学服务（在线教学、在线作业、在线考试）。

本教材主要供高等职业学校医学检验技术专业师生学习使用，也可供临床检验医（技）师和进修人员在临床检验实际工作中参考，以及作为卫生专业技术资格考试的参考用书。

图书在版编目（CIP）数据

临床检验基础 / 张纪云，郝坡，李敏霞主编. —北京：中国医药科技出版社，2019.12

全国高等职业教育医学检验技术专业"十三五"规划教材

ISBN 978-7-5214-1449-3

Ⅰ . ①临… Ⅱ . ①张… ②郝… ③李… Ⅲ . ①临床医学—医学检验—高等职业教育—教材 Ⅳ . ①R446.1

中国版本图书馆CIP数据核字（2019）第266765号

美术编辑 陈君杞

版式设计 易维鑫

出版 **中国健康传媒集团** | 中国医药科技出版社

地址 北京市海淀区文慧园北路甲22号

邮编 100082

电话 发行：010-62227427 邮购：010-62236938

网址 www.cmstp.com

规格 889×1194mm $\frac{1}{16}$

印张 26

字数 569千字

版次 2019年12月第1版

印次 2021年6月第2次印刷

印刷 三河市万龙印装有限公司

经销 全国各地新华书店

书号 ISBN 978-7-5214-1449-3

定价 **98.00元**

获取新书信息、投稿、为图书纠错，请扫码联系我们。

数字化教材编委会

主　编　张纪云　郝　坡　吴　佗

副主编　王海凤　姜　竹　刘剑辉　郭丽香　李正祎

编　者　（以姓氏笔画为序）

马菲菲（商丘医学高等专科学校）

王海凤（山东中医药高等专科学校）

申绯翡（洛阳职业技术学院）

刘剑辉（辽宁医药职业学院）

苏小丽（黔南民族医学高等专科学校）

杨　拓（广东省湛江卫生学校）

杨　勇（山东第一医科大学第二附属医院）

李正祎（吉林医药学院）

李彦娜（漯河医学高等专科学校）

李敏霞（河南医学高等专科学校）

吴　佗（山东医学高等专科学校）

狄　敏（潍坊护理职业学院）

张纪云（山东医学高等专科学校）

罗　洁（江西医学高等专科学校）

郝　坡（重庆三峡医药高等专科学校）

姜　竹（黑龙江护理高等专科学校）

郭丽香（天津医学高等专科学校）

梅鲜艳（楚雄医药高等专科学校）

曹　越（韶关学院医学院）

葛会美（菏泽家政职业学院）

出版说明

为深入贯彻《现代职业教育体系建设规划（2014—2020年）》以及《医药卫生中长期人才发展规划（2011－2020年）》文件的精神，满足高等职业教育医学检验技术专业培养目标和其主要职业能力的要求，不断提升人才培养水平和教育教学质量，在教育部、国家卫生健康委员会及国家药品监督管理局的领导和指导下，在全国卫生职业教育教学指导委员会医学检验技术专业委员会有关专家的大力支持和组织下，在本套教材建设指导委员会主任委员胡野教授等专家的指导和顶层设计下，中国医药科技出版社有限公司组织全国50余所高职高专院校及其附属医疗机构近150名专家、教师历时1年多精心编撰了"全国高等职业教育医学检验技术专业'十三五'规划教材"，该套教材即将付梓出版。

本套教材包括高等职业教育医学检验技术专业理论课程主干教材共计10门，主要供全国高等职业教育医学检验技术专业教学使用。

本套教材定位清晰、特色鲜明，主要体现在以下方面。

一、紧扣培养目标，满足职业标准和岗位要求

本套教材的编写，始终坚持"去学科、从目标"的指导思想，淡化学科意识，遵从高等职业教育医学检验技术专业培养目标要求，对接职业标准和岗位要求，培养具有一定的科学文化水平，良好的职业道德、工匠精神和创新精神，具有较强的就业能力、一定的创业能力和支撑终身发展的能力；掌握医学检验和临床医学的基本知识，具备医学检验工作的技术技能，面向卫生行业临床检验技师、输血技师、病理技师等职业群，能够从事人体各种标本检验及鉴定等工作的高素质技术技能人才。本套教材从理论知识的深度、广度和技术操作、技能训练等方面充分体现了上述要求，特色鲜明。

二、体现专业特色，整体优化，紧跟学科发展步伐

本套教材的编写特色体现在专业思想、专业知识、专业工作方法和技能上。同时，基础课、专业基础课教材的内容与专业课教材内容对接，专业课教材内容与岗位对接，教材内容着重强调符合基层岗位需求。教材内容真正体现检验医学工作实际，紧跟学科和临床发展步伐，内容具有科学性和先进性。强调全套教材内容整体优化，注重不同教材内容的联系与衔接，并避免遗漏和不必要的交叉重复。

三、对接考纲，满足临床医学检验技士资格考试要求

本套教材中，涉及临床医学检验技士资格考试相关课程教材的内容紧密对接《临床医学检验技士资格考试大纲》，并在教材中插入临床医学检验技士资格考试"考点提示"，有助于学生复习考试，提升考试通过率。

四、书网融合，使教与学更便捷更轻松

全套教材为书网融合教材，即纸质教材与数字教材、配套教学资源、题库系统、数字化教学服务有机融合。通过"一书一码"的强关联，为读者提供全免费增值服务。按教材封底的提示激活教材后，读者可通过PC、手机阅读电子教材和配套课程资源（PPT、微课、视频等），并可在线进行同步练习，实时反馈答案和解析。同时，读者也可以直接扫描书中二维码，阅读与教材内容关联的课程资源，从而丰富学习体验，使学习更便捷。教师可通过PC在线创建课程，与学生互动，开展在线课程内容定制、布置和批改作业、在线组织考试、讨论与答疑等教学活动，学生通过PC、手机均可实现在线作业、在线考试，提升学习效率，使教与学更轻松。此外，平台尚有数据分析、教学诊断等功能，可为教学研究与管理提供技术和数据支撑。

编写出版本套高质量教材，得到了全国知名专家的精心指导和各有关院校领导与编者的大力支持，在此一并表示衷心感谢。出版发行本套教材，希望受到广大师生欢迎，并在教学中积极使用本套教材和提出宝贵意见，以便修订完善，共同打造精品教材，为促进我国高等职业教育医学检验技术专业教育教学改革和人才培养做出积极贡献。

中国医药科技出版社

2019年11月

全国高等职业教育医学检验技术专业"十三五"规划教材

建设指导委员会

前 言

Foreword

　　本教材系根据全国高等职业教育医学检验技术专业培养目标和职业能力要求及主要就业方向，在全国高等职业教育医学检验技术专业"十三五"规划教材建设指导委员会和中国医药科技出版社的组织与领导下，按照本套教材编写的指导思想和原则要求，结合本课程教学大纲，由全国19所院校从事教学和临床岗位一线的教师、学者悉心编写而成。

　　临床检验基础是基于医学检验技术专业职业岗位工作任务及职业能力要求开设的一门专业核心课程。其主要任务是培养学生动手操作能力，积累实践经验，拓展专业思维，提高职业技能，加强交流沟通及团队协作精神，为学生迅速适应毕业跟岗见（实）习、临床工作夯实基础。本教材主要内容有9章，均为临床最常用、最基本的检验项目与检验技术，并融入新观念、新理论和新技术。在编写过程中，我们以培养学生实践能力为核心，结合医学检验技术专业特点和临床实验室的工作实际，力求反映近年来医学检验发展的现状和趋势，把基本理论、基本技术、基本操作有机融合，充分体现"三基"（基本理论、基本知识和基本技能）、突出"五性"（思想性、科学性、先进性、启发性和实用性）。

　　本教材的主要特点如下。1.重点突出：以临床检验岗位需求为原则，以基本的检验项目为重点，规范操作，删除了部分过于基础和陈旧的理论知识，以及临床开展较少、灵敏度和特异性不高的实验项目内容。在内容编排上，按一般性状检验、化学与免疫学检验、显微镜检验的顺序由易到难，便于学生接受和掌握。2.内容适中：紧密联系医学检验技术岗位考试大纲，并根据高职高专学生特点设置教材内容。每一章开篇有学习目标、案例讨论，中间重点部分有考点提示，结束有小结和习题。层次清楚，概念明晰，理论简明，操作规范，既可培养学生的自主学习能力，又为学生的可持续发展奠定基础。3.理实一体：基于岗位实际工作需要，将理论教材与实验指导合二为一，达到教学内容完整、教学过程连续、理论与实验一体，便于开展"理实一体化"教学。4.图文并茂：采用简明形象的图表描述，直观易懂，突出教材的课程特色和时代特点。书中的彩色插图未标注者均为瑞–吉染色，1000倍放大。5.书网融合：以纸质教材为主体，在每章增加了数字教学配套资源，如PPT、微课、视频、题库等，实现信息技术与职业教育的深度融合，拓展学生的学习空间。使学习变得更轻松，教学变得更方便。

　　本教材作为全国高等职业教育医学检验技术专业"十三五"规划教材，既可供高等学校医学检验技术专业师生学习使用，也可供临床检验医（技）师和进修人员在临床检验实际工作中参考，以及作为卫生专业技术资格考试的参考用书。

　　本教材的编写得到了参编人员所在单位的大力支持和所有编写人员的共同努力，在此表示衷心感谢。

　　尽管各位编者在编写过程中倾心尽力，但由于时间短促，也因编者水平和经验有限，难免有纰误疏漏，恳请使用本教材的教师、学生以及临床检验工作者提出宝贵意见，以便今后进一步修订和完善，顺致谢意。

编　者

2019年9月

目 录

Contents

绪　论

医学检验学（clinical laboratory medicine）又称为实验诊断学，在临床上现称为检验医学，是一门涉及多专业、多学科相互渗透的综合性应用学科，内容包含临床检验基础、血液学检验、免疫学检验、微生物学检验、生物化学检验、寄生虫学检验等，主要通过实验室检查手段，为医疗、预防、保健、康复等提供准确、及时、有效的实验数据和诊断意见。其中临床检验基础是研究临床筛检与诊断疾病最常用、最基本检验技术的一门课程，是医学检验技术专业的主干课程和专业核心课程之一。

随着医学检验技术的飞速发展，以自动化、信息化为特征的自动化检验方法和以"金标准"为特征的传统手工检验方法已成为临床实验室开展的主要技术，显著提高了人们对健康和疾病的预测和诊断水平。虽然，自动化检验技术替代了大部分手工检验方法，但仅仅是对健康人群标本的筛检，并不能完全替代对异常标本的手工复检。因此，与医学检验其他亚专业课程相比，如何兼顾手工检验与自动化检验，是目前医学检验技术专业教学正在密切关注的热点问题，也是临床检验基础教学的侧重点。

一、临床检验基础的发展简史

17世纪末显微镜的发明，揭开了微观世界的奥秘，为医学检验学的发展奠定了物质基础，使检验医学从临床医学的重要分支迅速发展成为重要的独立学科。

（一）血液学检验技术的发展

1590年，荷兰眼镜制造商 J.Janssen 和 Z.Janssen 父子制作了第一台复式显微镜，17世纪末，荷兰人 Leeuwenhoek 发明了显微镜，为临床检验形态学奠定了物质基础。1673年，Leeuwenhoek 用显微镜观察了人血液中的红细胞；1749年，Senac 用显微镜观察了人血液中的白细胞；1842年，Donne 发现了血小板。

血细胞计数板作为医生和生物学家的必备工具已经有超过100年的使用历史，最初被医生用于研究患者的血液样品，由此开创了"血液学"研究领域。1852年，德国医学家 K.Vierordt 发明了一种可以计数血细胞的方法，因过于繁冗未获得推广。1855年，法国解剖学家 Louis-Charles Malassez 发明了用于计数血细胞的计数板；1907年，O.Neubauer 将双线改为了单线，简化了网格的设计。经过一个世纪的不断改良，血细胞计数板逐渐发展成了现今全世界通用的精密工具。虽然全自动血细胞分析仪已广泛应用，但血细胞计数板依然是细胞计数的"金标准"。目前仍然使用的改良 Neubauer 计数板是应用最为广泛、持续时间最为长久的一种。

19世纪末，Ehrlich 和 Romanowsky 发明并使用染色技术，对血液中的各种细胞进行了区分。1902年，Wright、Giemsa 等对染色作了改良，使血细胞在显微镜下形态更清晰、辨认更容易，并开始与疾病的诊断相联系。

1912年 Lee 和 White 创建了 Lee-White 凝血时间测定方法。1929年，Gabreus 建立了红细胞沉降率测定法。1945年，Coombs 建立了抗球蛋白试验，对免疫血液学的研究做出了重要的贡献。1946年美国推出负压采血技术，使血液标本采集更加安全、准确。同时，尿液和血液某些成分的干化学检验技术的应用，开启了"床旁检验"的先河。

1947年，美国科学家库尔特（W.H.Coulter）发明了用电阻抗法计数粒子的专利技术，1953年制造出了世界上第一台电子血细胞分析仪，Coulter原理已经成为现代血细胞分析的一项重要技术。20世纪70年代以后，血小板自动分析仪、全血细胞分析仪、三分群和五分类血细胞分析仪先后成为血细胞计数和分类计数的主要筛检技术，广泛应用于临床。20世纪80年代，日本发明了世界第一台自动网织红细胞分析仪。近20年来，基于电阻抗、电导和光散射原理的血细胞分析技术得到了进一步创新与发展，与血液自动推片技术、自动染色技术整合为血细胞分析的流水线，使血细胞分析更加快捷和方便。血细胞的发现距今虽有300多年历史，但血细胞数量和形态检验至今仍是临床检验基础的重要内容。

1900年，维也纳病理学家Karl Landsteiner提出了人类血型的概念，并于一年后确定了A、B、O三种血型。1909年他将血型划分为A、B、AB和O型四种类型，此后输血则选择同种血型之间进行，避免了因血型不合引起的输血并发症。20世纪40年代初，美国建立了血库。20世纪50年代初，美国医生Charles Drew成功地制备出了大量血浆，为成分输血和血液处理做出了突出贡献。

（二）尿液检验技术的发展

早在远古时期，人们就了解到尿液的变化与疾病有关。古印度的医生曾将尿液倒在地上进行观察，如果尿液能够招来蚂蚁，说明患者排出的是"蜜尿"，这可能是最早的尿糖检查方法。

公元前400年，希腊名医Hippocrates开始通过感官直觉法（色、嗅、味等）对尿液进行观察，以辅助诊断有关的疾病，开创了最早、最原始的实验诊断。

公元1000年，波斯名医Ismail总结了他对尿液的研究，并描述了7种针对尿液的观察和实验，即颜色、黏稠度、尿量、透明度、沉淀物、臭味和泡沫。

1673年，Frederick Dekkers用加热乙酸酸化尿液方法测定尿液中的蛋白。1911年，美国辛辛那提大学的17岁大学生斯坦利·班尼迪特（Stanly Benedict）首先在《美国医学会杂志》（Journal of the American Medical Association，JAMA）上发表了用于检测尿糖的碱性硫酸铜溶液，即班氏溶液（Benedicts solution）。这种测定尿糖的传统方法现在仍在某些小型临床实验室应用。

20世纪30年代至40年代，折射仪、酸度计和定量检测血清淀粉酶的方法相继应用于临床，为临床诊断疾病和判断病情变化发挥了重要作用。

1948年，苏格兰医师Addis介绍了尿液的收集和计数池的使用方法，即著名的"爱迪（Addis）计数"。从此使尿液有形成分显微镜检验成为评估患者相关疾病的检验项目之一。

1956年，美国创建了测定尿葡萄糖的新产品clinistix和TesTape试剂带；1957年，又利用"蛋白质误差"原理推出测定尿蛋白试剂带Albustix；1958年，推出测定尿葡萄糖和尿蛋白二联试剂带Uristix，次年又推出测定尿葡萄糖、尿蛋白和尿pH三联试剂带Combistix。此后几乎每年有新的产品问世，直至现在所使用的十联试剂带Multistix。

1972年，Clemens和Hurtle制造了Clinilab自动化分析仪，从而使尿液化学分析真正实现了仪器化。以后的几十年中，许多生产厂家先后制造出尿液干化学分析仪，并应用尖端的光学元件CCD（电荷耦合器件）技术。仪器化分析的应用，极大地解放了劳动力，同时减少了医务人员的医源性感染。

20世纪80年代，美国研发了筛检尿液有形成分的自动尿液沉渣分析仪。1995年，日本开发了基于流式细胞术的全自动尿液沉渣分析仪，2003年，美国研发了扫描式自动尿液沉渣分析工作站，使尿液有形成分检验更加规范与准确。

（三）其他检验技术的发展

1928年，Papanicolaou创立了Pap技术，对女性生殖系统肿瘤的早期诊断和治疗起到了重要作用，极大地促进了临床细胞学技术的发展。

在实验室管理方面，2003年国际标准化组织颁布了关于临床实验室管理的国际标准，即ISO15189（2003）《医学实验室-质量和能力的专用要求》，该标准进一步推动了医学检验的发展，目前我国已有越来越多的临床实验室获得了ISO15189实验室认可；2006年由国家卫生健康委员会制定的《医疗机构临床实验室管理办法》开始实施，标志着我国临床实验室的管理走上标准化、法制化轨道，为提高临床检验质量和临床诊治水平打下坚实的基础，使我国临床实验室管理提高到一个新的水平。

二、临床检验基础的特点

近年来，随着光学技术、电子技术、自动化技术、网络通讯技术、免疫标记技术、生物芯片技术、流式细胞技术等新技术不断发展，全自动化实验室、一体化实验室和独立实验室相继出现并快速发展，流式细胞术、生物芯片、分子杂交、聚合酶链反应（polymerase chain reaction，PCR）、高通量测序技术（high-throughput sequencing）等新技术的广泛应用，使检验医学水平得到大幅提升。临床检验工作逐渐从简单地为临床提供快速、准确的检验结果，拓展到参与临床咨询和临床诊断、治疗和预防等工作中。目前，临床检验技术已成为临床医学中发展最迅速、应用高精尖技术最集中的学科之一。主要特点如下。

1. 检验分析自动化　血液、尿液、粪便等自动化检验仪器已基本在各级医院检验科普及，取代了手工操作同时，提高了工作效率，缩短了检验时间，提高了检验结果的准确性、精密度，同时也具有操作简单、易质控、参数多、信息丰富等优点。

2. 检验方法标准化　一批由国内外有关组织推荐的参考标准，如血细胞复检规则等不断被推广并应用于临床检验中，提高了检验结果的准确性，同时各临床实验室之间的检验结果具有了可比性，使临床医疗机构之间检验结果的相互认可成为可能，方便了医院之间的会诊、转诊、远程医学诊断和交流。

3. 检验试剂商品化　血细胞分析仪、尿液分析仪、血凝分析仪、生化分析仪等均已有配套化和专业化的试剂。高质量检验试剂的供应，避免了手工配制试剂的诸多弊端，减少检验误差，显著提高了医学检验质量。

4. 检验项目组合化　目前，血细胞分析仪一般可提供20余项参数的组合报告，对疾病的诊断和鉴别诊断具有重要价值。尿液、粪便、分泌物等多项目合理组合检验，为临床提供大量检验信息，显著提高了临床诊疗水平。

5. 质量管理全程化　各级医院检验科在规范化操作的基础上，已基本实现了实验室内部质量控制（internal quality control，IQC）的全覆盖，并积极参加实验室间质量评价（external quality assessment，EQA）活动，许多临床实验室已通过了国际及国家多种实验室认可，确保了检验结果准确、可靠。

6. 生物安全制度化 检验科所面对的临床标本均存在生物安全隐患。对实验室生物安全要求，国家、各省市均有明确的生物安全执行标准，如《实验室生物安全通用要求》（GB19489）、《临床实验室废物处理原则》（WS/T249）等，检验科严格按照要求采取相应生物安全防范措施，预防院内感染，并杜绝生物安全隐患对检验人员、患者、其他人员、环境的危害。

7. 检验人员合格化 检验人员在上岗前必须进行培训，例如血细胞分析仪等仪器设备使用上岗前必须接受如操作原理、标准化操作规程（standard operating procedure，SOP）、质量控制、性能评价、维护保养等技术培训，考核合格后，方能上机操作。通过参加国内、国外各级室间质量评价活动，以及国内、国外的学术交流，提高了检验人员整体技术水平和检验科在医院中的地位。

8. 临床实验室信息化 随着医疗大数据时代的到来，临床实验室信息系统（laboratory information system，LIS）已普遍使用，从医师开医嘱开始，待检者准备、标本采集、运送、接收、分析、结果报告、追踪等检验全过程的信息进行系统化管理，减轻了检验人员的劳动强度，提高了工作效率、资料的可信度和检验质量，提升了实验室管理水平。同时与医院信息系统（hospital information system，HIS）相连接，实现了信息资源的共享，为电子病历提供患者全部检验信息。

三、临床检验基础的主要内容和临床应用

临床检验基础的主要任务是采用各种技术、方法和仪器，对人体的血液、尿液、粪便及其他分泌物和排泄物、体腔积液和脱落细胞等标本进行一般性状、化学、显微镜形态学等最基础的检验，满足临床筛查、诊断疾病的需要。传统的临床检验基础内容主要包括三大常规，即血常规、尿常规和粪便常规。随着医学检验的发展，检验技术日趋现代化，临床检验基础的内容也不断丰富。因此，临床检验基础一方面反映国内外医学检验发展趋势和临床实验室发展实际，介绍以自动化、信息化为特征的仪器分析方法，另一方面仍然介绍传统手工检验方法，尤其是"金标准"方法，其中有形成分显微镜检验是临床检验基础的重要内容。

临床检验基础的临床应用如下。

1. 疾病诊断与鉴别诊断 通过对不同样本的检验，对疾病的诊断和鉴别诊断提供实验室筛查或确诊的客观指标。

2. 疗效观察和预后判断 在疾病的发生和发展过程中，血液、尿液等检验指标均会发生相应的变化，定期检查、及时复查和反复观察各项检验指标的变化，对分析病情变化、协助指导制定治疗方案和判断预后等均具有重要价值。

3. 用药与安全监测 许多药物在治疗疾病的同时，对人体亦存在一定损害，因此在临床用药治疗疾病的同时，检测血液、尿液中指标的变化，可以判断药物对人体有无损害及其损害程度，指导临床合理用药。

4. 健康体检 定期进行血液、尿液等检验项目的健康检查，及时了解身体状况，并指导人们建立良好的生活习惯，增强预防疾病的主动性，是健康中国的重要内容。

5. 医学研究 建立人体正常与异常状态下的检验数据，探寻不同疾病、不同阶段检验指标的变化，为提高医学诊疗水平提供必备的条件。

四、学习临床检验基础的基本要求

临床检验技术的发展已从"以标本为中心、以检验结果为目的"的理念，转变为"以患者为中心、以疾病诊断和治疗为目的"。学习临床检验基础的基本要求如下。

1. 加强学习，拓展知识 以问题为中心，以检验项目为重点，系统学习各检验项目的检验原理、检验材料、操作方法、质量控制、方法学评价、参考区间和临床意义等，理解和掌握每个检验项目的主要知识点，并对每个项目的敏感性（sensitivity）、特异性（specificity）、快速（speed）、简单（simple）和安全（safety）等进行评价，理解检验项目参考区间，正确区别参考区间、危急值和医学决定性水平的关系，并对检验结果进行有效的分析。

2. 强化实训，规范操作 医学检验技术专业是培养实用、操作能力强的高素质技能型人才，因此应高度重视实验（训）课和课程见习，做到理论联系实际，加强操作技能训练，培养动手能力。在实验和见习前应提前预习，掌握或熟悉每个检验项目的关键点，实验（训）或见习课要做到"五勤"，即"手勤、眼勤、脑勤、嘴勤、腿勤"。

3. 形态识别，反复观察 显微镜检验是临床检验基础的重要内容，显微镜下有形成分不但是许多疾病诊断的"金标准"，也是自动化仪器分析复检的必要手段。虽然自动化仪器分析在临床实验室已广泛应用，但并不能替代有形成分的人工显微镜检验。因此，在实验（训）、见习或实习时要勤学苦练，对实际标本反复观察和鉴别比较，才能提高有形成分的识别能力。

4. 保证质量，注意安全 加强分析前、分析中和分析后的全面质量管理（total quality management，TQM）。分析前要注重检验申请，患者准备，标本采集、运送与接收等环节；分析中要控制好检测系统和规范操作，做好日常的室内质控（IQC）；分析后应对检验结果的审核、报告、检验结果的解释、临床咨询以及与临床沟通等进行有效的管理。在保证检验结果质量的同时，不能忽视生物安全。加强生物安全的意识和防护措施，避免病原生物对实验操作人员、周围人员及环境造成危害。

5. 提升素质，规范行为 临床检验工作是一项严肃、细致的工作，检验结果是疾病诊断、治疗和疗效观察的依据，稍有一时的疏忽、一念的差错或一笔的贻误，就可能延误疾病的诊断和治疗。要求临床检验工作者必须具备高度认真负责、严谨细致、一丝不苟、有条不紊、实事求是、规范操作的工作态度和工作作风。因此，学习过程中，要加强专业素质培养，注重团队协作意识，树立救死扶伤的革命人道主义的高尚职业道德。

6. 公平公正，保护隐私 检验人员必须把公平公正服务作为行为准则，保持工作的独立性，不受来自行政、商务、财务等方面的干扰和影响，严格遵守医院管理制度和保密制度，对检验数据、信息、技术资料负有保密责任，保护和尊重患者隐私。

（张纪云）

血液检验基本技术

学习目标

1. **掌握** 血液标本的类型及血浆与血清的区别；常用血液标本添加剂的类型与临床应用；末梢采血、静脉采血的原理、方法及质量控制；改良牛鲍计数板的结构；显微镜细胞计数的原理、方法及质量控制；血涂片制备与瑞特染色的原理、方法及质量控制。

2. **熟悉** 血液标本采集的方法学评价；血液标本运送、保存与处理的原则及质量控制。

3. **了解** 动脉采血方法及应用。

4. 学会血液检验基本技术。

5. 具备在实际工作中运用血液检验基本技术进行手工操作的能力以及质量控制意识。

案例讨论

【案例】

在医院门诊检验采血窗口，发现采血工作人员主要选择待检者的肘部静脉进行采血，有时也选择手指末端进行采血，而且使用采血管帽的颜色有紫色、黄色、蓝色等不一。

【讨论】

1. 采血部位不同所采集的血液标本有何区别？

2. 不同颜色管帽的采血管有何区别？

血液检验技术种类繁多，但基本技术主要有血液标本采集与处理、细胞显微镜计数、血涂片制备与染色等，需每一个检验人员牢固掌握。

第一节　血液标本采集与处理

血液标本的采集与处理是血液检验前质量保证的重要环节之一，也是保证检验结果准确、可靠的关键。

一、血液标本类型

血液由血浆和血细胞组成，通过循环系统参与机体的各项生理活动，维持机体正常新

陈代谢和内外环境稳定。血液或非血液系统疾病可直接或间接地引起血液成分发生变化。根据检验目的不同，血液标本可分为全血、血浆、血清和血细胞等。

（一）全血

全血（whole blood）是指包含全部血细胞和血浆的血液标本。根据采集部位的不同可分为以下几种。

1. 静脉全血　即采自体表浅静脉的全血，是临床应用最广泛的全血标本。常用的采血部位为肘静脉，亦可采集腕静脉和手背静脉，新生儿和婴幼儿可选用颈静脉和股静脉。

2. 动脉全血　即采自体表浅动脉的全血，主要用于血气分析。常用的采血部位为有丰富侧支循环的浅动脉，主要有肱动脉、桡动脉、股动脉和足背动脉，婴幼儿可采用头皮动脉。

3. 末梢全血　即采自末梢微循环的毛细血管全血，可混入组织液，多用于一些简单易行、用血量少、测定快速的检验项目。常用的采血部位为指端，婴幼儿可采用踇趾或足跟内、外侧缘。

（二）血浆

全血标本在体外经抗凝处理后，经过离心沉淀获取的上层淡黄色液体即为血浆（plasma），主要用于化学成分测定和凝血项目检验等。

（三）血清

全血在体外自然凝固后所分离析出的淡黄色透明液体即为血清（serum），主要用于化学和免疫学等检验。血清与血浆的主要区别在于血清缺乏纤维蛋白原及其他某些凝血因子。

（四）血细胞

根据检验目的的不同，需从全血中选择性提取、分离特定的血细胞（blood cell），如浓集的粒细胞、淋巴细胞和单个核细胞等，主要用于细胞免疫功能、淋巴细胞亚群等某些特殊项目的检验。

> **考点提示**　血液标本类型；血清与血浆的区别。

二、血液标本添加剂

为了有效获取不同的血液标本，常需在采血容器中加入一定的血液标本添加剂。临床上常用的血液标本添加剂主要包括抗凝剂、促凝剂和分离胶。获取全血和血浆标本时，通常需要加入抗凝剂进行抗凝；为了快速获取血清标本，缩短血液凝固时间，可向采血管中加入促凝剂和分离胶。

（一）抗凝剂

利用物理或化学的方法去除或抑制血液中的某些凝血因子，以阻止血液凝固的方法称为抗凝。能够阻止血液凝固的化学物质称为抗凝剂（anticoagulant）或抗凝物质。临床上常用的抗凝剂有乙二胺四乙酸盐、枸橼酸钠、肝素和草酸盐等。

1. 乙二胺四乙酸（EDTA）盐　有 $EDTA-Na_2$、$EDTA-K_2$ 和 $EDTA-K_3$，临床常用 $EDTA-K_2$。

（1）抗凝原理　EDTA 可与血液中的 Ca^{2+} 结合形成螯合物，阻断凝血途径，从而阻止血液凝固。

（2）临床应用　适用于全血细胞分析，尤其适用于血小板计数。但因其影响血小板聚集及凝血因子检测，故不适用于凝血因子和血小板功能检查。国际血液学标准化委员会（International Committee for Standardization in Hematology，ICSH）建议用EDTA-K$_2$作为血细胞计数的抗凝剂，用量为EDTA-K$_2$·2H$_2$O 1.5～2.2mg/ml血液。实验室常配成15g/L水溶液，取0.5ml置入采血容器中，干燥后可抗凝血液5ml。

2. 枸橼酸钠 又称柠檬酸钠，有Na$_3$C$_6$H$_5$O$_7$·2H$_2$O和2Na$_3$C$_6$H$_5$O$_7$·11H$_2$O等多种晶体。

（1）抗凝原理 枸橼酸钠能与血液中的Ca^{2+}结合形成可溶性螯合物，使Ca^{2+}失去凝血作用，从而阻止血液凝固。

（2）临床应用 主要适用于血栓与止血检验和红细胞沉降率测定。常用Na$_3$C$_6$H$_5$O$_7$·2H$_2$O配成109mmol/L（32g/L）浓度的水溶液，与全血以1∶9的容积比用于血栓与止血检验，1∶4的比例用于魏氏法血沉测定。因其毒性小，也可用于血液保养液。

3. 肝素 因首先发现于肝脏中而得名，是一种平均分子量为15kD的酸性黏多糖硫酸脂，主要由肥大细胞和嗜碱性粒细胞分泌产生，肺、血管壁及肠黏膜等组织中含量丰富。常用的抗凝剂是肝素的钠、钾、锂、铵盐，其中以肝素锂最佳，但其价格较贵。

（1）抗凝原理 肝素在体内外都有抗凝血作用，可与抗凝血酶Ⅲ（AT-Ⅲ）结合，加强AT-Ⅲ与凝血酶的亲和力，加速凝血酶的失活，同时亦可增强对凝血因子Ⅻ、Ⅺ、Ⅸ、Ⅹ等的抑制作用；抑制血小板的黏附聚集；增强蛋白C的活性，刺激血管内皮细胞释放抗凝物质和纤溶物质以达到抗凝作用。

（2）临床应用 适用于临床急诊化学检验项目、血细胞比容测定、红细胞渗透脆性试验、血气分析及血液流变学检验，不适用于凝血功能、白细胞计数和分类计数检验（可使血涂片染色后产生蓝色背景并使白细胞聚集）。通常用100～125U/mg的肝素钠粉剂配成1g/L水溶液，取0.5ml置入采血容器中，37～50℃烘干后，可抗凝5ml血液。

4. 草酸盐 常用的草酸盐抗凝剂有草酸钠、草酸钾和草酸铵。

（1）抗凝原理 草酸盐可与标本中的Ca^{2+}形成草酸钙沉淀，使Ca^{2+}失去凝血功能，凝血过程被阻断。

（2）临床应用 用0.1mol/L浓度的草酸盐，与血液按1∶9比例可用于血栓与止血检验，但因其对凝血因子Ⅴ的保护力差，现已少用。另外，可用草酸铵与草酸钾（或草酸钠）以适当比例混合组成"双草酸盐"用于血细胞比容测定，临床现已很少使用。

对于某些不适用化学抗凝剂的血液标本，可采用物理的方法进行抗凝。可将采集的血液注入盛有小玻璃珠的三角烧瓶，然后立即按一定方向不停地旋转，直到纤维蛋白缠绕于玻璃珠上为止。此方法常用于羊血脱纤维抗凝，用于制备血液培养基。另外，对于检验结果易受抗凝剂影响的血液标本，如红斑狼疮细胞检验等，亦可用竹签按一定方向不停旋转搅拌去除纤维蛋白，达到抗凝的目的。

（二）促凝剂

血液促凝剂是采用硅石粉等非生理性促凝成分，经特殊加工制成。常用的促凝剂有凝血酶、硅石粉和硅碳酸等。

1. 促凝原理 将促凝剂均匀喷涂于采血管内壁上，能激活纤维蛋白酶，使可溶性纤维蛋白变成不溶性的纤维蛋白聚体，进而形成稳定的纤维蛋白凝块。促凝剂加速血液凝固，快速分离血清标本，缩短了检验时间，具有很高的应用价值。

2. 临床应用 特别适用于急诊化学检验。但离心后，常常还会有少量的纤维蛋白凝块或凝丝悬浮在血清中。

（三）分离胶

分离胶为一种聚合高分子惰性材料，如高黏滞度液体、增稠剂等，不溶于水，具有抗氧化、耐高温、抗低温、高稳定性等特性。

1. 分离原理　采血离心后，由于分离胶的比重介于血清与血细胞之间，在1100~1500g离心力作用下移至血清或血浆和血细胞之间形成隔离层，分离成血清或血浆层（上层）、分离胶层（中层）和血细胞层（下层）。

2. 临床应用　分离胶能保证血清化学成分的稳定，标本在4℃48小时内保持稳定，适用于化学、输血和血清学等相关检验。分离胶的性能会影响分离效果和检验结果，质量好的分离胶成本高。

> **考点提示**　抗凝剂的类型、抗凝原理及临床应用；促凝剂、分离胶的临床应用。

三、血液标本采集

根据采集部位和检验要求的不同，血液标本采集可分为末梢采血法、静脉采血法和动脉采血法。

（一）末梢采血法

末梢采血法又称为皮肤采血法、毛细血管采血法，主要用于需要微量血液的检验项目和婴幼儿血液常规检验。末梢采血法所获得的血液标本是混合微动脉血、微静脉血、毛细血管血及少量组织液的末梢全血。末梢采血法又分为采血针末梢采血法和激光末梢采血法。

1. 采血针末梢采血法

【原理】指端、耳垂等肢体末端毛细血管丰富，针刺皮肤损伤毛细血管后，血液可自然流出。

采血部位：世界卫生组织（World Health Organization，WHO）推荐成人末梢采血的部位为左手中指或无名指指端内侧；新生儿或6个月以内婴幼儿选择姆趾或足跟内、外侧缘（图1-1）。局部有炎症、发绀等皮肤损伤、病变均不可作为采血部位。严重烧伤的患者，可选择皮肤完好处采血。

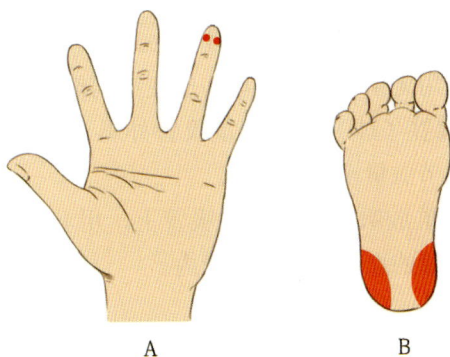

图1-1　末梢采血部位示意图

A.指端；B.小儿足跟

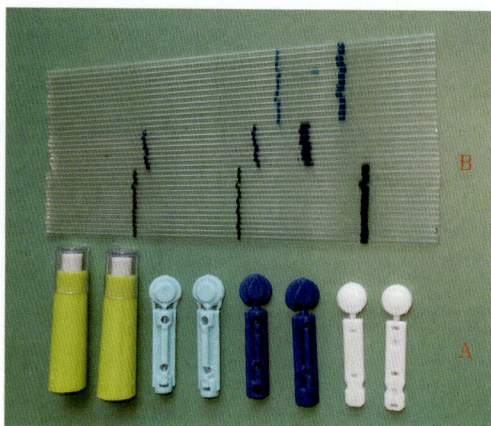

图1-2　一次性采血针和微量吸管

A.一次性采血针；B.一次性微量吸管

【材料】

（1）器材　一次性无菌采血针、一次性微量吸管、带孔乳胶吸头、无菌棉签（棉球）、试管。①一次性采血针：常用安全锁卡式采血针（图1-2）。②一次性微量吸管：一般标有两个刻度，最下方刻度为10μl，上方靠近吸头处刻度为20μl，临床实验室多采用20μl的一次性微量吸管（图1-2）。微量吸管应校准后使用，可采用水银称重法或有色溶液（如氰化高铁血红蛋白）比色法进行校正，误差不应超过±1%，以水银称重法最为准确。

（2）试剂　75%乙醇，细胞稀释液（白细胞、红细胞）等。

【操作】

（1）准备　仔细核对待检者检验申请单，根据检验项目要求将试管中加入一定量的稀释液，做好标记；并准备好一次性无菌采血针、一次性微量吸管、带孔乳胶吸头、无菌棉签（棉球）、消毒用品等。

（2）按摩采血部位　用手轻轻按摩待检者采血部位（多为左手无名指指端内侧）使局部组织自然充血。

（3）消毒　用蘸有消毒液的棉球或棉签由内向外消毒采血部位的皮肤，待其充分干燥。

（4）针刺　操作者用左手拇指和示指固定采血部位，使待检者局部皮肤紧绷，右手持一次性采血针迅速刺入指端内侧（深度2~3mm），立即退针。

（5）吸血　血液自然流出后，先用干棉签拭去混有组织液的第一滴血，待血液再次自然流出后，用微量吸管利用虹吸作用，吸取所需量血液。

（6）止血　采血完毕，用无菌干棉签（球）压住穿刺部位止血。

（7）调节血量　用干棉签（球）拭净微量吸管外周血液，并用干棉球于吸管口轻微、间断吸去多余血液，准确调节血量至所需刻度。

（8）释放血液　将带孔乳胶吸头套在微量吸管上，用右手示指封住乳胶吸头孔，拇指和中指挤压乳胶头将微量吸管的血液转移至试管内。

2. 激光末梢采血法

【原理】激光末梢采血法属于非接触式采血法。在一次性镜头片的配合下，激光采血器可在极短时间内发出一束特定波长的激光，瞬间在采血部位产生高温，使局部皮肤气化形成一个0.4~0.8mm微孔，血液由微孔自然流出。该方法具有感染机会少、被检者痛感轻和工作人员工作强度低等优点。

【材料】

（1）器材 激光采血器、一次性激光防护罩、一次性微量吸管、带孔乳胶吸头、无菌棉签（棉球）、试管。

（2）试剂 75%乙醇。

【操作】按摩采血部位（手指指腹），使局部组织自然充血，消毒皮肤后，将激光手柄垂直置于一次性激光防护罩上方，垂直对准、紧贴采血部位，按下"触发键"，然后将防护罩推出，血液自行流出或稍加挤压后流出，及时采集标本。

3. 质量控制

（1）末梢采血法 ①采血时严格消毒和注意生物安全防范。消毒后待乙醇挥发干燥后方可采血，否则血液会四处扩散而不成滴。②采血针应为一次性使用的"专用采血针"，做到一人一针一管，避免交叉感染。针刺深度以2~3mm为宜，采血要迅速，防止流出的血液发生凝固。③如针刺后血流不畅，可以自针刺部位近心端向指端稍加压力至血液流出。但切忌用力过大，以免使过多组织液混入血液中。④吸取血液时吸管管尖始终不能离开血样液面，以免吸入气泡。⑤释放血液前要拭净吸管外余血，并调节至所需血量刻度。⑥进行多个项目检验时，血液标本采集顺序为血小板计数、红细胞计数、血红蛋白测定、白细胞计数及血涂片制备、血型鉴定等。

（2）激光末梢采血法 ①禁止在易燃易爆气体环境中使用，以免发生爆炸事故。②操作过程中，禁止肉眼观看激光窗口，禁止使用反光镜或其他反光器材观察激光窗口，禁止将激光窗口照射采血部位以外的部位，以免造成伤害。③采血时防护罩要紧贴采血部位，不能倾斜或悬空，以免影响血液标本采集效果。④激光采血器在使用一段时间后会有挥发物附着于透镜表面，一般工作50次后需要清洁1次。

考点提示 ▶ 末梢采血法采血步骤和质量控制。

（二）静脉采血法

静脉采血即采集体表浅静脉的血液，因其不易受气温和末梢循环变化的影响，能准确反应全身血液的真实情况，是临床最常使用的采血方法。根据采集方式的不同，静脉采血法分为注射器采血法和真空（负压）采血法，目前，临床上普遍使用真空采血法。

1. 注射器采血法 即传统的静脉采血法。

【原理】注射器针头刺入体表浅静脉后，利用向后抽拉注射器针栓形成的负压将血液吸入针筒。

【材料】

（1）器材 一次性无菌注射器、压脉带、垫枕、消毒棉签、试管。

（2）试剂 碘伏或30g/L碘酊和75%乙醇。

【操作】

（1）器材准备 仔细核对待检者检验申请单，根据检验项目准备相应规格的试管（抗凝或未抗凝管），贴上标签，做好标记；并准备好相应规格注射器、消毒用品等。

（2）清洁双手 采血前，操作者应用消毒液清洁双手。

（3）检查注射器 确认注射器包装完整、无漏气，打开一次性注射器包装，取下针头无菌帽，左手持针头下座，右手持针筒，将针头与针筒紧密连接，针头斜面针筒刻度一致，抽拉针栓检查有无阻塞和漏气，排尽注射器内的空气，备用。

（4）选择静脉　待检者取坐位（或仰卧位），前臂水平伸直置于桌面垫枕上，掌心向上，充分暴露穿刺部位，通常选择容易固定、明显可见的肘前静脉，如肘正中静脉。

当肘部静脉不明显时，可采用手背、手腕和外踝部浅静脉。婴幼儿可采用颈外静脉采血，必要时还可以从股静脉、大隐静脉及锁骨下静脉等处采血，并最好由有经验者采集，以免发生意外。对于肥胖者，如静脉暴露不明显，可以左手示指经碘伏消毒后，在采血部位触摸，发现静脉走向后凭手感的方向与深度进行试探性穿刺。

（5）消毒皮肤　用碘伏自所选静脉穿刺处由内向外顺时针方向皮肤消毒，消毒直径不宜小于5cm，待干。或先用蘸有30g/L碘酊棉签自所选静脉穿刺处由内向外顺时针方向消毒皮肤，待碘酊挥发后，再用75%乙醇棉签由内向外、逆时针方向脱碘，待干。

（6）扎压脉带　在穿刺点上端约6cm处将压脉带绕手臂一圈打活结，压脉带末端向上（注意勿污染消毒区域），并嘱待检者握紧拳头，使静脉充盈显露。压脉带宜松紧适宜，既能减缓远端静脉血液回流，但又不能太紧压迫动脉血流。

（7）穿刺静脉　取下针头无菌帽，左手拇指固定静脉穿刺部位下方，并绷紧皮肤，右手拇指和中指持针筒，示指固定针头下座，针头斜面和刻度面朝上，沿静脉走向使针头与皮肤呈15°～30°角快速刺入皮肤，然后以5°角向前穿刺静脉壁进入静脉腔。见回血后，将针头顺势再推入10～15mm，以免采血时针头滑出。但不可用力深刺，以免穿破静脉造成血肿。

（8）抽血　穿刺成功后，以右手固定注射器，左手松开压脉带，再缓缓抽拉注射器针栓至所需血量。

（9）拔针、止血　嘱待检者松拳，用消毒干棉签压住穿刺点，拔出针头，并嘱待检者继续按压穿刺点5分钟。

（10）放血　取下注射器针头，将血液沿试管壁缓缓注入试管中。含抗凝剂的试管需立即轻轻颠倒混匀5～8次。

2. 真空采血法　又称为负压采血法，即利用真空负压采血试管，自动定量采集静脉血液的方法。目前真空采血器有两种，即软接式（头皮静脉双向采血式/蝶翼采血针）和硬接式（套筒双向采血式/直针真空）双向采血针（图1-3）。此两种双向真空采血器两端分别为穿刺针端和刺塞针端。穿刺针端穿刺静脉，刺塞针端可按要求连接相应的一次性真空采血管。负压采血法是ICSH推荐使用的采血方法，具有刻度清晰、定量准确、标识醒目、封闭无菌、传送方便、容易保存、一次进针多管采集等优点，符合生物安全要求。

扫码"看一看"

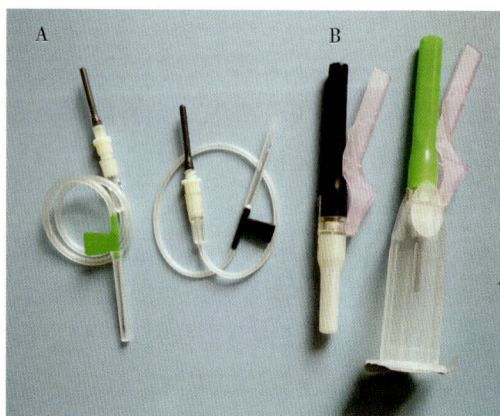

图1-3　负压采血针

A.软接式双向采血针；B.硬接式双向采血针

【原理】真空采血器的穿刺针端穿刺静脉，刺塞针端穿刺有头盖胶塞的真空采血管，组成全封闭的具有一定负压的采血系统，血液即可因血液压强差和真空负压而流入采血管内，采血量由采血管内负压大小来控制，实现定量采血。

【材料】负压采血系统：包括双向采血针和真空采血管；其余物品与注射器采血法相同。真空采血管管盖按国际通用的色标分紫、红、黄、蓝、黑、绿等不同颜色（表1-1，图1-4），标记分明，易于区别不同用途。

表1-1　常用真空采血管的种类和用途

采血管色标	添加剂	添加剂作用机制	操作注意事项	标本	检验项目
紫色	EDTA-K_3 或 K_2（液体或干粉喷洒）	螯合钙离子	采血后立即颠倒混匀5~8次，检验前混匀标本	全血	血常规检验
黑色	枸橼酸钠：血液=1：4	结合钙离子	同上	全血	红细胞沉降率
浅蓝色	枸橼酸钠：血液=1：9	结合钙离子	采血后立即颠倒混匀5~8次，离心取血浆待检	全血	凝血试验
灰色	氟化钠和EDTA-Na_2	抑制葡萄糖分解、螯合钙离子	同上	血浆	血糖试验
绿色	肝素钠、肝素锂	促进抗凝血酶III活性	同上	血浆	快速化学试验
浅绿色	惰性分离胶、肝素锂	促进抗凝血酶III活性	同上	血浆	快速化学试验
金黄色	惰性分离胶、促凝剂	促进血液凝固	采血后立即颠倒混匀5~8次，静置30分钟离心	血清	快速化学试验
红色	无（内壁涂有硅酮）		采血后不需混匀，静置1小时离心	血清	化学/血清学试验
橘红色	促凝剂	促进血液凝固	采血后立即颠倒混匀5~8次，静置5分钟离心	血清	快速化学试验
白色	无（经致热源处理）		采血后不需混匀，静置1小时离心	血清	内毒素试验

注：因厂家不同，采血管色标略有差异，以说明书为准。

除了以上临床血液检验常用真空采血管以外，尚有管内添加多聚茴香脑磺酸钠（SPS）的黄色SPS管，可用于微生物培养；管内添加枸橼酸-枸橼酸盐葡萄糖的黄色ACD管，常用于输血科实验、HLA分型、DNA亲子鉴定等。

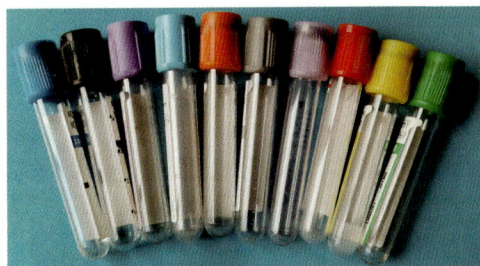

图1-4　真空采血管

【操作】

（1）器材准备　仔细核对待检者检验申请单，根据检验项目准备相应所需的真空采血管（可按管帽颜色区分），贴上标签，做好标记，并准备真空采血器、消毒用品等。

（2）清洁双手、静脉穿刺部位、消毒及扎压脉带　同注射器采血法。

（3）采血　①软接式双向采血针系统采血：拔除采血穿刺针的护套，以左手固定血管，右手拇指和示指持穿刺针，沿静脉走向使针头与皮肤成30°角，快速刺入皮肤，然后成5°角向前刺破静脉壁而进入血管。见回血后，松开压脉带，将刺塞针端（套有乳胶管）直接刺穿真空采血管盖中央的胶塞，血液则自动流入试管内。如需多管血样，将刺塞端拔出，刺入另一真空采血管即可。②硬接式双向采血针系统采血：静脉穿刺前，按要求将采血针与持针器进行组合。静脉穿刺同上，采血时将真空采血试管插入持针器的刺塞针端中，血液则自动流入采血试管中。

（4）拔针、止血　达到采血量后，嘱待检者松拳，拔下刺塞端的采血试管。用消毒干棉签压住穿刺点，立即拔出穿刺针，嘱待检者继续按压穿刺点5分钟。

（5）混匀　加抗凝剂或促凝剂的标本需立即轻轻颠倒混匀5~8次。

双向采血针真空静脉采血法见图1-5。

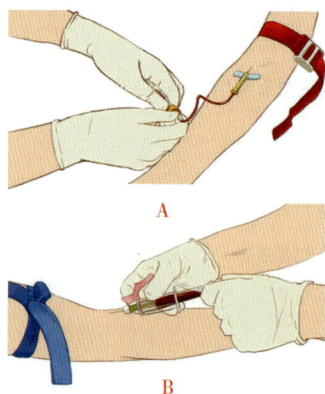

图1-5　真空静脉采血法
A.软接式；B.硬接式

3. 质量控制

（1）注射器采血法

1）待检者　采血时待检者一般取坐位或卧位，不能立位采血，因为立位影响水分在血管内外的分布，进而影响被检血液成分的浓度。采血前应向待检者耐心解释和疏导，以消除其疑虑和恐惧心理。待检者应尽量保持平静，减少运动。

2）器材　根据检验项目判断所需采血量，选择相应量程注射器。采血前要仔细检查注射器是否安装牢固、漏气，针筒内是否干燥。

3）采血部位　通常选择肘部静脉。如此处静脉不明显，可采用手背、手腕、腘窝和外踝部静脉，幼儿可采用颈外静脉。

4）消毒　以穿刺点为中心，消毒皮肤直径不应小于5cm。

5）压脉带使用　压脉带捆扎时间不应超过1分钟，捆扎不宜过紧，否则会造成淤血和血液浓缩。一般提倡消毒后扎压脉带和见回血后松压脉带。

6）静脉穿刺　静脉穿刺时一般沿静脉走向使针头与皮肤呈15°~30°角快速刺入皮肤，但对于过度消瘦和肥胖的待检者可适当减小或增大进针角度。

7）血液抽取 采血时切记针栓只能向外抽拉，不能向静脉内推，以免空气注入静脉形成空气栓塞，造成严重后果。拉动针栓时用力要轻柔，不可用力过大、过快，防止标本溶血引起红细胞计数和血细胞比容减低，以及血浆化学成分变化。

8）血液释放 血液注入试管前应先取下注射器针头，然后将血液沿试管壁缓缓注入试管中，防止溶血和泡沫产生。含抗凝剂的试管需按要求轻轻颠倒混匀5~8次，切勿用力振荡试管，以防溶血发生。

9）无菌操作 严格执行无菌操作，保证一人一针一带一垫。

（2）真空采血法

1）真空采血器 严格按照说明书要求使用真空采血器。①采血前切勿松动真空采血管的帽盖，以免破坏采血管的负压状态，使采血量不准确。②不可取下刺塞针端乳胶套，乳胶套能包裹、封闭刺塞针头，可有效防护采血人员不被刺伤，并防止采血后刺塞针端继续滴血，达到封闭采血防止污染环境的作用。

2）血液采集 ①采血过程中应拿稳持针器，防止被针刺、划伤。②采血完毕后，先拔下刺塞针端，后拔穿刺针端。③采血后，对于含有添加剂的采血管应及时上下轻轻颠倒混匀5~8次（具体参照说明要求），不可剧烈摇动以免造成溶血。④如需同时采集多管血标本，根据卫生行业标准WS/T225-2002《临床化学检验血液标本的收集与处理》推荐的采血针采集顺序为：血培养管、无抗凝剂血清管、枸橼酸钠凝血检测管、枸橼酸钠血沉管、肝素抗凝管、EDTA抗凝管、加葡萄糖分解抑制剂管。因具体采血时用到的采血器材不同，如采血针、采血管（玻璃或塑料）不同，具体的采集顺序可有不同，应视具体情况而定。

3）其他 同注射器采血法。

考点提示 静脉采血方法和质量控制。

知识链接

全自动智能采血系统

全自动智能采血系统（简称ROBO系统）由排队叫号系统、采血管贴标分配系统和软件系统组成，并与医院现有信息系统（LIS等）相连。患者用身份证或就诊卡在取号机上刷卡取号，智能采血系统即可接受刷卡指令开始工作，自动获取采血需求，选取所需采血管，打印并粘贴带有信息的条形码标签，并将患者采血所需的所有试管集中在同一个收纳盒中，根据各窗口工作量智能传输至相应采血窗口，并触发叫号。ROBO系统是近年来在临床实验室分析前管理阶段最大的进步与亮点之一，因其替代传统的人工采血作业管理，简化了工作程序，优化了采血作业流程，减少了差错，缩短了采血时间，全面提升了医院管理和自动化水平。

（三）动脉采血法

动脉采血法主要采集体表浅动脉血液，采血部位常选用桡动脉，亦可选用股动脉、肱动脉，主要用于血气分析和酸碱平衡分析的检验。

1. 注射器采血法

【原理】针头穿刺体表浅动脉后，因动脉血压较高，利用压强差的存在血液可自动充盈针筒至所需血量。

【材料】

（1）器材　2ml或5ml注射器（准备1000U/ml无菌肝素生理盐水溶液，湿润注射器内腔）或一次性动脉血气针、橡皮塞（密封针头）、垫枕、消毒棉签。

（2）试剂　碘伏或30g/L碘酊和75%乙醇。

【操作】

（1）准备　①注射器采血：采血前用注射器抽取少量肝素湿润注射器内腔，然后排尽。②动脉血气针采血：使用前将血气针的针栓推到底然后拉回到预设位置。

（2）选择采血部位　以左手示指和中指在相应穿刺部位触及动脉搏动最明显处作为穿刺点。

（3）消毒　操作者常规消毒双手和待检者采血区域皮肤，以穿刺点为中心消毒直径大于5cm，污染严重的区域要扩大消毒面积。

（4）采血　左手绷紧皮肤，并以示指和中指在动脉搏动最明显处的两端固定血管，穿刺针头在示指和中指间的中点以30°～45°角刺入，缓缓进针，见回血后固定针头，动脉血自动充盈针管至预设位置1～2ml后拔针，用消毒棉签或无菌纱布按压穿刺部位止血5～10分钟，凝血功能障碍的患者可适当延长时间。拔针后立即将针头插入橡皮塞中以隔绝空气，并轻轻搓动采血器使血液和肝素混匀，立即送检。

2. 质量控制

（1）隔绝空气　用于血气分析的标本，采集后先立即封闭针头斜面，再混匀标本。

（2）立即送检　标本采集后应立即送检，否则应将标本置于2～6℃保存，但保存时间不应超过2小时。

（3）预防血肿　采血完毕，拔出针头后，用消毒干棉签（球）用力按压采血处止血，以防形成血肿。

（四）方法学评价

末梢采血法、静脉采血法和动脉采血法的方法学评价见表1-2。

表1-2　末梢采血法、静脉采血法和动脉采血法的方法学评价

方法	方法学评价
末梢采血法	
采血针末梢采血法	优点：操作方便，简单易行，采血量较少。缺点：①所采的血液实质是微动脉、微静脉和毛细血管的混合血液。②因末梢循环易受环境温度的影响，且采血过程易发生溶血、凝血及混入组织液，故检验结果的重复性及准确性较差。③个体间皮肤厚度不同，采血针进针深度不一，有时轻度的挤压使组织液混入血液而影响检验结果的准确性
激光末梢采血法	优点：①与皮肤无接触可避免交叉感染。②创口极小。③标本中无皮肤组织液、细胞外液等杂质的混入，纯度高。④减轻了工作人员的工作强度。缺点：该法成本相对较高，需要经常清洁采血器的透镜部位
静脉采血法	
注射器采血法	优点：①不受气温的影响，一次采血量较多，基本无组织液混入，血液内各成分相对恒定，检验结果的准确性和重复性均比毛细血管采血法高。②与真空采血法相比，成本较低。缺点：①操作环节多，血样暴露于空气中，易受尘埃、微生物和二氧化碳等异物的污染，难于规范统一，检验结果易受影响。②转运过程可能倾洒造成环境污染

方法	方法学评价
静脉采血法	
真空采血法	优点：①全封闭系统，洁净安全，不受外界污染，避免院内感染。②简便快捷，无须自行配制各种添加剂和抗凝剂，可缩短采血时间。③采血定量准确，含有添加剂和（或）抗凝剂的真空管其成分比例适宜。④一次静脉穿刺可采集多管标本。缺点：与注射器采血法比较，成本相对较高，有时管内真空消失导致采血失败
动脉采血法	优点：同静脉采血法，主要用于血气分析。缺点：操作存在一定的困难和危险，患者感觉较为疼痛，风险性较高

四、血液标本运送、保存与处理

（一）血液标本运送

血液标本采集离体后，血细胞的代谢活动仍在继续，为保证检验结果的准确性，应尽快送检。血液标本可通过人工运送、轨道传送和管道运送等方式运送到相关检验科室。无论何种方式运送，都应遵循以下3个原则。

1. 唯一标识原则　送检的血液标本应标有唯一的标识，包括待检者的编号、姓名、性别、年龄、送检科室及检验项目等信息。目前，临床已广泛应用条形码系统进行唯一标识。

2. 生物安全原则　血液标本应使用可重复消毒的专用容器运送。可疑或已明确的高危险性等特殊标本则应使用有特殊标识字样（如剧毒、强传染性等）的容器密封运送。必要时可使用有温控功能的容器运送。气压管道运送必须使用真空采血管，且标本运送前应确保密封牢固。

3. 及时送检原则　采集好的血液标本应及时送检，保证待测指标的稳定性，符合检验前质量控制要求。若标本不能及时送检，应将标本密封装入专用箱或乙烯塑料袋，按照标本的保存条件要求，置于合适的温度条件下运送。在运送的过程中应避免剧烈震荡。

（二）血液标本接收

对于送检的血液标本应参照实验室合格标本的标准接收。合格的血液标本应符合：①采血容器干净、无污染、无外漏，保证生物安全，最好使用真空采血系统。②符合唯一标识原则，标识清楚，标本的采集日期和时间明确。③采血量符合检验要求。④抗凝剂使用正确。⑤标本无溶血。

（三）血液标本拒收

对于送检不合格的血液标本，则应参照拒收标准进行拒收。标本常见的拒收原因有：①采集容器不合格。②标本被污染。③标本标识与申请单不一致。④标本溶血、抗凝标本发生凝固。⑤采血量过少或过多。⑥转运条件不当、转运时间过长等。血液标本不合格，往往需重新采集，不但增加检验费用、延长检验时间，还可能延误诊治。因此，血液标本采集、转运和处理各个环节必须严格按照标准操作规程进行。

（四）血液标本接收后预处理

血液标本接收后，根据检验项目的要求，应及时分离出待检血清、血浆或血细胞。全血检验应先充分混匀。抗凝的血液标本立即离心分离获取待检血浆；添加促凝剂或分离胶的血液标本立即离心获取待检血清；无抗凝剂的血液分离血清时，可将其置于室温或37℃水浴箱内，待血块部分收缩，出现少许血清时再离心分离获取血清；若以血细胞为待检标本，则需向全血标本加入一定的分离液或采用不同的分离技术分离获取目的细胞。

（五）血液标本保存

对于不能及时测定的血液标本和已测定完成的标本，应选择适当的方式及条件进行保存。保存的原则是在有效的保存期内确保检验指标不会发生明显改变。具体保存方式：①不能及时检验或暂时保存以备复查的标本，一般应置于4℃冰箱内冷藏保存。②需保存1个月的标本，需放置于–20℃冰箱内冷冻保存。③需要保存3个月以上的标本，分离后宜置于–70℃冰箱冷冻保存。

对于不同的检验项目，测定后标本的保存条件也有不同。①血液常规检验分析后应于室温存放24小时后处理。②一般化学项目检验后标本，应在4℃冰箱存放7天后处理。③特殊检验项目检验后的标本应吸出血清或血浆并置–20℃冰箱内保存1个月以上。保存检验标本时应包括标本信息的保存，且与分离的血浆或血清标本相对应。标本存放时需要密封，以免水分挥发而使标本浓缩。同时要避免标本反复冻融。

另外，对于某些检验项目如血氨、红细胞沉降率、血气分析、酸性磷酸酶、乳酸等检验标本则不宜保存，必须立即送检。

（六）检验后血液标本处理

检验后且保存到期的血液标本，应视为有危险性的标本进行处理。根据国家《实验室生物安全通用要求》（GB19489—2008）、《临床实验室废物处理原则》（WS/T249—2005）等文件要求，废弃的血液标本由临床实验室专人消毒处理后，再由专门机构采用焚烧的方法进行处理。

> **考点提示** 血液标本运送、保存与处理的原则。

五、血液标本采集与处理质量控制

血液标本采集与检验前处理是分析前质量控制的主要内容。血液标本分析前涉及待检者、医生、护士、标本运送人员及检验人员在实验室外和检验前等众多环节和因素。因此，医生、护士和检验人员必须熟知和严格执行标准操作规程，并告知待检者相关的注意事项，以减少非疾病因素对血液标本的影响，保证检验结果的准确可靠，客观反映待检者的状态。

（一）检验申请

检验申请单应提供待检者的姓名、性别、年龄等最基本的信息，同时应提供送检科室、采集日期和时间等相关临床信息。既保证唯一标识，又便于对检验结果的解读。

（二）待检者准备

1. 饮食和生理状态 待检者饮食情况和生理状态对检验结果影响较大，为了保证检验结果的准确性，应尽量避免饮食和生理状态对检验结果的干扰。具体影响见表1–3。

表1-3　待检者饮食和生理状态对检验结果的影响

因素	影响
饮食	不同食物对检验结果的影响不同：①普通进餐后，甘油三酯（TG）增高50%，血糖增加15%，丙氨酸氨基转移酶（ALT）及血钾增加15%。②高蛋白膳食可使血液尿素、尿酸及血氨增高。③高脂肪饮食可使TG大幅度增高。④高核酸食物（如动物内脏）可导致血液尿酸明显增高
饥饿	长期饥饿可使血浆蛋白质、胆固醇（chE）、TG、载脂蛋白、尿素等降低；相反，血肌酐及尿酸则增高。饥饿时机体的能量消耗减少，血液T_3、T_4水平明显减低
运动和精神	精神紧张、激动和运动可使儿茶酚胺、皮质醇、血糖、白细胞总数、中性粒细胞数量等增高
生物钟	清晨6~7时促肾上腺皮质激素（ACTH）、皮质醇最高，深夜0~2时最低
月经和妊娠	与生殖有关的激素在月经周期会产生不同的变化；纤维蛋白原在月经前期开始增高，血浆蛋白质则在排卵时减低；胆固醇在月经前期最高，排卵时最低
饮酒	长期饮酒者可导致ALT、门冬氨酸氨基转移酶（AST）、γ-谷氨酰转移酶（γ-GT）增高；慢性酒精中毒者，血液胆红素、碱性磷酸酶（ALP）、TG等增高
吸烟	长期吸烟者白细胞总数、血红蛋白、碳氧血红蛋白（HbCO）、癌胚抗原（CEA）等增高；IgG、血管紧张素转化酶（ACE）活性减低
其他	某些诊疗活动可影响检验结果，如外科手术、输液或输血、穿刺或活检、透析、口服葡萄糖耐量试验（OGTT）、服用某些药物、使用细胞因子等

2. 药物影响　服用某些药物不仅可对检验指标造成物理或化学性干扰，也可引起待检者机体生理、生化及病理等各方面的变化，从而可能引起检验结果的失真；且药物的毒副作用亦可能对肝、肾功能造成损害，从而引起相应指标的变化。因此，对待检者的血液标本检验必须排除药物影响。

（三）标本采集前处理要求

1. 标本采集前具体要求　每个医院检验科均应制订标本采集和处理的标准操作规程，并负责提供给标本采集人员。血液标本采集和处理的具体要求见表1-4。

表1-4　血液标本采集和处理的具体要求

项目	具体要求
待检者告知	向待检者提供在标本采集前应做何种准备的信息和说明
待检者准备说明书	提供给护士和标本采集人员的说明书
标本采集	说明血液标本盛放容器和添加物
标本采集类别和数量	掌握所采集标本的种类和数量
标本采集日期和时间	根据检验项目的要求，明确标本采集日期和时间，包括特定采集时间
标本处理要求	从标本采集至实验室接收之间的任何处理要求（运送、冷冻、保温等）
标本采集人员	记录待检者身份信息
标本采集器材和安全处理	正确选择器材，并做好安全处理

2. 标本接收前处理　通过检验申请单的信息标识可追踪血液标本个体来源，对于缺少标识的检验申请单和标本，实验室应拒收。

（1）**特殊标本的特殊处理**　对存在下述情况的不合格标本，如标识不明确、标本不稳定（如脑脊液、活检标本等）、不易重新采集的标本或处于危急状况患者的标本，实验室可先行接受检验，但不发送检验报告，直至申请检验的医生或标本采集人员确认标本的真实状况并承担责任，或提供适当的信息。

（2）**在规定时间内送检**　根据检验项目的方法学要求及为了保证检验指标的稳定性，应在规定时间内将标本送检。对急症或危重患者的标本要进行特别的标识。

（3）**维持标本稳定性**　按照标本采集标准操作规程，采集的标本应保存在一定的温度范围内，特殊标本可添加规定的防腐剂，以保证标本中检测成分的稳定性和完整性。

（4）**录入标本信息**　对所有接收的标本都应当进行信息记录，包括标本的种类、接收日期和时间、接收人员等。

（四）标本采集

1. 环境要求　血液标本采集的环境应该人性化设置，空间宽敞、光线明亮、通风良好，血液标本采集的台面高低和宽度适宜，座位舒适。

2. 生物安全

（1）**防止交叉感染**　血液标本采集应使用一次性用品，包括无菌采血针、压脉带、垫巾和消毒用品等。废弃物品按照医疗垃圾统一处理。

（2）**环境消毒**　采用紫外线灯定时对标本采集的周边环境和空气进行消毒，并使用消毒液擦拭台面。

3. 采血时间　血液中某些指标浓度具有周期性变化。采血时间不当会影响指标检测的准确性，血液标本的采集应遵循：①尽量保证在上午9时前空腹采集标本。②尽可能在其他检查和治疗之前采集血液标本。③检测药物浓度时宜根据药物浓度峰值期和稳定期特点采集血液标本。

4. 采血部位　不同部位的血液标本，某些检验指标会有差异，导致检验结果不具备比对性，故应选择恰当的采血部位。静脉采血能准确反应全身血液的真实情况，是临床最常使用的采血方法。

5. 采血时体位　体位改变可引起血液某些指标发生变化。人体从仰卧位到直立位时，由于血浆有效滤过压增高，血管内水及小分子物质向组织间隙转移，血浆容量可减少12%，致血液浓缩。血液浓缩，血细胞计数及某些大分子物质（总蛋白、清蛋白、胆固醇、肾上腺素、去甲肾上腺素和血管紧张素等）浓度可相对增高5%。因此，采集血液标本时，住院患者常采用卧位，门诊患者采用坐位，并保持平静状态。

6. 压脉带的使用　静脉采血时，压脉带压迫时间过长，超过3分钟可使静脉扩张、淤血，水分进入组织间隙，从而导致血液浓缩，某些蛋白质、微量元素、酶类、胆固醇等浓度会增高5%~10%，多种血液成分发生改变。同时，由于无氧酵解增加，乳酸增高，血液pH降低。因此，在采集血液时应尽量缩短压脉带的压迫时间（一般应<1分钟）。当采血针有回血时即应松开压脉带。当需要重新采集标本时，则应换另一侧静脉血管进行采集。

7. 添加剂的正确使用　针对不同检验目的的血液标本应正确选择添加剂，以排除添加剂对检验结果的影响。如EDTA-K_2为血细胞分析推荐使用的抗凝剂，但因其可使血小板聚集，不宜用作血小板功能检验的抗凝剂。

8. 其他影响因素

（1）**输液**　输液不仅能使血液稀释，而且输注的化学成分可干扰检验结果，特别易对血糖测定和电解质测定造成干扰。因此,尽量避免在输液过程中采集标本。对静脉输入葡萄糖、氨基酸、蛋白质或电解质的患者,应在输液结束1小时后采集标本,而对输入脂肪乳剂的患者应在8小时后采集标本。如果必须在输液时采集标本,要避免在输液同侧的静脉采集标本。

(2)溶血 血细胞内、外的无机离子、有机物及某些酶类均存在一定的浓度差,有的相差数十倍(表1-5)。若标本溶血可导致的某些项目的检验结果出现明显偏差。因此,在血液标本采集、运送、保存和处理过程中应尽量避免引起溶血的不当操作,如注射器采血时不拔针头直接转移血液、容器不清洁、标本中出现大量泡沫、血液接触水分、振荡过度用力和分离血清时操作不当等。

表1-5 溶血引起血液成分浓度或活性变化

成分	红细胞内浓度(活性)与血清的比值	1%红细胞溶血后血清浓度(活性)的变化(%)
乳酸脱氢酶(LD)	160:1	+272.5
天门冬氨酸氨基转移酶(AST)	40:1	+220.0
钾(K$^+$)	23:1	+24.4
丙氨酸氨基转移酶(ALT)	6.7:1	+55.0
葡萄糖(GLU)	0.82:1	-5.0
无机磷(P^{3-})	0.78:1	+9.1
钠(Na$^+$)	0.11:1	-1.0
钙(Ca^{2+})	0.10:1	+2.9

注:*假设HCT为0.50。

(3)温度 血细胞分析仪测定采用的抗凝全血宜室温保存,不宜存放在2~6℃环境中,因低温可使血液成分和细胞形态发生变化。即使室温保存,也不宜超过6小时,最多不超过8小时。冷冻的血清或血浆标本不宜反复冻融,必要时可分装多管保存。另外,解冻的标本要彻底融化并混匀后再使用,保证标本中的成分分布均匀。

(五)标本运送

标本采集完成后应存放在符合生物安全要求的密封箱并及时送检。不能及时送检的标本,可暂时在室温下存放,但不应超过8小时。对于送检的合格标本应予以接收,不合格标本应拒绝接收,严格质量控制。

第二节 细胞显微镜计数

细胞计数是临床血液、脑脊液、浆膜腔积液、尿液及精液检验等常用的技术。其中血细胞计数是血液一般检验中一项重要的检验项目,可为疾病的诊断、鉴别诊断、疗效观察及预后判断等提供重要参考依据。细胞计数方法有手工显微镜计数法和仪器计数法,显微镜计数是最基本的计数方法,也是对仪器计数异常结果复检的参考方法。

扫码"学一学"

21

显微镜的发明

1590年荷兰眼镜商札恰里亚斯·詹森（Zacharias Janssen）发现通过镜片叠加可放大物像，其后他将不同的凸玻璃片进行组合，于1595年发明了第一台简陋的复式显微镜。1611年，意大利科学家伽利略（Galilei Galileo）开发了一个凸、凹透镜复合显微镜，命名为"显微镜"。1676年，荷兰人列文虎克（Antony van Leeuwenhoek）利用磨制透镜，制作了具有现代显微镜结构并能放大266倍的显微镜，首次通过显微镜观察标本中的细菌和红细胞等，被认为是光学显微镜的鼻祖。1752年，英国人J.Dollond发明了消色差显微镜；1812年，苏格兰人D.Brewster发明了油浸物镜；1886年，德国人恩斯特·卡尔·阿贝（Ernst Karl Abbe）发明了复消差显微镜，并改进了油浸物镜，至此普通光学显微镜技术基本成熟。19世纪后，显微镜的结构、技术及理论不断发展，出现了偏光、荧光、相差及电子显微镜等。

一、显微镜计数方法

细胞显微镜计数所用的器材除显微镜外，主要是计数板，依据计数标本的不同，常用的有改良牛鲍（Neubauer）计数板、网织红细胞计数Miller窥盘、标准化尿沉渣定量计数板等，其构造和原理基本相同，其中以改良牛鲍计数板的应用最广泛。下面以改良牛鲍计数板为例介绍细胞显微镜计数方法。

【原理】将血液或其他待检标本直接或经适当处理（稀释、浓缩或破坏某些非待检细胞、简单染色）后充入改良牛鲍计数板的计数池中，在显微镜下计数一定区域（体积）内的细胞数量，经换算求出单位体积内的细胞总数。

【材料】

1. 器材

（1）改良牛鲍计数板 由优质厚玻璃制成，计数板被"H"形凹槽分为上、下2个相同的计数池（室），计数池两侧各有一条盖玻片支持柱，比计数池平面高出0.10mm。将特制的计数板专用盖玻片盖在其上，即可形成高0.10mm的计数池（图1-6）。

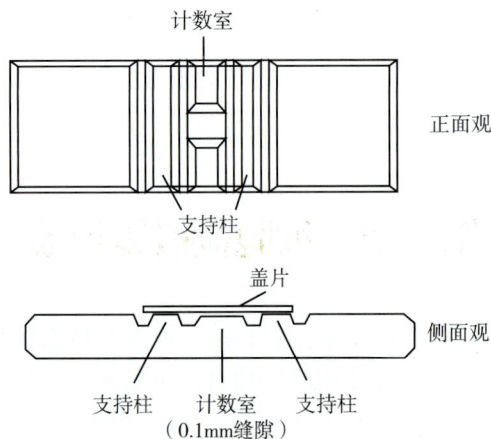

图1-6　改良Neubauer计数板结构示意图

每个计数池长、宽各3.0mm，平均分成9个大方格，每个大方格边长为1.0mm，面积为1.0mm²，深度为0.10mm，故每个大方格的容积为0.1mm³（0.1μl）。

计数池四角的4个大方格分别用单线等分为16个中方格，主要为白细胞计数区；中央大方格用双线等分为25个中方格，每个中方格又用单线等分为16个小方格，其中位于四角的4个及中央1个共5个中方格为红细胞和血小板计数区（图1-7）。

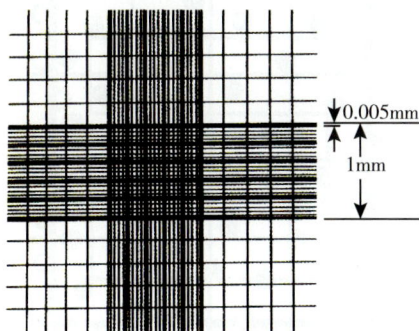

图1-7　改良Neubauer计数板计数区域划分示意图

（2）计数板专用盖玻片　又称血盖片，规格为：24mm×20mm×0.6mm（长×宽×厚）。

（3）其他　微量吸管、带孔乳胶吸头、小试管、吸管、洗耳球、显微镜等。

2. 试剂　生理盐水、白（红）细胞稀释液、某些染液（具体视待检标本类型而定）。

3. 待测标本　抗凝全血或脑脊液、浆膜腔积液、尿液、精液等。

【操作】

1. 标本预处理　依据待检标本类型的不同适当进行稀释或浓缩等不同处理，并进行混匀。

2. 准备计数板　将计数池和盖玻片用洁净软绸布轻轻擦净，再以"推式"将盖玻片盖在计数池上。

3. 充池　充池前重新混匀细胞悬液。用微量吸管吸取细胞悬液适量或用玻璃棒蘸取细胞悬液1滴，由计数池前端一次性充满1个或2个计数池。室温下静置一定时间，待细胞完全下沉后进行计数。

4. 计数　显微镜下计数一定区域内的细胞总数。

5. 计算　计算单位体积内细胞总数。

二、质量控制

1. 标本采集及处理　各类待检标本的采集必须严格按照标准操作规程进行。预处理标本的各项试剂用量准确、无污染。

2. 器材　所用器材必须清洁干燥，无杂质。改良牛鲍计数板等需定期校正，计数池大方格每边长度的误差应在±1%以内，盖玻片与计数池间隙深度的误差应在±2%以内。盖玻片要求表面平整光滑，其不平整性应在±0.002mm以内。

3. 操作

（1）混匀　充池前应将细胞悬液充分混匀，但不能过分震荡，以免破坏待检细胞。

（2）充池　充池要一次完成，以均匀分布、不溢出计数池为宜，不能产生气泡或充池不满等。

（3）调节显微镜　计数时宜降低显微镜聚光器、缩小光圈使光线适当减弱，以便于观察整个计数板结构和特征，同时观察细胞分布是否均匀（各大方格间的细胞数相差不超过10%，若相差太大，应重新充池）。光线过强，不利于计数池的显微镜观察。

（4）计数　计数前需将计数板室温下静置一定时间，待细胞完全沉降。对压线细胞的计数遵循"数上不数下，数左不数右"原则（图1-8），避免多数或漏数。

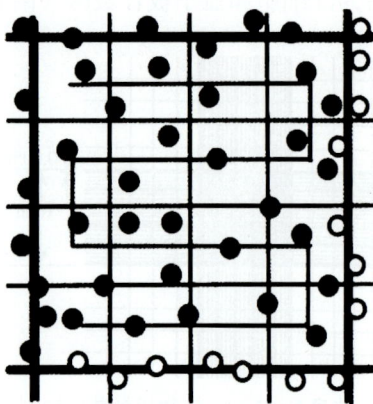

图1-8　血细胞计数原则示意图

注：●为计数的细胞；○为非计数的细胞

（5）计数域、稀释倍数调节　若细胞计数太低，可适当增加计数范围或降低稀释倍数；若细胞计数太高，可适当增加稀释倍数。

4. 有核红细胞的影响　在正常情况下，外周血液不会出现有核红细胞。在溶血性贫血等某些疾病时，外周血液中可出现多少不一的有核红细胞。由于其不能被白细胞稀释液破坏，计数时易导致白细胞计数结果偏高。因此，当待检标本中出现较多有核红细胞时，必须将其扣除。此时应计算白细胞校正值（公式中的有核红细胞数是指分类100个白细胞时所遇见的有核红细胞个数）。

$$白细胞校正值/L = \frac{100}{100 + 有核红细胞} \times 校正前白细胞数$$

例如：校正前白细胞数为10×10^9/L，在白细胞分类计数时，计数100个白细胞时，计数到的有核红细胞数为20个，则：

$$白细胞校正值/L = \frac{100}{100 + 20} \times 10 \times 10^9 = 8.3 \times 10^9$$

考点提示　改良牛鲍计数板的结构；细胞显微镜计数的原理、操作及质量控制。

三、方法学评价

细胞显微镜计数法的优点是设备简单、操作简便、费用低廉，适用于日常标本量少的基层医院和分散检验，也可用于仪器检验结果异常时的复查。缺点是效率低、干扰因素多、精密度和准确度较低，不适用于大批量标本的测定，目前在临床上已逐渐被自动化仪器取代。

（王海凤）

扫码"学一学"

第三节 血涂片制备与染色

血涂片显微镜检查是血液细胞学检验的基本方法，在临床上应用广泛，对血液疾病的诊断、血液寄生虫检查（疟原虫、血吸虫、黑热病）、手工复片镜检有着重要意义。血涂片制备和染色的情况直接影响血细胞形态学检验结果。因此，制备一张合格并染色良好的血涂片，是血液学检验工作者的基本功之一。

一、血涂片制备

（一）玻片准备

1. 载玻片 用于制备血涂片的载玻片需要清洁、干燥、中性、无油腻。新玻片表面常有游离碱质，应用清洁液或1mol/L盐酸浸泡24小时后，再用自来水及蒸馏水彻底洗涤，干燥后备用。用过的载玻片先放入肥皂水或洗衣粉水中煮沸20分钟，用热水将肥皂和血膜等污物洗去，再用自来水反复冲洗，最后用蒸馏水冲洗3～5次，干燥后备用。如急用，则可将新玻片浸泡于95%乙醇中1小时，蒸馏水洗净后，擦干或烘干后备用。

2. 推片 处理方法同载玻片。推片需比载玻片狭窄（一般选择有切角的玻片），边缘要光滑、整齐。

> **考点提示** ▶ *载玻片的清洁要求。*

（二）制片

【原理】用推片将载玻片上的血滴推成细胞分布均匀的血膜。

【材料】

1. 器材 采集静脉血或末梢血标本的相应物品、推片、载玻片（宽×长：25mm×75mm，厚度：0.8～1.2mm）。

2. 试剂 碘伏或30g/L碘酊和75%乙醇。

3. 标本 EDTA-K_2抗凝静脉血或末梢血。

【操作】

1. 采血及取血 常规碘伏或碘酊和75%乙醇消毒采血部位，采末梢血或用微量吸管吸取EDTA-K_2抗凝静脉血1滴，置载玻片上一端约1.5cm处或整片1/3处。也可直接用玻片蘸取末梢血1滴。

2. 推片 左手拇指、示指和中指持载玻片的两端，右手拇指、示指和中指握住推片的两边，将推片的前端下缘放于血滴的前方，向血滴方向慢慢移动，接触血滴后，使血液沿推片下缘散开，以30°～45°角，快速、平稳地将推片向前推进至载玻片的另一端（图1-9），使血液在载玻片上形成厚薄适宜、头体尾分明、呈舌状、边缘整齐、头尾及两侧均留有空隙的血膜涂片。各种形状的血涂片见图1-10。

3. 干燥 将推好的血涂片自行晾干，或手持血涂片在空气中晃动，使其迅速干燥。天气寒冷或潮湿时，应置于37℃温箱中保温促干，以免细胞发生皱缩、变形。

4. 标记 用记号笔在载玻片靠近血膜头部一端标记待检者编号或姓名。

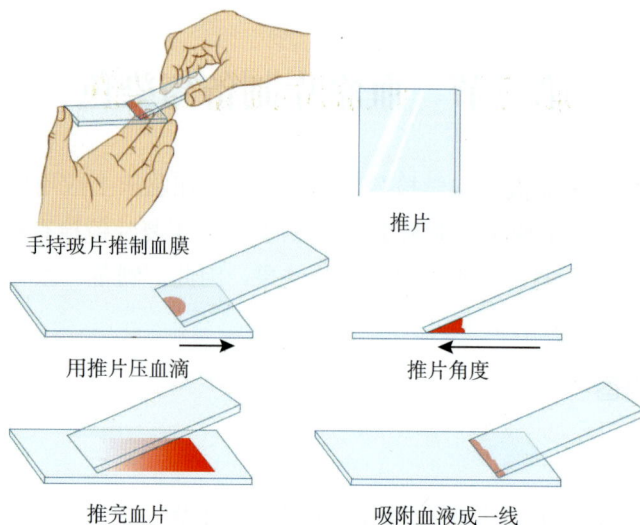

图1-9 血涂片制备方法示意图

手持玻片推制血膜

推片

用推片压血滴

推片角度

推完血片

吸附血液成一线

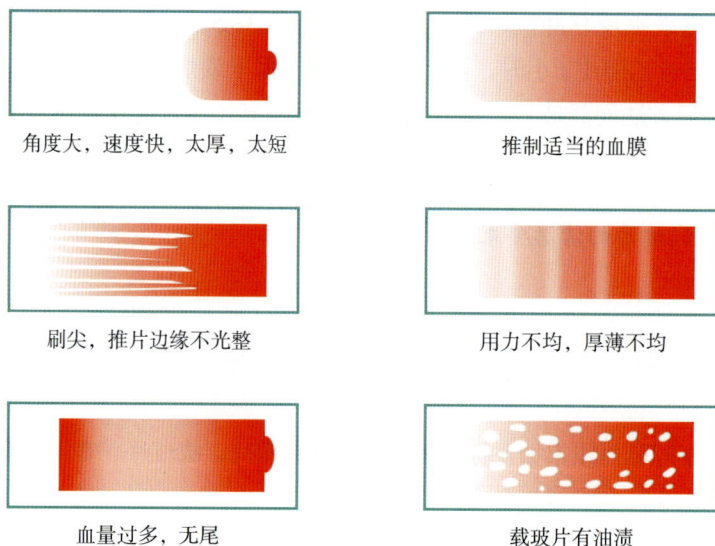

角度大，速度快，太厚，太短

推制适当的血膜

刷尖，推片边缘不光整

用力不均，厚薄不均

血量过多，无尾

载玻片有油渍

图1-10 各种血涂片形状示意图

　　另外，如进行寄生虫检验则需制备厚血膜，即取1滴血液于载玻片中央，以推片的一角将血滴由内向外旋转涂布，制成直径约1.5cm的圆形厚血膜，干燥后滴加蒸馏水，待溶解红细胞、脱去血红蛋白后倾去多余的水，自然干燥。

　　目前，临床上许多检验科在自动化血细胞分析仪上配有自动涂片仪和染色仪。血细胞分析仪可以按照操作指令执行自动送片、取血、推片、标记、染色等任务。其基本原理是用机械手模拟人工方式对载玻片上血样进行推片。仪器可根据血细胞比容对血量、推片起始位置、推片角度、速度和时间进行调整，并通过激光检测，保证血涂片头、体、尾分明且厚薄适宜。

考点提示 ▶ *血涂片的制备方法及要求。*

26

（三）质量控制

1. 准备

（1）玻片 载玻片应清洁、干燥、中性、无尘、无油脂，表面平而光滑，切勿用手触及玻片表面；推片边缘应擦拭干净，以免影响推制血膜质量。

（2）血标本 如为末梢血，应尽快取血制片，以免出现血凝块影响制片；如为抗凝血，采集后应尽早（4小时内）推片，以免因细胞形态发生改变甚至溶解，影响观察。取抗凝血推片前一定要充分颠倒混匀标本。

2. 制片 血涂片的厚薄与血滴的大小、推片与载玻片之间的角度、推片时的速度及血细胞比容有关。血滴大、黏度高、推片时角度大、速度快则血膜厚；反之则血膜薄。针对不同的待检者应有的放矢，对血细胞比容高、血黏度高的待检者应采用小血滴、小角度、慢推；而对贫血患者则采用大血滴、大角度、快推。另外，血膜分布不均主要是推片边缘不齐、用力不匀和（或）载玻片不清洁所致。血涂片效果及其影响因素见表1-6。

表1-6 血涂片效果及其影响因素

血涂片效果	影响因素
血膜头部不平整有突出	血滴没有完全用完，仍残余部分血液
血膜过短或过长	血滴过少或过多，或推片角度不佳
血膜两侧无空隙	推片太宽，或血滴展开的时间太长，以致展开太宽，达载玻片两侧边缘
血膜有不规则的空白横纹	推片时用力不均，推片与载玻片贴太紧
血膜有空白区	载玻片不清洁有油渍，或未干燥有水分
血膜有线条样空白竖纹	推片边缘有缺损
血膜尾部平整无舌状尾部	血滴太大或推片未推到载玻片的另一端即停止

3. 血涂片处理

（1）干燥 推好的血涂片可在空气中晃动，使其尽快干燥。天气寒冷或潮湿时，应于37℃恒温箱中保温促干，以免细胞变形皱缩。

（2）染色 制备好的血涂片应在1小时内染色或在1小时内用无水甲醇（含水量<3%）固定后染色。

考点提示 血涂片制备的质量控制。

二、血涂片染色

通过血涂片染色可观察细胞的内部结构和着色情况，识别各种细胞及其异常变化，对相关疾病的诊断和鉴别诊断具有重要价值。血涂片的染色方法很多，但基本是从罗氏（Romanowsky）染色法演变而来，常用的有瑞特（Wright）染色法、吉姆萨（Giemsa）染色法和瑞-吉（Wright-Giemsa）染色法等。

（一）瑞特染色

【原理】细胞着色既有物理吸附作用，又有化学亲和作用。不同细胞由于其结构和成分不一样，对染料的亲和力也不一样，因此染色后各种细胞呈现不同的色彩。

瑞特染料是由酸性染料伊红和碱性染料亚甲蓝混合而成的一种中性盐染料，溶于甲醇后成为瑞特染液。细胞中的碱性物质如红细胞中的血红蛋白、嗜酸性粒细胞胞质中的嗜酸性颗粒等与酸性染料伊红结合染成红色，细胞中的酸性物质如淋巴细胞胞质、嗜碱性粒细胞胞质中的嗜碱性颗粒等与碱性染料亚甲蓝结合染成蓝色，中性粒细胞胞质中的中性颗粒与伊红和亚甲蓝均可结合，染成淡紫红色。细胞核内的染色质主要由弱酸性DNA和碱性组蛋白等所组成，弱酸性DNA与碱性染料亚甲蓝结合染成蓝色，碱性组蛋白与酸性染料伊红结合染成红色，故染成紫红色。血小板颗粒染成紫红色。

考点提示 ▶ 瑞特染色原理。

【材料】

1. 器材 染色架、洗耳球、蜡笔、显微镜。

2. 试剂

（1）瑞特染液 由酸性染料伊红和碱性染料亚甲蓝组成的复合染料溶于甲醇而成。亚甲蓝通常为氯盐，其有色部分是亚甲蓝，为阳离子，故为碱性染料。伊红（又称曙红）通常为伊红钠盐，其有色部分是伊红，为阴离子，故为酸性染料。亚甲蓝和伊红在水溶液中生成一种疏水的伊红化亚甲蓝中性沉淀物，即瑞特染料。甲醇可溶解瑞特染料，使其解离为带正电荷的亚甲蓝或天青和带负电荷的伊红，血细胞内的不同成分利用吸附与亲和作用选择性的与不同染料结合而着色。甲醇具有很强的脱水力，可固定细胞形态，提高对染料的吸附作用，增强染色效果。染液中可适当添加甘油，以防止甲醇挥发，并可使细胞染色清晰。

（2）磷酸盐缓冲液（pH 6.4～6.8） 保持染色环境在相对恒定的pH内，使细胞着色稳定。瑞特染色试剂成分及配制方法见表1-7。

表1-7 瑞特染液成分及配制方法

	成分	配制方法
Ⅰ液（瑞特染液）	瑞特染料1.0g，甲醇（AR）600.0ml，甘油20.0ml	将全部瑞特染料放入清洁干燥的研钵中，先加少量甲醇充分研磨使染料溶解，将已溶解的染料倒入洁净的棕色瓶后，剩余未溶解的染料再加少许甲醇研细，如此多次研磨，直至染料全部溶解、甲醇用完为止。再加20ml甘油室温密封保存，一周后即可使用。甘油既可防止甲醇挥发又可使细胞着色清晰
Ⅱ液（pH6.4～6.8 磷酸盐缓冲液）	磷酸二氢钾0.3g，磷酸氢二钠0.2g，蒸馏水加至1000ml	磷酸二氢钾（KH_2PO_4）0.3g，磷酸氢二钠（Na_2HPO_4）0.2g，加蒸馏水至1000ml，配好后用磷酸盐溶液校正pH。密封保存

3. 标本 合格的血涂片。

【操作】

1. 加Ⅰ液 制备好的血涂片充分干燥后，用蜡笔在血膜头尾两端画线，以防染色时染液外溢。然后将血涂片平放于染色架上，滴加Ⅰ液3～5滴，以覆盖整个血膜为度，染0.5～1分钟。

2. 加Ⅱ液 滴加约与Ⅰ液等量或稍多量的Ⅱ液，轻轻摇动血涂片或用洗耳球对准血涂片吹气，使Ⅰ液和Ⅱ液充分混合并完全覆盖血膜，室温下染色5～10分钟。

3. 冲洗　用流水从玻片的一端缓缓冲去染液，直至冲洗干净。

4. 干燥　将血涂片直立于玻片槽中使血膜自然干燥或用滤纸将血涂片上的水分吸干。

5. 染色效果　正常情况下，经瑞特染色后血膜外观呈淡粉红色或琥珀色。显微镜下成熟红细胞染成橙红色；血小板染成紫红色；白细胞的细胞核染紫红色，核染色质结构清楚，胞质中颗粒清楚，并显示出各种细胞特有的色彩，如中性粒细胞的颗粒染成紫红色、嗜碱性粒细胞颗粒染成深紫色、嗜酸性粒细胞颗粒染成橘红色、淋巴细胞胞质染成淡蓝色。

（二）吉姆萨染色

【原理】吉姆萨染料是由酸性染料伊红和碱性染料天青组成，其染色原理与瑞特染色相同。

【材料】

1. 器材　染色架、洗耳球、蜡笔、显微镜。

2. 试剂　吉姆萨染液（其成分及配制方法见表1–8）、磷酸盐缓冲液（pH6.4～6.8）、甲醇。

3. 标本　合格的血涂片。

表1–8　吉姆萨染液成分及配制方法

	成分	配制方法
Ⅰ液（吉姆萨染液）	吉姆萨染料1.0g，甲醇（AR）66.0ml，甘油66.0ml	将1.0g吉姆萨染料粉末全部倒入盛有66.0ml甘油的圆锥烧瓶内，在56℃的水浴锅中加热90～120分钟，使染料与甘油充分溶解混匀，然后加入60℃预热的甲醇66.0ml，充分摇匀后置于密闭的棕色瓶中，室温放置一周，过滤后使用
Ⅱ液（pH6.4～6.8磷酸盐缓冲液）	磷酸二氢钾0.3g，磷酸氢二钠0.2g，蒸馏水加至1000ml	配制方法同瑞特染色法

【操作】

1. 固定　将干燥后的血片用甲醇固定3～5分钟。

2. 染色　将固定后的血片置于用磷酸盐缓冲液稀释10～20倍的吉姆萨染液中，浸染10～30分钟。

3. 其余步骤　同瑞特染色法。

（三）瑞–吉染色

【原理】瑞–吉染液是瑞特染料和吉姆萨染料组成的复合染料溶于甲醇而成。吉姆萨染料提高了噻嗪类染料亚甲蓝的质量，加强了天青的作用，对细胞核染色效果更好。

【材料】

1. 器材　染色架、洗耳球、蜡笔、显微镜。

2. 试剂　瑞–吉染液（其成分及配制方法见表1–9）、磷酸盐缓冲液（pH6.4～6.8）、甲醇。

3. 标本　合格的血涂片。

表1–9　瑞–吉染液成分及配制方法

	成分	配制方法
Ⅰ液（瑞–吉染液）	瑞特染料1.0g、吉姆萨染料0.3g、甲醇（AR）500ml、甘油10ml	将瑞特染料和吉姆萨染料置洁净研钵中，加少量甲醇（AR）研磨片刻，吸出上液，再加少量甲醇继续研磨，再吸出上液，如此连续数次共用甲醇500ml，再加10ml甘油。收集于棕色玻璃瓶中，每天早晚各振摇3分钟，连续5天，再存放1周，将染液过滤后即可使用

续表

成分		配制方法
II 液（pH6.4～6.8 磷酸盐缓冲液）	磷酸二氢钾 6.64g，磷酸氢二钠 2.56g，蒸馏水加至 1000ml	配制方法同瑞特染色法

【操作】同瑞特染色法，染色时将瑞-吉染色法的 I 液和 II 液替代瑞特染色法的 I 液和 II 液。

（四）质量控制

1. 瑞特染液质量 新配制的瑞特染液偏碱，染色效果较差，放置时间越长则亚甲蓝转变为天青越多，染液越"成熟"，染色效果越好。可用吸光度比值（ratio of absorption，RA）A_{650nm}/A_{525nm} 判断染料成熟与否。A_{650nm} 是亚甲蓝和天青的特异吸收峰波长，A_{525nm} 是伊红的特异吸收峰波长。具体方法是取染液 25μl（10～25μl，视染液浓度而定），稀释于 10ml 甲醇中，以甲醇为空白调零，分别读取 650nm 和 525nm 处的吸光度。新配制染液的 RA 接近 2，待 RA 达到（1.3 ± 0.1）宜使用。染液应储存在棕色瓶中密封保存，以免甲醇挥发或氧化成甲酸。

2. pH 影响 瑞特染色主要通过酸碱反应而着色，环境 pH 对染色结果影响很大。载玻片必须清洁、中性，配制瑞特染液必须用优质甲醇（AR），稀释染液必须用 pH6.4～6.8 的缓冲液。染色偏酸，则红细胞和嗜酸性粒细胞颗粒着色偏红，白细胞核着浅蓝色或不着色；染色偏碱，则所有红细胞染成灰蓝色，白细胞颗粒深暗，嗜酸性颗粒染成暗褐色，甚至紫黑色或蓝色，中性颗粒染成紫黑色。遇此种情况应更换缓冲液。

3. 染液用量 染液量以刚好覆盖血膜为宜。用量过多，会造成深染；过少，会导致血涂片局部未着色，或易干涸使染料沉积。

4. 染色时间 染色时间与染液浓度、实验室温度、涂片厚度及涂片中有核细胞多少有关。染液浓度低、室温低、涂片厚、有核细胞多，可适当延长染色时间；反之，可缩短染色时间。冲洗前可先在低倍镜下观察有核细胞是否染色清楚，胞核和胞质是否分明。更换新染液时必须试染，以确定最佳染色条件。

5. 染液冲洗 冲洗时切不可先倒掉染液再冲洗，否则染料颗粒沉积明显，干扰血细胞形态观察。冲洗时水流速不能太快，以免导致血膜脱落。

6. 血膜处理 未完全干燥的血膜不能立即染色，否则染色时血膜易脱落。血涂片应在 1 小时内完成染色。

7. 脱色与复染 染色过深，可用甲醇适当脱色，或用清水浸泡脱色。染色过浅，可复染。复染时需先加缓冲液再加染液，或加二者的混合液，不可先加染液再加缓冲液。血涂片瑞特染色不佳的原因分析及解决方法见表 1-10。

表 1-10 血涂片染色不佳的原因分析及解决方法

血涂片染色不佳	可能原因	解决办法
染色偏红	染液质量不佳（被氧化），冲洗用水的 pH 低，冲洗时间太长	更换符合质量要求的染液，改用蒸馏水冲洗，规范操作
染色偏蓝	新玻片未用酸处理，新配制染液，染色时间太长，冲洗时间太短	更换符合质量要求的染液、载玻片，规范操作

续表

血涂片染色不佳	可能原因	解决办法
染色偏浅	染色时间太短，冲洗时间太长	规范操作，如需该片可以复染
染料沉积	染液未过滤，冲洗方法不当	更换符合质量要求的染液，规范操作。如需该片，可用甲醇冲洗，再立即用清水冲洗，干后复染
细胞核不着色	染色时间太短，冲洗用水的 pH 太低	延长染色时间，更换冲洗用水
蓝色背景	患者使用肝素或血液标本经肝素抗凝	血液标本采用 EDTA 抗凝

考点提示 瑞特染料组成，瑞特染色方法和质量控制。

（五）方法学评价

血细胞的不同染色方法各有其优缺点，其方法学评价见表1-11。

表1-11 血涂片染色的方法学评价

方法	评价
瑞特染色法	优点：血细胞分析最经典、最常用的染色法，对于细胞质成分及颗粒等染色效果好。缺点：对细胞核和寄生虫的染色不如吉姆萨染色法
吉姆萨染色法	优点：对细胞核和寄生虫着色较好，结构更为清晰。缺点：对细胞质和颗粒染色较差
瑞-吉染色法	结合了以上两种染色的优势，对血细胞的细胞核、细胞质及颗粒均获得满意的染色效果

📋 知识链接

血细胞染色的历程

1879年，德国科学家保罗·埃尔利希（Paul Ehrlich）用普通纺织染料对血细胞进行染色，各类血细胞被染成不同颜色。1891年，俄罗斯学者罗曼诺夫斯基（Romanowsky）发现陈旧发霉的亚甲蓝、伊红混合液可将红细胞内寄生虫的核物质染成鲜艳的紫色和染色质染成红色，首创了含有亚甲蓝和伊红两种染料的罗氏染色法。1901年利什曼（Leishman）、1902年瑞特（Wright）、1902年吉姆萨（Giemsa）分别对罗氏染液进行了改良，形成了利什曼染色、瑞特染色、吉姆萨染色。1984年，ICSH推荐罗氏染色为参考染色法。1988年ICSH提出标准染色法，要求天青B纯度要在80%以上。根据瑞特、吉姆萨各自染色优势，国内外学者提出了瑞-吉染色，染色效果良好，是目前理想的血涂片染色方法。

考点提示 血涂片染色的方法学评价。

（杨 拓）

本 章 小 结

血液检验基本技术包括血液标本采集技术、常用添加剂的选择、血涂片制备和染色技术以及细胞显微镜计数等。血液标本分为全血、血清、血浆和血细胞，采集方法有末梢采血法、静脉采血法和动脉采血法，使用的器材有采血针、注射器或真空负压管（含静脉采血针）。血液标本受多种生理因素的影响，因此必须做好患者的准备。血液标本的采集、送检、运送、接收、拒收以及检验后的处理必须以相应的规章制度流程为依据。

血涂片制备和血细胞染色是血细胞形态学检验的重要手段。采用推片法制备血涂片时需注意血量、推片速度、角度对血涂片的影响，良好的血涂片应厚薄适宜、头体尾分明、两边和两端留有适当的空隙。瑞特染色或瑞-吉染色是常用血细胞染色方法，瑞特染液Ⅰ液成分包含伊红和美蓝，Ⅱ液即磷酸盐缓冲液其pH为6.4~6.8。显微镜法细胞计数技术主要器材是光学显微镜、改良牛鲍计数板和一次性微量吸管。熟练掌握血涂片的制备、染色及细胞显微镜计数等基本技术，是保证检验结果准确的关键。

扫码"练一练"

习 题

一、单项选择题

1. 临床应用最广泛的全血标本是

A. 动脉全血　　　B. 静脉全血　　　C. 末梢全血　　　D. 指端血　　　E. 耳垂血

2. 血浆与血清的区别在于

A. 血清无纤维蛋白原及某些凝血因子

B. 离子含量不同

C. 血浆无纤维蛋白原

D. 晶体渗透压不同

E. 溶血情况不同

3. 国际血液学标准化委员会（ICSH）推荐血细胞计数的抗凝剂是

A. 肝素　　　　　B. 枸橼酸钠　　　C. EDTA-K$_2$

D. 草酸盐　　　　E. EDTA-Na$_2$

4. 血沉测定，与血液以1∶4比例配置的抗凝剂是

A. 肝素　　　　　B. 枸橼酸钠　　　C. EDTA-K$_2$

D. 草酸盐　　　　E. EDTA-Na$_2$

5. ICSH推荐使用的静脉采血方法是

A. 指端采血　　　B. 注射器静脉采血

C. 真空采血　　　D. 激光采血　　　E. 动脉采血

6. 静脉采血常用的采血部位是

A. 肘部静脉　　　B. 手背静脉　　　C. 腕部静脉　　　D. 外踝部静脉　　　E. 颈外静脉

7. 用于血常规检验的采血管管帽色标是

A. 红色　　　　　B. 黄色　　　　　C. 蓝色　　　　　D. 紫色　　　　　E. 绿色

8. 真空采血压脉带的捆扎时间最好不超过

A. 1分钟　　　　B. 2分钟　　　　C. 3分钟　　　　D. 4分钟　　　　E. 5分钟

9. 用于血细胞分析仪检验的血液标本，应保存在

A. 4℃　　　　　B. 37℃　　　　　C. -20℃　　　　D. -70℃　　　　E. 室温

10. 标本接收的原则不包括

A. 符合唯一标识原则　　　　　　B. 采血量符合检验要求

C. 抗凝剂使用正确　　　　　　　D. 采集容器洁净、无污染

E. 标本出现少量溶血

11. 改良牛鲍计数板一个计数池大方格的个数应为

A. 5　　　　　　B. 6　　　　　　C. 7　　　　　　D. 8　　　　　　E. 9

12. 改良牛鲍计数板的四周四个大方格区域用于计数的细胞是

A. 红细胞　　　　　　　　　　　B. 白细胞

C. 血小板　　　　　　　　　　　D. 嗜酸性粒细胞

E. 嗜碱性粒细胞

13. 关于细胞成分的特性，正确的说法是

A. 嗜酸性颗粒为酸性物质　　　　B. 细胞质为中性物质

C. 细胞核蛋白为酸性物质　　　　D. Hb 为碱性物质

E. 淋巴细胞质为碱性物质

14. 一张良好的血涂片的标准不包括

A. 厚薄适宜　　　　　　　　　　B. 头体尾明显

C. 细胞分布均匀　　　　　　　　D. 血膜边缘整齐

E. 血膜长度占载玻片长度的3/4左右

15. 下列不会影响血涂片质量的因素为

A. HCT 高于正常　　　　　　　　B. 推片用力不匀

C. 用未处理的新玻片　　　　　　D. 温度较低时适当缩短染色时间

E. 将刚制成的血膜在空气中挥动，使之迅速干燥

二、案例分析题

一张合格的血涂片，进行瑞特染色后发现，红细胞和嗜酸性粒细胞颗粒偏红，白细胞核呈淡紫红色或不着色。请问：

1. 造成该现象的原因是什么？

2. 应如何纠正？

（王海凤　杨　拓）

33

第二章

血液一般检验

学习目标

1. **掌握** 红细胞、白细胞及血小板显微镜计数、白细胞分类计数、血红蛋白测定的原理、方法、质量控制及临床意义；血细胞形态学检验及临床意义；血细胞比容、网织红细胞计数、血沉测定的原理、方法及临床意义。

2. **熟悉** 血液一般检验项目的参考区间；红细胞平均指数、嗜碱性点彩红细胞计数的检验方法及临床意义；血栓与止血一般检验项目的检验原理和临床意义。

3. **了解** 嗜酸性粒细胞计数的方法，红斑狼疮细胞检验的原理、方法及临床意义；血栓与止血一般检验的方法学评价。

4. 学会血液一般检验的基本方法。

5. 具备在实际工作中对血液一般检验结果进行综合分析的能力和质量控制的意识。

案例讨论

【案例】

患者，女，30岁。头晕、乏力、食欲减退，心慌、气短2月余。外周血一般检验：RBC 3.29×10^{12}/L，Hb 88g/L。外周血涂片染色镜检：见较多大红细胞、多呈高色素性，可见红细胞内有卡波环、豪-焦小体等异常结构。

【讨论】

1. 该患者最可能的诊断是什么？
2. 该患者诊断的主要依据是什么？

血液一般检验项目主要包括红细胞检验、白细胞检验、血小板检验及血栓与止血一般检验等。本章主要介绍血液一般检验项目的原理、操作（手工）方法、质量控制及临床意义等。

第一节 红细胞检验

红细胞（red blood cell，RBC）是外周血中数量最多的有形成分，正常情况下占血容量的近50%。其起源于骨髓造血干细胞，在促红细胞生成素（erythropoietin，EPO）的作用下

依次分化发育成原始红细胞、早幼红细胞、中幼红细胞及晚幼红细胞。晚幼红细胞不具备分裂能力，脱核后成为网织红细胞，再经约48小时发育为完全成熟的红细胞，最终释放入外周血。

正常成熟红细胞平均寿命约120天，衰老后主要在脾脏被破坏，分解为铁、珠蛋白和胆红素。正常情况下，通过EPO及其他神经-体液因素的调节，红细胞的生成和破坏保持动态平衡，即外周血中红细胞数量保持相对恒定。而在某些病理情况下或受某些因素影响，其数量和质量均可发生不同程度的改变。

红细胞检验的主要项目有：红细胞计数、血红蛋白测定、红细胞形态检验、血细胞比容测定、红细胞平均指数测定、网织红细胞计数、嗜碱性点彩红细胞计数及红细胞沉降率测定等。临床上主要通过测定外周血红细胞各项参数并观察其显微镜下形态，对贫血和某些疾病进行诊断及鉴别诊断。

一、红细胞计数

红细胞计数（red blood cell count）即测定单位体积外周血中红细胞的数量，是诊断贫血等疾病最基础、最常用的检验项目之一。

（一）检验方法

红细胞计数主要有显微镜计数和血细胞分析仪计数两种方法，本节主要介绍显微镜计数法。

【原理】应用红细胞稀释液（等渗）将外周血液稀释一定倍数，将稀释后的细胞悬液充入改良Neubauer计数板的计数池中，在显微镜下计数一定区域内的红细胞数量，经换算后计算出每升血液中红细胞的数量。

【材料】

1. 器材 试管、试管架、刻度吸管（2ml）、洗耳球、微量吸管、乳胶吸头、改良Neubauer计数板、盖玻片、显微镜等。

2. 试剂 红细胞稀释液。常用的有三种，见表2-1。

表2-1 常用的红细胞稀释液

稀释液	组成成分	作用	特点
Hayem（赫姆）稀释液	NaCl 1.0g，Na_2SO_4（无水）2.5g，$HgCl_2$ 0.5g，蒸馏水（加至200ml）	NaCl 和 Na_2SO_4 调节渗透压，且 Na_2SO_4 可增高比重以防红细胞粘连，$HgCl_2$ 为防腐剂	患高球蛋白血症或自身凝集素增高者，可由于蛋白质沉淀而导致红细胞易凝集
枸橼酸钠-甲醛稀释液	NaCl 0.6g，枸橼酸钠 1.0g，36% 甲醛 1.0ml，蒸馏水（加至100ml）	NaCl 和枸橼酸钠调节渗透压，且枸橼酸钠可有抗凝作用，甲醛为防腐剂	配制方法简单，不引起红细胞凝集，并且可保证血液稀释数小时后红细胞形状不发生改变，应用较广泛
生理盐水或1%甲醛生理盐水	NaCl、蒸馏水、甲醛		急诊时如无前两种红细胞稀释液可用此液代替

3. 标本 静脉血（EDTA-K_2抗凝）或末梢血。

【操作】

1. 加稀释液 取试管1支，加入红细胞稀释液2.0ml。

2. 采血、加样　用清洁、干燥的微量吸管取静脉抗凝血或末梢血 $10\mu l$，擦去吸管外壁余血，缓慢加至红细胞稀释液底部，再轻轻吸取上清液清洗吸管 2～3 次，洗净管腔内残留血液，立即混匀。

3. 准备计数板　将计数池和盖玻片用洁净软绸布轻轻擦净，以"推式"法将盖玻片盖在计数池上。

4. 充池　用微量吸管将混匀的红细胞悬液充入计数池，室温下静置 2～3 分钟。

5. 计数　低倍镜下找到红细胞计数区，高倍镜下依次计数中央大方格内四角和正中共 5 个中方格内的红细胞数（红细胞呈圆形或椭圆形，中央有凹陷，具有一定折光性）。

6. 计算

$$红细胞数/L = N \times 5 \times 10 \times 200 \times 10^6 = N \times 10^{10} = \frac{N}{100} \times 10^{12}$$

式中：

N：5 个中方格内的红细胞总数；

×5：换算成 1 个大方格（即 $0.1\mu l$）内的红细胞数；

×10：换算成 $1\mu l$ 红细胞悬液中的红细胞数；

×200：换算成 $1\mu l$ 外周血中的红细胞数（乘以稀释倍数，实际为稀释 201 倍）；

$\times 10^6$：换算成 1L 外周血中的红细胞数。

7. 报告方式　RBC：$X.XX \times 10^{12}/L$。

（二）质量控制

1. 计数误差　见第一章第二节细胞显微镜计数。

2. 器材　所用器材必须清洁、干燥，以免影响计数。改良 Neubauer 计数板、刻度吸管、微量吸管等需定期校正，盖玻片表面应平整光滑。

3. 标本来源　末梢血比静脉血测定结果高 10%～15%；静脉采血压迫时间超过 2 分钟可致红细胞计数结果增高约 10%。

4. 稀释液质量及稀释倍数　红细胞稀释液应等渗、新鲜，并过滤后使用，以免破坏红细胞或将杂质、微粒等误认。稀释倍数应准确，如加样量不准确、吸管内有气泡、未擦去吸管外余血、加样后带出部分稀释血液等，均可造成稀释倍数不准确。此外，当红细胞数量明显增多时，可适当加大稀释倍数；反之，可适当减少稀释倍数。

5. 红细胞分布及稳定性　若红细胞在计数池内分布不均（任意 2 个中方格内红细胞数差异>10%），应重新充池计数；在参考区间数值内，2 次红细胞计数结果差异应≤5%。红细胞在室温或 4～8℃条件下可稳定 3 天，37℃可稳定 36 小时，之后逐渐减少。

6. 白细胞影响　在制备细胞悬液时，红细胞稀释液并不能破坏白细胞。因此，理论上在计数红细胞时，白细胞的存在会影响其计数结果。正常情况下，外周血中白细胞数量仅为红细胞的 1/500～1/1000，对红细胞计数的影响可忽略不计。但当白细胞数量增多（>$100 \times 10^9/L$）时，可对红细胞计数值产生影响，此时应对计数结果进行校正。校正方法为：①将计数所得的红细胞数减去计数所得的白细胞数。②在高倍镜下计数时注意识别，避免计入白细胞（高倍镜下白细胞体积常比红细胞体积略大，无明显折光性，中央无凹陷，细胞核隐约可见），但若外周血中出现有核红细胞，则难以区别。

7. 操作　制备细胞悬液后及充入计数池前均需充分混匀。另外需注意镜下计数时应调低显微镜聚光器孔径光阑。

考点提示 红细胞显微镜计数的方法及质量控制。

（三）方法学评价

红细胞计数的方法学评价见表2-2。

表2-2 红细胞计数的方法学评价

方法	优点	缺点
显微镜计数法	传统方法，设备简单，成本低；用于血细胞分析仪异常检验结果的复核，为参考方法	费时、费力，精密度低，重复性较差，结果易受操作者技术水平的影响
血细胞分析仪法	操作简便，效率高，精密度高，重复性好，易于标准化，适于大批量标本筛查	成本高，环境条件要求较高，准确性取决于仪器的性能及工作状态

（四）参考区间

1. 显微镜计数法 成年男性：（4.0~5.5）×10^{12}/L；成年女性：（3.5~5.0）×10^{12}/L；新生儿：（6.0~7.0）×10^{12}/L。

2. 血细胞分析仪法（中华人民共和国卫生行业标准WS/T405—2012，静脉血） 成年男性：（4.3~5.8）×10^{12}/L；成年女性：（3.8~5.1）×10^{12}/L。

（五）临床意义

若红细胞计数结果>6.8×10^{12}/L，应采取相应的治疗措施；若<3.5×10^{12}/L，可诊断为贫血。详见血红蛋白测定。

二、血红蛋白测定

血红蛋白（hemoglobin，Hb或HGB）是红细胞的主要组成成分，由珠蛋白（globin）和亚铁血红素（heme）组成，相对分子质量为64458。

珠蛋白每分子含4条肽链，即2条α链和2条非α链。正常成人血红蛋白包括HbA（>90%）、HbA$_2$（2%~3%）和HbF（<2%）。其中HbA由2条α链和2条β链（α$_2$β$_2$）组成，HbA$_2$由2条α链和2条δ链（α$_2$δ$_2$）组成，HbF由2条α链和2条γ链（α$_2$γ$_2$）组成（新生儿及婴儿HbF含量显著高于成人，1岁后可降至成人水平）。珠蛋白有种属特异性，每条珠蛋白肽链折叠包裹1个亚铁血红素分子，形成具有四级空间结构的球形四聚体（该构象利于其结合O$_2$或CO$_2$）。

亚铁血红素无种属特异性，由亚铁（Fe^{2+}）和原卟啉组成。铁原子位于卟啉环中央，具有6个配位键。其中4个与原卟啉中心的4个吡咯氮原子连接；1个与珠蛋白肽链F肽段的第8个氨基酸——组氨酸的咪唑氮原子连接；另1个为Hb呼吸载体，可与不同分子结合，使血红蛋白在红细胞中以不同状态存在：如此配位键未结合其他分子，称为还原血红蛋白（reduced hemoglobin，Hbred）；如与O$_2$结合，称为氧合血红蛋白（oxyhemoglobin，HbO$_2$）；如Fe^{2+}被氧化为Fe^{3+}，称为高铁血红蛋白（hemiglobin，Hi）或正铁血红蛋白（methemoglobin，MHb）；如与CO、S等结合，则形成血红蛋白衍生物，分别称为碳氧血红蛋白（HbCO）和硫化血红蛋白（SHb）等。

正常情况下，外周血红细胞中的血红蛋白主要为HbO_2，其次为Hbred，另外有少量HbCO和Hi。病理情况下，可有HbCO、Hi增多，甚至出现SHb等血红蛋白衍生物。

血红蛋白测定即检测外周血中各种血红蛋白的总浓度（单位g/L），是临床诊断贫血及判断贫血程度的重要检验项目之一。

（一）检验方法

血红蛋白测定方法主要有比色法、比密法或折射仪法、全血铁法和血气分析仪法四种，临床上多采用比色法，以氰化高铁血红蛋白（hemiglobincyanide，HiCN）测定法最为常用。

1. HiCN测定法

【原理】外周血红细胞经血红蛋白转化液作用，溶解破裂并释放血红蛋白，各种血红蛋白（除SHb外）中的亚铁离子（Fe^{2+}）被高铁氰化钾氧化为铁离子（Fe^{3+}）从而转化为高铁血红蛋白（Hi）。Hi与试剂中的氰离子（CN^-）结合生成稳定的HiCN（棕红色）。HiCN的最大吸收波峰为540nm，最小吸收波谷为504nm，其最大吸收波峰处的吸光度值与溶液中的血红蛋白浓度呈正比。在特定条件下，其毫摩尔消光系数为44L/（mmol·cm）。使用分光光度计测定HiCN在540nm处的吸光度，经公式换算后计算出每升外周血中血红蛋白的含量。

> **考点提示** ▶ 血红蛋白的结构，氰化高铁法血红蛋白测定的原理。

【材料】

（1）器材 采血用具、试管、试管架、刻度吸管（5ml）、洗耳球、微量吸管、乳胶吸头、比色杯、分光光度计等。

（2）试剂 ①HiCN转化液：有多种配方，ICSH先后推荐了都氏液、文–齐液（Van Kampen–Zijlstra）、松原改良液三种。WHO和我国卫生健康委员会临床检验中心推荐使用文–齐液，其成分及评价见表2–3。②标准HiCN参考液：为商品化试剂。标定的Hb浓度分别为50g/L、100g/L、150g/L、200g/L。4℃保存，使用前平衡至室温。

表2–3　HiCN转化液的主要成分、作用及评价

转化液	主要成分	作用	评价
文–齐液	$K_3Fe(CN)_6$ 0.2g，KCN 0.05g，无水 KH_2PO_4 0.14g，非离子型表面活性剂 Triton X–100 1.0ml，蒸馏水加至1000ml	$K_3Fe(CN)_6$、KCN 使 Hb 形成稳定的 HiCN；非离子型表面活性剂为助溶剂，可溶解 RBC 游离 Hb，并防止浑浊；KH_2PO_4 维持 pH 为 7.0~7.4，防止高球蛋白血液标本浑浊	Hb 转化快，5分钟即可完成，WHO 和我国卫健委临检中心推荐使用

（3）标本 静脉血（EDTA–K_2抗凝）或末梢血。

【操作】

（1）加转化液 取试管1支，加HiCN转化液5.0ml。

（2）加血与转化 用清洁、干燥的微量吸管取静脉抗凝血或末梢血20μl，擦去吸管外壁余血，缓慢加全转化液底部，再轻轻吸取上清液清洗吸管2~3次，洗净管腔内残留血液，使血液与转化液充分混匀，静置5分钟。

（3）测定吸光度 应用分光光度计在波长540nm处，以HiCN转化液或蒸馏水作空白调零，测定标本吸光度值（A）。

（4）计算 ①直接计算：$Hb(g/L) = A \times \dfrac{64458}{44000} \times 251 = A \times 367.7$。其中：A为

540nm处测定的标本吸光度；64458为血红蛋白的平均分子量；44000为血红蛋白的毫摩尔消光系数；251为血液稀释倍数。②参考液比色计算：先绘制标准曲线或计算K值：对商品化试剂HiCN标准液进行倍比稀释（50g/L、100g/L、150g/L、200g/L），并使用分光光度计在540nm处分别测定各稀释度标准液的吸光度（A），然后以标准品血红蛋白浓度为横坐标、吸光度为纵坐标绘制标准曲线，或以下述公式计算出K值（换算常数），$K = \dfrac{\sum Hb}{\sum A}$。最后通过标准曲线查出待测标本吸光度所对应的血红蛋白浓度或直接用K值×A计算血红蛋白浓度。

（5）报告方式 Hb：XXXg/L。

2. 十二烷基硫酸钠血红蛋白（sodium dodecyl sulfate hemoglobin，SDS-Hb）测定法

【原理】十二烷基硫酸钠（sodium dodecyl sulfate，SDS）或称十二烷基月桂酰硫酸钠（sodium lauryl sulphate，SLS），是一种阴离子表面活性剂，具有轻度氧化作用。除SHb外，血液中各种血红蛋白均可与SDS发生反应，使亚铁血红素被氧化成稳定的棕红色高铁血红素样复合物（SDS-Hb），其峰值为538nm，峰谷为500nm。由于尚未确认SDS-Hb的摩尔消光系数，故不能根据标本吸光度直接计算结果，需用HiCN法及本法分别测定多份不同浓度抗凝血的血红蛋白浓度和吸光度，并以此绘制标准曲线，间接计算血红蛋白浓度。

【材料】

（1）器材 同氰化高铁血红蛋白测定法。

（2）试剂 ①60g/L SDS磷酸盐缓冲液：称取60g SDS溶解于33.3mmol/L磷酸盐缓冲液（pH 7.2）中，加Triton X-100 70ml于溶液中混匀，再加33.3mmol/L磷酸盐缓冲液至1000ml，混匀。②SDS应用液：将上述60g/L SDS原液用蒸馏水稀释100倍。

（3）标本 静脉血（EDTA-K_2抗凝）或末梢血。

【操作】

（1）标准曲线制备 至少取4份不同浓度（包括高、中、低浓度）抗凝血，分别用HiCN法及本法测定每份血液的血红蛋白浓度和吸光度，然后以HiCN法测定的血红蛋白浓度为横坐标，SDS法测得的吸光度为纵坐标，绘制标准曲线。

（2）SDS-Hb测定 ①比色：取SDS应用液5ml，加入待测血20μl充分混匀，5分钟后置540nm处以应用液调零，读取待测管吸光度。②查标准曲线：查验操作（1）中所制作的标准曲线，即得Hb浓度。

（3）报告方式 Hb：XXXg/L。

（二）质量控制

1. 器材 所用微量吸管和刻度吸管应保证质量，分光光度计的波长、带宽、比色杯光径等需经常校正，通常要求常规测定时带宽小于6nm，比色杯光径为0.995~1.005cm（1.000cm±0.5%），测定温度为20~25℃。

（1）波长 可将100~150g/L HiCN参考液放在待检分光光度计中，于500~600nm分几个波段测定其吸光度，如所测最大吸收峰在540nm处，则表示该分光光度计波长准确。

（2）杂光 HiCN吸收光谱峰值在540nm处，峰谷在504nm处。如有杂光增加，通常会使HiCN在吸收峰处吸光度下降，而对其峰谷处吸光度影响不大。一般要求$A_{\lambda 540nm}/A_{\lambda 504nm}$

的吸光度比值为1.59~1.63。

（3）比色杯 以HiCN试剂作空白，于波长710~800nm处、比色杯光径1.000cm时，吸光度应小于0.002。

（4）灵敏度与线性 将HiCN参考液倍比稀释后，在分光光度计540nm处分别测定稀释液的吸光度，以参考液血红蛋白浓度为横坐标、吸光度为纵坐标，绘制曲线并观察各点连线是否呈线性（如有个别点不在直线上，作图时应使直线尽量通过更多的点）。再将直线外点的实测吸光度与直线上理论吸光度比较，如两者之差在5%以内，则认为仪器符合线性要求。

2. 标本 某些引起血浆浊度增大的因素可导致血红蛋白浓度假性增高，如高血脂、高球蛋白、高白细胞（WBC>20×10^9/L）及高血小板（PLT>700×10^9/L）等。HbCO增多也可影响检验结果。

3. 试剂

（1）HiCN转化液 以蒸馏水配制，将pH稳定在7.0~7.4，配制后使用滤纸过滤（为淡黄色透明溶液）。试剂应贮存于棕色玻璃瓶内，不能贮存于塑料容器，以防CN^-丢失，造成测定结果偏低。试剂应置2~8℃保存，不能置于0℃以下保存，以防结冰导致试剂失效。氰化钾是剧毒品，配制、使用时要严格按照剧毒品管理程序操作。

为防止氰化钾污染环境，比色测定后的HiCN废液应集中于广口瓶中处理（因氰化钾遇酸可产生剧毒的氢氰酸气体，故不能与酸性溶液混合）。首先以水稀释废液（1:1），再加次氯酸钠35ml或其他含氯消毒液40ml（每升稀释后的废液），充分混匀后敞口放置15小时以上，使CN^-氧化成CO_2和N_2挥发，或水解成CO_3^{2-}和NH_4^+后排放。

（2）HiCN参考液 应选用质量合格的参考液。ICSH公布了制备方法及标准规格，国内已有商家生产供应。

（3）SDS液 ①选用质量合格的十二烷基硫酸钠［$CH_3（CH_2）_{11}SO_3Na$，MW288.38］。②如无Triton X-100，可用国产乳化剂OP或其他非离子表面活性剂替代。③可破坏白细胞，因此对某些血细胞分析仪不宜使用。

4. 室内质控 常用的质控物有：①ACD抗凝的全血：4℃可保存3~5周，可用于红细胞计数、血红蛋白测定和白细胞计数的质量控制。②进口的全血质控物：用于全自动血细胞分析仪进行红细胞计数、血红蛋白等红细胞参数的测定和白细胞计数的质量控制。③醛化半固定红细胞：4℃可保存50~60天，适用于红细胞计数及血红蛋白测定的质量控制。④溶血液：性质稳定，仅适用于血红蛋白测定的质量控制。⑤冻干全血：可长期保存，加蒸馏水复溶后可用于血红蛋白测定的质量控制。

（三）方法学评价

血红蛋白测定的方法还有溴代十六烷基三甲胺（cetyltrimethyl ammonium bromide，CTAB）血红蛋白测定法、碱羟血红蛋白（alkaline haematin detergent，AHD_{575}）测定法、叠氮高铁血红蛋白（HiN_3）测定法等，其检验结果稳定、准确。目前，全自动血细胞分析仪多使用不含氰化钾的血红蛋白测定方法，但其标准应溯源至HiCN测量数值（通过HiCN测定法绘制标准曲线或计算K值以进行比较）。

血红蛋白测定的方法学评价见表2-4。

表2-4 血红蛋白测定方法学评价

测定方法	优点	缺点
HiCN 测定法	为 WHO、ICSH 推荐的参考方法，操作简单，结果稳定可靠，反应速度快，可检测除外 SHb 的所有 Hb，试剂容易保存，便于质控	KCN 试剂有剧毒，遇到高白细胞、高球蛋白血症标本可致浑浊，对 HbCO 转化慢，不能测定 SHb
SDS-Hb 测定法	替代方法或次选方法，试剂无毒无害，操作简单，呈色稳定，准确度和精密度高	SDS 质量差异较大，消光系数未确定，SDS 溶血强度大，易破坏白细胞，不适于同时进行白细胞计数的血细胞分析仪检测
CTAB 测定法	溶血强度大且不破坏白细胞，适于血细胞分析仪检测	精密度、准确度略低
AHD$_{575}$ 测定法	试剂简易，无毒，呈色稳定，准确性与精密度较高，可用氰化血红素作校准品	575nm 波长比色，不便于自动检测，不能转化 HbF
HiN$_3$ 测定法	反应迅速，呈色稳定，准确度、精密度较高	试剂有毒性（为 HiCN 的 1/7），对 HbCO 转化慢（20 分钟）

（四）参考区间

1. 比色法 成年男性：120~160g/L；成年女性：110~150g/L；新生儿：170~200g/L。

2. 血细胞分析仪法（中华人民共和国卫生行业标准 WS/T405—2012，静脉血） 成年男性：130~175g/L；成年女性：115~150g/L。

（五）临床意义

血红蛋白含量与红细胞数量紧密相关，故其测定的临床意义和红细胞计数相似。当红细胞数量、血红蛋白含量低于正常参考区间下限时，称为贫血（anemia）。而由于贫血原因的不同，红细胞数量和血红蛋白含量减少的程度可不一致，因此同时对二者进行测定，对贫血的诊断和鉴别诊断有重要价值。通常认为在判断贫血程度时，血红蛋白测定优于红细胞计数。

临床上习惯以血红蛋白含量作为衡量贫血程度的指标。根据血红蛋白含量不同将贫血分为4度：Hb<120g/L（女性<110g/L）为轻度贫血，Hb<90g/L 为中度贫血，Hb<60g/L 为重度贫血，Hb<30g/L 为极重度贫血。当 Hb<45g/L、RBC<1.5×10^{12}/L 时，应考虑输血。

1. 生理性改变 红细胞数量及血红蛋白含量受许多生理因素影响。除年龄、性别差异外，还受不同的生活环境和习惯、劳动或运动强度等影响。

（1）生理性增多 多由于机体缺氧而使红细胞代偿性增多，如新生儿、长期高原生活、剧烈运动、情绪激动时。成年男性比女性高，是与男性雄性激素水平较高，促进红细胞造血作用有关。

（2）生理性减少 ①由于生长发育迅速而使造血原料相对不足，如6个月~2岁的婴幼儿。②血浆容量明显增加而使血液稀释，如妊娠中、晚期孕妇。③骨髓造血功能逐渐减退，如老年人。上述几种情况所导致的贫血一般称为生理性贫血。

此外，不同的采血部位或采血时间也可使测定结果不同（静脉血较毛细血管血低10%~15%，早晨较午后及晚间数值高）。

2. 病理性改变

（1）病理性增多 ①绝对性增多：即血浆容量不变，红细胞数量和血红蛋白含量的绝对值增加，包括原发性增多和继发性增多。原发性增多可见于真性红细胞增多症，系造血系统增殖性疾病，RBC可达（7～10）×10^{12}/L，Hb可达180g/L以上；继发性增多主要由于机体组织长期缺氧，促使促红细胞生成素（EPO）代偿性增高（或某些疾病致EPO病理性增多）所致，可见于慢性心肺疾病、肾上腺皮质功能亢进等。②相对性增多：由于各种原因（如大量失水、血浆量减少）使血液浓缩所致，见于剧烈呕吐或腹泻、高热、多汗、多尿、大面积烧伤者，通常在原发病因纠正后红细胞数量及血红蛋白含量可恢复正常。

（2）病理性减少　①红细胞生成减少：见于造血原料不足或利用障碍，以及骨髓造血功能减退，前者如缺铁所导致的缺铁性贫血、铁利用障碍导致的铁粒幼细胞贫血、缺乏维生素B_{12}或叶酸所导致的巨幼细胞贫血；后者如再生障碍性贫血、白血病、恶性肿瘤骨髓转移等。②红细胞破坏增加：见于各种溶血性贫血、脾功能亢进等。③红细胞丢失过多：见于各种原因造成的急、慢性失血。

考点提示　红细胞及血红蛋白测定的临床意义。

三、红细胞形态检验

红细胞形态检验即在显微镜下观察红细胞的形态。某些血液系统疾病（尤其是贫血），患者不仅有红细胞数量、血红蛋白含量的异常，而且还可以发生红细胞形态学的异常，主要表现为红细胞大小、形状、染色和结构的改变。因此，红细胞形态检验也是贫血相关的重要检查项目之一，与红细胞计数、血红蛋白测定及其他某些参数结合可以判断贫血的存在及性质，对于贫血的诊断和鉴别诊断具有重要的临床价值。

外周血涂片经瑞特或瑞-吉染色后，在显微镜下即可展现出红细胞的各种形态学特点。通常选择染色良好且细胞分布均匀的区域（一般在血涂片的体尾交界处），用油镜进行观察，ICSH建议对异常红细胞仅作定性报告，但也可观察计数1000个红细胞并报告异常红细胞的比例；此外，还可以利用血细胞分析仪直接对红细胞形态进行图像分析处理。红细胞形态检验的方法学评价见表2-5。

表2-5　红细胞形态检验的方法学评价

方法	应用	评价
显微镜法	主要用于红细胞形态的识别，特别是异常形态的鉴别	准确度高，为仪器法的复核方法，但较费时、费力
血细胞分析仪图像分析法	建立红细胞形态数据库，基于计算机图像处理技术，对红细胞形态进行自动分析、分类	分析速度快、自动化程度高，但准确度较差（尤其出现红细胞内异常结构时）

（一）正常红细胞形态

血涂片中正常的成熟红细胞呈圆形或略呈椭圆形，大小相对一致，平均直径约7.5μm，经瑞特或瑞-吉染色后呈淡粉红色，血红蛋白充盈良好，呈正色素性、向心性淡染（即中央处为生理性淡染区，大小约为细胞直径的1/3，表现为典型的"双凹圆盘状"），无细胞核，胞质内无异常结构（图2-1）。除见于健康人外，还可见于再生障碍性贫血、急性失血性贫血和某些白血病患者。

扫码"看一看"

（二）异常红细胞形态

常见的红细胞形态异常包括：大小异常、形态异常、染色异常、结构异常及排列异常。

1. 大小异常

（1）小红细胞　小红细胞（microcyte）直径小于7μm，血细胞分析仪提示MCV通常<80fl，常伴中心淡染区扩大，提示血红蛋白合成障碍。健康人外周血涂片中偶见，增多常见于缺铁性贫血和珠蛋白生成障碍性贫血；也可见于由慢性炎症引起的继发性贫血，此时通常表现为单纯小细胞性贫血，无中心淡染区扩大；还可见于遗传性球形红细胞增多症，但此类小红细胞中心淡染区消失（即厚度增加），一般定为球形红细胞。

（2）大红细胞　大红细胞（macrocyte）直径大于8.5μm，血细胞分析仪示MCV>100fl，呈圆形或椭圆形。系因机体缺乏叶酸或维生素B_{12}而造成DNA合成障碍、细胞不能及时分裂所致，或与不完全成熟（刚脱核）的红细胞增多有关。增多常见于巨幼细胞贫血、急性溶血性贫血、肝病、骨髓增生异常综合征（myelodysplastic syndromes，MDS）。

（3）巨红细胞　巨红细胞（megalocyte）直径大于15μm，甚至可达20μm以上，常有中心淡染区消失，提示血红蛋白含量高。常见于巨幼细胞贫血、肝病。

（4）红细胞大小不均　红细胞大小不均（anisocytosis）指同一外周血涂片中红细胞直径差异较大，常相差1倍以上（图2-2）。为一类非特异性改变，系骨髓造血功能紊乱、造血调控减弱所致。常见于严重的增生性贫血，尤其多见于巨幼细胞贫血。

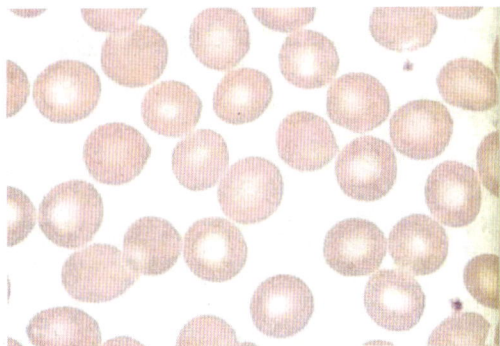

图2-1　正常成熟红细胞形态

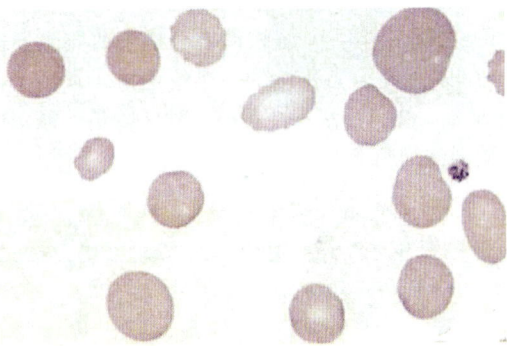

图2-2　红细胞大小不均

2. 形态异常

（1）球形红细胞　球形红细胞（spherocyte）直径小于6.5μm，而厚度增加（通常大于2μm），呈小圆球形，胞体染色较深，无中心淡染区（图2-3）。系红细胞膜缺陷所致，与膜蛋白及细胞骨架结构异常有关，也可能由于细胞膜直接破坏造成。常见于遗传性球形红细胞增多症，也可见于自身免疫性溶血性贫血等。

（2）椭圆形红细胞和卵圆形红细胞　椭圆形红细胞（elliptocyte）和卵圆形红细胞（ovalocyte）呈椭圆形（长轴大于短轴两倍以上）或卵圆形（长轴小于短轴的两倍）（图2-4）。系红细胞膜基因异常所致（此类红细胞为成熟后的形态表现，将其置于高渗或低渗溶液中时，椭圆形可保持不变）。正常人外周血涂片中偶见，增多常见于遗传性椭圆形红细胞增多症，也可见于严重的贫血如巨幼细胞贫血及溶血性贫血等。

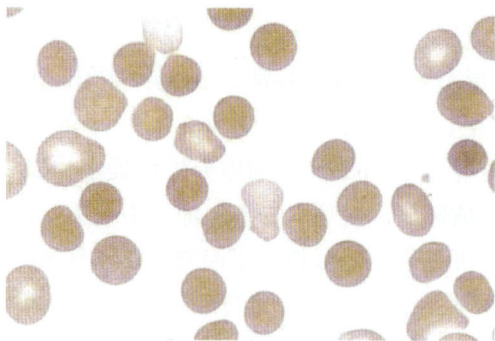

图2-3 球形红细胞

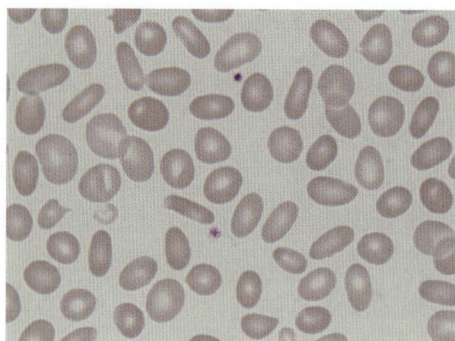

图2-4 椭圆形和卵圆形红细胞

（3）泪滴形红细胞 泪滴形红细胞（teardrop cell）呈泪滴形或梨形（图2-5）。可能由于细胞内含有Heinz小体或包涵体，或红细胞膜的某一点被粘连拉长所致，也可由于制片操作不当造成。增多常见于骨髓纤维化，也可见于骨髓病性贫血等。

（4）口形红细胞 口形红细胞（stomatocyte）中心淡染区呈裂口样、单凹或杯形，形似微张开的嘴巴（图2-6）。系红细胞膜缺陷所致，通常认为此类红细胞的膜相对较硬，脆性增加而变形性差，Na^+通透性较高，生存时间缩短。正常人外周血涂片中偶见，增多常见于遗传性口形红细胞增多症（常达10%以上），也可见于弥散性血管内凝血（disseminated intravascular coagulation，DIC）、某些溶血性贫血及酒精性肝病等。

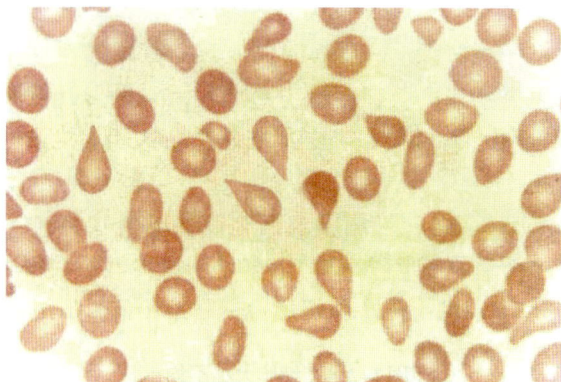

图2-5 泪滴形红细胞

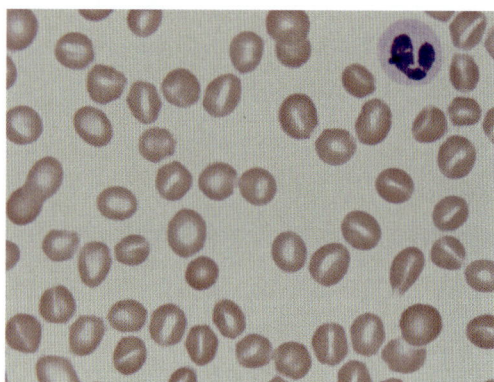

图2-6 口形红细胞

（5）靶形红细胞 靶形红细胞（target cell）中央淡染区中心出现染色增强区域（即细胞中心和边缘染色较深，其间色淡苍白），形如射击之靶（图2-7）。有时可不典型，表现为细胞边缘向中央延伸呈半岛状或柄状（中央深染区）。此类红细胞直径可稍大于正常红细胞，厚度变薄。可能系Hb含量不足、分布不均所致，也可由于制片时未及时固定造成。增多常见于珠蛋白生成障碍性贫血、血红蛋白病、肝病，也可见于脾切除后、缺铁性贫血及其他溶血性贫血等。

（6）刺红细胞 刺红细胞（echinocyte）即锯齿形红细胞。细胞边缘有10～30个相当规则的短而钝或尖的突出，长短一致，排列均匀（图2-8）。常见于肝肾疾病、丙酮酸激酶缺乏症等或人为因素影响。

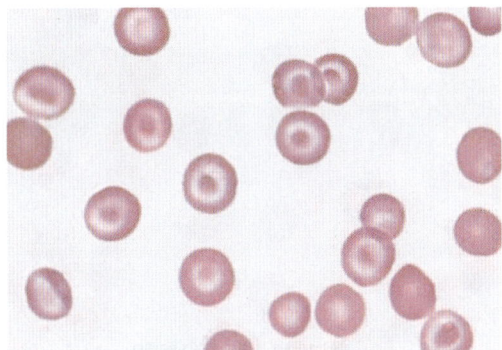

图2-7　靶形红细胞

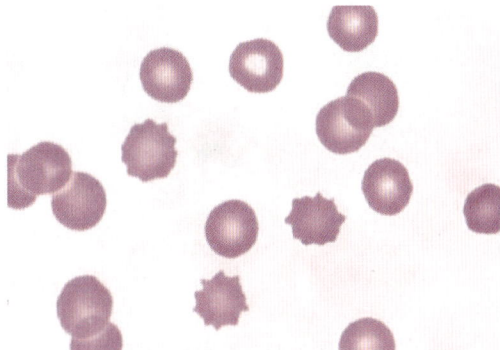

图2-8　刺红细胞

（7）棘红细胞　棘红细胞（acanthocyte）多呈高色素性，边缘有2～20个不同形状且不规则间隔的突起或针刺（尾端略圆），长短不一，间距不等（图2-9）。常见于β脂蛋白缺乏症，也可见于肝病、脾切除后、尿毒症等。

（8）裂红细胞　裂红细胞（schistocyte）体积小，大小不一，呈碎片状，形态各异，边缘不规则，可有尖角和直边，或呈盔形、新月形（图2-10）。系红细胞通过管腔狭小的病理性微血管时受机械损伤所致。正常人血涂片中<1%，增多常见于微血管病性溶血性贫血、弥散性血管内凝血，也可见于血栓性血小板减少性紫癜、溶血性尿毒症综合征、肾病等。

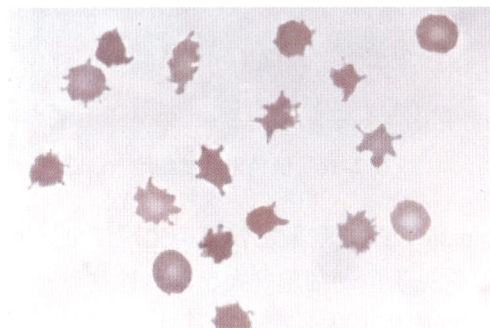

图2-9　棘红细胞

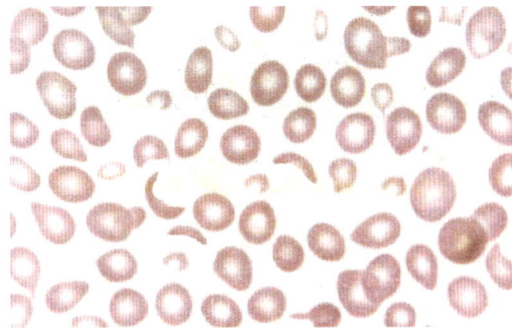

图2-10　裂红细胞

（9）镰状细胞　镰状细胞（sickle cell）呈镰刀形或新月形，顶端较尖，或呈类似字母L、S、V形等（图2-11）。系红细胞内异常血红蛋白（HbS）聚合成长形或尖形的结晶体导致胞膜变形。常见于镰状细胞性贫血（HbS病）及其他镰状细胞病。

（10）红细胞形态不整　红细胞形态不整（poikilocytosis）指细胞形态变化明显、多样，如裂红细胞、泪滴形红细胞等多种形态混合。可能因贫血严重且缺乏造血原料所致，也可能因胞膜脆性增大、推片时细胞破裂所致。常见于溶血性贫血、弥散性血管内凝血、巨幼细胞贫血等。

（11）咬痕细胞　咬痕细胞（bite cell）的细胞外围单个或多个弧形缺失，似被咬掉（图2-12）。系因脾脏去除Heinz小体，或外周假性空泡破裂后胞膜融合所致。常见于微血管病性溶血性贫血、血红蛋白病，也可见于葡萄糖-6-磷酸脱氢酶（G-6-PD）缺乏症等。

（12）水泡细胞　水泡细胞（blister cell）细胞胞质呈现半边致密，其余部分仅剩空的胞膜（图2-13）。可能由于血红蛋白回缩造成。常见于G-6-PD缺乏症、丙酮酸激酶缺乏症等。

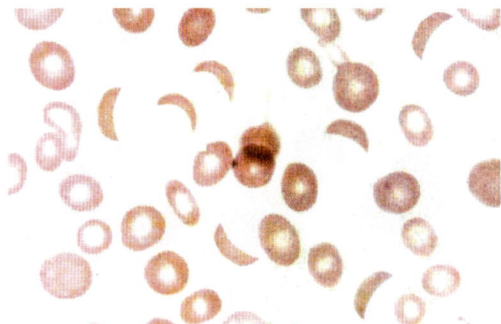

图2-11 镰形红细胞

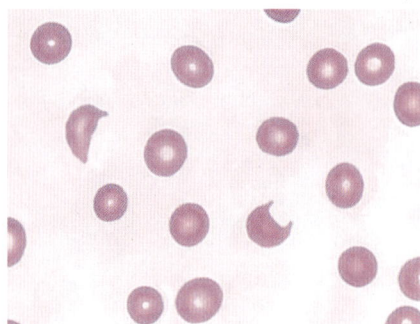

图2-12 咬痕红细胞

3. 染色异常

（1）低色素性红细胞　低色素性（hypochromatic）红细胞染色较淡，中央淡染区扩大（图2-14）。系血红蛋白含量明显减少所致。常见于缺铁性贫血、珠蛋白生成障碍性贫血、铁粒幼细胞贫血及某些血红蛋白病。

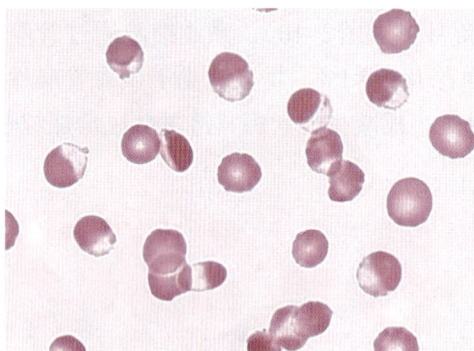

图2-13 水泡红细胞

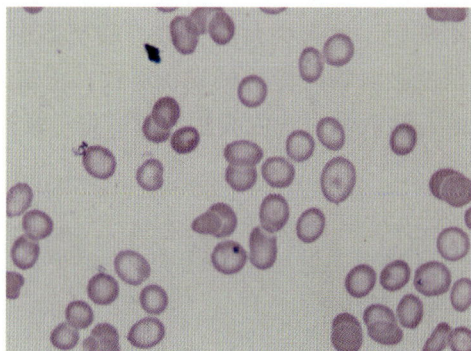

图2-14 低色素性红细胞

（2）高色素性红细胞　高色素性（hyperchromatic）红细胞染色较深，生理淡染区缩小甚至消失（图2-15）。系血红蛋白含量增多所致。常见于巨幼细胞贫血、溶血性贫血（红细胞常有体积增大）及遗传性球形红细胞增多症（红细胞体积减小）。

（3）嗜多色性红细胞　嗜多色性（polychromatic）红细胞呈灰红色或灰蓝色，通常比正常成熟红细胞大（图2-16）。此类细胞属尚未完全成熟的红细胞，通常认为其相当于网织红细胞，胞质中除血红蛋白外，还残存少多不等的嗜碱性物质（核酸及核糖体）。正常人外周血涂片中偶见，增多常见于各类增生性贫血，尤其是溶血性贫血，提示骨髓内红系细胞造血旺盛。

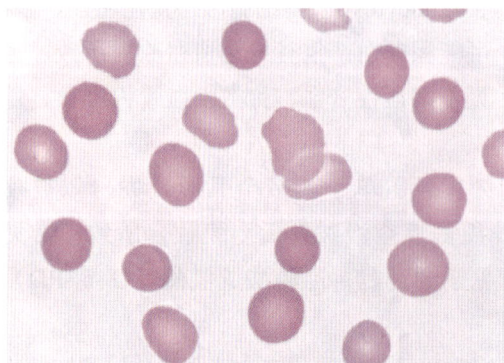

图2-15 高色素性红细胞

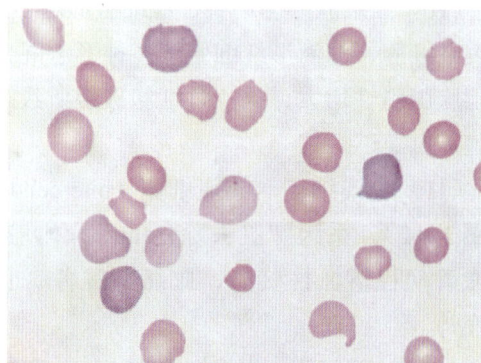

图2-16 嗜多色性红细胞

（4）双相红细胞 双相红细胞（anisochromia）指同一外周血涂片中红细胞色素性表现不一致，即血红蛋白充盈度偏离较大，如同时出现正常色素性和低色素性两个截然不同的红细胞群。常见于铁粒幼细胞贫血。

4. 结构异常

（1）卡波环 卡波环（Cabot ring）指红细胞胞质中出现的紫红色圆环，或可扭曲呈数字"8"样（图2-17）。可能为纺锤体残余物或脂蛋白变性所致。常见于溶血性贫血、巨幼细胞贫血、脾切除后及铅中毒等。

（2）豪-焦小体 豪-焦小体（Howell-Jolly body）即染色质小体。指红细胞胞质中出现的1个或多个直径为1~2 μm的暗紫红色圆形小体（图2-18），系胞核碎裂或溶解后的残余物。常见于巨幼细胞贫血，也见于溶血性贫血及脾切除后。

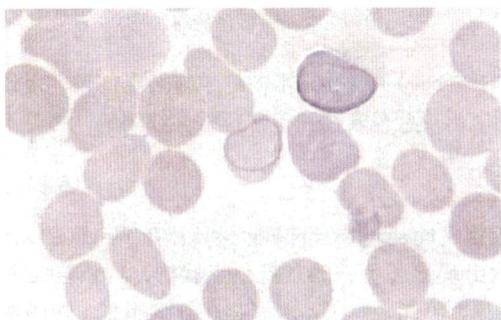

图2-17 卡波环

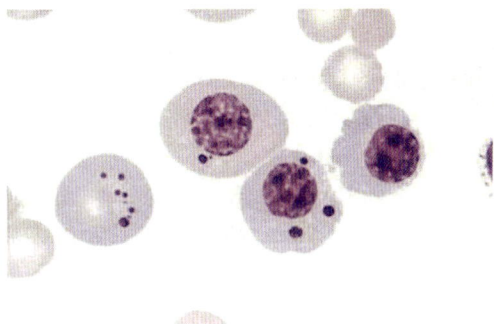

图2-18 豪-焦小体

（3）帕彭海默小体 帕彭海默小体（Pappenheimer body）指红细胞胞质中出现大小不一、分布不均（多局限于部分胞质区域）的嗜碱性点状颗粒，通常多个出现（图2-19）。系铁蛋白聚集所致，可通过铁染色阳性与豪-焦小体鉴别。常见于铁粒幼细胞贫血，也可见于血红蛋白病、脾功能减退等。

（4）嗜碱性点彩红细胞 嗜碱性点彩红细胞（basophilic stippling cell）的细胞胞质中出现大小不一、数量不等、分布均匀的灰蓝色点状颗粒（图2-20）。通常认为其本质是变性RNA，系核糖体异常聚集所致。常见于铅、铋、锌、汞等重金属中毒（常作为铅中毒诊断的筛查指标），也可见于血红蛋白病、巨幼细胞贫血、珠蛋白生成障碍性贫血等。

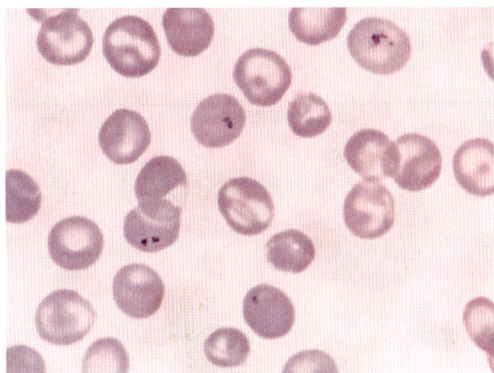

图2-19 帕彭海默小体

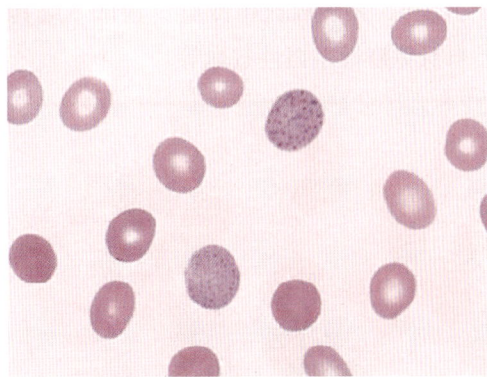

图2-20 嗜碱性点彩红细胞

（5）有核红细胞 有核红细胞（nucleated erythrocyte）即幼稚红细胞（图2-21）。正常情况下仅存在于骨髓中（新生儿外周血中可偶见）。成人外周血中出现有核红细胞可能为代偿性释放或骨髓造血功能紊乱。常见于各种溶血性贫血、白血病、脾切除后等。

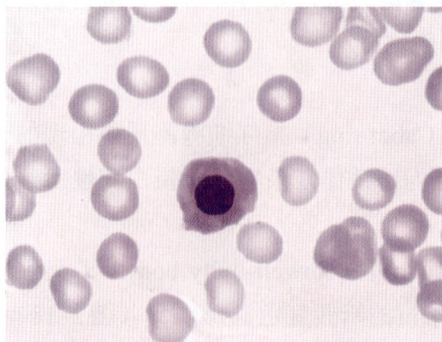

图 2-21　外周血中有核红细胞

> ### 知识链接
>
> ## 血液寄生虫检验
>
> 　　外周血中可出现的寄生虫主要有疟原虫、丝虫、锥虫、巴贝西虫。以疟原虫感染为例：疟原虫为疟疾的病原体，可通过蚊叮咬或输血感染。可感染人类的疟原虫有4种，即恶性疟原虫、间日疟原虫、三日疟原虫与卵形疟原虫。感染者外周血涂片中检出的虫体可处于滋养体、配子体及裂殖体等不同发育阶段，且多出现在红细胞胞质内，有时不易发现，或可与散在的血小板、染料残渣混淆，现血细胞分析仪检测时常有报警信息，应注意镜下仔细观察鉴别。

5. 分布异常

（1）红细胞缗钱状形成　红细胞缗钱状形成（rouleaux formation）指红细胞堆积、重叠，像一堆硬币（图2-22）。系血浆中纤维蛋白原及球蛋白浓度高，促使细胞膜表面电荷改变，细胞间排斥力减弱所致。常见于多发性骨髓瘤（multiple myeloma，MM）、巨球蛋白血症等。

（2）红细胞凝集　红细胞凝集（hemagglutination）指红细胞不规则聚集成堆或成团（图2-23）。系外周血中冷凝集素增多或其他免疫性因素影响所致。常见于冷凝集素综合征、自身免疫性溶血性贫血等。

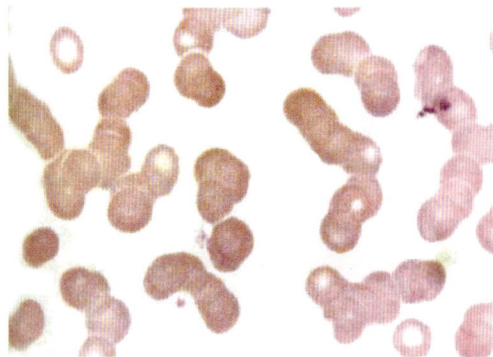

图 2-22　红细胞缗钱状形成

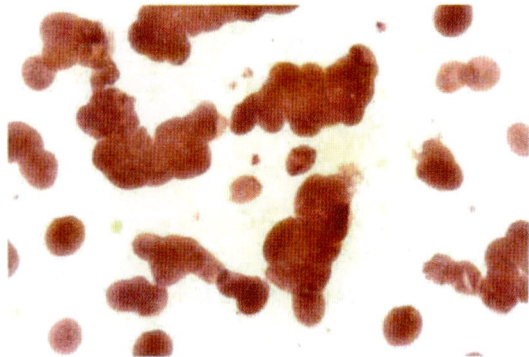

图 2-23　红细胞凝集现象

（吴　佗）

四、血细胞比容测定

血细胞比容（hematocrit，HCT）是指在一定条件下单位体积全血中红细胞所占体积的比值。HCT的高低主要与红细胞的数量、平均体积及血浆量有关，用于贫血和红细胞增多的诊断、血液稀释或浓缩变化的测定、红细胞平均体积和平均血红蛋白浓度的计算等。HCT测定方法较多，如离心法、仪器法、放射性核素法、电阻抗法等，临床上常采用直接离心法（如温氏法、微量法）或间接血细胞分析仪法。

（一）检验方法

1. 温氏法

【原理】温氏（Wintrobe）法是利用血液中不同有形成分比重的差异，将定量的抗凝血以一定的速度和时间离心后，血液中有形成分出现分层，读取压实红细胞层所占全血体积的百分比，即血细胞比容。

【材料】

（1）器材　温氏管、细长毛细滴管、水平离心机、注射器、棉签、试管、乳胶吸头等。①温氏管：为一平底厚壁玻璃管，长110mm，内径3mm（内径不均匀性误差<0.05mm），容量约1ml。管上刻有0~100mm刻度，分度值为1mm，其读数一侧由下而上，用以测定血细胞比容；另一侧由上而下，用以测定红细胞沉降率（图2-24）。②细长毛细滴管：毛细滴管下端细长，上部膨大，顶端配有乳胶帽。其细长部分外径<3mm，长>110mm，总容量约2.0ml（图2-24）。

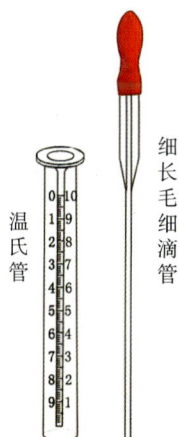

图2-24　温氏管和细长毛细滴管示意图

（2）试剂　EDTA-K_2 3.5mg或肝素钠0.2mg分装于小试管，可抗凝血液2ml。

（3）标本　EDTA-K_2或肝素抗凝静脉血。

【操作】

（1）准备抗凝血　采集静脉血2ml，立即注入抗凝管中，颠倒混匀。条件允许时应采集

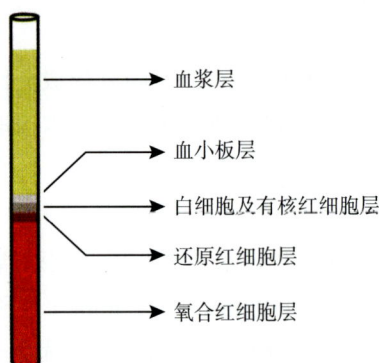

空腹血。

（2）加标本　用细长毛细滴管吸取混匀的抗凝血，插入温氏管底部，然后将血液缓缓注入（边放血边上提滴管），直至血液的液面与刻度线"10"平行，注意防止气泡产生。

（3）离心　将加好标本的温氏管置于水平离心机中，以2264g（即有效半径22.5cm，3000r/min）离心30分钟。读取压实红细胞层高的毫米数，然后再以同样速度离心10分钟，至红细胞层高度不再下降为止。

（4）结果观察　正常抗凝全血离心后分为5层，由上至下分别为：血浆层（淡黄色）、血小板层（乳白色）、白细胞和有核红细胞层（灰红色）、还原红细胞层（紫黑色）、氧合红细胞层（鲜红色）（图2-25）。结果读取应以还原红细胞层为准，读取红细胞层高的毫米数乘以0.01，即为HCT值。

（5）报告方式　HCT：XXX。

图2-25　血细胞比容结果判断

2. 微量法

【原理】同温氏法，但所用器材、离心速度及时间不同。

【材料】

（1）器材　专用毛细管、毛细管密封优质橡皮泥（或黏土样密封胶及符合要求的商品）、专用高速离心机（转速10000～15000r/min）、专用读数尺或刻度尺、试管、微量吸管、一次性采血针或注射器等。专用毛细管用钠玻璃制成，长度为75mm±0.5mm，内径为1.155mm±0.085mm，管壁厚度为0.20mm，允许范围为0.18～0.23mm。

（2）试剂　同温氏法。

（3）标本　EDTA-K_2或肝素抗凝静脉血。

【操作】

（1）准备抗凝血　采集静脉血2ml，立即注入含肝素的抗凝管中，轻轻颠倒混匀。

（2）吸血　用虹吸法将抗凝血液移入专用毛细管内，至2/3（50mm）处，避免气泡产生。

（3）封口　将毛细管无血迹端垂直插入密封胶或橡皮泥中，封口。密封胶柱长度应为4～6cm。

（4）离心　将封固好的毛细管编号，封口端朝外，按次序对称置于专用高速离心机内，以12000r/min（RCF为12500g）离心5分钟。

（5）读数　取出离心后的毛细管置于专用读数板的凹槽中，移动滑尺刻度至还原红细胞层表层，读取相对应的数值；或用刻度尺分别测量红细胞层和全血层的长度并计算其比值，即为HCT。

（6）报告方式　HCT：XXX。

（二）质量控制

1. 标本　①静脉采血应顺利，压脉带压迫时间过长（超过2分钟）会引起血液淤积或浓缩，因此当注射器刺入血管见回血后应立即撤去压脉带再抽血，以防HCT增加。②毛细血管采血，针刺深度以血液自然流出为宜，并取第2滴血检验。

2. 器材　①所用器材需清洁干燥，防止溶血。②温氏管内径不均匀性误差应<0.05mm，刻度应清晰；微量法所用的毛细管两端必须平滑、整齐，吸入血量在管长2/3处为宜，用优质橡皮泥严密封固。

3. 抗凝　①所用抗凝剂不能改变红细胞体积及血容量，目前多选用肝素或EDTA-K_2。用量要严格控制，并提前加入小瓶中烤干。②温氏法抗凝剂用量过大可使红细胞皱缩。抗凝血在注入温氏管前应反复轻微摇动，使血红蛋白与氧充分接触，注入温氏管时应避免产生气泡。③微量法抗凝剂与血液应充分混匀，防止血液稀释、凝固。混匀时，要轻柔，避免血液中产生气泡。

4. 离心

（1）温氏法　①ICSH建议温氏法RCF 2000~2300g，计算公式：相对离心力（RCF）（g）=1.118 × 10^{-5} × 有效离心半径（cm）× 每分钟转速^2。②离心时间和速度要规范。离心力不足时血细胞比容误差很大，不宜计算MCV、MCHC。本法离心力不足以完全排除红细胞之间的残留血浆（残留2%~3%），且用血量大，已逐渐被微量法取代。

（2）微量法　①离心力RCF以10000~15000g为宜，当HCT>0.5时应再离心5分钟。②放置毛细管的沟槽应平坦，胶垫富有弹性，防止离心时血液漏出，一旦发生漏血，应清洁离心盘后重新测定。③本法采用高速离心，红细胞之间残存的血浆量较少，因此结果较温氏法低（平均低0.01~0.02）。

5. 操作　操作要规范，避免误差，如抗凝剂用量不准、混匀不充分、离心速度不均等。微量法毛细管的封口不能采用烧熔的方法，以免造成溶血或细胞体积变化。封管要严密、牢固，且达到一定深度。

6. 结果判读与分析　温氏法离心后，其血浆与血细胞的分界面应为平面，读数时读取自还原红细胞层以下的红细胞高度。微量法测定后，应将微量管底部的红细胞基底层与标准读数板的基线（0刻度线）重合后再读数。

7. 影响因素　①上层血浆如有黄疸或溶血（排除人为因素）现象，应在报告单上注明。②红细胞异常（如小红细胞、大红细胞、椭圆形、球形或靶形红细胞等）时，因变形性减低，可使血浆残留量增加，从而导致结果假性增高；而体外溶血和自身凝集可造成结果假性降低。

（三）方法学评价

HCT测定的方法学评价见表2-6。

表2-6　HCT测定的方法学评价

方法	评价
温氏法（离心法）	优点：应用广泛，无须特殊仪器。缺点：用血量较大，不能完全排除残留血浆（达2%~3%），测定值比真实值略高，且费时。已逐渐为血细胞分析仪、微量法代替
微量法（离心法）	优点：标本用量少，红细胞间残留血浆量低，简便、快速，结果准确、重复性好，为WHO推荐为首选常规方法，美国临床实验室标准化研究所（CLSI）推荐的参考标准。缺点：仍有残留血浆，但较温氏法少。需微量高速离心机，因离心速度高，容易导致红细胞变形或混入白细胞及血小板，影响结果
微量离心计算法	优点：可常规用于HCT测定的校准，为ICSH（2003）推荐的替代参考方法。HCT=（离心HCT值 −0.0119）/0.9736。缺点：需用参考方法测定全血Hb和压积红细胞Hb，HCT= 全血 Hb/压积红细胞 Hb
血细胞分析仪法	优点：无须单独采血，简便快速，精密度高、重复性好，无血浆残留引起的误差。缺点：准确性不及微量离心法，需定期校正仪器
放射性核素法	优点：准确性最高，ICSH曾推荐为参考方法。缺点：方法繁琐、特殊，不适用于临床常规检查

（四）参考区间

1. 传统标准（温氏法） 成年男性：0.42~0.49；成年女性：0.37~0.48；新生儿：0.47~0.67。

2. 血细胞分析仪法（中华人民共和国卫生行业标准WS/T405—2012） 成年男性：0.40~0.50；成年女性：0.35~0.45。

（五）临床意义

1. 增高 ①各种原因引起的血液浓缩：如水分摄入不足、大量出汗、严重呕吐、腹泻、大面积烧伤等。②原发性或继发性红细胞增多症：如缺氧、真性红细胞增多症（有时可高达80%）。③新生儿。

2. 降低 ①各种原因引起的血液稀释：如充血性心力衰竭、妊娠和输液过多等。②各种原因引起的贫血：HCT减少的程度并不一定与红细胞计数相一致。HCT只能反映血液中红细胞的浓度，不能反映红细胞的总量，如失血性休克伴血液浓缩时，HCT可正常甚至增高，但实际红细胞总量减少，因此，失血及输血后仅根据HCT来判断是否贫血并不可靠。HCT<0.2时，可导致心力衰竭，甚至死亡。

3. 临床补液量的参考 各种原因导致脱水时，HCT都会增高，临床补液时监测HCT，HCT恢复正常表示血容量得到纠正。

4. 真性红细胞增多症的诊断指标 当HCT>0.7，RBC为（7~10）×10^{12}/L，Hb>180g/L时，即可诊断。

5. 计算红细胞平均指数 HCT用于计算红细胞平均体积（MCV）和红细胞平均血红蛋白浓度（MCHC），对贫血的形态学分类有帮助。

6. 血液流变学指标 HCT增高可导致全血黏度增加，严重者表现为高黏滞综合征，易引起微循环障碍、组织缺氧和血栓形成。HCT与其他血液流变学指标联合应用，可对一些血栓前状态进行监测。

考点提示　血细胞比容测定原理、方法及评价、质量控制、参考区间和临床意义。

五、红细胞平均指数

红细胞平均指数包括红细胞平均体积（mean corpuscular volume，MCV），红细胞平均血红蛋白含量（mean corpuscular hemoglobin，MCH）和红细胞平均血红蛋白浓度（mean corpuscular hemoglobin concentration，MCHC）。计算红细胞平均指数有助于深入认识红细胞特征，为贫血的分类和鉴别诊断提供重要依据。

（一）检验方法

1. 手工法　根据RBC、Hb、HCT测定结果计算红细胞平均指数（表2-7）。

表2-7　红细胞平均指数的计算

指数	含义	计算公式	单位
MCV	红细胞群体中各个细胞体积的平均值	$MCV = \dfrac{HCT}{RBC/L}$	飞升（fl），$1fl=10^{-15}L$
MCH	红细胞群体中各个红细胞血红蛋白含量的平均值	$MCH = \dfrac{Hbg/L}{RBC/L}$	皮克（pg），$1pg=10^{-12}g$
MCHC	平均每升红细胞所含血红蛋白的浓度	$MCHC = \dfrac{Hbg/L}{HCT}$	g/L

2. 血细胞分析仪法　MCV由血细胞分析仪直接测定导出；MCH、MCHC由仪器测定Hb、RBC结果后计算得出，MCH=Hb/RBC，MCHC=Hb/（RBC×MCV）。

（二）方法学评价

1. 手工法　平均指数由RBC、Hb、HCT测定后计算得出，因此，必须用同一抗凝血标本，且所检验结果必须准确；但比较费时、费力。

2. 血细胞分析仪法　由仪器自动计算，简单快捷、准确度高。但同样依赖RBC、Hb和MCV测定的准确性。红细胞有聚集时MCV可假性增高，高脂血症或白细胞增多症因血浆浊度增加可使MCH、MCHC假性增高，且受仪器的工作状态影响较大，必须定期进行仪器的校正。其结果仅供临床参考，异常结果要结合血细胞形态及直方图进行分析。

（三）参考区间

MCV、MCH、MCHC参考区间见表2-8。

表2-8　MCV、MCH、MCHC参考区间

人群	MCV（fl）	MCH（pg）	MCHC（g/L）
成人（WS/T 405—2012）	82~100	27~34	314~354
1~3岁	79~104	25~32	280~350
新生儿	86~120	27~36	250~370

（四）临床意义

MCV、MCH、MCHC的主要意义在于贫血的分类和贫血病因的早期分析。综合红细胞的平均指数及其形态特征，可对贫血进行初步的形态学分类以及病因分析（表2-9）。

表2-9 贫血形态学分类及临床意义

贫血形态学分类	MCV	MCH	MCHC	临床意义
正常细胞性贫血	正常	正常	正常	急性失血、急性溶血、再生障碍性贫血、白血病等
大细胞性贫血	增高	增高	正常	巨幼细胞贫血
单纯小细胞性贫血	降低	降低	正常	慢性炎症、尿毒症
小细胞低色素性贫血	降低	降低	降低	缺铁性贫血、珠蛋白生成障碍性贫血、慢性失血等

考点提示 红细胞平均指数及其参考区间和临床意义。

六、网织红细胞计数

网织红细胞（reticulocyte，Ret）是介于晚幼红细胞和成熟红细胞之间的一类过渡阶段细胞，其胞质中尚残留部分核糖体和核糖核酸等嗜碱性物质，可被新亚甲蓝、灿烂甲酚蓝等碱性染料活体染色后呈网状或颗粒状结构，故称网织红细胞。网织红细胞的体积（直径8.0~9.5μm）略大于成熟红细胞，仍具有合成血红蛋白的能力，1~2天后，其核酸物质消失，成为成熟红细胞。ICSH将网织红细胞分成Ⅰ~Ⅳ型（图2-26，表2-10）。网织红细胞计数方法主要有显微镜计数法（手工法）、血细胞分析仪计数法。

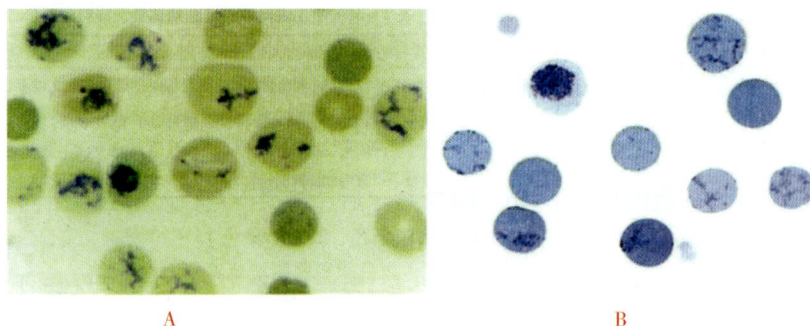

图2-26 网织红细胞
A.煌焦油蓝染色；B.新亚甲蓝染色

表2-10 网织红细胞类型及特征

类型	形态特征	正常存在部位
Ⅰ型（丝球型）	RBC几乎被网织物充满	仅存在于正常骨髓
Ⅱ型（网型）	位于RBC中央线团样结构、松散	大量存在于骨髓，极少见于外周血中
Ⅲ型（破网型）	网状结构少，呈不规则枝点状排列	少量存在于外周血中
Ⅳ型（点粒型）	嗜碱性物质少，呈分散的细颗粒、短丝状	主要存在于外周血中

（一）检验方法

1. 显微镜计数 试管法。

【原理】活体染料（新亚甲蓝或煌焦油蓝）的碱性着色基团（带正电荷）可与网织红细胞RNA的磷酸基（带负电荷）结合，使RNA胶体间的负电荷减少而发生凝缩，形成蓝色的点状、线状甚至连成网状结构沉积在胞质中，光镜下计数可得网织红细胞的相对比值和绝对值（$\times 10^9/L$）。

【材料】

（1）器材 采血针或注射器、试管、载玻片、推片、镜油、清洁液、显微镜、Miller窥盘等。Miller窥盘为一厚1mm、直径为19mm的圆形玻片，玻片上刻有两个正方形格子，计数时用小方格（A，边长1mm，面积$1mm^2$）计数红细胞，用大方格（B，边长3mm，面积$9mm^2$）计数网织红细胞，大方格（B）面积为小方格（A）的9倍（图2-27）。

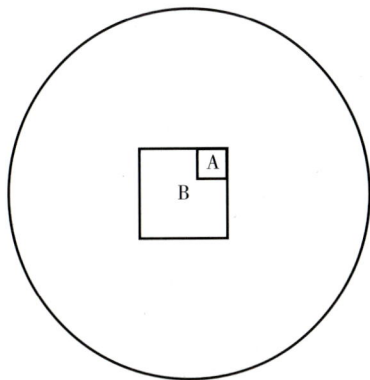

图2-27 Miller窥盘结构示意图

（A为红细胞计数区，B＋A为网织红细胞计数区）

（2）试剂 ①10g/L新亚甲蓝（或煌焦油蓝）生理盐水溶液：取新亚甲蓝1.0g、枸橼酸钠0.4g、氯化钠0.85g，溶于100ml双蒸馏水中，混匀，过滤后贮存于清洁的棕色瓶中备用。此染液常用于试管法。②10g/L新亚甲蓝ACD溶液：ACD保养液20ml，研细的新亚甲蓝200mg，溶解过滤后贮存于清洁的棕色瓶中备用。此液为WHO所推荐，常用于试管法。③10g/L煌焦油蓝乙醇溶液：取煌焦油蓝1.0g置于乳钵中研磨，加95%乙醇100ml，过滤后贮存于清洁的棕色瓶中备用。此染液常用于玻片法。

（3）标本 末梢血或EDTA-K_2抗凝静脉血。

【操作】

（1）加染液 于小试管中加入染液2滴。

（2）染色 向已加染液的小试管中加末梢血（或EDTA-K_2抗凝静脉血）2滴，立即混匀，室温放置15~20分钟或37℃放置10分钟。

（3）制片 取混匀染色血1小滴推制成薄血涂片，自然干燥。

（4）显微镜计数 ①常规计数法：用低倍镜浏览全片，观察血涂片染色和细胞分布情况，选择红细胞分布均匀、无重叠、染色效果好的区域，滴加镜油1滴，在油镜下计数至少1000个红细胞中的网织红细胞数。②Miller窥盘计数法：将Miller窥盘置于显微镜目镜内，计数小方格（A）中的红细胞，同时计数大方格（B）（含小方格A）中的网织红细胞。然后将小方格内数得红细胞数乘以9，折算成一个大方格内的红细胞数。

（5）计算 网织红细胞比值/绝对值计算方法如下：

$$常规法：网织红细胞比值 = \frac{计数1000个红细胞中的网织红细胞数}{1000}$$

$$Miller 窥盘计数法：网织红细胞百分数 = \frac{大方格（B）中的网织红细胞数}{小方格（A）内红细胞数 \times 9}$$

$$网织红细胞绝对值：网织红细胞数/L = 红细胞数/L \times 网织红细胞百分数$$

（6）结果报告　①网织红细胞比值：X.X%。②网织红细胞绝对数：XX×10^9/L。

2. 显微镜计数　玻片法。

【原理】同试管法。

【材料】同试管法。

【操作】

（1）加染液　在清洁载玻片一端滴加煌焦油蓝乙醇染液1滴，待自然干燥。

（2）取血及染色　取末梢血（或EDTA-K$_2$抗凝静脉血）1滴于干燥的染料上，迅速将血液与染料充分混匀，然后用另一载玻片盖在此载玻片上，两玻片粘合，使混匀的血液与染料夹在两玻片之间，以防干燥。室温放置5～10分钟。

（3）制备涂片　待网织红细胞着色后，移开上层玻片，并取适量混合物推制成血涂片，自然干燥。

（4）观察、计数、计算、结果报告　均同试管法。

3. 仪器法　网织红细胞计数仪器法包括血细胞分析仪法、流式细胞仪法和网织红细胞计数仪法。荧光染料与网织红细胞中RNA结合，会发出特定颜色的荧光，通过检测荧光对RNA定量，可精确计数网织红细胞占成熟红细胞的百分数（Ret%）。仪器依据RNA含量发出不同荧光强度将网织红细胞分为低荧光强度网织红细胞比率（low fluorescent reticulocyte，LFR）、中荧光强度网织红细胞比率（middle fluorescent reticulocyte，MFR）和高荧光强度网织红细胞比率（high fluorescent reticulocyte，HFR）3类，并计算网织红细胞其他参数。

（二）质量控制

1. 染液　①网织红细胞的网织状结构必须在活体染色时才显示，WHO推荐使用新亚甲蓝染液，其对网织红细胞着色力强而且稳定，血红蛋白几乎不着色，便于识别。煌焦油蓝染液溶解度低，易形成沉渣吸附于红细胞表面，对细胞的辨认可造成一定干扰。②染液与血液的比例以1：1为宜，严重贫血时，可适量增加血量。③玻片法须待乙醇挥发、染液干燥后才能加血液，否则易引起血液凝固。

2. 操作　①因网织红细胞在体外仍继续成熟，其数量随着保存时间的延长而递减，所以标本采集后应及时处理；因染料吸附可人为增高网织红细胞计数值，标本染色后也应及时计数。②为便于计数，可将视野缩小，ICSH推荐使用Miller窥盘，若无Miller窥盘，可裁一圆形纸片（直径应较目镜内径稍小），正中央剪成一边长约3mm的正方形小孔，置目镜筒内。③试管法染色时间不能过短。染色温度最好控制在37℃，室温（25℃）染色网织红细胞检出率明显低于37℃染色。④显微镜计数时应注意：选择红细胞分布均匀、网织红细胞染色较好的部位计数，一般选择血膜体尾交界部；避免重复计数，镜下观察时沿载玻片长轴，以"弓"字形轨道移动视野，取多个区域计数网织红细胞，尽量使其具有代表性。

3. 计数范围　凡含有2个以上网织颗粒的细胞均应计为网织红细胞。建议根据网织红细胞的多少决定应计数的红细胞数量，以将CV控制在一定水平（表2-11）。

表2-11　ICSH控制Ret计数须镜检的RBC数目（CV=10%）

Ret%	计数Miller窥盘小方格RBC	相当于缩视野法计数RBC数目
1~2	1000	9000
3~5	500	4500
6~10	200	1800
11~25	100	900

4. 鉴别　注意网织红细胞与HbH包涵体的鉴别。网织颗粒为蓝绿色网状或点粒状，分布不均匀；HbH包涵体为蓝绿色圆形小体，均匀散布于整个红细胞内。

（三）方法学评价

网织红细胞计数的方法学评价，见表2-12。

表2-12　网织红细胞计数的方法学评价

计数方法	评价
普通显微镜法	设备简单，方法简便，成本低，可直观细胞形态；但主观因素影响较多，耗时费力，重复性差
玻片法	水分易蒸发，染色时间短，结果偏低
试管法	易掌握，重复性较好，易复查
Miller窥盘计数法	规范计算区域，减少了实验误差（CV值在10%左右），为ICSH推荐方法
血细胞分析仪法	检测细胞多，准确性和精密度高，检测速度快，避免了主观因素，方法易于标准化。但仪器贵，在出现H-J小体、有核红细胞、巨大血小板时结果常假性增高

（四）参考区间

1. 百分比值　成人和儿童：0.5%~1.5%（0.005~0.015）；新生儿：2.0%~6.0%（0.02~0.06），3个月后达成年人水平。

2. 绝对值　成人和儿童：（24~84）×10^9/L。

（五）临床意义

1. 反映骨髓的造血功能　网织红细胞的增减反映骨髓的造血功能，对贫血的诊断和鉴别诊断有重要的参考价值。

（1）网织红细胞增多　表示骨髓造血功能旺盛，见于各种增生性贫血，溶血性贫血尤为显著。溶血性贫血时，由于大量网织红细胞进入血循环，网织红细胞百分数可增至6%~8%或更多。急性溶血时可高达20%，严重者甚至可达40%~50%或以上；急性失血性贫血时，网织红细胞可明显增高；缺铁性贫血和巨幼细胞贫血时，网织红细胞正常或轻度增高。

（2）网织红细胞减少　表示骨髓造血功能低下，多见于再生障碍性贫血。网织红细胞低于$15×10^9$/L为诊断急性再生障碍性贫血的标准之一。急性白血病时，由于骨髓中异常细胞大量浸润，使红细胞生成受到抑制，网织红细胞可减少。

（3）网织红细胞生成指数（reticulocyte production index，RPI）　反映骨髓造血功能指标，代表网织红细胞的生成相当于健康人的倍数。其计算公式为：

$$RPI = \frac{\text{患者网织红细胞百分数} \times 100}{\text{网织红细胞成熟时间（d）}} \times \frac{\text{患者HCT}}{\text{正常人HCT}}$$

网织红细胞成熟时间：指网织红细胞转变为成熟红细胞的时间，其时间长短与血细胞比容呈负相关。①健康人RPI为1。②RPI>3：提示为溶血性贫血或急性失血性贫血。③RPI<1：提示为骨髓增生低下或红系成熟障碍所致的贫血。

2. 作为贫血治疗效果的观察指标　缺铁性贫血和巨幼细胞贫血患者在治疗前，外周血网织红细胞仅轻度增高（也可正常或轻度减少），有效治疗后2~3天网织红细胞便开始上升，7~10天达到高峰（可达10%以上）。治疗2周左右网织红细胞逐渐下降，之后红细胞及血红蛋白逐渐升高。

3. 作为观察病情的指标　溶血和失血性贫血患者在治疗过程中动态监测网织红细胞数值，可作为判断病情变化的参考指标。如治疗后网织红细胞逐渐降低，提示溶血或出血已得到控制；如网织红细胞持续不减低，或继续增高，则提示病情未得到控制，甚至加重。

考点提示　网织红细胞计数原理、方法及评价、质量控制、参考区间和临床意义。

七、嗜碱性点彩红细胞计数

嗜碱性点彩红细胞（basophilic stippling cell）是不完全成熟的无核红细胞，胞质内残存的核酸（RNA）发生变性、聚集，形成颗粒，经碱性染料（如亚甲蓝）染色后，在细胞质内可见到大小不一的深染颗粒。经瑞特染色，则在粉红色的胞质中见到粗细不等的蓝黑色颗粒，故名嗜碱性点彩红细胞。

（一）检验方法

临床上嗜碱性点彩红细胞计数常采用显微镜计数法。

【原理】制备血涂片，用甲醇固定后经亚甲蓝染色，选择细胞分布均匀的区域，油镜下计数1000个红细胞中嗜碱性点彩红细胞的数量。或油镜下计数50个视野中的嗜碱性点彩红细胞，同时计数5个视野中的正常红细胞数量，计算其百分比。

【材料】

1. 器材　末梢采血用具、载玻片、推片、显微镜等。

2. 试剂　①0.5%碱性亚甲蓝溶液：亚甲蓝0.5g，碳酸氢钠3.0g，溶解于100ml蒸馏水中，过滤备用。②甲醇。

【操作】见第一章血涂片制备与染色、镜检。

（二）质量控制

1. 血涂片制备与镜检要求　与网织红细胞计数相同。

2. 试剂　应定期配制，以免变质沉淀。配制好的碱性亚甲蓝染液在室温下可保存2~3周，如有沉淀则需重新配制。

3. 颗粒形成　可适当放慢血涂片的干燥速度，使之形成较大的点彩颗粒。

4. 计数　计数时需选择红细胞分布均匀、无重叠的区域，必要时采用扩大计数域的方法计数。

（三）方法学评价

本法是嗜碱性点彩红细胞计数的传统方法，易与嗜苯胺蓝颗粒和浆质体鉴别。

（四）参考区间

<0.03%。

（五）临床意义

嗜碱性点彩红细胞增多常见于铅、汞、铋、硝基苯、苯胺等中毒的患者，可在职业病防治中，判断铅、汞等重金属中毒的情况。此外，在溶血性贫血、巨幼细胞贫血、白血病、恶性肿瘤、疟疾等疾病中也可见增多。

> **考点提示** 嗜碱性点彩红细胞概念、方法及评价、参考区间和临床意义。

八、红细胞沉降率测定

红细胞沉降率（erythrocyte sedimentation rate，ESR）简称血沉，是指在一定条件下，全血中红细胞自然下沉的速率。

正常情况下，血液中的红细胞因胞膜表面唾液酸所具有的负电荷形成Zeta电位，使红细胞互相排斥，彼此分散悬浮而下沉缓慢。但在病理情况下，一些因素使红细胞表面的负电荷减少，Zeta电位减小或消失，红细胞聚集成缗钱状，使ESR明显加快。影响离体血液红细胞沉降的理化因素较为复杂，主要与红细胞数量、表面积、厚度、直径、血红蛋白量和血浆中各种蛋白比例等有关（表2-13）。

表2-13 影响血沉测定的常见因素

变化	因素	评价
增快	血浆因素	纤维蛋白原、球蛋白、C-反应蛋白、胆固醇和甘油三酯等增高，有利于红细胞缗钱状形成
	红细胞因素	大红细胞容易形成缗钱状，使血沉加快；各种原因的贫血
	感染因素	某些病毒、细菌、药物、代谢产物和异常抗体等中和了细胞表面的负电荷
	药物因素	输入葡萄糖、聚乙烯吡咯烷酮、白明胶药物等
	标本及物理条件	患者一过性高脂血症，标本溶血，血沉管倾斜，温度过高
减慢	血浆因素	清蛋白、糖蛋白及磷脂酰胆碱等增高，抑制红细胞缗钱状形成
	红细胞因素	红细胞数量增多、大小不均或球形、镰形细胞增多，不利于缗钱状形成
	物理条件	血沉管不干净或血柱含气泡、温度过低
	药物因素	服用阿司匹林、可的松、奎宁等

血沉测定方法有手工法和自动血沉仪法。手工法又包括魏氏（Westergren）法、温氏法和潘钦科夫法。

（一）检验方法

1. 魏氏法

【原理】将一定量枸橼酸钠抗凝血液置于特制的有刻度的血沉管中，在室温下垂直立于血沉架上，静置1小时后读取上层血浆段的高度，即为红细胞沉降率，以mm/h报告。

【材料】

（1）器材　一次性采血针或注射器、试管、试管架、洗耳球、血沉架、魏氏血沉管。①魏氏血沉管：为全长300mm±1.5mm、两端相通、表面有规范的200mm刻度的无色、平头、正圆柱形玻璃或塑料制品，管内径2.55mm，管内均匀误差小于5%，横轴与竖轴差<0.1mm，外径5.5mm±0.5mm，管壁刻度200mm，误差±0.35mm，最小分度值1mm，误差为<0.2mm。②魏氏血沉架：血沉架底座水平，上方的固定钢片要与底座上的橡皮垫垂直（可用挂线法检验），橡胶垫要松软，气密性好。

（2）试剂　109mmol/L枸橼酸钠溶液：枸橼酸钠（$Na_3C_6H_5O_7 \cdot 2H_2O$）3.2g，用蒸馏水溶解后，再加蒸馏水至100ml，混匀。此液室温保存不得超过2周。

（3）标本　枸橼酸钠抗凝静脉血。

【操作】

（1）加抗凝剂　取109mmol/L枸橼酸钠溶液0.4ml加入试管中。

（2）采血　采静脉血1.6ml，加入含109mmol/L枸橼酸钠溶液0.4ml的试管中，混匀。若使用枸橼酸钠抗凝的真空采血管，则直接采血至2ml刻度处并混匀即可。

（3）吸血　用血沉管吸入混匀抗凝血至"0"刻度处，拭去管外附着的血液。

（4）立管　将血沉管垂直立于血沉架上。

（5）读数　室温静置1小时后，准确读取红细胞下沉后暴露出的血浆段高度（mm），即为红细胞沉降率。

（6）报告方式　ESR：XXmm/h。

2. 血沉仪法　根据红细胞下沉过程中血浆浊度的改变，采用光电比浊法、红外扫描法或摄影法，动态分析红细胞下沉各个时期血浆的透光度，还可绘制不同时期红细胞下沉高度与时间的相关曲线，以计算机记录并打印结果。

【原理】采用红外线探测技术或其他光电技术定时扫描红细胞与血浆界面位置，数据结果经计算机处理后得出。

【材料】

（1）器材　自动血沉仪、一次性专用血沉管（与血沉仪配套使用）、一次性采血针或注射器、试管。

（2）试剂　109mmol/L枸橼酸钠溶液或EDTA-K_2抗凝剂。

（3）标本　枸橼酸钠抗凝静脉血或EDTA-K_2抗凝静脉血。

【操作】按仪器操作规程进行。观察时间为30分钟或20分钟，甚至更短时间。其简要操作如下。

（1）开机　开启电源，仪器自检后进入待机状态。

（2）程序选择　在菜单面板选择测试时间、标本编号后按"确认"键。

（3）标本检测　彻底混匀血液标本后置于检测孔中，按下"开始"键进行测定。

（4）结果报告　结果由计算机自动打印。

（二）质量控制

1. 器材　血沉管、注射器、试管均应保持清洁干燥，以免溶血；魏氏血沉管应符合ICSH规定标准。

2. 抗凝剂　应使用分析纯枸橼酸钠，配制浓度应准确；抗凝剂和血液比为1：4；标本加入到含抗凝剂的试管后要充分混匀，避免产生气泡，防止溶血。

3. 标本　待检者检验前必须控制饮食，避免脂血，空腹采集静脉血，不能有凝块、溶血或气泡；采血后应在3小时内完成实验，如放置于4℃冷藏，可延长至6小时测定完毕，但测定前应将标本恢复至室温后测定；输注葡萄糖、聚乙烯吡咯烷酮、白明胶等，2日内不宜做血沉测定。

4. 实验温度　最适温度为18~25℃，避免阳光直接照射。室温过高、过低时应查不同室温血沉校正表（图2-28），报告校正值。

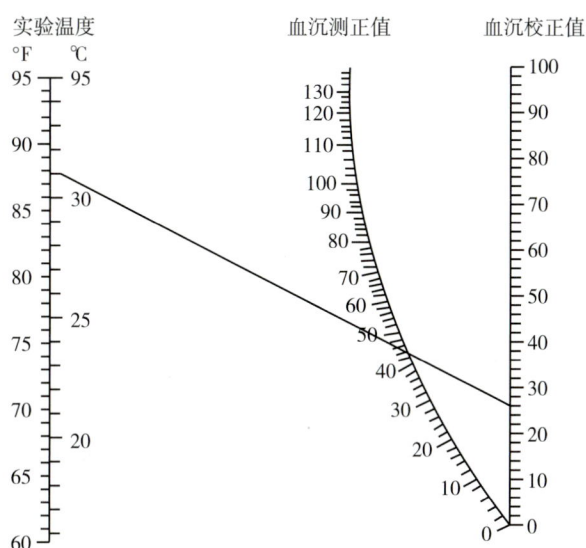

图2-28　血沉温度校正表

5. 立血沉管　应严格垂直放置，并防止血液外漏影响测定结果。如果血沉管倾斜，红细胞将沿管壁一侧下沉，血浆则沿管壁另一侧上升，造成红细胞下降时阻力减少，沉降速度加快（血沉管倾斜3°时，沉降率可增加30%）。血沉架应避免直接光照、移动或震动。

6. 测定时间　应严格控制在（60±1）分钟。红细胞沉降率在1小时沉降过程中并不是均衡等速的沉降，因此绝不可以只观察30分钟沉降率，将结果乘以2作为1小时血沉结果。红细胞在单位时间内沉降速度可分为3期，一是缗钱状红细胞形成期，数分钟至10分钟；二是快速沉降期，缗钱状红细胞以等速下降，约40分钟；三是细胞堆积期（缓慢沉积期），红细胞堆积到试管底部，约10分钟。

（三）方法学评价

血沉测定的方法学评价见表2-14。

表2-14　血沉测定的方法学评价

方法	评价
魏氏法	优点：国内的规范方法。对操作器材、条件和方法有严格规定，一次性血沉管使用方便、卫生安全。缺点：一次性血沉管成本较高，质量难以保证
温氏法	优点：通过血沉方程K值计算，克服了贫血对结果的影响，多用于血液流变学检验。缺点：结果平均高于魏氏法9.6mm
ζ 血沉率	优点：用血量少，测定速度快，结果无年龄、性别差异，不受贫血及实验条件的影响，敏感度高。缺点：使用专用离心机及配套平底离心管，临床上少用

续表

方法	评价
潘氏法	优点：可测定毛细血管血，适用于儿童，结果与魏氏法具有可比性。缺点：采血时易混入组织液，临床上较少使用
自动血沉仪法	优点：自动化，微量化，快速化；有的仪器可记录红细胞沉降全过程。缺点：测定结果应与"参考方法"比较，制订参考范围

（四）参考区间

魏氏法：成年男性：0~15mm/h；成年女性：0~20mm/h。

（五）临床意义

血沉是一项灵敏但缺乏特异性的指标，很多疾病均表现为血沉加快，因此不能单独依据血沉的变化来对疾病作诊断。临床上，血沉主要用于观察病情的动态变化、某些疾病的鉴别诊断。

1. 生理性变化

（1）年龄与性别 新生儿因血液中红细胞数量较多而纤维蛋白原含量低，血沉较慢（≤2mm/h）；12岁以下的儿童，由于生理性贫血，血沉略快，但无性别差异；50岁后因血液中纤维蛋白原含量逐渐增高，血沉常高于青壮年时期，而且女性高于男性。

（2）女性月经期 血沉增快，可能与子宫内膜损伤及出血有关。

（3）妊娠与分娩 妊娠3个月后血沉逐渐增快，可达30mm/h或更高，持续到分娩后3周，如无并发症则逐渐恢复正常。增快的原因可能与生理性贫血、纤维蛋白原含量升高、胎盘剥离、产伤等因素有关。

2. 病理性变化 血沉加快有一定的临床价值，而血沉减慢一般无临床意义。血沉病理性增快的临床意义见表2-15。

表2-15 血沉病理性增快的临床意义

疾病	临床意义
组织损伤和坏死	较大范围的组织损伤或大手术，可导致血沉增快，如无并发症，一般在2~3周可恢复正常。缺血性组织坏死如心肌梗死、肺梗死时，常于发病2~3天后血沉增快，可持续1~3周。心绞痛时血沉正常
恶性肿瘤	恶性肿瘤血沉多增快，可能与肿瘤组织坏死、继发感染和贫血因素有关；良性肿瘤血沉多正常。另外，恶性肿瘤手术切除或治疗较为彻底时，血沉可趋于正常，复发或转移又可增快
炎症疾病	急性细菌性炎症时，血中急性期反应物质迅速增多，包括 α_1- 抗胰蛋白酶、α_2- 巨球蛋白、C- 反应蛋白（CRP）、转铁蛋白、纤维蛋白原等。这些物质均可在不同程度上促进红细胞缗钱状聚集。风湿热为超敏反应性疾病，其抗原抗体复合物可加快红细胞聚集；慢性炎症如结核病活动期时，血中纤维蛋白原及球蛋白增加，均可见血沉明显增快，故临床上常用血沉来观察结核病及风湿热有无活动性及动态变化
自身免疫病	对结缔组织病的诊断与鉴别诊断，血沉和CRP、类风湿因子和抗核抗体等具有相似的灵敏度
高球蛋白血症	系统性红斑狼疮、多发性骨髓瘤、巨球蛋白血症、类风湿关节炎、亚急性感染性心内膜炎、黑热病、肝硬化、慢性肾炎等
高胆固醇血症	动脉粥样硬化、糖尿病、黏液性水肿等
贫血	贫血患者血红蛋白低于 90g/L 时，血沉会轻度增快，并随贫血加重而增快
其他	退行性疾病、巨细胞性动脉炎和风湿性多肌瘤

考点提示　红细胞沉降率测定的原理、影响因素、方法及评价、质量控制、参考区间和临床意义。

（杨　勇）

扫码"学一学"

第二节　白细胞检验

白细胞（white blood cell，WBC；leukocyte，LEU）是外周血中的有核细胞，其数量仅相当于红细胞的0.1%~0.2%。根据细胞的形态特征，白细胞分为粒细胞（granulocyte，GRAN）、淋巴细胞（lymphocyte，L）和单核细胞（monocyte，M）三大类，粒细胞的胞质中含有特殊颗粒，依其颗粒的特点又可分为三个亚类，即中性粒细胞（neutrophil，N）、嗜酸性粒细胞（eosinophil，E）和嗜碱性粒细胞（basophil，B）。白细胞通过不同的方式和机制清除病原体及超敏反应原，是机体抵御病原微生物等异物的主要防线。

正常情况下，粒细胞在外周血白细胞中数量最多，起源于骨髓造血干细胞，在高浓度集落刺激因子作用下，刺激骨髓中的髓系祖细胞分化为原始粒细胞，经过有丝分裂，依次分化为早幼粒细胞、中幼粒细胞、晚幼粒细胞（丧失分裂能力）、杆状核粒细胞、分叶核粒细胞。此过程在骨髓中约10天，成熟后仅有约1/20的粒细胞释放到外周血，其余贮存在骨髓中。成熟粒细胞进入血液后仅存在6~10小时，外周血中的粒细胞分为两部分，即随血液循环流动的粒细胞和黏附于微静脉和毛细血管壁的粒细胞，两者保持着动态平衡。中性粒细胞的主要作用是杀灭细菌等病原微生物，嗜酸性粒细胞的主要作用是限制超敏反应及参与蠕虫免疫反应，嗜碱性粒细胞的主要作用是参与超敏反应。

单核细胞和粒细胞起源于共同的祖细胞，在骨髓中分化、发育成熟后释放入血，单核细胞大部分黏附于血管壁，在血中停留3~6天后即转入组织演变为巨噬细胞，寿命可达2~3个月。单核-巨噬细胞具有强大的吞噬功能，参与杀菌、免疫及抗肿瘤作用。

淋巴细胞起源于骨髓造血干细胞/祖细胞，是人体主要免疫活性细胞，分为B和T细胞。B细胞寿命较短，一般3~4天，经抗原激活后分化为浆细胞，产生特异性抗体，参与体液免疫。T细胞寿命较长，可达数月或数年，被抗原致敏后可产生多种免疫活性物质，参与细胞免疫。

一、白细胞计数

白细胞计数（white blood cell count）是指单位体积外周血中各种白细胞的总数。白细胞计数结果仅反映随血液循环流动的血细胞数量。

（一）检验方法

白细胞计数可通过血细胞分析仪或显微镜进行检测，本节重点介绍显微镜计数方法。

【原理】血液经白细胞稀释液稀释一定的倍数，红细胞全部被溶解，将稀释后的细胞悬液充入改良Neubauer计数板的计数池中，在普通光学显微镜下计数一定范围内的白细胞数，经换算即可求得每升血液中白细胞的数量。

【材料】

1. 器材　显微镜、改良Neubauer计数板、血盖片、绸布，试管架、试管、刻度吸管、微量吸管，一次性无菌采血针、无菌棉球、干脱脂棉。

扫码"看一看"

2. 试剂　白细胞稀释液：冰乙酸2.0ml，10g/L亚甲蓝溶液3滴，蒸馏水加至100ml。其中冰乙酸破坏红细胞，且使白细胞核更清晰；亚甲蓝使白细胞核略着色，便于识别。

3. 标本　末梢血或EDTA抗凝新鲜全血。

【操作】

1. 加稀释液　取试管1支，用吸管吸取白细胞稀释液0.38ml于小试管中。

2. 加血　用微量吸管准确吸取末梢血或EDTA抗凝全血20μl，擦去管外余血。将吸管插入试管中白细胞稀释液底部，轻轻将血放出，并吸取上清液清洗吸管2~3次，立即混匀制成白细胞悬液。

3. 充池　将计数板和血盖片擦干净，血盖片盖在计数池上。再将小试管中的细胞悬液充分混匀，用微量吸管吸取已混匀的白细胞悬液充入计数池，不得有气泡或外溢，静置2~3分钟，待白细胞下沉，在显微镜下观察。

4. 计数　用低倍镜计数四角四个大方格内的白细胞数，对压线细胞按"数上不数下，数左不数右"的原则进行计数。

5. 计算

$$白细胞数/L = \frac{N}{4} \times 10 \times 20 \times 10^6 = \frac{N}{20} \times 10^9$$

式中：

N：4个大方格内白细胞总数；

÷4：换算成1个大方格（即0.1μl）内的白细胞数；

×10：换算成1μl细胞悬液中的白细胞数；

×20：换算成1μl外周血中的白细胞数（乘以稀释倍数）；

×10^6：换算成1L外周血中的白细胞数。

6. 报告方式　WBC：X.XX×10^9/L。

考点提示　白细胞稀释液的作用，白细胞计数范围，白细胞计数结果的计算。

（二）质量控制

1. 采血时间　外周血中的白细胞仅有一半随血液循环流动（循环池），另一半黏附于血管壁（边缘池），两者保持着动态平衡。但在许多因素影响下，如剧烈运动、情绪激动、严寒、暴热等，两个池中的白细胞数可重新分配。由于白细胞计数的仅为循环池中的白细胞，即便在正常情况下，同一个人在上、下午的白细胞计数结果可呈较大幅度的波动。因此，为使检验结果便于比较和动态分析，最好固定采血时间，例如每次检验均在上午8点左右。

2. 计数误差　白细胞显微镜计数的误差主要有技术误差和固有误差两大类。具体内容见第一章第二节细胞显微镜计数。计数范围越大，计数细胞越多，计数域误差越小。若白细胞计数太低（一般<3×10^9/L），可增加计数范围（数8个大方格内的白细胞数）或降低稀释倍数（如采集40μl血液）；若白细胞计数太高（>15×10^9/L），可适当增加稀释倍数（如采集10μl血液或取0.78ml稀释液）。

3. 有核红细胞的影响　正常情况下，血液中不会出现有核红细胞。某些疾病如溶血性贫血时，外周血中可出现大量有核红细胞，它不能被白细胞稀释液破坏，计数时与白细胞一同被计数而使白细胞计数结果偏高。因此，当血液中出现较多有核红细胞时，必须将其扣除。校正方法见第一章第二节细胞显微镜计数。

4. 经验控制 以血涂片中所见白细胞的多少粗略核对白细胞计数结果有无大的误差。在血涂片厚薄适宜的情况下，血涂片中所见白细胞的多少与白细胞总数的关系如表2-16，如不符，需复查。

表2-16 血涂片白细胞密度与白细胞总数的关系

血涂片白细胞 /HPF	WBC（×10⁹/L）
2~4	4~7
4~6	7~9
6~10	10~12
10~12	13~18

5. 常规考核标准（routine checking standard，RCS） 本法是根据白细胞在计数池内四大方格的分布情况而规定的。如果超过下述标准，应重新混匀细胞悬液充池计数，直至符合下述标准才能报告。

$$RCS = \frac{四大格白细胞最大值 - 最小值}{四大格所见的白细胞数平均值} \times 100\%$$

评价：白细胞 $\leq 4 \times 10^9$/L者，RCS<30%；白细胞（4.1~14.9）×10⁹/L者，RCS<20%；白细胞 $\geq 15 \times 10^9$/L者，RCS<15%。超过上述标准者为不合格。

（三）方法学评价

显微镜计数法设备简单、费用低廉；但效率低、重复性较差；适用于基层医疗单位和分散检测。血细胞分析仪法操作简便，效率高，重复性好；但仪器较贵，准确性取决于仪器的性能及工作状态；适合于大批量标本的集中检验。

（四）参考区间

1. 仪器法（静脉血） 成年人：（3.5~9.5）×10⁹/L。

2. 显微镜计数法（末梢血） 成年人：（4~10）×10⁹/L；儿童：（5~12）×10⁹/L；6个月~2岁：（11~12）×10⁹/L；新生儿：（15~20）×10⁹/L。

（五）临床意义

白细胞数高于参考区间上限称白细胞增多，低于参考区间的下限称白细胞减低。白细胞总数增多和减少主要受中性粒细胞数量的影响，其临床意义见白细胞分类计数。

考点提示 白细胞计数的质量控制与参考区间。

二、白细胞分类计数

由于各种白细胞的功能不同，在血液中各种白细胞的数量和形态变化所具有的临床意义也不同，因此，单纯对白细胞总数计数有时不能反映具体的临床意义，必须对各种白细胞进行分类计数（differential count，DC）。

（一）外周血正常白细胞形态

1. 中性粒细胞

（1）中性分叶核粒细胞（neutrophilic segmented granulocyte，Neg） 细胞直径10~15μm，

圆形或类圆形；细胞核染深紫红色，呈分叶状，一般分3~5叶，叶与叶之间有一丝相连（核最细部分的直径小于最粗部分的1/3），染色质致密成块状，粗糙不均匀；细胞质丰富，呈粉红色，含较多细小、均匀、密集、针尖样的淡紫红色中性颗粒（图2-29）。

（2）中性杆状核粒细胞（neutrophilic stab granulocyte，Nst）　细胞直径10~15μm，圆形或类圆形；胞核呈杆状、"S"或"E"形等，核最细部分的直径大于最粗部分的1/3，核染色质及胞质特点同中性分叶核粒细胞（图2-29）。

2. 嗜酸性粒细胞　细胞直径13~15μm，呈圆形；胞核多为两叶，呈眼镜状，染色质粗糙，染紫红色；胞质内充满粗大、整齐、均匀、排列紧密且折光性强的橘红色嗜酸性颗粒（图2-29）。嗜酸性粒细胞易破碎，颗粒可分散于细胞周围。

3. 嗜碱性粒细胞　细胞直径10~12μm，呈圆形；胞核分叶不明显，形态不规则；胞质量较少，呈淡红色，含少量粗大但大小不均、排列不规则、分布不均匀的紫黑色嗜碱性颗粒。细胞核常被颗粒遮盖，着色较淡，模糊不清（图2-29）。

4. 单核细胞　细胞直径12~20μm，呈圆形或不规则形；胞核大，呈不规则圆形、肾形、马蹄形或不规则分叶，染色质细致疏松如网状，染色质和副染色质对比明显，染紫红色；胞质丰富，染淡蓝或灰蓝色，呈毛玻璃样半透明，含大量细小、灰尘样的紫红色嗜天青颗粒（图2-29）。

5. 淋巴细胞　分为小淋巴细胞和大淋巴细胞。

（1）小淋巴细胞　细胞直径6~10μm，呈圆形，约占淋巴细胞总数的90%；胞核呈圆形，偶见凹陷，染色质粗糙致密成块，染色质和副染色质界线不清；胞质量少，仅在胞核的一侧出现一线天蓝或深蓝色胞质，甚至完全不见（图2-29）。

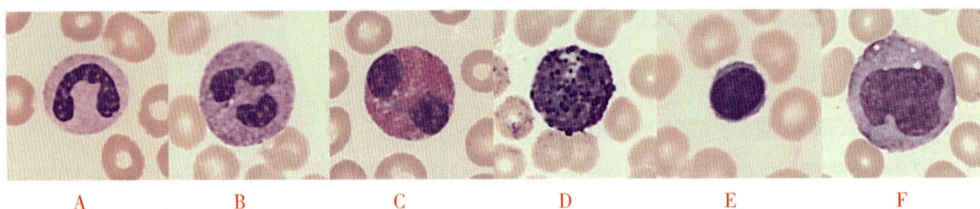

图2-29　外周血正常形态白细胞

A.中性粒细胞（杆状核）；B.中性粒细胞（分叶核）；C.嗜酸性粒细胞；

D.嗜碱性粒细胞；E.小淋巴细胞；F.单核细胞

（2）大淋巴细胞　细胞直径10~15μm，呈圆形，约占淋巴细胞总数的10%；胞核呈圆形或椭圆形，常偏于一侧，染色质致密呈块状，但要比小淋巴细胞略为疏松，呈紫红色；胞质丰富，呈透明天蓝色，常有少量大而稀疏的紫红色嗜天青颗粒。

考点提示▶　外周血正常白细胞的形态特点。

（二）检验方法

白细胞分类计数的方法有两种，即显微镜法和血细胞分析仪法。本节主要介绍显微镜分类计数法。

【原理】显微镜分类计数法是将血液制成细胞分布均匀的血涂片并染色后，对白细胞进行分类并计数。通常分类100个白细胞，计算得出各种白细胞的相对比值或百分率。

【材料】

1. 器材　显微镜、分类计数器、拭镜纸。

2. 试剂　瑞特染液、磷酸铵缓冲液（pH 6.4～6.8）、镜油、镜头清洁液。

3. 标本　末梢血或EDTA抗凝新鲜全血。

【操作】

1. 制备血涂片　选择大小25mm×75mm、厚度0.8mm～1.2mm规格的载玻片，人工或推片机推片。

2. 染色　制备好的血涂片经瑞特染色后，流水冲洗干净，自然干燥待用。

3. 低倍镜观察　低倍镜观察整个涂片染色、细胞分布情况，尾部及两侧边缘有无异常细胞。

4. 高倍镜检查　选择细胞分布均匀、染色良好的体尾交界处，高倍镜下估计细胞数量。如果血涂片中的白细胞数分布均匀，可作为估计外周血白细胞数的有效方法，当自动化计数仪出现结果偏差，以此与所测WBC计数值作粗略对比，评估白细胞计数数值的准确性。

$$白细胞计数（\times 10^9/L）=1个高倍镜视野中白细胞平均个数\times 2\times 10^9/L$$

5. 油镜观察　选择血涂片体尾交界处细胞分布均匀、着色良好的区域，滴加镜油1滴，在油镜下按照一定的方向、顺序对所见到的每一个白细胞进行分类，并用白细胞分类计数器做好记录（分类计数结果的记录也可采用手工画"正"或"+++++"的方法），共计数100个白细胞。同时观察白细胞、红细胞、血小板的形态变化及有无寄生虫。

6. 计算　根据分类计数结果计算各种白细胞所占的百分率。或根据白细胞总数计算出各种白细胞的绝对值。

7. 报告方式

（1）白细胞分类计数结果　以各种白细胞所占的比值或百分率表示，并根据白细胞总数计算出各种白细胞的绝对值。

（2）幼稚或异常白细胞　发现幼稚或异常白细胞，应分类报告，并包含在白细胞分类比值或百分率中，同时在报告中对形态进行描述。

（3）有核红细胞　血涂片中如见到有核红细胞，应逐个计数，不列入白细胞分类计数之内，报告分类计数100个白细胞的同时见到的有核红细胞数。

（4）寄生虫　如发现应报告。

（5）红细胞、血小板的形态　如有异常应报告，并进行形态描述。

（三）质量控制

1. 标本　使用EDTA-K₂抗凝血时，制备血涂片前应充分混匀，并于4小时内制备血涂片，时间过长白细胞形态发生变化。

2. 血涂片制备和染色　如标本中白细胞数量少时，需制备多张血涂片。具体的制备和染色方法、注意事项见第一章第三节。

3. 镜检部位　由于各种白细胞体积大小不等，在血涂片中分布不均匀，一般体积较小的淋巴细胞在涂片的头、体位置分布较多，而尾部和两侧中性粒细胞及单核细胞较多，异常大的细胞常在尾端出现。一般认为细胞在片头至片尾的3/4区域（体尾交界处）分布比较均匀，因此分类时应选择在体尾交界处。

4. 镜检方式　采用一定顺序以"城垛式"有规律地移动视野，分类计数不同区域的白细胞，切忌根据自己的主观意愿任意取舍随机视野内的白细胞，避免重复计数。

5. 镜检白细胞数量 一般要求每张血涂片在油镜下分类计数100个白细胞，具体应根据白细胞总数确定。当白细胞总数超过15×10^9/L时，应分类计数200个白细胞；当白细胞数量明显减少（<3×10^9/L）时，为了减少误差，可多检查几张血涂片，分类计数50~100个白细胞。

6. 有核红细胞及异常细胞 分类中如见到幼稚红细胞，应逐个计数但不计入分类计数的白细胞内，以分类100个白细胞见到幼稚红细胞多少个来报告，并应注明其所属的细胞阶段。发现其他幼稚或异常细胞，应分类并包括在白细胞分类比值或百分率中报告。不能识别来源的破碎细胞不包含在分类计数范围内，但应在报告中描述。

（四）方法学评价

显微镜分类法是白细胞分类计数的参考方法，分类结果较准确，而且设备简单、费用低廉；但效率低，且结果的准确性取决于操作者个人的技术水平。血细胞分析仪法快速、重复性好，但有些细胞不能识别，如白血病细胞和异型淋巴细胞等，只能用于筛查。异常标本必须采用显微镜分类法进行复检。

考点提示 白细胞分类计数方法及质量控制。

（五）参考区间

1. 显微镜分类法 见表2-17。

表2-17 白细胞分类计数参考区间（成人，显微镜分类法）

白细胞	百分率（%）	绝对值（×10^9/L）
中性杆状核粒细胞	1~5	0.04~0.50
中性分叶核粒细胞	50~70	2.00~7.00
嗜酸性粒细胞	0.5~5	0.05~0.50
嗜碱性粒细胞	0~1	0~0.10
淋巴细胞	20~40	0.80~4.00
单核细胞	3~8	0.12~0.80

2. 仪器法（静脉血） 见表2-18。

表2-18 白细胞分类计数参考区间（成人，静脉血，仪器法）

白细胞	百分率（%）	绝对值（×10^9/L）
中性分叶核粒细胞	40~75	1.8~6.3
嗜酸性粒细胞	0.4~8.0	0.02~0.52
嗜碱性粒细胞	0~1	0~0.06
淋巴细胞	20~50	1.1~3.2
单核细胞	3~10	0.1~0.6

注：本参考区间适用于仪器法静脉血检测，来源于中华人民共和国卫生行业标准WS/T405-2012。

（六）临床意义

1. 白细胞总数和中性粒细胞　成熟粒细胞是由粒系祖细胞经过一系列增殖、分化、成熟和释放而来。根据细胞的发育阶段及其功能特征，人为地将粒细胞群分为：增殖池或称分裂池（proliferation or mitotic pool）、成熟池（maturation pool）、贮备池（storage pool）、循环池（circulating pool）、边缘池（marginating pool）。中性粒细胞的各细胞池是人为划分的，有助于分析外周血中性粒细胞增多或减少的原因。各池中的细胞种类和特征见表2-19。

表2-19　粒细胞各池中的细胞种类和特征

细胞池	细胞	特征
增殖池	原粒细胞、早幼粒细胞、中幼粒细胞	可合成DNA，具有分裂能力
成熟池	晚幼粒细胞、杆状核粒细胞	开始失去分裂能力，逐渐发育成熟
贮备池	部分杆状核粒细胞、分叶核粒细胞	成熟粒细胞
循环池	部分杆状核粒细胞、分叶核粒细胞	成熟粒细胞
边缘池	部分杆状核粒细胞、分叶核粒细胞	成熟粒细胞

考点提示　粒细胞各细胞池及其所包含的细胞种类和特征。

由于中性粒细胞在白细胞中所占比率最高，因此它的数量变化是影响白细胞总数变化的主要原因。一般情况下，中性粒细胞增多，白细胞总数增多；中性粒细胞减少，白细胞总数也减少。因此，二者的临床意义基本一致。但是淋巴细胞、嗜酸性粒细胞等的数量改变也会引起白细胞总数的变化。如果白细胞总数与中性粒细胞数量变化不一致，需要分析原因。

（1）生理性增多　白细胞计数结果有明显生理性波动，与年龄、日间、运动、情绪等因素相关。

年龄：新生儿白细胞计数较高，一般在15×10^9/L左右，个别可高达30×10^9/L以上。通常在3～4天后降至10×10^9/L左右，约保持3个月，然后逐渐降低至成人水平。新生儿外周血白细胞以中性粒细胞占绝对优势，变化范围在（6～28）$\times 10^9$/L，约在一周内降至5×10^9/L，到第6～9天逐渐降低至与淋巴细胞大致相等，以后淋巴细胞逐渐增多，整个婴儿期淋巴细胞数均较高，可高达70%。2～3岁后淋巴细胞逐渐减少，中性粒细胞逐渐增多，到4～5岁两者又基本相等，至青春期时与成人基本相同（图2-30）。

日间变化：在静息状态时白细胞数较低，活动和进食后较高；早晨较低，傍晚较高；一日之间最高值与最低值之间可相差1倍。

运动、疼痛和情绪的影响：一般体力劳动、冷热水浴、日光或紫外线照射等均可使白细胞数轻度增多。疼痛、剧烈运动、情绪激动时较安静状态下偏高，如剧烈运动时可在短时间内使白细胞数高达35×10^9/L，以中性粒细胞为主，当运动结束后可迅速恢复至原有水平。这种短暂的变化，主要是由于循环池和边缘池细胞重新分配所致。

月经期、妊娠、分娩、哺乳期：月经期白细胞计数变化不大，妊娠期白细胞数常见增多，可达15×10^9/L以上，特别是最后一个月，常波动于（12～17）$\times 10^9$/L之间，分娩时可高达34×10^9/L。如无并发症分娩后2周内恢复正常。

其他：吸烟可引起白细胞增多，吸烟者平均白细胞计数可高于非吸烟者30%左右。

由于白细胞的生理波动很大，因此白细胞计数波动在30%（甚至有人认为50%）以内时临床上可无意义，只有通过定时和反复观察才有意义。

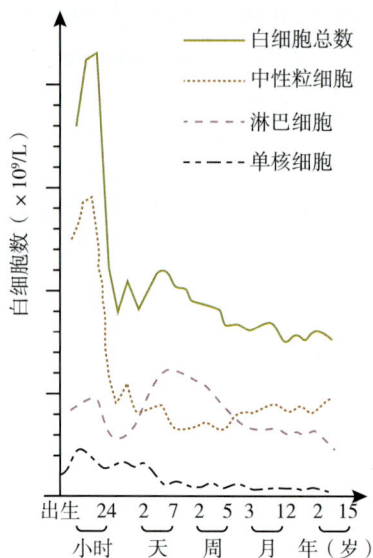

图2-30 白细胞数量的生理性变化

考点提示 ▶ 白细胞数量的生理变化。

（2）病理性增多 白细胞总数增多常伴有中性粒细胞增多。

反应性增多：是机体对各种刺激的应激反应，动员骨髓贮备池中的粒细胞释放或边缘池粒细胞进入血循环。因此增多的粒细胞大多为成熟的分叶核粒细胞和较成熟的杆状核粒细胞。

急性感染或炎症：是引起白细胞总数和中性粒细胞增多最常见的原因，尤其以急性化脓性感染引起的局部炎症或全身性感染最为明显。金黄色葡萄球菌、肺炎链球菌等化脓性感染时，如胆囊炎、脓肿、脑膜炎、肺炎、阑尾炎、扁桃体炎等，白细胞总数和中性粒细胞均可增高。急性化脓性感染时，中性粒细胞增多程度与感染菌种类、感染程度、感染部位、患者的反应能力有关。深部感染有时增多不明显，如感染很局限且轻微，白细胞总数仍可正常，但分类检查时可见中性粒细胞增高；中度感染时，白细胞总数增多大于$10 \times 10^9/L$，并伴有轻度核左移；严重感染时白细胞总数常明显增多，可达$20 \times 10^9/L$以上，并伴有明显核左移。以上情况表示机体反应良好。如感染严重而白细胞总数不高，反而减少，并出现明显核左移，这种现象表明机体反应不良。

组织损伤：严重外伤、大手术、大面积烧伤、急性心肌梗死等组织严重损伤者，常见白细胞总数增多，中性粒细胞增多。

急性溶血、出血：红细胞破坏或丢失导致的机体相对缺氧，引起骨髓储备池中的粒细胞释放，使白细胞总数和中性粒细胞增高。急性大出血时内出血较外出血增多更明显，如宫外孕大出血、蛛网膜下隙出血、脾破裂出血后，白细胞迅速增多，常达$(20 \sim 30) \times 10^9/L$。

恶性肿瘤：非造血系统恶性肿瘤（肝癌、胃癌、肺癌等）约半数以上患者白细胞增多，此时不但总数常达$(10 \sim 20) \times 10^9/L$或更高，且可有较明显的核左移现象，呈现所谓的类白血病反应，以消化道恶性肿瘤晚期更明显。

中毒：化学药品及药物中毒等可引起白细胞增多，甚至可达$20 \times 10^9/L$或更高。代谢产物中毒（如尿毒症、糖尿病酮症酸中毒）、子痫、痛风、烧伤、某些金属（如铅）中毒等均可引起白细胞明显增多，且均以中性粒细胞增多为主。

白血病：绝大多数白血病患者白细胞总数明显增多，个别患者可显著增多，尤以慢性粒细胞白血病增多更为显著，可大于$100 \times 10^9/L$，可见各阶段粒细胞，并伴有嗜酸性粒细胞增多。

类白血病反应（leukemoid reaction）：简称类白反应。是指机体对某些因素刺激所产生的类似白血病表现的血象反应。外周血中白细胞总数大多明显增高（多小于$100 \times 10^9/L$），并可有数量不等的幼稚细胞出现，但红细胞和血小板一般无改变。当病因去除后，类白反应也逐渐消失。引起类白反应的病因很多，以感染和恶性肿瘤最多见。

骨髓增殖性疾病：如真性红细胞增多症、骨髓纤维化等，白细胞总数常在$（10\sim30）\times 10^9/L$，伴中性粒细胞增多。

（3）病理性减少　白细胞总数低于参考区间下限称白细胞减少。白细胞减少主要是中性粒细胞减少，当中性粒细胞绝对值低于$1.5 \times 10^9/L$时，称为粒细胞减少症；低于$0.5 \times 10^9/L$时，称为粒细胞缺乏症。引起中性粒细胞减少的原因主要有以下几个方面：

感染性疾病：尤其是革兰阴性杆菌感染（伤寒、副伤寒、布氏杆菌病等），白细胞计数值可低至$2 \times 10^9/L$以下；某些原虫感染（黑热病、疟疾等）、某些病毒感染（流感、病毒性肝炎等）、螺旋体感染（回归热）等亦可有白细胞减少，可能由于细菌内毒素及病毒的作用，使边缘池粒细胞增多而导致循环池粒细胞减少所致，也可能与内毒素抑制骨髓释放粒细胞有关。

某些血液病：再生障碍性贫血、急性粒细胞缺乏症、巨幼细胞贫血等。如典型的再生障碍性贫血时，呈"三少"表现，白细胞可低至$1 \times 10^9/L$以下，分类时几乎均为淋巴细胞。少数急性白血病因其白细胞总数不增多反而减少，称非白血性白血病（aleukemic leukemia），其白细胞总数可低于$1 \times 10^9/L$，分类时淋巴细胞相对增多。

自身免疫性疾病：如系统性红斑狼疮等，由于自身免疫性抗核抗体导致白细胞破碎而减少。

脾功能亢进：各种原因所致的脾肿大，如门脉肝硬化、Banti综合征等均可见白细胞减低。

慢性理化损伤：肿瘤化疗、电离辐射（如X线等）及某些药物（氯霉素、磺胺类药等）反应，可抑制骨髓细胞的有丝分裂而致白细胞总数减低。

2. 嗜酸性粒细胞　见本章"嗜酸性粒细胞直接计数"。

3. 嗜碱性粒细胞　嗜碱性粒细胞胞质中含有大小不等的嗜碱性颗粒，这些颗粒中含有多种活性物质，如组胺、肝素、慢反应物质等。抗原刺激可引起活性物质的释放，释放的肝素具有抗凝作用；组胺可改变毛细血管的通透性，因其反应快而作用时间短，故又称快反应物质；慢反应物质与前列腺素有关，可改变血管通透性，并使平滑肌收缩，特别是使支气管和细支气管的平滑肌收缩而引发哮喘。嗜碱性粒细胞对各种血清因子、细菌、补体等物质具有趋化作用。

（1）增多　①超敏反应性或炎症性疾病：速发性超敏反应常见嗜碱性粒细胞增多，如荨麻疹、溃疡性结肠炎。②骨髓增生性疾病：嗜碱性粒细胞绝对值轻度增高可作为骨髓增生性疾病的一个早期征象。如嗜碱性粒细胞持续大于$0.1 \times 10^9/L$，是骨髓增生性疾病的共同特征，如真性红细胞增多症、慢性粒细胞白血病、嗜碱性粒细胞白血病、某些转移癌及骨髓纤维化等。

（2）减少　一般无意义。

4. 淋巴细胞

（1）生理性增多　新生儿出生后最初24小时白细胞数值高，主要为中性粒细胞，以后淋巴细胞逐渐增多，整个婴幼儿期淋巴细胞较多，可达70%，4～6岁后淋巴细胞逐渐减少，中性粒细胞逐渐增多。

（2）病理性增多　①绝对增多：常见于某些病毒或细菌感染所致的急性传染病，如风疹、流行性腮腺炎、传染性单核细胞增多症、百日咳等；某些慢性感染，如结核病恢复期，此时淋巴细胞虽增多，但白细胞总数一般仍在正常范围内，须借助白细胞分类来识别；肾移植术后，如发生排异反应时，排异前期淋巴细胞绝对值增高；急、慢性淋巴细胞白血病。②相对增多：再生障碍性贫血、粒细胞缺乏症。由于中性粒细胞显著减少，导致淋巴细胞百分率增高，称淋巴细胞相对增多（此时白细胞总数减少）。

（3）减少　主要见于接触放射线及应用肾上腺皮质激素或促肾上腺皮质激素，或严重化脓性感染时，由于中性粒细胞显著增多，导致淋巴细胞百分率减低，但其绝对值仍处于正常范围。

5. 单核细胞

（1）生理性增多　正常儿童外周血中的单核细胞较成人稍多，平均为9%；出生2周后的婴儿可达15%或更多。

（2）病理性增多　常见于某些感染，如亚急性感染性心内膜炎、疟疾、黑热病、活动性肺结核等，也可见于急性感染的恢复期。某些血液病，如粒细胞缺乏症的恢复期，常见单核细胞一过性增多；淋巴瘤时可见幼稚单核细胞增多，成熟型亦见增多；骨髓增生异常综合征时除贫血、白细胞减少外，白细胞分类常见单核细胞增多。

（3）减少　一般无意义。

> **考点提示**　中性粒细胞、淋巴细胞、嗜碱性粒细胞、单核细胞增多和减少的临床意义。

三、白细胞形态检验

血涂片白细胞形态检验主要是镜下对外周血中的中性粒细胞、淋巴细胞、嗜酸性粒细胞、嗜碱性粒细胞和单核细胞5类白细胞的形态进行检查，包括对血细胞分析仪检验结果的评估。通过显微镜观察各种白细胞的形态变化，可以了解感染的程度，发现各种血液相关性疾病，也有助于对急、慢性白血病等白细胞异常疾病的诊断、鉴别诊断及疗效观察。

（一）检验方法

【原理】外周血制备血涂片，经瑞特染色后，用普通光学显微镜直接进行观察，在镜下根据细胞的大小、细胞核及细胞质的特征，鉴别各种白细胞。

【材料】

1. 器材　显微镜、分类计数器、拭镜纸。

2. 试剂　瑞特染液、磷酸盐缓冲液（pH6.4～6.8）、镜油、镜头清洁液。

3. 标本　合格的血涂片。

【操作】

1. 染色　制备良好的血涂片经瑞特染色后，流水冲洗干净，自然干燥待用。

2. 低倍镜观察　低倍镜观察全片，初步评估细胞分布、数量及染色情况，观察有无异常细胞。

3. 油镜观察　选择血涂片体尾交界处细胞分布均匀、着色良好的区域，滴加镜油1滴，在油镜下对白细胞的大小、细胞核、细胞质等方面仔细观察，注意有无细胞形态变化，包括中性粒细胞毒性变化、核象变化、胞核形态异常、胞质颗粒变化，以及淋巴细胞形态改变等。

4. 报告　发现异常细胞应直接在报告中描述。

（二）质量控制

1. 显微镜使用　识别白细胞形态时，要随时旋转调焦细螺旋（微调）。

2. 注意全片观察　特别要留意血涂片尾端和两侧体积较大的细胞，如发现有异常细胞，在报告中进行描述。

3. 染色的影响　染色偏碱或染色时间过长，可能将中性颗粒误认为中毒颗粒，应注意全片各种细胞的染色情况。

4. 注意区别不同类型的细胞　中性粒细胞的中毒颗粒容易与嗜碱性颗粒混淆，应注意区分。

（三）方法学评价

显微镜分析法是白细胞形态检查的参考方法，形态识别较准确，特别是异常形态的鉴别，而且设备简单；但效率低，且细胞识别的准确性取决于操作者个人的技术水平。血细胞图像分析仪法快速、重复性好，但对白血病细胞和异型淋巴细胞等识别能力差，需用显微镜分析法进行复查。

（四）参考区间

无异常细胞。

（五）临床意义

在白细胞计数、分类的同时，应注意白细胞的形态特点，包括胞核、胞质及核质比等，对于有病变的细胞应予以记录。常见外周血异常白细胞的形态变化主要有以下四个方面。

1. 中性粒细胞核象变化（nuclear shift）　是指中性粒细胞胞核形态的变化情况，反映中性粒细胞的成熟程度。通常情况下外周血中性粒细胞胞核以3叶居多，杆状核与分叶核比值约为1：13。病理情况下，中性粒细胞的核象可发生变化，即出现核左移或核右移（图2-31）。

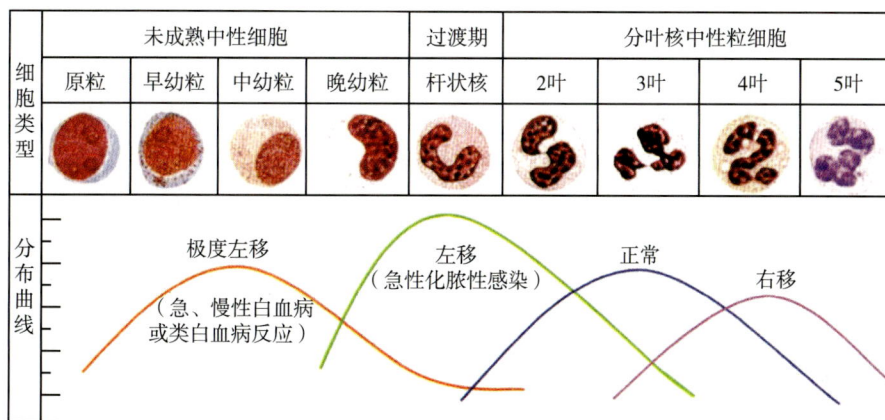

图2-31　中性粒细胞核象变化

（1）核左移　外周血中性杆状核粒细胞比例超过5%或出现杆状核以前阶段的幼稚粒细胞（如晚幼粒、中幼粒甚至早幼粒细胞），称为核左移（nuclear left shift）（图2-32）。此时可伴有中性粒细胞的毒性变化，常见于急性感染（尤其是急性化脓性感染）、急性中毒、急性失血、急性溶血、急性组织损伤、长期应用肾上腺皮质激素及急性粒细胞白血病等。

核左移程度与感染的严重程度相关。依据核左移程度可将其分为3级，分别为：①轻度核左移：仅见杆状核粒细胞>6%。②中度核左移：杆状核粒细胞>10%并有少数晚幼粒、中幼粒细胞。③重度核左移：杆状核粒细胞>25%，出现更幼稚的粒细胞如早幼粒甚至原始粒细胞，常伴有明显的中毒颗粒、空泡、核变性等质的改变，见于中性粒细胞类白血病反应。

核左移亦与机体的抵抗力或反应能力相关，常伴有外周血白细胞总数的变化（增多或减少），可分为两种情况，即：①再生性核左移：指核左移伴有白细胞总数增多，表示机体反应性强，骨髓造血功能旺盛，能释放大量粒细胞至外周血。②退行性核左移：指核左移而白细胞总数不增多或减低，表示骨髓释放受到抑制，机体抵抗力差，主要见于骨髓造血功能减低，粒细胞生成和成熟受阻（如再生障碍性贫血）；或机体反应能力低下，骨髓释放粒细胞的功能受到抑制，如伤寒、败血症等。

（2）核右移　外周血中性粒细胞胞核分5叶及5叶以上者超过3%，称为核右移（nuclear right shift）（图2-33）。核右移常伴有白细胞总数减少，属造血功能衰退的表现，可由于造血物质缺乏、DNA合成减少或骨髓造血功能衰退所致。常见于巨幼细胞贫血、恶性贫血、再生障碍性贫血、应用抗代谢药物、炎症恢复期等情况。在疾病进行期突然出现核右移现象，提示预后不良。

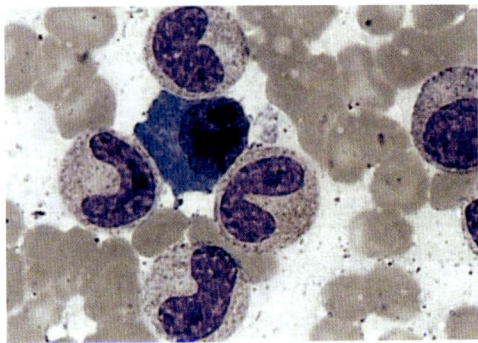

图2-32　中性粒细胞核左移

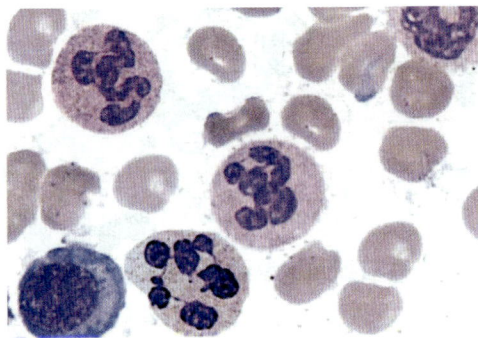

图2-33　中性粒细胞核右移

考点提示　中性粒细胞核左移、核右移的概念，核左移的程度分级。

2. 中性粒细胞毒性变化　严重感染、恶性肿瘤、重金属或药物中毒、大面积烧伤等引起白细胞增高的疾病均可出现中性粒细胞的毒性变化。

（1）大小不均　大小不均（anisocytosis）指中性粒细胞体积大小相差明显（图2-34），多认为是内毒素等因素作用下骨髓内幼稚粒细胞分裂不规则的结果，常见于一些病程较长的化脓性感染。

（2）中毒颗粒　中毒颗粒（toxic granulations）是中性粒细胞胞质中出现的粗大、大小不等、分布不均匀的蓝黑色或深紫褐色颗粒（图2-35）。可能因特殊颗粒生成受阻或发生颗粒变性所致，常见于严重化脓性感染或大面积烧伤等。

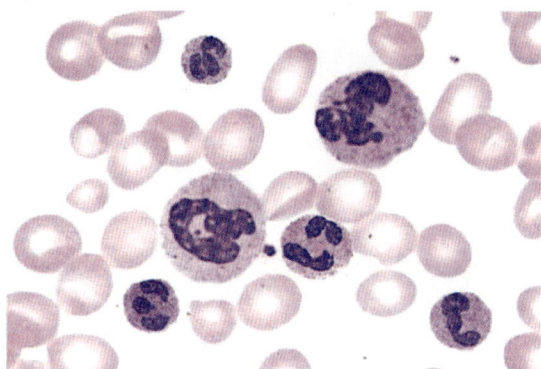

图2-34 中性粒细胞大小不等

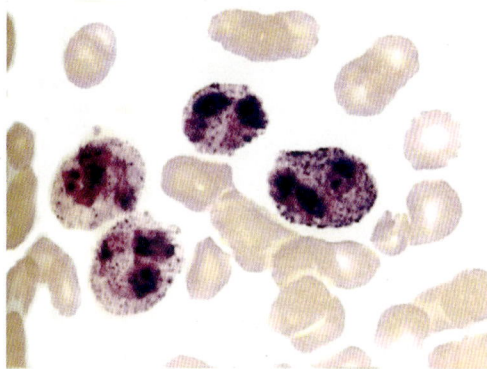

图2-35 中毒颗粒

知识链接

中性粒细胞中毒指数

系指含中毒颗粒的细胞在中性粒细胞中所占比值。通常在外周血涂片镜检时，计数100或200个中性粒细胞，记录其中含中毒颗粒细胞的数量并做比值计算，所得数值（毒性指数）越高，提示毒性变化程度越大。如1为极度，提示病情严重；0.75为重度；0.5为中度；<0.25为轻度。在临床工作中，常应用毒性指数了解病情进展程度，判断疾病预后。

（3）空泡 中性粒细胞胞质中出现大小不等的一个或数个空泡（vacuoles）（图2-36）。一般认为空泡是细胞受损后胞质发生脂肪变性或颗粒缺失的结果。最常见于严重感染，特别是败血症时；EDTA抗凝血储存时间较长，也可发生空泡样改变（但此时一般不会伴随其他毒性变化）。

（4）杜勒体 杜勒体（Döhle bodies）是中性粒细胞胞质内出现片状、云雾状结构，界限不清，呈天蓝色或灰蓝色，直径为 $1\sim2\,\mu m$。多认为是胞质局部不成熟（即胞核与胞质发育不平衡）的表现（图2-37）。Döhle小体亦可见于单核细胞中，其意义相同。

（5）退行性变 退行性变（degeneration）包含中性粒细胞的肿胀性及固缩性变化（图2-38）。肿胀性变化是指胞体肿大、结构模糊、边缘不清晰，胞核肿胀或溶解等现象；固缩性变化是指胞核致密、碎裂、变小。常见于细胞衰老后，严重感染时该类细胞增多。

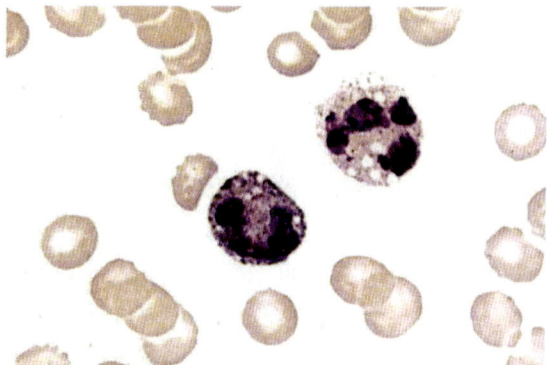

图2-36 空泡变性

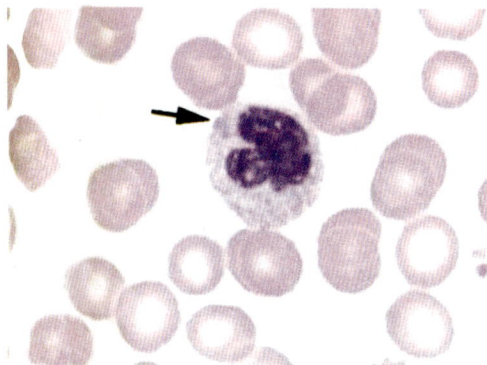

图2-37 杜勒体

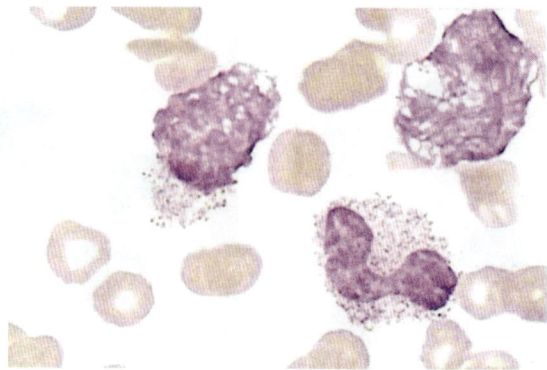

图2-38 退行性变

上述变化反映了细胞损伤的程度，可以单独出现，也可以同时出现。观察中性粒细胞的毒性变化，对于评估疾病的预后有一定的帮助。

考点提示 ▶ 中性粒细胞毒性变化的种类及临床意义。

3. 中性粒细胞的其他异常形态

（1）巨多分叶核中性粒细胞 中性粒细胞胞体增大，直径达16~25μm，胞核分叶可5~9叶，甚至10叶以上，各分叶大小相差很大，核染色质疏松（图2-39）。常见于巨幼细胞贫血或抗代谢药物治疗后。

（2）棒状小体 棒状小体（Auer body）指在瑞特或吉姆萨染色的血涂片中，白细胞胞质中出现的紫红色细杆状物质，长1~6μm，一个或数个，称为棒状小体（图2-40），通常认为是嗜天青颗粒浓缩聚集的结果。棒状小体主要出现于白血病细胞中，检出即可以拟诊为急性白血病，并有助于鉴别急性白血病的类型。急性粒细胞白血病和急性单核细胞白血病均可见到棒状小体，而急性淋巴细胞白血病则无。急性粒细胞白血病时，棒状小体短而粗，常多个；急性单核细胞白血病时，棒状小体长而细，常单个。

（3）几种特殊的畸形 如Chediak-Higashi畸形、Alder-Reilly畸形、May-Hegglin畸形和Pelger-Huet畸形等（图2-41），常与遗传有关，临床上少见。其形态特征和临床意义见表2-20。

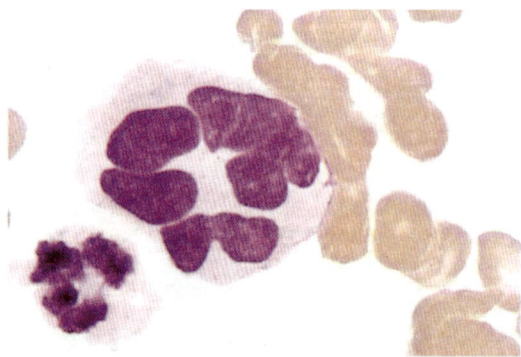

图2-39 巨多分叶核中性粒细胞

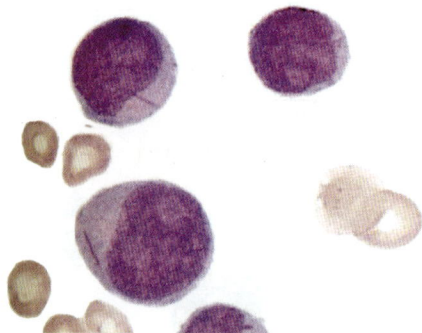

图2-40 棒状小体

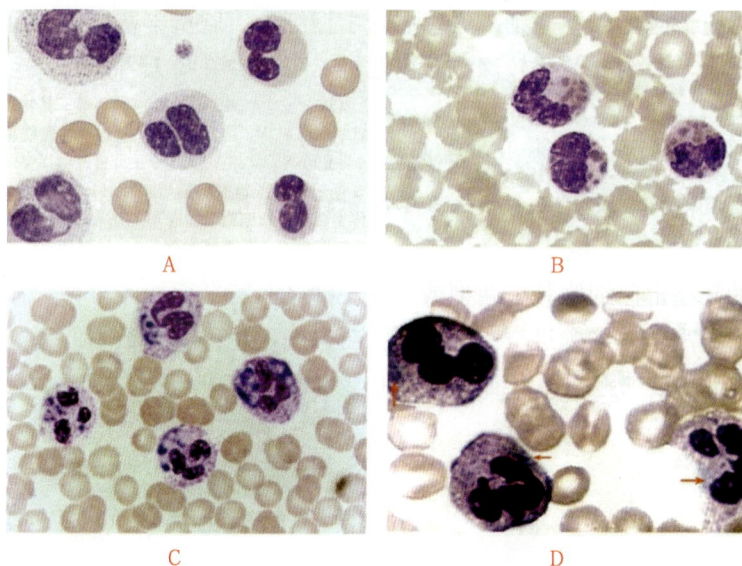

图2-41　与遗传因素相关的中性粒细胞形态改变

A.Pelger-Huet畸形；B.Chediak-Higashi畸形；C.Alder-Reilly畸形；D.May-Hegglin畸形

表2-20　与遗传因素相关的中性粒细胞畸形和临床意义

类型	形态特点	临床意义
May-Hegglin 畸形	粒细胞终生含有无定形的淡蓝色包涵体，与严重感染、中毒时的Döhle小体相似，但大而圆。也可见于其他粒细胞、单核细胞	常染色体显性遗传，良性畸形
Pelger-Huet 畸形	胞核分叶能力减退，常呈杆状、肾形、眼镜形、哑铃形或少分叶（两叶），但染色质致密、深染、聚集成小块或条索状，其间有空白间隙	常染色体显性遗传，又称家族性粒细胞异常。继发于严重感染的核分叶能力减退称假性Pelger-Huet畸形。正常<4%，获得性异常见于MDS、急性髓细胞白血病，偶见于原发性骨髓纤维化、慢性粒细胞白血病
Chediak-Higashi 畸形	胞质中含几个至数十个直径2~5μm的异常巨大的紫蓝色或淡灰色块状包涵体，也可见于其他粒细胞、单核细胞、淋巴细胞	常染色体隐性遗传，可影响粒细胞功能，易伴有严重感染
Alder-Reilly 畸形	胞质中含巨大深染嗜天青颗粒（呈深红或紫色包涵体），但不伴有白细胞增多及核左移、空泡等，有时似Döhle小体；也可见于其他粒细胞、单核细胞、淋巴细胞	常染色体隐性遗传，不影响粒细胞功能，常伴有骨或软骨畸形疾病

4. 淋巴细胞的异常形态

（1）异型淋巴细胞（atypical lymphocyte）　在病毒或超敏反应原等因素刺激下，外周血中淋巴细胞增生并发生形态上的改变，称异型淋巴细胞（或称反应性淋巴细胞）。此种细胞大多属T淋巴细胞，少数由B淋巴细胞转化而来。Downey将其分为3型，即Ⅰ型、Ⅱ型、Ⅲ型。

Ⅰ型：又称空泡型、浆细胞型。其胞体比正常淋巴细胞稍大，多为圆形；核呈圆形、椭圆形、肾形或不规则形，染色质呈粗网状或粗块状；胞质较丰富，深蓝色，无颗粒，胞质及细胞核可见穿凿样空泡（图2-42）。

Ⅱ型：最为常见，又称不规则型、单核细胞型。胞体较Ⅰ型大，外形不规则，似单核细胞，常见伪足；核圆形或不规则，染色质较Ⅰ型细致；胞质丰富，淡蓝色或蓝色，有透明感，着色不均匀，边缘处蓝色较深，呈裙边样，可有少许嗜天青颗粒，一般无空泡（图2-42）。

Ⅲ型：又称幼稚型、未成熟淋巴细胞型。胞体较大，核大呈圆形或椭圆形；染色质呈细致网状，有的隐约可见1~2个核仁；胞质量较少，呈深蓝色，多无颗粒，偶有小空泡（图2-42）。

实际上有的异型淋巴细胞具有两型或三型中的多个特征而较难分型。血涂片白细胞分类时，不需要对异型淋巴细胞进行分型，只报告异型淋巴细胞及数量即可。异型淋巴细胞应注意与浆细胞、单核细胞、幼稚细胞等鉴别。

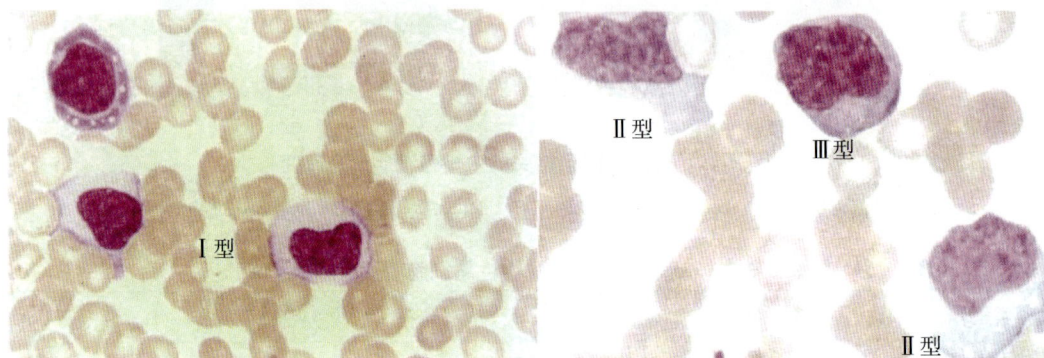

图2-42 异型淋巴细胞

血涂片出现异型淋巴细胞多见于病毒感染，以传染性单核细胞增多症（EB病毒感染）最为常见，一般病毒感染异型淋巴细胞<5%，而传染性单核细胞增多症时异型淋巴细胞常>10%。此外，也可见于病毒性肝炎、流行性出血热、湿疹等病毒感染性疾病及超敏反应性疾病。健康人外周血中可偶见。

（2）具有卫星核（satellite nucleus）的淋巴细胞 即在淋巴细胞的主核旁边另有一个游离的小核，系染色体受损后，在细胞有丝分裂末期，丧失着丝点的染色单体或其片段被两个子代细胞所排除而形成（图2-43）。这类细胞常见于接受较大剂量的电离辐射后或其他理化因子、抗癌药物等对细胞造成损伤时，常作为致畸、致突变的客观指标之一。

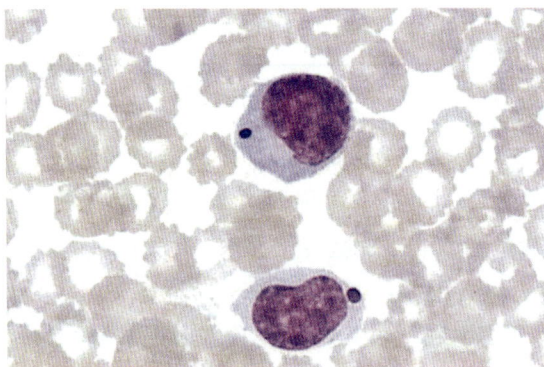

图2-43 具有卫星核的淋巴细胞

四、嗜酸性粒细胞直接计数

成熟的嗜酸性粒细胞在外周血中百分率很低，通过白细胞计数和白细胞分类计数换算而来的绝对值误差较大。为准确了解嗜酸性粒细胞的变化情况，应对嗜酸性粒细胞采用显微镜直接计数法。

（一）检验方法

【原理】用稀释液将血液稀释一定的倍数，破坏大部分的红细胞和其他白细胞，并将嗜酸性粒细胞颗粒染色，混匀后充入计数池，计数一定体积内嗜酸性粒细胞数，即可换算出每升血液中嗜酸性粒细胞的数量。

【材料】

1. 器材　显微镜、改良 Neubauer 计数板、血盖片、绸布、试管架、试管、刻度吸管、微量吸管、采血针、无菌棉球、干脱脂棉等。

2. 试剂　嗜酸性粒细胞稀释液，试剂主要成分及作用：①促进红细胞和中性粒细胞的破坏，如低渗状态或碳酸钾、草酸铵等。②嗜酸性粒细胞保护剂：如乙醇、丙二醇、丙酮等。③使嗜酸性粒细胞着色，如伊红、溴甲酚紫等。此外，所含抗凝剂可防止血液凝固，甘油可防止乙醇和液体挥发。常用的稀释液如下。

（1）伊红 – 丙酮稀释液　20g/L 伊红水溶液 5ml、丙酮 5ml、蒸馏水 90ml。本试剂配制简单，但久置效果差，最好每周配置一次。

（2）Hinkelman 稀释液　伊红 0.2g、95% 苯酚 0.5ml、40% 甲醛 0.5ml、蒸馏水加至 100ml。Hinkelman 稀释液较为理想，可在室温保存较长时间，其他配方中因含乙醇、丙酮等挥发性物质，不能长期保存。

（3）溴甲酚紫稀释液　溴甲酚紫 25mg、0.1mol/L 磷酸盐缓冲液（pH7.4）1.0ml、蒸馏水加至 50ml。稀释液为低渗状态，能使红细胞和其他白细胞溶解，而嗜酸性颗粒为非水溶性，因此不被溶解。溴甲酚紫使嗜酸颗粒显紫色，便于识别。少量磷酸盐缓冲液可缓冲溴甲酚紫中的游离酸。

（4）乙醇 – 伊红稀释液　95% 乙醇 30ml、甘油 10ml、碳酸钾 1.0g、枸橼酸钠 0.5g、20g/L 伊红水溶液 10ml、蒸馏水加至 100ml。本稀释液背景清晰，嗜酸性粒细胞着色鲜明，溶解红细胞和其他白细胞的能力较强，少数未被溶解的白细胞呈灰白色半透明状。嗜酸性粒细胞颗粒呈鲜明橙色，2 小时内不被破坏。试剂可存放半年。但因含甘油，较黏稠，细胞不易混匀，故计数前需充分振摇。

（5）皂素 – 甘油稀释液　20g/L 伊红水溶液 10ml、皂素 0.3g、甘油 10ml、尿素 10g、氯化钠 0.9g、蒸馏水加至 1000ml。本稀释液细胞较为稳定，着色鲜明易于鉴别，含甘油液体不易挥发，冰箱冷藏可保存半年以上。因含甘油，计数前应充分混匀。

（6）固绿稀释液　甲液：20g/L 固绿 20ml、丙酮 30ml、EDTA–Na2 0.2g、蒸馏水加至 500ml。应用液：无水乙醇 27ml、甘油 10ml、碳酸钾 1.0g、草酸铵 0.2g，用甲液加至 100ml，过滤后备用。含丙酮、乙醇两种保护剂，使嗜酸性粒细胞膜完整、无破损现象；含碳酸钾、草酸铵，其他细胞破坏完全；固绿使嗜酸性颗粒呈折光较强的蓝绿色颗粒，易于识别。应注意与残存的不着色或着色很浅的中性粒细胞相区别。

【标本】新鲜全血或毛细血管血。

【操作】

1. 加稀释液 取试管1支，加嗜酸性粒细胞稀释液0.38ml。

2. 加血 用清洁、干燥的微量吸管取全血20μl，擦去管尖外部余血，轻轻吹入稀释液底部，再轻轻吸上清液清洗吸管2~3次。

3. 混匀 轻轻振荡试管，混匀细胞悬液，待红细胞溶解。

4. 充池 再次将试管内细胞悬液混匀，用吸管吸取混匀的细胞悬液充入双侧计数池内，静置3~5分钟。

5. 计数 在低倍镜（必要时用高倍镜）下计数10个大方格（两侧计数池的中央和四角5个大方格）内嗜酸性粒细胞数。

6. 计算

$$嗜酸性粒细胞/L = \frac{10个大方格内嗜酸性粒细胞数}{10} \times 10 \times 20 \times 10^6/L$$

式中：

÷10：换算成1个大方格（即0.1μl）内的嗜酸性粒细胞数；

×10：换算成1μl细胞悬液中的嗜酸性粒细胞数；

×20：换算成1μl外周血中的嗜酸性粒细胞数（乘以稀释倍数）；

$\times 10^6$：换算成1L外周血中的嗜酸性粒细胞数。

7. 报告方式 嗜酸性粒细胞：$X.XX \times 10^9/L$。

（二）质量控制

1. 标本采集 标本采集应尽量固定时间，以免受日间生理变化的影响。

2. 检验时间 血液稀释后应在0.5~1小时内计数完毕，时间过长，嗜酸性粒细胞逐渐破坏，使结果偏低，或不易辨认。

3. 操作 嗜酸性粒细胞在稀释中容易发生聚集，要及时混匀，但不宜过分振摇，以免嗜酸性粒细胞破碎。若使用含有甘油的稀释液，因黏稠度大，要适当延长混匀时间。如果嗜酸性粒细胞被破坏，可适当增加试剂中乙醇、丙酮等保护剂的用量；如果中性粒细胞破坏不全，可适当减少其用量。

4. 形态鉴别 注意与残留中性粒细胞的区别，以免误认使结果偏高。中性粒细胞一般不着色或着浅红色，但其颗粒细小或不清。嗜酸性粒细胞颗粒较大，染色较深。

（三）方法学评价

1. 显微镜计数法 不需特殊仪器设备，操作简便、容易掌握，但重复性差，精确性不如仪器法。其稀释液种类较多，各有利弊，目前使用较多的是Hinkelman稀释液、乙醇-伊红稀释液。

2. 血细胞分析仪法 可提供嗜酸性粒细胞百分率、绝对值、直方图和散点图，当嗜酸性粒细胞异常增多时可及时报警。五分类血细胞分析仪是目前最有效的嗜酸性粒细胞计数筛检仪器，若其提示嗜酸性粒细胞增多并伴直方图或散点图异常时，应进一步做嗜酸性粒细胞直接计数。

考点提示 嗜酸性粒细胞的计数范围、计算方法及质量控制。

（四）参考区间

$(0.05 \sim 0.5) \times 10^9 / L$。

（五）临床意义

1. 生理变化 在寒冷、饥饿、劳动、精神刺激等情况下，交感神经兴奋，通过下丘脑刺激垂体前叶，产生促肾上腺皮质激素（ACTH）使肾上腺皮质产生肾上腺皮质激素。肾上腺皮质激素可阻止骨髓释放嗜酸性粒细胞，并促使血中嗜酸性粒细胞向组织浸润，从而导致外周血中嗜酸性粒细胞减少。因此健康人嗜酸性粒细胞白天较低，夜间较高，上午波动较大，下午比较恒定。

2. 嗜酸性粒细胞增多

（1）寄生虫病 是临床上最常见的引起嗜酸性粒细胞增多的病因。寄生虫感染时，常见血中嗜酸性粒细胞增多，可达10%或更多。如钩虫、蛔虫、绦虫、肺吸虫、包虫等寄生虫感染时，肥大细胞脱颗粒释放组胺，作为嗜酸性粒细胞的趋化因子使嗜酸性粒细胞增多。在某些钩虫病患者，其血中嗜酸性粒细胞明显增多，可导致白细胞总数增高，分类90%以上为嗜酸性粒细胞，而呈嗜酸性粒细胞类白血病反应，但其嗜酸性粒细胞均属成熟型，随驱虫彻底及感染消除，血象会逐渐恢复正常。

（2）超敏反应性疾病 仅次于寄生虫病，为嗜酸性粒细胞增多的另一主要病因，嗜酸性粒细胞通常为$(1 \sim 2) \times 10^9 / L$，偶尔可更高。如在支气管哮喘、血管神经性水肿、食物超敏反应等时均可见血中嗜酸性粒细胞增多。

（3）血液病 慢性粒细胞白血病时嗜酸性粒细胞常可高达10%以上，并可见幼稚型。罕见的嗜酸性粒细胞白血病时其白血病性嗜酸性粒细胞可达90%以上，以幼稚型居多，且可见其嗜酸性颗粒大小不均、着色不一、分布紊乱等形态学改变。

（4）某些皮肤病 如湿疹、银屑病、疱疹样皮炎、真菌性皮肤病等。

（5）某些传染病 一般急性传染病时，血中嗜酸性粒细胞均减少，唯猩红热时增高，可能因该病病原菌（Ⅰ型溶血性链球菌）所产生的酶能活化补体成分，通过趋化作用使嗜酸性粒细胞增多。

（6）某些恶性肿瘤 特别是淋巴系统恶性疾病（如霍奇金淋巴瘤）及某些上皮系统肿瘤（如肺癌），均可见嗜酸性粒细胞增多，一般在10%左右。

（7）某些内分泌疾病 如垂体功能低下及原发性肾上腺皮质功能不全等。

3. 嗜酸性粒细胞减少 其临床意义较小，见于伤寒、副伤寒、手术后严重组织损伤以及应用肾上腺皮质激素或促肾上腺皮质激素后。

考点提示 嗜酸性粒细胞增多的临床意义。

（郭丽香）

五、红斑狼疮细胞检验

系统性红斑狼疮（systemic lupus erythematosus，SLE）是一种原因不明、累及多个系统和器官的自身免疫性疾病，90%的病例为女性，尤其是育龄期妇女。自1948年Hargraves在给SLE患者进行骨髓穿刺涂片时发现红斑狼疮细胞以来，LE细胞检查已成为SLE一种重要的辅助诊断方法。

（一）检验方法

【原理】系统性红斑狼疮患者的血清中存在一种红斑狼疮因子（LE因子），它属于一种IgG型自身抗体（抗核抗体），在体外可使白细胞退化，导致细胞核染色质失去正常结构，变成游离、肿胀的圆形或椭圆形烟雾状的均匀性物质，称为"游离均匀体"；均匀体可吸引吞噬细胞（常为中性粒细胞）在其周围形成"花形细胞簇"，最后被其中一个吞噬细胞吞噬形成红斑狼疮细胞（LE细胞）。

形成LE细胞需要具备的条件：①患者血清中存在LE因子，这是形成LE细胞的首要条件。②受损或退变的细胞核即被LE因子作用的核，通常为中性粒细胞或淋巴细胞的核。该细胞核无特异性，患者本身或白血病患者提供的细胞均可。③具有吞噬活性的白细胞通常为中性粒细胞，亦可是单核细胞或嗜酸性粒细胞。

此外，狼疮细胞的形成还需要适宜的温度和补体参与，其中受损细胞核和吞噬细胞均无特异性，可为本人或他人外周血白细胞。

【形态特征】

1. 前期 LE因子在体外作用于已受损的细胞核，数分钟后细胞核即开始肿胀、溶解，形成前期狼疮细胞。之后胞膜消失，胞质崩溃，胞核呈淡红色云雾状均匀体，游离于血液中。

2. 花簇期 由于LE因子的调理作用，吸引若干具有完整形态的吞噬细胞围绕在均匀体周围，呈花簇样，称花形细胞簇。

3. 狼疮细胞 均匀体完整地被中性粒细胞（或单核细胞）吞噬，形成狼疮细胞。典型的狼疮细胞是中性粒细胞吞噬一个或多个均匀体，细胞本身的核被挤到一边，保持正常的染色质结构，染深紫红色，在均匀体周围可见少量淡红色胞质。狼疮细胞的形成过程及形态特征见图2-44。

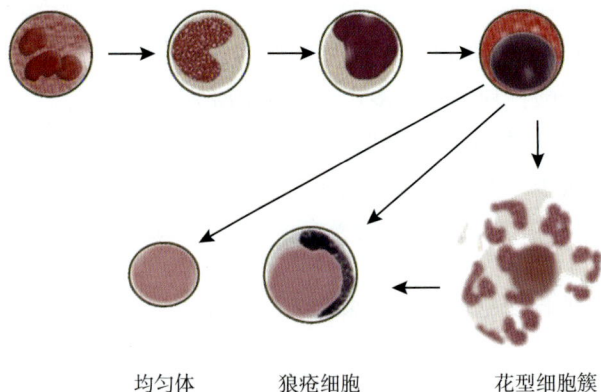

均匀体　　　　狼疮细胞　　　　花型细胞簇

图2-44　红斑狼疮细胞的形成示意图

【操作】狼疮细胞的检验方法有血块法、脱纤维蛋白法、血浆法、滴血法等，血块法与脱纤维蛋白法的阳性率较高，下面介绍血块法。

1. 采血凝固 抽静脉血2~3ml，置小试管内，室温下待其凝固，激活LE因子。

2. 捣碎血块 用竹签捣碎血块，提供受损细胞核和游离的吞噬细胞。

3. 离心孵育 以相对离心力（RCF）177g（1000r/min）离心5~10分钟使白细胞适当集中，置37℃孵育2小时形成均匀体和狼疮细胞。

4. 离心分层 将白细胞层吸至温氏管内，以RCF1600g（3000r/min）离心10分钟使白细胞层进一步集中浓缩，提高阳性率。

5. 涂片染色 小心吸取白细胞层涂片2~4张，干燥后，瑞特染色，镜检。

6. 报告方式 "找到狼疮细胞"或"未找到狼疮细胞"。

若仅见游离均匀体或花形细胞簇，不能作为找到狼疮细胞的依据，需反复检查，只有见到典型的吞噬体（即均匀体完整地被中性粒细胞吞噬）方可报告"查到LE细胞"。

（二）质量控制

1. 立即检验 采血后应立即检查，不能放置过久，否则游离均匀体或LE细胞退化，造成假阴性。

2. 孵育时间 在37℃中孵育2小时，若时间过短，阳性率低；孵育时间过长，狼疮细胞容易退变，增加识别难度。

3. 观察涂片 为提高阳性率，应多观察几张涂片，特别注意涂片的尾部和边缘，最好先用低倍镜观察全片，高倍镜寻找，再用油镜鉴定。

4. 区别狼疮细胞与果馅细胞 果馅细胞（Tart细胞）多为中性粒细胞或单核细胞吞噬衰老退变的细胞核所形成，被吞噬的细胞核仍保持原有的结构和染色特点，即使有退行性变，也多颜色较深，无均匀肿胀感。果馅细胞在骨髓涂片和血涂片中偶可见到，无诊断意义。

（三）方法学评价

LE细胞检查费时、费力，阳性率低，且受操作人员水平的影响；但由于该法不需特殊试剂和仪器，在临床上应用多年。近年来该法逐渐被免疫检测指标所取代，目前主要通过检查血中的自身抗体如抗核抗体（ANA）、抗双链DNA（抗ds-DNA）、抗单链DNA（抗ss-DNA）等对系统性红斑狼疮进行辅助诊断。

（四）参考区间

阴性。

（五）临床意义

系统性红斑狼疮患者，狼疮细胞阳性率一般为70%~90%。通常在疾病活动期容易找到，在缓解期不容易找到，使用激素治疗后常消失。其他自身免疫性疾病，如风湿热、类风湿、硬皮病等亦可偶见狼疮细胞。因此，发现LE细胞时必须结合患者的临床表现，才能诊断系统性红斑狼疮。另外，未找到LE细胞并不能排除患系统性红斑狼疮的可能，应进一步做其他有关的免疫学检验。

考点提示 LE细胞检验原理、方法学评价及临床意义。

第三节　血小板检验

血小板（PLT）是由骨髓中成熟巨核细胞胞质分割而生成，是最小的血细胞。外周血中血小板的数量受血小板生成素（TPO）的调节。血小板是一种多功能细胞，具有维持血管内皮完整性以及黏附、释放、聚集、血块收缩和促凝作用等功能。血小板计数和血小板形态检验是临床上常用的血液一般检验项目。

一、血小板计数

血小板计数（platelet count，PLT）是测定单位容积血液中血小板的数量，是重要的血栓与止血筛查试验之一。

（一）检验方法

血小板计数分显微镜直接计数法和血细胞分析仪计数法，显微镜直接计数法是参考方法。本节主要介绍显微镜直接计数法。

【原理】用血小板稀释液，按一定比例将血液稀释并破坏红细胞后，混匀，充入计数池中，在显微镜下计数一定范围内的血小板数量，经过换算得出每升血液中血小板的数量。

【材料】

1. 器材　显微镜、改良牛鲍计数板、血盖片、微量吸管、移液管。

2. 试剂　由于血小板体积小，脆弱、易碎，容易和异物残渣相混淆，且又有黏附和聚集等功能，故对稀释液有一定要求：①能有效防止血小板黏附、聚集、变形及碎裂。②立即固定血小板形态。③能破坏红细胞，但对血小板无损伤，溶血后视野清晰。④为等渗溶液，以防血小板皱缩。

（1）1%草酸铵稀释液　草酸铵（AR或GR）1.0g、EDTA-Na$_2$ 0.012g、双蒸馏水加至100ml，用0.22μm滤膜过滤后，置于4℃保存。若未用完，1周后需重新过滤。此溶液对红细胞破坏力较强，血小板形态清晰；加入EDTA-Na$_2$防止草酸钙结晶形成，为WHO推荐的稀释液。

（2）许汝和稀释液（复方尿素稀释液）　尿素（GR或AR）10.0g、柠檬酸钠0.5g、40%甲醛0.1ml、双蒸馏水加至100ml，溶解过滤，置4℃保存。此稀释液能破坏红细胞，稀释后血小板胀大易辨认，但尿素易分解，试剂因温度升高和保存时间延长而失效，一般只能用10天。

3. 标本　新鲜血液。

【操作】

1. 准备稀释液　吸取0.38ml稀释液，加入塑料小试管中。

2. 吸血　用微量吸管准确吸取血液20μl，擦净管外余血。

3. 稀释　将血液注入稀释液底层，用上清液清洗吸管2~3次，混匀后放室温10~20分钟。

4. 充池　待完全溶血，吸混匀悬液充入计数池内，不得有气泡或外溢，静置10~15分钟待血小板沉于池底。

5. 计数　用高倍镜计数中央大方格的四角和中央的五个中方格内的血小板数。

6. 计算

$$血小板数/L = N \times 5 \times 10 \times 20 \times 10^6/L = N \times 10^9/L$$

式中：

N：5个中方格内的血小板数；

×5：换算成1个大方格（即0.1μl）内的血小板数；

×10：换算成1μl细胞悬液中的血小板数；

×20：换算成1μl外周血中的血小板数（乘以稀释倍数）；

×10⁶：换算成1L外周血中的血小板数。

7. 报告方式 血小板：$XXX \times 10^9/L$。

（二）质量控制

1. 器材、试剂 器材必须干净无灰尘污染，试剂配好需过滤后使用。

2. 标本 采血要顺利，毛细管采血深度要够，拭去第一滴血后再取血；如同时做白细胞计数，应先取血做血小板计数。肝素抗凝血不能用于PLT计数，EDTA钾盐抗凝血取血后1小时内结果不稳定，可引起血小板聚集，1小时后趋于平稳。

3. 混匀 充分，但不可过度振荡，以免导致血小板破坏、产生气泡；充池后静止10～15分钟使血小板完全下沉后再计数。

4. 计数 计数时光线稍暗为佳，注意血小板与尘埃的区别，在1小时内计数完毕。

5. 计数误差 同一份标本2次计数误差应<10%，取2次均值报告；若误差>10%，需做第3次计数，取2次相近结果的均值报告。

6. 其他 同白细胞显微镜计数。

（三）方法学评价

常用的血小板计数方法有血细胞分析仪法和显微镜计数法。显微镜计数法有普通显微镜法和相差显微镜法。2001年ICSH确定了PLT/RBC比值法，即流式细胞仪法作为血小板计数的参考方法。血小板计数的方法学评价见表2-21。

表2-21 血小板计数的方法学评价

方法	评价
血细胞分析仪法	①测定速度快、重复性好、准确性高，能同时提供多项指标，是目前常规筛检PLT的主要方法。②不能完全排除非血小板有形成分（如红细胞、白细胞碎片或杂物）以及血小板聚集的干扰，故当PLT明显异常时，仍需镜检复核PLT和（或）复查血涂片
流式细胞仪法	为ICSH推荐的PLT计数参考方法
相差显微镜直接计数法	易于血小板识别，还可照相后核对计数结果，为手工法PLT计数的参考方法
普通显微镜直接计数法	①草酸铵稀释液破坏红细胞能力强，血小板形态清晰易辨，为首选稀释液。②复方尿素稀释液使血小板胀大后易辨认，但尿素易分解，不能完全破坏红细胞

考点提示 血小板计数的方法、质量控制和方法学评价。

（四）参考区间

$(100 \sim 300) \times 10^9/L$。

（五）临床意义

1. 生理性变化

（1）年龄　新生儿血小板数值较低，出生3个月后达成人水平。

（2）日间变化　正常人每天血小板有6%～10%的波动，冬季比夏季高。

（3）经期与妊娠　月经前血小板减少，月经后上升；妊娠中晚期升高，分娩后2天降低。

（4）运动和情绪　进食、运动、激动时血小板数值升高，休息后恢复。

（5）静脉血　静脉血中血小板计数比末梢血高10%。

2. 病理性变化

（1）血小板减少　外周血中血小板数<100×10^9/L时为血小板减少。见于：①血小板生成障碍：如再生障碍性贫血、急性白血病、放射病和化疗后等。②血小板破坏增多：如原发性血小板减少性紫癜（idiopathic thrombocytopenic purpura，ITP）、脾功能亢进等。③血小板消耗过多：如DIC、血栓性血小板减少性紫癜等。④家族性血小板减少：如新生儿血小板减少症、巨血小板综合征等。若PLT<50×10^9/L时，有出血危险。

（2）血小板增多　外周血中血小板数>400×10^9/L时为血小板增多。见于：①骨髓增生性疾病：如慢性粒细胞白血病、原发性血小板增多症、真性红细胞增多症等。②急性感染。③急性失血和溶血等。④其他：脾切除术后。

> **考点提示**　血小板计数的临床意义。

二、血小板形态检验

显微镜下观察血涂片染色后的血小板形态、聚集性和分布情况对判断、分析血小板相关疾病具有一定的参考意义。用于血小板形态检验的涂片宜薄，染色后先用低倍镜观察，选染色及分布良好的部位用油镜观察。观察要点：①血小板的大小是否一致，有无巨大或小型血小板。②血小板的形态有无改变，胞质的染色情况，颗粒的有无、多少、粗细、分布情况，有无空泡等，且应估计正常和异常血小板的数量。③血小板的分布情况。

（一）正常血小板形态

正常血小板呈两面微凸、有折光的扁圆形小体，直径2～4μm，厚0.5～1.5μm。正常情况下呈圆盘状，被激活后有伪足伸出。在瑞特染色的血涂片上，正常人每个油镜视野内可见5～10个血小板，往往散在或成簇分布，其形态多数为圆形、椭圆形或不规则形；胞质呈淡蓝或淡红色，中心部位有细小、分布均匀、聚集或分散于胞质中的紫红色颗粒（图2-45）。

（二）异常血小板形态

1. 大小异常　大血小板（giant platelet）直径4～7μm，巨型血小板直径常为7～20μm，也可大于20μm，胞质中嗜天青颗粒细小或融合为大颗粒（图2-46）。主要见于特发性血小板减少性紫癜（ITP）、粒细胞白血病、血小板无力症（thrombocytasthenia）、巨大血小板综合征、MDS和脾切除后等。小血小板直径小于1.5μm，主要见于缺铁性贫血、再生障碍性贫血等。病理情况下新生血小板数量增加，见于血小板破坏增加的血小板减少症、骨髓移植术后、血栓性血小板减少性紫癜治疗后等。

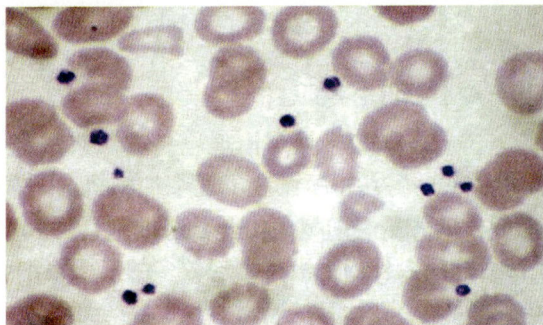

图 2-45　正常血小板形态

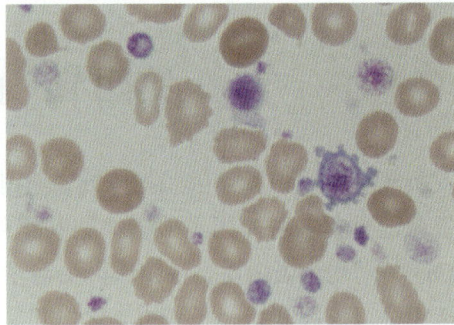

图 2-46　大血小板

2. 形态异常　血小板可出现杆状、蝌蚪状、蛇形等不规则和畸形改变（图 2-47），健康人偶见（<2%）。影响血小板形态改变的因素很多，各种形态异常又无特异性，因此形态异常血小板超过 10% 时才具有临床意义，多见于再生障碍性贫血、急性白血病、血小板病以及化疗或放疗 1 周内的患者。

3. 聚集性和分布异常　血小板聚集、分布状态可间接反映其功能。聚集功能正常的血小板在非抗凝外周血涂片中常可见 3~5 个聚集成簇或成团；在 EDTA 抗凝血的血涂片中，可见血小板不聚集而呈散在分布或出现诱发的血小板聚集现象。

（1）血小板卫星现象（platelet satellitism）　血小板黏附、围绕中性粒细胞（或偶尔黏附于单核细胞）的现象（图 2-48），有时可见血小板吞噬现象（platelet phagocytosis）。此时，血小板和中性粒细胞的形态与功能均正常。血小板卫星现象偶见于 EDTA 抗凝血，因 EDTA 和免疫球蛋白相互作用、非特异性结合血小板之故，被抗体包被的血小板与中性粒细胞结合。血小板卫星现象是血细胞分析仪血小板计数假性减少的原因之一。

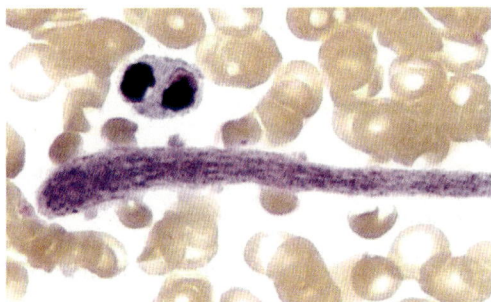

图 2-47　异常形态血小板（蛇形血小板）

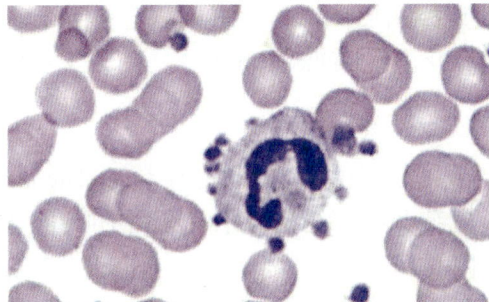

图 2-48　血小板卫星现象

（2）血小板片状聚集　特发性血小板增多症（essential thrombocythemia，ET）和血小板增多的慢性粒细胞白血病，血小板可呈大片聚集。

（3）血小板减少　再生障碍性贫血和特发性血小板减少性紫癜血小板数量少，或因血小板聚集成团的情况明显而减少。

（4）血小板功能异常　血小板无力症时血小板无聚集功能，呈散在分布，不出现聚集成团的现象。

考点提示　▶　血小板的正常形态及异常形态。

（狄　敏）

第四节　血栓与止血检验

血液凝固是由凝血因子按一定顺序相继激活而生成凝血酶，最终使纤维蛋白原变为纤维蛋白的过程。凝血因子即指血浆和组织中直接参与止血的物质，迄今为止已发现14种，除Ca^{2+}外，均为蛋白质。按照国际命名法，其中用罗马数字编号的有12个，即Ⅰ～ⅩⅢ（不包括因子Ⅵ，因其为因子Ⅴ的活化形式）。

在生理情况下，人体的凝血、抗凝及纤维蛋白溶解（纤溶）系统相互作用、相互制约，并受神经-体液的调节，使血液既不会溢出血管壁而出血，也不会在血管内发生凝固而导致血栓形成。但在某些病理情况下，凝血功能亢进，抗凝或纤溶功能降低，可造成血栓前状态或血栓形成；反之，则可导致低凝状态或出血。

血栓与止血试验能够为血栓与出血性疾病的诊断和治疗提供必要依据。本节仅介绍血栓与止血的一般检验，其中出血时间（bleeding time，BT）、凝血酶原时间（prothrombin time，PT）、活化部分凝血活酶时间（activated partial thromboplastin time，APTT）、凝血酶时间（thrombin time，TT）和纤维蛋白原（fibrinogen，Fg）测定对于出血性疾病的初始评估十分重要，而纤维蛋白（原）降解产物（fibrin/fibrinogen degradation products，FDP）和D-二聚体（D-dimer，D-D）主要用于纤溶活性的检查。

一、出血时间测定

在特定条件下，皮肤小血管被刺破后，血液自行流出到自然停止所需的时间即为出血时间（BT）。出血时间测定可反映血小板的数量和功能、血管壁的结构和功能及某些凝血因子的数量和活性等。出血时间测定有Duke法、Ivy法和出血时间测定器法3种，目前推荐使用标准化出血时间测定器法。

（一）检验方法

【原理】用出血时间测定器（template bleeding time，TBT）在前臂皮肤造成一个标准切口，记录出血开始到自然停止所需的时间，即出血时间（BT）。

【材料】出血时间测定器（为双刀片弹簧装置，两刀片长均为6mm，深为1mm）、血压计、滤纸（消毒）、秒表、碘伏或30g/L碘酊和75%乙醇、消毒干棉球。

【操作】

1. 加压　将血压计袖带束于上臂，加压并维持在成人40mmHg（5.3kPa），儿童20mmHg（2.6kPa）。

2. 消毒　在肘前凹窝下约2cm处用碘酊在直径5cm范围内消毒，再用酒精棉球拭去碘酊，待干。或直接用碘伏消毒。

3. 切口计时　轻轻绷紧消毒处皮肤，将BT测定器贴于皮肤表面并启动，使刀片由出血时间测定器内弹出并刺入皮肤，待自然出血后启动秒表开始计时。

4. 拭血计时　每隔30秒用干净滤纸轻轻吸取流出的血液，直至出血停止时按停秒表，秒表记录的时间即为BT。

TBT法出血时间测定程序见图2-49。

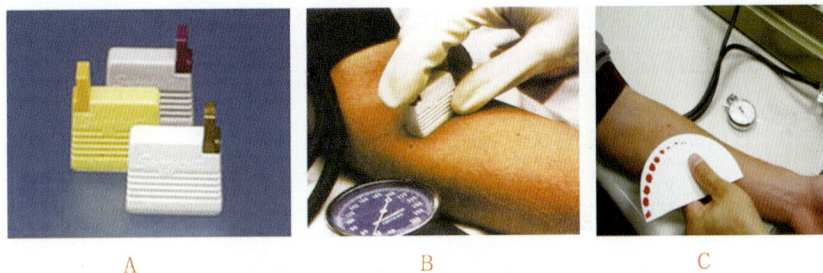

图 2-49 TBT 法出血时间测定

A.出血时间测定器；B.切口；C.拭血计时

5. 报告方式 出血时间（TBT法）：XX秒。

（二）质量控制

1. 准备 待检者试验前一周应停用阿司匹林等抗血小板药物。试验应在室温（25℃）下进行，以确保穿刺部位保暖。

2. 切口 BT测定器所贴近的皮肤要温暖，应避开水肿、充血、溃疡、瘢痕和血管。BT测定器刀片所造成的伤口，要与前臂平行。

3. 滤纸吸血和计时 ①穿刺部位血液应自然流出，不能挤压，滤纸吸取血液时应避免与伤口接触。②计时超过20分钟时应立即停止测定，并用消毒棉球压迫止血。

（三）方法学评价

BT测定操作较为复杂，即使是TBT也难以获得真正的"标准切口"，其应用受到一定限制。因此，BT目前不作为常用筛查试验。BT测定的方法学评价见表2-22。

表 2-22 BT测定的方法学评价

方法	评价
TBT 法	使用标准的出血时间测定器，能够使皮肤切口的深度、长度相对恒定，重复性好、灵敏度高，是目前推荐的方法
Ivy 法	传统方法，虽然在上臂施加了固定的压力，但因直接使用刺血刀做皮肤切口，切口深度和长度无法达到标准化，灵敏度较差，已趋向淘汰
Duke 法	传统方法，操作简单，但穿刺深度、长度难以标准化，灵敏度差，已淘汰

考点提示 BT测定的概念及方法学评价。

（四）参考区间

TBT：（6.9±2.1）分钟。

（五）临床意义

1. BT延长 主要涉及血小板和血管壁的一期止血缺陷，常见于：①血小板数量异常：如血小板减少症、原发性血小板增多症。②血小板功能缺陷：如血小板无力症、巨大血小板综合征。③某些凝血因子缺乏：如血管性血友病（vWD）、低（无）纤维蛋白原血症和DIC。

2. BT缩短 主要见于血栓前状态或血栓栓塞性疾病，如心肌梗死、脑血管疾病、DIC的高凝血期、妊娠高血压综合征、糖尿病伴血管病等。

考点提示 ▶ BT测定的临床意义。

二、血浆凝血酶原时间测定

凝血酶原时间（PT）是在体外模拟体内外源性凝血的全部条件，测定血浆凝固所需的时间。PT是外源性凝血途径和共同凝血途径常用的筛检指标之一。

（一）检验方法

PT测定方法有试管法（手工法）和仪器法。

1. 试管法

【原理】采用Quick一步凝固法。37℃条件下，在待检血浆中加入足量的凝血活酶（含组织因子、磷脂）和适量的钙离子，通过激活因子Ⅶ而启动外源性凝血途径，使乏血小板血浆凝固。从加入钙离子到血浆开始凝固所需的时间即为凝血酶原时间。

【材料】

（1）器材　恒温水浴箱、硅化试管或塑料试管、试管架、加样枪、吸头、离心机、秒表、碘伏、消毒棉球或棉签、一次性注射器、压脉带。

（2）试剂　①25mmol/L氯化钙凝血活酶试剂：商品试剂。用前仔细阅读说明书，并按要求使用。②正常参比血浆：为正常人冻干混合血浆（商品试剂）。用前仔细阅读说明书，并按要求使用。③109mmol/L枸橼酸钠溶液。

（3）标本　109mmol/L枸橼酸钠抗凝静脉血（抗凝剂与血液之比为1∶9）。

【操作】

（1）分离乏血小板血浆　将标本以3000r/min离心10分钟，分离血浆。

（2）平衡温度　将冻干保存的PT商品试剂置室温15分钟。

（3）温浴　将正常参比血浆、待检血浆和氯化钙组织凝血活酶溶液置37℃水浴中温浴5分钟。

（4）参比血浆PT测定　取小试管1支，加入正常参比血浆0.1ml，37℃水浴预温30秒，再加入经预温的氯化钙组织凝血活酶溶液0.2ml，立即混匀并启动秒表。不断轻轻倾斜试管，记录至液体停止流动所需要的时间，重复此步骤2～3次，取平均值，即为PT值。

（5）待检血浆PT测定　取待检血浆，参照步骤（4）的操作方法测定其PT值。

（6）报告　①以直接测定的时间（PT）报告：XX秒；同时报告正常参比血浆PT。②以PT比值（PTR）报告：PTR=待检血浆PT/正常参比血浆PT。③以国际标准化比值（INR）报告：$INR=PTR^{ISI}$。

2. 血液凝固仪法

【原理】在受检血浆中加入足量的凝血酶和钙离子，按仪器操作说明测定血浆凝固的时间，即为血浆PT。血液凝固仪法测定PT的原理见表2-23。

表2-23　血液凝固仪法血浆凝血酶原时间检验原理

方法	检验原理
光学法	当纤维蛋白原逐渐变成纤维蛋白时,入射光发生散射,测定散射光(散射比浊法)或透射光(透射比浊法)的变化,可得血浆凝血酶原时间
电流法	纤维蛋白具有导电性能,利用纤维蛋白形成的瞬间电路通断来判断凝固终点
黏度法	血浆凝固时血浆黏度增高,使正在磁场中运动的小磁珠运动强度减弱,来判断血浆凝固终点
干化学法	将惰性顺磁铁氧化颗粒(PIOD)均匀分布于试剂中,当血液与试剂发生相应凝固或纤溶时,PIOD随之摆动,检测其引起的光量变化即可获得试验结果

【材料】除血凝仪外,其他与试管法基本相同。

【操作】不同类型仪器操作程序不完全相同,实验过程中应严格按使用仪器的操作规程进行。全自动血凝仪简要操作一般为:开机前准备(检查蒸馏水量、废液量等)→开机(仪器自检、升温)→测试前准备(试剂准备、选择检测项目、检查标准曲线)→测试(质控品、标本)→结果输出→关机。

(二)质量控制

血液标本采集、抗凝剂用量、仪器和试剂、检测温度及PT检测报告的方法均对PT的准确性有重要的影响。

1. 分析前质量控制　包括标本采集、容器表面特性、抗凝种类、标本保存条件、标本转运、处理等方面。标本采集和处理的相关要求见表2-24。

表2-24　PT测定对标本采集与处理的要求

项目	要求
待检者	应7天内患者停用影响凝血试验的药物
抗凝剂	ICSH推荐的抗凝剂为109mmol/L枸橼酸钠,其与血液的容积比为1:9
采血	采血要顺利,压脉带使用时间不超过1分钟,加血液至抗凝管后,应立即轻轻颠倒混匀5~8次,避免标本溶血和凝固
容器	高质量真空采血管、硅化玻璃管或塑料管
离心	按离心力与离心时间要求及时分离标本,获得乏血小板血浆
标本	创伤性或留置导管的血标本、溶血或凝块形成的标本、输液时同侧采集的标本均不宜做PT等凝血试验
标本送检	及时送检,采血后最好在1小时内完成检验。如不能及时检验,血浆应放在4℃冰箱内保存,但不应超过4小时。由于低温可激活Ⅶ和Ⅺ,故从标本采集到完成测定的时间一般不宜超过2小时

2. 分析中质量控制

(1)试剂质量　PT的灵敏度依赖于凝血活酶(thromboplastin)的质量,组织凝血活酶来源不同、制备方法不同,PT测定结果差异较大。凝血活酶来自组织抽提物(含丰富的凝血活酶、组织因子和磷脂),目前也用纯化的重组组织因子(r-TF)加磷脂作试剂,且r-TF相比动物性凝血活酶对FⅡ、FⅦ、FX的灵敏度更高。必须使用标有国际敏感指数(international sensitivity index,ISI)的PT试剂。

（2）测定　试管法测定标本预温时间应控制在3～10分钟内，测定温度应控制在（37±1）℃，准确判断血液凝固终点是PT测定结果准确的关键。仪器法测定必须按仪器说明规范操作。

（3）ISI和国际标准化比值（INR）　1967年，WHO将人脑凝血活酶标准品（批号67/40）作为标定不同来源凝血活酶ISI的参考品，其ISI确定为1.0。ISI值越接近1.0，表示灵敏度越高。用于检测口服抗凝剂治疗时，组织凝血活酶的ISI值以1.0～1.5为宜。ICSH等推荐在口服抗凝剂监测中使用INR报告PT结果。

（4）正常对照　按照WHO要求，每次（或每批）PT测定的正常对照值，必须用至少来自20名以上男女各半的健康人混合血浆所测定的结果。目前，商品化参比血浆常用100名正常男女各半的混合血浆作为正常对照用的标准血浆。

3. 分析后质量控制

（1）报告方式　报告方式要规范化，目前PT的报告方式有PT（秒）、国际标准化比值（INR）、凝血酶原比率（PTR）、凝血酶原活动度（PTA），其评价见表2-25。

表2-25　PT报告方式与评价

报告方式	评价
PT（秒）	必须使用的方式，因为试剂不同，其结果差异大，但要同时报告正常对照值
INR	当口服抗凝剂患者治疗监测时，必须使用的报告方式
PTR	PTR= 被检血浆 PT/ 正常对照血浆 PT，现已少用
PTA	为被检血浆相当于正常对照血浆凝固活性的百分率，可用于评估肝受损程度

（2）结果审核与复查　结果审核应结合标本质量和临床诊断等综合判断。应重视异常结果的复查，必要时重新采集标本进行复查，并加强与临床沟通，及时掌握反馈信息，持续改进检验质量。

（三）方法学评价

PT测定的方法学评价见表2-26。

表2-26　PT测定的方法学评价

方法	评价
试管法	操作简单，不需特殊仪器，准确性好，为仪器校准的参考方法；但重复性差，耗时
仪器法	操作简便、快速，结果重复性好。目前常采用光学法和磁珠法。磁珠法的检验结果不受黄疸、乳糜、溶血标本的干扰，但反应杯中需要加入磁珠，成本高

（四）参考区间

每个实验室必须建立相应的参考区间。①PT：成人11～13秒，新生儿延长2～3秒。超过正常对照值3秒为异常。②INR：依ISI不同而异。③PTR：成人0.85～1.15。④PTA：70%～130%。

（五）临床意义

1. PT延长　见于：①先天性凝血因子Ⅱ、Ⅴ、Ⅶ、Ⅹ缺乏症和低（无）纤维蛋白原血症。②获得性凝血因子缺乏，如严重肝病、维生素K缺乏症（影响凝血因子Ⅱ、Ⅶ、Ⅸ、

Ⅹ合成）、原发纤溶亢进症、DIC 等。③血液循环中存在抗凝物质，如口服抗凝剂等。

2. PT 缩短　见于：①先天性凝血因子Ⅴ增多症。②高凝状态和血栓性疾病。③药物，如长期服用避孕药等。

> **考点提示**　血浆凝血酶原时间测定的方法、原理、报告方式、质量控制及临床意义。

三、血浆活化部分凝血活酶时间测定

活化部分凝血活酶时间（APTT）是在体外模拟体内内源性凝血的全部条件，测定血浆凝固所需的时间，以反映内源性凝血因子是否异常和血液中是否存在抗凝血物质，是常用且比较灵敏的内源性凝血系统的筛检指标之一。

（一）测定方法

APTT 测定方法有手工法（试管法）和仪器法。

1. 试管法

【原理】在 37℃条件下，以白陶土激活因子Ⅻ，以脑磷脂代替血小板提供凝血的催化表面，再加入适量的 Ca^{2+} 即可启动内源性凝血。测定从加入 Ca^{2+} 到血浆凝固所需的时间，即为 APTT。

【材料】

（1）器材　同 PT 测定。

（2）试剂　①APTT 试剂（商品试剂）：含激活剂白陶土、硅藻土或鞣花酸及部分凝血活酶脑磷脂，液体试剂混匀后可直接使用，冻干试剂需用蒸馏水溶解再使用。②25mmol/L 氯化钙溶液：无水氯化钙 2.775g 溶于 1000ml 蒸馏水中。③正常参比血浆（商品试剂）。④109mmol/L 枸橼酸钠溶液。

（3）标本　同 PT 测定。

【操作】

（1）分离乏血小板血浆　同 PT 测定。

（2）平衡温度　将正常参比血浆置于室温下静置 15 分钟以上，充分混匀。

（3）温浴　将 25mmol/L 氯化钙溶液于 37℃水浴中温浴 3 分钟。

（4）参比血浆 APTT 测定　试管中加入正常参比血浆和 APTT 试剂各 0.1ml，混匀，37℃水浴中温浴 3 分钟，期间轻轻振摇数次。再加入温浴至 37℃的 25mmol/L 氯化钙溶液 0.1ml，立即置水浴中不断振摇混匀并开始计时。约 30 秒时，不时缓慢倾斜试管，观察试管内液体的流动状态，当液体停止流动时即停止计时，记录时间（秒）。重复该步骤 2~3 次，取其平均值，即为 APTT 值。

（5）待检血浆 APTT 测定　取待检血浆，参照步骤（4）的操作方法测定其 APTT 值。

（6）报告方式　待检血浆 APTT：XX 秒；正常参比血浆 APTT：XX 秒。

2. 血液凝固仪法　参照 PT 测定。

（二）质量控制

1. 标本　①血液标本采集要顺利，抗凝剂用量要准确，混匀要充分。②采血后应尽快检测标本，时间不能超过 2 小时，放置过久可导致凝固时间缩短。若由于某些原因不能及时检验时，标本应置 4℃冰箱保存，以缓解凝血因子的消耗。

2. APTT试剂　①APTT试剂是激活剂和部分凝血活酶的混合物。因其来源及制备方法不同，可影响APTT测定结果。一般选用对因子Ⅷ、Ⅸ、Ⅺ在血浆浓度为200~250U/L时灵敏的试剂。激活剂因规格不一，其激活能力不同，因此参比值有差异。若正常参比血浆APTT明显延长，则提示APTT试剂质量不佳。②APTT试剂预温不得少于3分钟，血液离心速度要到3000r/min，离心10分钟，尽量除去血小板。③检验前应先测定正常人混合冻干血浆，如果其APTT在允许范围内方能测定待检血浆。否则应重新配制APTT试剂。

3. 激活时间　血浆加入APTT试剂后被激活的温浴时间不得少于3分钟。时间过短，APTT延长。

4. 其他　同PT测定。

（三）方法学评价

同PT测定。

（四）参考区间

25~35秒，超过正常对照值10秒为异常。由于使用不同APTT试剂，其检验结果存在差异，故每个实验室必须建立相应的参考区间。

（五）临床意义

APTT是检测内源性凝血因子是否缺乏的较为灵敏的试验，而且检测FⅧ、FⅨ的灵敏度比FⅪ、FⅫ和共同途径中凝血因子更高，能检出FⅧ：C<25%的轻型血友病，故已替代试管法凝血时间（clotting time，CT）测定。但是，单一因子（如FⅧ）活性增高可使APTT缩短，其结果可能掩盖其他凝血因子的缺乏。

1. APTT延长　见于：①因子Ⅷ、Ⅸ水平降低的血友病甲、乙，因子Ⅺ缺乏症，部分血管性血友病。②严重的因子Ⅰ、Ⅱ、Ⅴ、Ⅹ缺乏，如严重肝脏疾病、维生素K缺乏症等。③原发性或继发性纤溶亢进。④口服抗凝剂、应用肝素等。⑤血液循环中存在病理性抗凝物质，如抗因子Ⅷ或Ⅸ抗体、狼疮样抗凝物等。

2. APTT缩短　见于高凝状态和血栓性疾病，如DIC高凝期、心肌梗死、深静脉血栓形成等。

考点提示　血浆活化部分凝血活酶时间测定的原理、方法、质量控制及临床意义。

四、血浆凝血酶时间测定

凝血酶时间（TT）是反映血浆中纤维蛋白原转变为纤维蛋白的筛检指标之一。TT延长主要反映纤维蛋白原浓度减少或功能异常以及血液中有无存在相关的抗凝物质（肝素、类肝素等）。

（一）测定方法

血浆TT测定包括试管法（手工法）和仪器法。

1. 试管法

【原理】37℃条件下，于待检血浆中加入凝血酶溶液后，直接将血浆中纤维蛋白原转变为纤维蛋白，观察血浆凝固所需的时间，即为TT。

【材料】

（1）器材 一次性注射器、压脉带、碘伏、消毒棉球或棉签、硅化玻璃试管或塑料管、试管架、离心机、加样枪、吸头、秒表、恒温水浴箱。

（2）试剂 ①109mmol/L枸橼酸钠溶液或109mmol/L枸橼酸钠抗凝管。②蒸馏水。③TT试剂（凝血酶试剂）：分液体、干粉试剂两种。④配套质控品：为冻干血浆，分正常值、高值两种。⑤正常对照血浆（正常参比血浆）：为正常人混合冻干血浆。

（3）标本 同PT测定。

【操作】

（1）采血并分离血浆 同PT测定。

（2）溶解TT试剂及冻干血浆 从冰箱取出干粉试剂、冻干血浆，平衡至室温20~25℃，按照说明书的要求加入蒸馏水溶解，混匀，室温静置15分钟。

（3）温育 将TT试剂、质控品血浆、正常对照血浆、待测血浆置于37℃水浴箱中温育5分钟。

（4）测定质控品血浆TT ①加标本：取试管1支，加入质控品血浆0.1ml，37℃水浴预温3秒。②加试剂计时：于试管中加入预温至37℃的TT试剂0.1ml，混匀并立即计时。③结果观察：不断小角度（约30°）倾斜试管，观察到试管内液体出现凝固时，停止计时，记录时间。④重复测定1次，取其平均值。

（5）测定正常对照血浆TT 参照步骤（4）测定。

（6）测定待测血浆TT 参照步骤（4）测定。

（7）结果报告 试管法：待测血浆TT：XX.X秒；正常对照血浆TT：XX.X秒。

2. 血液凝固仪法 同PT测定。

（二）质量控制

1. 标本 ①采血要顺利，不能混入组织液。分离血浆后立即测定，采血后应在1小时内完成，室温放置不超过3小时，置于冰箱保存不得超过4小时。②TT测定最适宜用枸橼酸钠抗凝，不宜用EDTA-K_2或肝素抗凝。

2. 试剂 由于每次使用的TT试剂其凝血酶活性可能存在差异，故使用每批次TT试剂测定时需要有正常参比血浆作对照。凝血酶通常为悬液，用前要充分混匀。

3. 鉴别试验 甲苯胺蓝可中和肝素与类肝素抗凝物质，故凝血酶时间延长被甲苯胺蓝纠正，可认为存在肝素或类肝素物质。

4. 其他 同PT测定。

（三）方法学评价

同PT测定。

（四）参考区间

16~18秒，超过正常对照值3秒为异常。由于试剂中凝血酶浓度不同，其检验结果存在差异，故每个实验室必须建立相应的参考区间。

（五）临床意义

1. TT延长 见于：①低（无）纤维蛋白原血症和异常纤维蛋白原血症，尤其多见于获

征、风湿热、风湿性关节炎等。③血栓前状态与血栓性疾病：如糖尿病、急性心肌梗死等。④恶性肿瘤。⑤外伤、烧伤、外科手术后、放射治疗后。⑥其他：如妊娠晚期、妊娠高血压综合征等。

2. Fg减低 见于：①原发性纤维蛋白原减少或结构异常：如低或无纤维蛋白原血症、异常纤维蛋白原血症。②继发性纤维蛋白原减少：如DIC晚期、纤溶亢进、重症肝炎和肝硬化等。

考点提示 血浆纤维蛋白原测定的原理、方法和临床意义。

六、血浆纤维蛋白（原）降解产物测定

纤维蛋白原、可溶性纤维蛋白、纤维蛋白多聚体、交联纤维蛋白均可被纤溶酶降解，生成纤维蛋白（原）降解产物（FDP）。血液中FDP增高是体内纤溶亢进的标志，但不能以此鉴别原发性纤溶亢进与继发性纤溶亢进。FDP中某些片段（如X、Y、D和E等）具有纤维蛋白原的抗原决定簇，用其免疫动物可获得抗FDP抗体。因此，通过免疫学方法可检测血浆FDP浓度。

（一）检验方法

FDP测定方法有胶乳凝集试验、酶联免疫吸附（ELISA）法与免疫比浊法。其中胶乳凝集试验是定性试验，免疫比浊法是使用血凝仪进行的定量测定。由于各厂家选用的抗FDP抗体可能存在质量不同，导致其定量测定结果存在差异，因此每个实验室必须建立相应的参考区间。

（二）方法学评价

FDP测定的方法学评价见表2-28。

表2-28 FDP测定的方法学评价

方法	评价
胶乳凝集试验	操作简单、快速，是目前FDP测定常用的方法
ELISA法	可作定量测定，但操作较复杂，影响因素较多
仪器法（免疫比浊法）	操作较简单、快速，结果准确，易于质控，但成本较高

（三）参考区间

阴性（<5mg/L）。

（四）临床意义

FDP阳性（增高）见于原发性或继发性纤溶亢进，如DIC、肺栓塞、深静脉血栓形成、恶性肿瘤、肝脏疾病、器官移植术后排斥反应和溶栓治疗等。

考点提示 血浆纤维蛋白（原）降解产物测定的临床意义。

七、血浆D-二聚体测定

D-二聚体（D-D）是交联纤维蛋白的降解产物之一。因继发性纤溶中纤溶酶的主要作

用底物是纤维蛋白，生成特异性FDP即为D-D，所以D-D是继发性纤溶特有的代谢产物。用D-D免疫动物可获得抗D-D抗体，因此通过免疫学方法可检测血浆D-D浓度。

（一）检验方法

D-D测定方法有胶乳凝集试验、ELISA法与免疫比浊法。胶乳凝集试验是定性试验，免疫比浊法是使用血凝仪进行的定量测定。本节主要介绍胶乳凝集法。

【原理】待检血浆中的D-D与包被在胶乳颗粒上的抗D-D抗体发生抗原抗体反应，当血浆中D-D浓度≥500μg/L时，出现肉眼可见的凝集。根据待检血浆的稀释度可计算出血浆中D-D的含量。

【材料】

1. 器材 一次性注射器、压脉带、碘伏、消毒棉球或棉签、硅化玻璃试管或塑料管、试管架、离心机、微量移液器、吸头、秒表、专用纸片板、搅拌棒。

2. 试剂 109mmol/L枸橼酸钠溶液或109mmol/L枸橼酸钠抗凝管，包被有抗D-D抗体的胶乳颗粒悬浮液试剂，配套质控品，D-D阴性、阳性对照，pH8.2甘氨酸缓冲液。

3. 标本 同PT测定。

【操作】

1. 采血并分离血浆 同PT测定。

2. 试剂及质控品温度平衡 从冰箱取出，温度平衡至室温20～25℃。

3. 测定

（1）加标本 分别吸取D-D阴性、阳性对照和待检血浆各15μl，加于已编号专用纸片板相邻的环行圈内。

（2）加试剂 于每个环行圈内加入经混匀的胶乳颗粒悬浮液试剂15μl，用搅拌棒将标本与试剂混匀，轻轻摇动纸片板3分钟。

（3）观察结果 在5分钟内观察结果。D-D阴性、阳性对照和待检血浆对照比较，若待检血浆、D-D阴性对照无凝集，则待检血浆D-D阴性（D-D值<500μg/L）；若待检血浆和D-D阳性对照有凝集，D-D阴性对照无凝集，则为待检血浆D-D阳性（D-D值≥500μg/L）。若阳性，则应根据凝集程度进一步将待检血浆用缓冲液作1∶2、1∶4、1∶8、1∶16倍比稀释后再测定，以发生凝集反应最高稀释度为最终结果。

4. 结果报告 "阳性"、"阴性"或XXXμg/L。本法临界检出阈值为500μg/L，如待检血浆最高稀释度1∶4为阳性时，则其D-D含量为500×4＝2000μg/L。

（二）质量控制

1. 器材 专用纸片板应保持清洁干燥。

2. 标本 采血迅速，分离血浆后1小时内完成检验。

3. 试剂 包被有抗D-D抗体的胶乳颗粒悬浮液试剂应置于4～8℃保存，切勿冻结，使用前从冰箱中取出，平衡至室温。

4. 操作

（1）加试剂 试剂加入前应轻轻混匀充分，并且加至环行圈内标本旁边，再用搅拌棒将标本与试剂充分混匀，混匀后液体厚度应适宜，且不能超出环行圈。

（2）测定室温 应保持在20～25℃，若测定环境低于20℃时，应延长1～2分钟观察结果。

（3）结果观察　应在5分钟内观察结果，并在适宜光线背景下观察。

5. 其他　①D-D阴性、阳性对照、质控品与待测血浆同时检测，以保证测定结果的可靠性。②待测血浆中存在高浓度类风湿因子时，可致本试验呈假阳性反应。

（三）方法学评价

同FDP测定。

（四）参考区间

阴性（<500 μg/L）。由于各厂家选用的抗D-D抗体可能存在质量的不同，导致其测定结果存在差异，因此每个实验室必须建立相应的参考区间。

（五）临床意义

正常人血液中D-D浓度很低，而在血栓形成或继发性纤溶时显著增高。因此，D-D是DIC实验诊断中特异性较强的指标，并在排除血栓形成时有重要价值。

1. D-D增高　见于：①血栓形成及继发性纤溶（是诊断DIC的重要依据之一）。②肺栓塞、深静脉血栓形成、脑梗死、心肌梗死、肝脏疾病、慢性肾炎、肿瘤、急性髓系白血病等。

2. 鉴别原发性与继发性纤溶　原发性纤溶时D-D正常或呈阴性，继发性纤溶时D-D增高或呈阳性。

3. 其他　溶栓治疗有效的监测指标。

考点提示　D-D及测定的临床意义。

（李敏霞）

本 章 小 结

血细胞计数即测定单位体积全血中各种血细胞（包括红细胞、白细胞、血小板）的数量，显微镜法为参考方法，当血细胞分析仪法测定血细胞数量明显异常或仪器有报警信息时，必须使用显微镜法进行手工复核。ICSH推荐氰化高铁血红蛋白法为血红蛋白测定的参考方法，但试剂有剧毒应妥善处理，或可使用其他方法替代。红细胞的镜下形态结合红细胞数量及血红蛋白含量对于贫血的诊断及鉴别诊断具有重要价值。HCT的高低主要与红细胞数量及大小有关，用于贫血的诊断及红细胞指数的计算。红细胞指数包括MCV、MCH及MCHC，可以为贫血的形态学分类和鉴别诊断提供重要线索。网织红细胞是一种尚未成熟的红细胞，是反映骨髓红系造血状态的灵敏指标。血沉测定影响因素较多，有血浆因素、红细胞因素及测定因素等，缺乏特异性，主要用于观察病情的动态变化、某些疾病的鉴别诊断。白细胞分类计数是根据染色血涂片上白细胞的形态计数出各种白细胞的百分率。白细胞形态检查主要观察白细胞形态变化，对感染、中毒及血液病等疾病的诊断可提供重要依据。血小板检验包括计数和形态检查，主要反映一期止血功能。血栓与止血筛检试验能够为血栓与出血性疾病的诊断和治疗提供必要依据，PT、APTT、TT及Fg等试验对于血栓及出血性疾病的初始评估十分重要，而FDP和D-D等试验主要用于纤溶活性检查及溶栓疗效的监测。

扫码"练一练"

习 题

一、单项选择题

1. 某检验人员作白细胞计数，取稀释液0.36ml，采血40μl，计数四角四大格内白细胞为130个，该标本白细胞浓度是

A. $1.30 \times 10^9/L$ B. $6.5 \times 10^9/L$

C. $3.25 \times 10^9/L$ D. $13.0 \times 10^9/L$

E. $4.0 \times 10^9/L$

2. 某血标本白细胞计数为$12.6 \times 10^9/L$，但在白细胞分类时发现分类100个白细胞见到5个晚幼红细胞，则该血标本实际白细胞是

A. $12.5 \times 10^9/L$ B. $12.3 \times 10^9/L$

C. $12.0 \times 10^9/L$ D. $11.8 \times 10^9/L$

E. $14.8 \times 10^9/L$

3. 血红蛋白测定方法中，目前被推荐为首选的方法是

A. HiCN法   B. SDS-Hb测定法

C. CTAB法   D. AHD$_{575}$法

E. HiN$_3$法

4. 氰化高铁血红蛋白测定的最大缺点是

A. 不易于自动血液细胞分析仪使用   B. 操作不方便

C. 试剂稳定性差   D. 试剂具有剧毒性

E. 需要绘制标准曲线

5. 缺铁性贫血患者，外周血涂片红细胞多为

A. 正常色素性红细胞   B. 低色素性红细胞

C. 高色素性红细胞   D. 嗜多色性红细胞

E. 碱性点彩红细胞

6. 外周血涂片出现有核红细胞，最常见的疾病是

A. 剧烈运动   B. 肝脏疾病   C. 烧伤   D. 溶血性贫血   E. 大手术后

7. 铅中毒患者，外周血涂片易见

A. 嗜碱性点彩红细胞   B. 染色质小体

C. 棘细胞   D. 镰形红细胞

E. 小红细胞

8. 关于血沉意义的叙述，正确的是

A. 正常情况下红细胞下沉较快   B. 红细胞越少，下沉越慢

C. 球蛋白增加可使血沉加快   D. 卵磷脂可使血沉加快

E. 血沉管倾斜使血沉减慢

9. 剧烈运动引起中性粒细胞的暂时增加，其主要原因是

A. 神经兴奋   B. 骨髓刺激

C. 血管收缩   D. 骨髓增生异常

E. 体内白细胞重新分布

10. 外周血中中性粒细胞增多常见于

A. 伤寒 　　　　　　　　　　　　B. 副伤寒

C. 再生障碍性贫血 　　　　　　　D. 急性链球菌感染

E. 脾肿大

11. 可以起中性粒细胞减少的疾病是

A. 伤寒 　　　　B. 心绞痛 　　　　C. 急性溶血

D. 恶性肿瘤 　　E. 急性心肌梗死

12. 中性粒细胞增加见于

A. 长期接触放射线者 　　　　　　B. 再生障碍性贫血

C. 脾功能亢进 　　　　　　　　　D. 大手术后12~36小时

E. 系统性红斑狼疮

13. 单核细胞病理性增多见于

A. 传染性单核细胞增多症 　　　　B. 淋巴细胞白血病

C. 肾移植术后出现排异反应 　　　D. 亚急性感染性心内膜炎

E. 接触放射线

14. 外周血涂片经瑞特染色后，胞核通常为不规则形、肾形、马蹄形或扭曲折叠的白细胞是

A. 中性杆状核粒细胞 　　　　　　B. 中性分叶核粒细胞

C. 淋巴细胞 　　　　　　　　　　D. 嗜酸性粒细胞

E. 单核细胞

15. 当机体严重细菌感染时，可出现大量中毒颗粒的细胞是

A. 中性粒细胞 　　　　　　　　　B. 嗜碱性粒细胞

C. 异型淋巴细胞 　　　　　　　　D. 单核细胞

E. 嗜酸性粒细胞

16. 在瑞特染色的外周血涂片中，白细胞胞质中出现的紫红色细杆状物质，长1~6μm，一条或数条不等，这种物质主要出现在白血病细胞中，该物质为

A. 染色质小体 　　　　　　　　　B. 杜勒体

C. 空泡变性 　　　　　　　　　　D. 棒状小体

E. 豪－焦小体

17. 外周血中嗜酸性粒细胞增高常见的疾病

A. 心肌梗死 　　　　　　　　　　B. 支气管哮喘，猩红热

C. 流行性腮腺炎感染期 　　　　　D. 风疹感染期

E. 百日咳感染区

18. 血小板计数的参考方法为

A. 普通光学显微镜直接计数法 　　B. 普通光学显微镜间接计数法

C. 血细胞分析仪法 　　　　　　　D. 相差显微镜直接计数法

E. 免疫法

19. 参与内源凝血途径的凝血因子是

A. Ⅻ、Ⅺ、Ⅷ、Ⅸ 　　　　　　　B. Ⅶ、Ⅱ、Ⅴ、Ⅹ

C. Ⅱ、Ⅻ、Ⅷ、Ⅸ   D. Ⅻ、Ⅺ、Ⅹ、Ⅷ

E. Ⅱ、Ⅷ、Ⅴ、Ⅹ

20. 血浆凝血酶原时间检测的凝血因子为

A. 因子Ⅰ、Ⅱ、Ⅲ、Ⅴ、Ⅷ   B. 因子Ⅰ、Ⅻ、Ⅺ、Ⅹ、Ⅸ

C. 因子Ⅱ、Ⅴ、Ⅶ、Ⅹ   D. 因子Ⅹ、Ⅺ、Ⅻ、ⅩⅢ

E. 因子Ⅰ、Ⅱ、Ⅴ、Ⅶ、Ⅹ

二、案例分析题

患者，女性，17岁，"感冒"后发热，咽痛。T 38.8℃，双侧颌下及颈部淋巴结肿大，边缘清楚并能随触摸活动。外周血检验：RBC 4.3×10^{12}/L，Hb 122g/L；WBC 2.8×10^9/L，中性分叶核粒细胞15%，单核细胞3%，嗜酸性粒细胞1%，淋巴细胞81%，其中异型淋巴40%。请问：

1. 该患者主要的异常是什么？

2. 该患者是否应诊断为"感冒"？为什么？

（吴 佗 杨 勇 郭丽香 狄 敏 李敏霞）

第三章

血细胞分析仪检验

学习目标

1. **掌握** 血细胞分析仪检验参数及其临床意义；检验结果报告方式，复检规则。

2. **熟悉** 血细胞分析仪的基本原理和临床应用；血细胞分析仪检验的质量控制；血细胞直方图、散点图的临床应用。

3. **了解** 血细胞分析仪的仪器校准和性能评价。

4. 学会血细胞分析仪检验的基本技术。

5. 具备在实际工作中对血细胞分析仪检验结果进行综合分析和解决检验过程中问题的能力。

案例讨论

【案例】

患者，男，62岁，因发热、肺炎入院。查体：无相关皮肤紫癜、瘀点瘀斑、牙龈出血、鼻出血、胃肠道出血等临床出血症状与体征。外周血检验：白细胞与红细胞无明显异常，血小板（PLT）为 46×10^9/L；仪器提示PLT聚集报警，PLT直方图异常。

【讨论】

1. 针对该患者外周血出现的检验结果，下一步应怎么做？

2. 根据所学知识讨论出现该现象的原因。

血细胞分析仪（blond cell analyzer，BCA）即自动血细胞分析仪（automated hematology analyzer，AHA），具有高度自动化、智能化、高精密度、易质控、多参数、有效筛检健康人群等特点，是临床实验室不可缺少的检验仪器之一，可进行全血细胞计数（complete blood count，CBC）及其相关参数的检验。目前，大多数血细胞分析仪具有以下功能：①全血细胞计数功能（红细胞、白细胞和血小板及其相关参数）。②白细胞分类功能（三分群或五分类）。③血细胞计数和分类的扩展功能，包括：有核红细胞计数，网织红计数，红细胞相关参数；未成熟粒细胞计数，造血干细胞计数；未成熟血小板比率；淋巴细胞亚群分析；细胞免疫表型检测等。④有效筛检健康人群，提供异常人群疾病的诊断线索。目前，血细胞分析仪检验已形成流水线，即把标本识别器、标本传送通道、血细胞分析仪、网织红细胞分析仪、推片机及染片机联成一体，用于全血细胞分析。

血细胞分析仪的发明

最早的血细胞计数是用计数板（常用改良Neubauer计数板）在显微镜下进行人工计数。20世纪50年代初，美国科学家Coulter（W·H·Coulter）申请了"粒子计数法"的技术专利，并成功研制出了世界上第一台电阻抗法血细胞计数仪，开创了血细胞计数由完全的手工法到自动化的新纪元；20世纪60年代已用于白细胞计数、红细胞计数、血红蛋白测定和红细胞平均体积等项目检验；70年代，增加了血小板计数；70年代末至80年代可进行白细胞三分群、红细胞体积分布宽度及血小板平均体积等项目检验；90年代以来，随着新技术的开发，又增加了白细胞五分类、网织红细胞计数及其相关参数、幼稚细胞及淋巴细胞亚群分析等参数。目前，已形成血细胞分析流水线，自动完成整个分析过程。

考点提示 ▶ 血细胞分析仪的检测功能。

第一节　血细胞分析仪检验原理

目前，各类血细胞分析仪综合应用了电学和光（化）学两大原理，用于血细胞计数、白细胞分类及血红蛋白浓度测定。其主要检验原理为电阻抗法、激光散射法及多种方法联合应用等。

一、电阻抗法

电阻抗法是血细胞分析仪计数血细胞并测定其体积普遍采用的方法，是目前血细胞分析仪设计的基础。电阻抗法是三分群血细胞分析仪的核心技术，可准确测出细胞的大小和数量，目前主要与其他检验原理组合应用于五分类血细胞分析仪中。

（一）仪器组成

电阻抗法血细胞分析仪的主要组成部分及各部分功能见图3-1。

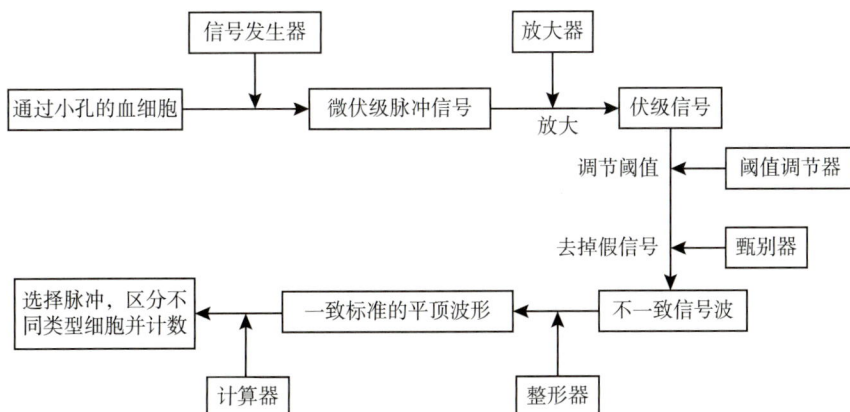

图3-1　电阻抗法血细胞分析仪的主要组成部分及功能

扫码"学一学"

扫码"看一看"

（二）血细胞计数原理

悬浮在电解质溶液中的血细胞具有相对非导电性，电解质溶液中的悬浮颗粒在通过计数小孔时可引起电阻及电压的变化，从而产生脉冲信号，脉冲数量反映细胞数量，脉冲幅度反映细胞体积。这一原理的应用实现了血细胞计数的自动化，称为电阻抗法（electrical impedance），又称为库尔特原理（coulter principle）。

血细胞计数在小孔管内进行，其侧壁有一个红宝石小孔，直径<100 μm，厚度约75 μm。接通电源后，位于小孔管两侧的电极在电解质溶液中产生稳定电流。通过负压吸引，血细胞随稀释液经红宝石小孔进入小孔管，由于血细胞具有极小的传导性，细胞的导电性质比等渗的稀释液要低，在电路中小孔感应区内电阻增加，局部电阻瞬间增高从而产生脉冲信号，仪器将监测到的脉冲信号进行放大、阈值调节、甄别、整形、计数及自动控制保护，最终打印出数据和图形报告（图3-2、图3-3）。

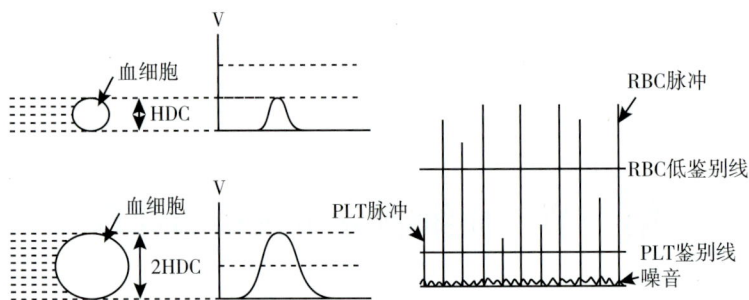

图3-2 电阻抗法细胞计数原理

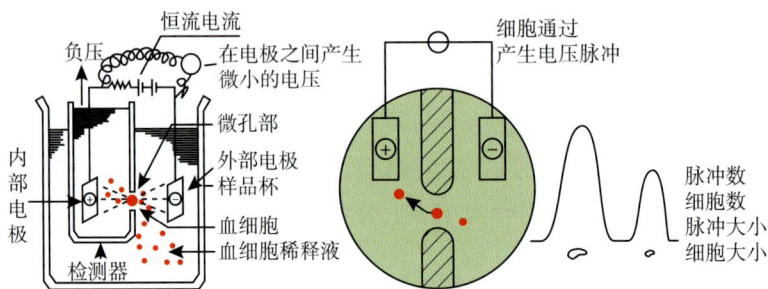

图3-3 血细胞脉冲信号与直方图关系

1. 红细胞和血小板检验原理 需要等渗的稀释液介质环境，除了计数RBC、PLT，还可测定HCT、MCV、MCH、MCHC和红细胞体积分布宽度（red blood cell volume distribution width，RDW）等红细胞参数，同时还可测定血小板平均体积（mean platelete volume，MPV）、血小板比容（plateletcrit，PCT）和血小板分布宽度（platelet distribution width，PDW）等血小板参数。因血小板和红细胞在体积上存在明显差异，所以通常用一个限定阈值将两者同时测得的检测信号区分。目前全血细胞分析仪中血小板、红细胞计数多采用一个共用的分析系统，根据阈值的不同，计算机分别给出二者的数量。但由于血小板和红细胞测量信号常有交叉，比如小红细胞的脉冲信号可能被误认为血小板而计数，大血小板的脉冲信号可能被误认为红细胞而计数，导致实验结果出现误差。为此，许多血细胞分析仪采用多种先进技术以减少血小板计数的干扰（表3-1）。

表3-1 减少血小板计数干扰的技术原理

采用的技术	原理
扫流技术	在细胞计数小孔旁有一股持续的稀释液流，也叫扫流液体，其流向与计数小孔呈直角，使计数后的液体流走，防止计数后颗粒重新进入循环而再次计数
防反流装置	为防止已被计数的红细胞又回到感应区，在红细胞计数池小孔的内侧安装一块带孔的小板，板上小孔的直径比红细胞计数孔略大，恰好位于计数孔的后方、感应区以外。当进行细胞计数时，由于负压的作用，细胞快速通过小孔感应区并穿过挡板小孔，即使挡板外侧产生涡流，红细胞也会被阻挡在感应区之外，不影响血小板计数
鞘流技术	避免湍流、涡流导致血细胞从小孔的边缘流过，影响计数结果
浮动界标	通过调节红细胞与血小板间的阈值，避免小红细胞及大血小板对计数的干扰

此外，还有延时计数、拟合曲线等技术以确保计数结果的准确性。目前部分血细胞分析仪已采用独立的血小板计数通道进行分析。

2. 白细胞三分群原理 稀释后的血液经溶血素处理后，红细胞迅速溶解，白细胞膜通透性增加而导致胞质经细胞膜渗出、脱水，胞膜紧裹在细胞核或颗粒物质的周围。经此处理后的白细胞体积与其自然体积无关，而是取决于脱水后细胞内有形物质的多少。根据电阻抗原理，不同体积的白细胞通过小孔时产生的脉冲大小有明显的差异，并依此初步确认其相应的种类：第一亚群（小细胞群）、第二亚群（中间细胞群）、第三亚群（大细胞群）。

仪器将体积为35~450 fl的白细胞分为256个通道，每个通道为1.64 fl，根据白细胞大小分别置于不同的通道中，根据大、中、小细胞界限可初步确认相应的细胞群，并显示出白细胞体积分布直方图（表3-2，图3-4）。根据各亚群占总体的比例，计算出其百分率，其百分率乘以同一标本的白细胞总数，即得到各亚群细胞的绝对值。

表3-2 电阻抗法白细胞三分群的界定

细胞群	体积（fl）	主要细胞	脱水后特点
小细胞群	35~90	淋巴细胞	单个核细胞，无颗粒或偶有颗粒，细胞小
中间细胞群	90~160	单核细胞、嗜酸性粒细胞、嗜碱性粒细胞、幼稚细胞、白血病细胞	单个核细胞或核分叶少，细胞中等大小
大细胞群	>160	中性粒细胞	核分叶多，颗粒多，细胞大

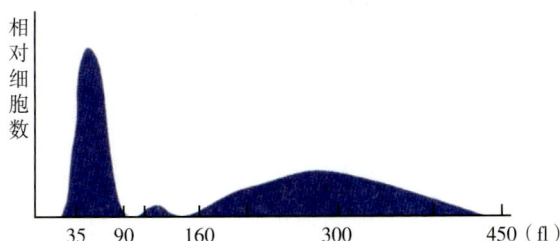

图3-4 三分群血细胞分析仪白细胞分类模式图

电阻抗法血细胞分析仪只能根据细胞脱水后体积的大小将白细胞分成三个群体，在一个群体中可能以某种细胞为主（如小细胞区主要是淋巴细胞），但由于细胞的体积之间存在交叉，因此还有可能包含其他细胞，如中间细胞群包括正常情况下的单核细胞、嗜酸性粒细胞、嗜碱性粒细胞，病理情况下的各种原始幼稚细胞、浆细胞、异型淋巴细胞等，检测过程中出现中间细胞群计数异常或报警，需特别注意进行血涂片复检。现一般使用"三分群"描述电阻抗法血细胞分析仪的白细胞分类。

3. 血红蛋白分析　介质中添加溶血素，破坏红细胞后进行分析。

4. 结果显示　除了显示3种血细胞分析结果外，还有细胞平均体积及其差异，并提供血细胞体积分布图形。该图形是将每个细胞的脉冲数据根据其体积大小分类，并储存于相应的体积通道进行汇总后得到的。以血细胞体积（fl）为横坐标，相应体积血细胞所出现的频率为纵坐标，计算并打印反映细胞群体分布情况的拟合曲线，称为血细胞体积分布直方图（histogram）。它可以显示某一特定细胞群的平均细胞体积、细胞分布情况，以及是否存在异常细胞。在仪器检测过程中，标本中存在一定数量的异常细胞才会引起直方图的改变，从而引发报警信号的出现，但并不是所有的仪器报警信号都证明血液中存在异常细胞，必须要通过显微镜复检进行确定。

> **考点提示**　库尔特原理及白细胞三分群原理。

二、光（化）学检验法

（一）激光散射法

将单个细胞悬液（稀释、染色、球形化的细胞）注入鞘液流中央，细胞随悬液和鞘液流两股液流整齐排列，恒速定向通过石英毛细管。当激光照射细胞时，细胞可因体积大小、细胞成分复杂性、细胞核形状、染色情况等的不同，改变或阻挡激光束的方向，从而产生与细胞特征相应的各种角度的散射光（表3-3）。放置在石英毛细管周围不同角度的信号检测器（光电倍增管）接收到特征各异的散射光后，根据散射光信号，可分辨出各类细胞。

表3-3　各种角度的散射光及其意义

散射光	意义
低角度散射光（前向散射光）	反映细胞的数量和体积大小
高角度散射光（侧向散射光）	反映细胞内部颗粒、细胞核等复杂性
散射荧光（侧向荧光）	采用荧光染料染色细胞，激光照射时可产生不同波长的散射荧光，其荧光强度与核酸物质含量呈正相关

1. 白细胞计数原理　首先排除红细胞的干扰（如溶血或使红细胞成为"影细胞"）后，以低角度散射光信息反映白细胞数量和体积。

2. 红细胞计数原理　红细胞先经特殊液体稀释，稀释后的红细胞由双凹圆盘状变为球形，经戊二醛固定后，使单一红细胞无论以何种方位通过测试区时，被激光束照射后产生的光散射信号均相同。此种处理不影响检测MCV，又称为球形红细胞平均体积（mean sphered cell volume，MSCV）。以低角度散射光（2°~3°）测量MSCV与RBC总数，高角度散射光（5°~15°）测量单个红细胞血红蛋白含量（corpuscular hemoglobin content，CH），绘出红细胞散射图、RBC体积与红细胞血红蛋白浓度（MHC）的线性散点图，得出MCV、MCH、MCHC、RDW、红细胞血红蛋白平均浓度（corpuscular hemoglobin concentration mean，CHCM）、血红蛋白量分布宽度（hemoglobin distribution width，HDW）等参数（图3-5）。

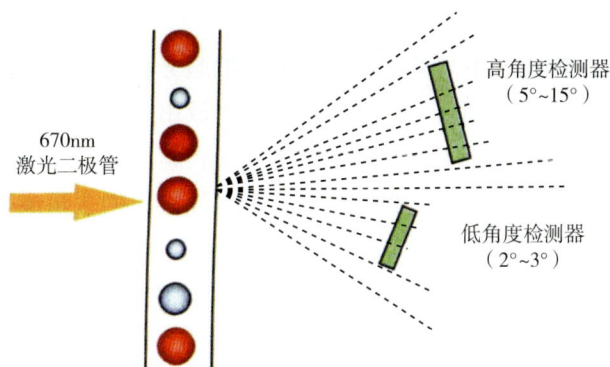

图3-5　激光散射法红细胞检验原理

3. 血小板计数原理

（1）激光散射法　当经过处理的单个球形化血小板通过激光照射区时，低角度测量血小板体积；高角度测量折射指数（refractive index，RI）。RI与细胞密度有关，虽然大血小板与小红细胞、红细胞碎片及其他细胞碎片的体积接近，但因其内容物不同，RI相差较大。血小板RI为1.35~1.40，红细胞RI为1.35~1.44，在血小板二维散射图上可进行鉴别。可测得鞘流电阻抗法血小板计数（platelet concentration-impedance method，PLT-I）、PCT、PDW、MPV、大血小板比率（platelet larger cell ratio，P-LCR）等参数和直方图。

（2）光散射结合核酸荧光染色法　在网织红细胞和血小板检测通道，采用染色剂对未成熟（网织）血小板内核酸（DNA/RNA）染色后，进行流式细胞术分析。根据成熟血小板和未成熟（网织）血小板核酸染色能力的差异将二者区分开，得到光学法血小板计数（platelet concentration-optical method，PLT-O）、未成熟血小板比率（immature platelet fraction，IPF），并显示PLT-O散点图。

4. 常用染料

（1）荧光染料　碱性槐黄、噻唑橙、聚亚甲蓝和碘化丙啶等，主要用于核酸染色，被激光照射后产生荧光和散射光，如采用荧光染料和激光散射法原理进行的网织红细胞（RET）计数，提供RET绝对值（RET#）、RET百分率（RET%）等参数，还可根据其荧光强度不同，将RET分为低荧光强度网织红细胞（LFR）、中荧光强度网织红细胞（MFR）和高荧光强度网织红细胞（HFR）。RET中残存的RNA越多，其荧光强度越强，而完全成熟红细胞则没有荧光。

（2）非荧光染料　亚甲蓝（用于核酸染色）、氯唑黑E（用于单核细胞、嗜酸性粒细胞、中性粒细胞颗粒和白细胞的膜结构染色）和过氧化物酶试剂等。经过染色的细胞随鞘液流经激光检测区时，被染色部分可发生光吸收现象，使光检测器接收到的散射光强度发生改变，从而区分细胞的种类。

激光散射法将各种光（化）学信息进行综合分析，不仅可计数红细胞、白细胞和血小板，还可进行网织红细胞计数，并筛查出异常血细胞。现代血细胞分析仪还联合应用了射频电导法、细胞化学染色、VCS法、多角度偏振光、双鞘流技术等方法。

考点提示　激光散射法细胞计数原理。

（二）分光光度法

主要用于血红蛋白测定。不同类型、档次的血细胞分析仪，血红蛋白检测原理基本相同。当稀释的血液中加入溶血剂后，红细胞溶解，释放出血红蛋白，血红蛋白与溶血剂中的某些成分结合形成血红蛋白衍生物，进入到血红蛋白检测系统，在特定的波长（通常为530~550mn）下进行比色。吸光度的变化与液体中血红蛋白的含量成正比，血细胞分析仪通过计算可显示出血红蛋白浓度。

不同类型的血细胞分析仪由于配套溶血剂成分不同，所形成的血红蛋白衍生物亦不同，吸收光谱也不同，但最大的吸收峰均接近540nm。因ICSH要求溯源到HiCN法，HiCN的最大吸收峰为540nm，所以各系列血细胞分析仪必须以HiCN值为标准进行校正。由于多种型号的血细胞分析仪使用的溶血剂内均含有氰化钾，与血红蛋白作用后形成氰化血红蛋白（非HiCN），其特点是显色稳定，最大的吸收峰接近540nm，但是吸收光谱却与HiCN有明显不同，因此，在校正血细胞分析仪时应特别注意。

为了减低溶血剂的毒性作用，避免含氰的血红蛋白衍生物检测后的特殊污物处理问题，部分血细胞分析仪使用非氰化溶血剂（如十二烷基月桂酰硫酸钠，SLS），其检测结果的精确度及准确性可达到含氰化物溶血剂的水平。经HiCN法校准后，既可达到与HiCN法相当的精密度和准确性，又可避免HiCN法的试剂对分析人员的潜在危害和对环境的污染。另外，有些血细胞分析仪可兼用非氰化物试剂（如二甲基月桂胺氧化物）和氰化物试剂（如咪唑，含氰化物试剂作用，但无毒性）。

随着技术的创新，许多自动化程度高的分析仪上采用了激光散射法进行单个红细胞血红蛋白的分析，以尽量减少高白细胞、乳糜血、高胆红素等对血红蛋白测定的影响。

三、联合检验法

现代血细胞分析仪大多数综合运用了电学和光（化）学等作为检验原理，通常在电阻抗法基础上，联合应用多种技术进行白细胞五分类计数。

（一）容量、电导、光散射法

容量（volume，V）、电导（conductivity，C）、光散射（scatter，S）技术首先在标本内加入溶血素，该溶血素只作用于红细胞，使红细胞溶解，之后加入稳定剂中和溶血素，使白细胞的表面、胞质以及胞体大小等特征仍然保持与体内完全相同的状态。根据流体力学的原理，使用鞘流技术，使溶血后液体内剩余的白细胞，随液流单个通过检测通道，接受VCS三种技术的同时检测（图3-6）。电阻抗技术（容量）检测细胞体积；电导（射频）技术检测细胞大小和内部结构（包括细胞化学成分和核体积）；光散射技术检测细胞在10°~70°的散射光，反映细胞内的颗粒性、核分叶性和细胞表面结构。

VCS可显示3种细胞散点图：DF1为体积值和散射光值、DF2为体积值和电导值、DF3为体积值和电导值，剔除了嗜酸性粒细胞和中性粒细胞信息，只显示嗜碱性粒细胞群（图3-7）。按散点定位分析细胞类型、计算每一类型细胞数量及百分率，按散点密度检测出细胞亚类。

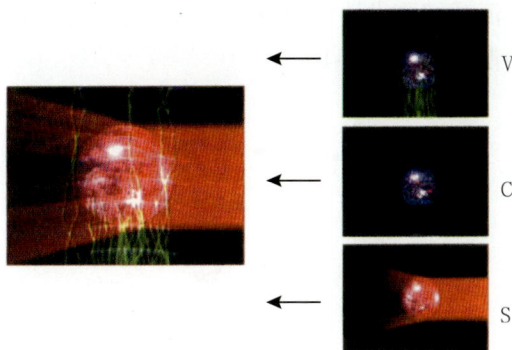

图3-6 VCS法血细胞分类流程图

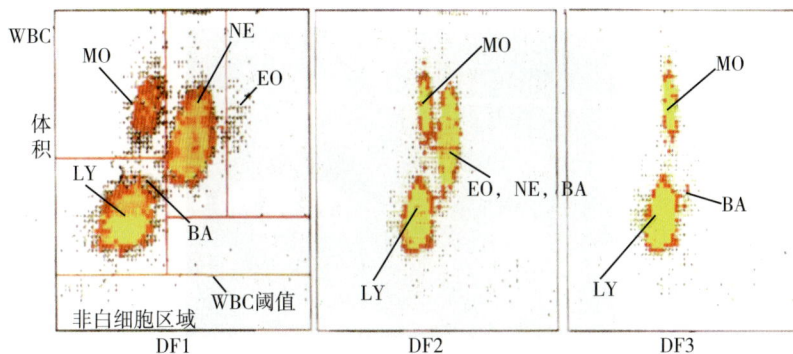

图3-7 VCS法正常白细胞分类散点图

考点提示 ▶ VCS法白细胞计数原理。

（二）电阻抗、射频、流式细胞术和核酸荧光染色法

1. 4DIFF通道 利用半导体激光流式细胞术及核酸荧光染色技术，采用专用溶血剂，完全溶解红细胞和血小板，而白细胞膜仅轻微受损，聚次甲基（polymethine）荧光核酸染料经过受损的细胞膜进入白细胞内，使其DNA、RNA和细胞器着色，其中未成熟粒细胞和异常细胞荧光染色深，成熟白细胞荧光染色浅。从而得到4DIFF白细胞散点图（图3-8），包括4个细胞群体：中性粒细胞和嗜碱性粒细胞、淋巴细胞、单核细胞、嗜酸性粒细胞（百分率和细胞计数绝对值）和未成熟粒细胞（百分率和细胞计数绝对值）。

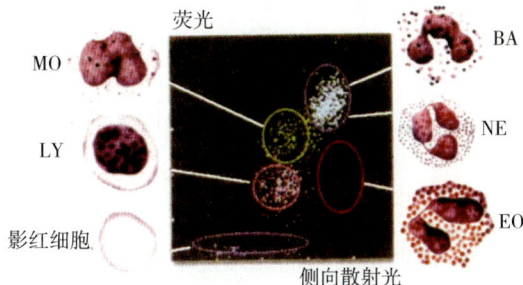

图3-8 白细胞分类-4DIFF白细胞散点图

2. WBC/BASO通道 在酸性溶血剂作用下，除了嗜碱性粒细胞外的其他所有细胞均被

溶解或皱缩（图3-9），经流式细胞术计数嗜碱性粒细胞，可得到WBC/BASO百分率和细胞计数绝对值及WBC/BAS0散点图（图3-10）。

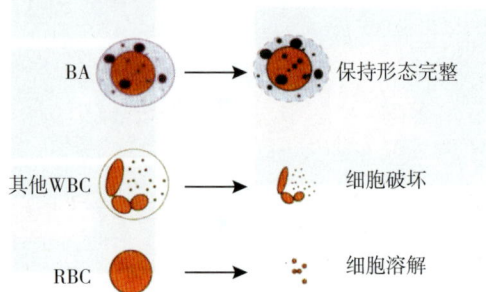

图3-9　WBC/BAS0通道试剂作用后血细胞变化

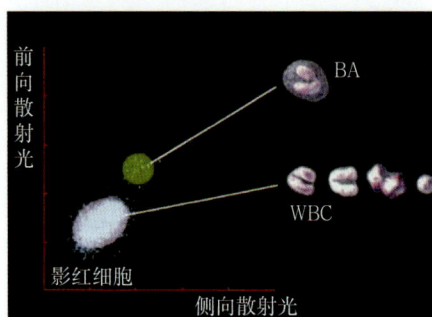

图3-10　白细胞分类–WBC/BAS0散点图

3. 未成熟髓细胞信息（immature myelocyte information，IMI）通道　在血细胞检测中，未成熟细胞的检查很重要，幼稚细胞测试通道的原理是基于幼稚细胞膜较成熟细胞膜上脂质少的原因。在细胞悬液中加硫化氨基酸，幼稚细胞与硫化氨基酸结合的量多于较成熟的细胞，而且对溶血剂有抵抗作用。加入溶血剂后，即可分析存留的幼稚细胞（包括造血祖细胞、原始细胞、未成熟粒细胞）。用射频、电阻抗和细胞化学染色法，IMI通道可报告各类型幼稚细胞（包括NRBC）及异型/异常淋巴细胞的百分率和绝对值，并提示核左移（图3-11）。

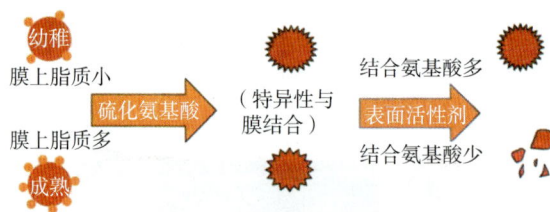

图3-11　幼稚细胞的检验原理

（三）钨光源激光散射与细胞化学法

1. 过氧化物酶染色通道　该通道采用的原理是基于不同类型的白细胞中过氧化物酶活性强度不同（嗜酸性粒细胞＞中性粒细胞＞单核细胞；淋巴细胞和嗜碱性粒细胞无过氧化物酶活性），用表面活性剂溶解红细胞后，采用钨光源激光散射法结合过氧化物酶染色技术进行白细胞分类。测定过氧化物酶平均指数（mean peroxidase index，MPXI），计算出嗜酸性粒细胞、中性粒细胞或单核细胞的相对过氧化物酶活性。得到以过氧化物酶分布强度为X轴、细胞体积为Y轴的散点图，进行白细胞计数与分类。

2. 嗜碱性粒细胞/核分叶性（BASO/lobularity）通道　该通道用于嗜碱性粒细胞计数和中性粒细胞核分叶度的分析。用含苯二酸（phthalic acid）和强酸性表面活性剂的稀释液溶解红细胞和血小板，除了嗜碱性粒细胞外，其他所有白细胞膜均被破坏，胞质溢出，仅剩裸核（图3-12）。当嗜碱性粒细胞和裸核流入计数系统后，被激光照射后的细胞产生的前向角和散射角变化，形成二维细胞图，完整的嗜碱性粒细胞呈高角度光散射，位于散点图上部；裸核则位于下部（图3-13）。因不同细胞的裸核结构不同（如淋巴细胞、幼稚细胞为圆形，中性粒细胞为分叶核），分叶越多散点越靠坐标横轴右侧；根据多分叶核（polymorphonuclear，PMN）和单个核（mononuclear，MN）的比例，可计算出左移指数（left index，LI）。LI越强，说明左移程度越明显。结合嗜碱性粒细胞/核分叶性通道结果，可计算出白细胞总数和分类计数结果。

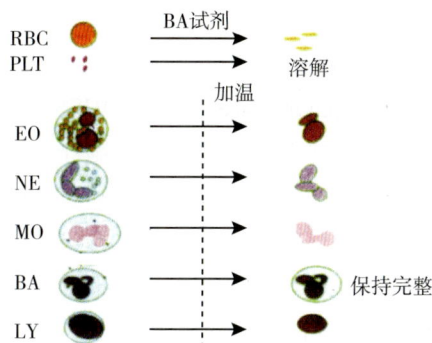

图3-12　嗜碱性粒细胞/核分叶性细胞通道试剂反应示意图

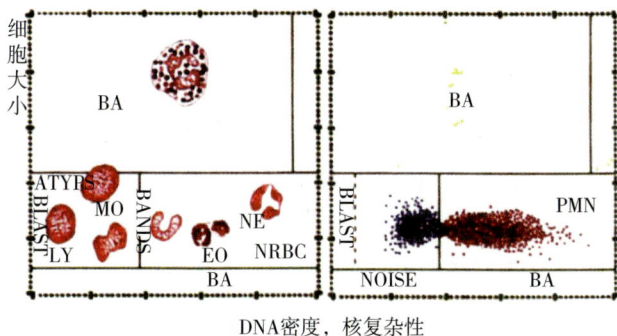

图3-13　嗜碱性粒细胞/核分叶性散点图

3. 未染色大细胞计数（large unstained cell count，LUC）检测　在过氧化物酶通道，可检测到大于正常淋巴细胞体积平均值2个标准差的细胞，如异型淋巴细胞、浆细胞、毛细胞、幼稚淋巴细胞和原始细胞。

（四）多角度偏振光散射法

血标本经鞘流液稀释后，白细胞内部结构近似自然状态；红细胞内血红蛋白溢出后充满鞘流液。多角度偏振光散射法（multi-angle polarized scatter separation，MAPSS）分4个角度检测。

1. 0°　前向散射光，反映细胞大小，同时检测细胞数量。

2. 7° 狭角散射光，反映细胞内部结构及核染色质的复杂性。

3. 90° 垂直角度散射光（偏振光），反映细胞内部颗粒及分叶状况。

4. 90°D 垂直角度消偏振散射光（去偏振光），去偏振是指垂直方向激光光波运动随光散射结果而改变。在光散射过程中，嗜酸性粒细胞颗粒大而丰富，可去偏振光，借此与中性粒细胞鉴别。

稀释液中含有 DNA 染料碘化丙啶，可破坏 NRBC 膜和细胞质，使之成为裸核而着色。但该染料很难进入有活性的白细胞，故其细胞核不被染色。血细胞分析仪采用多散点图分析（multi scatterplot analysis，MSA），既可鉴别 NRBC、非活性白细胞和脆性白细胞，计算活性白细胞比率，还使白细胞分类结果免受 NRBC、血小板凝聚、未溶解红细胞和细胞碎片等干扰。

（五）双流体（双鞘流）技术和细胞化学染色法

1. 嗜碱性粒细胞通道 采用专用染液染色。嗜碱性粒细胞具有抗酸性，染色后保持原有形态与结构，其他细胞则成为裸核。用电阻抗法检测，所得结果与白细胞/血红蛋白通道（采用鞘流阻抗法测定白细胞）的白细胞结果进行比较。

2. 白细胞分类通道 检测除嗜碱性粒细胞以外的各类白细胞。①双流体（双鞘流）动力连续系统（double hydrodynamic sequential system，DHSS）：采用 2 个鞘流装置，细胞经第 1 束鞘流后通过阻抗小孔测定其真实体积并进行白细胞计数；染色后的细胞随第 2 束鞘流到达激光检测窗，测定细胞的光吸收，分析细胞内部结构。②细胞化学染色：试剂中含有溶血素及氯唑黑 E（chorazol black E）活体染料，可对白细胞内各类颗粒及单位膜（细胞膜、核膜、颗粒膜等）进行染色，得到中性粒细胞、单核细胞、嗜酸性粒细胞、淋巴细胞、异型淋巴细胞和巨大未成熟细胞（large immature cell，LIC）的散点图。LIC 包括未成熟的粒细胞、单核细胞和淋巴细胞。

考点提示 联合检验法中各技术的应用原理。

（六）网织红细胞计数

在网织红细胞/血小板检测通道，染色剂对网织红细胞 RNA 进行染色，采用光散射等技术测定网织红细胞（reticulocyte，Retic）数量和体积，并根据光散射（或光吸收）强度判断细胞内的 RNA 含量及血红蛋白浓度，进而分析不同成熟阶段的 Retic 参数。Retic 核酸染色法分为荧光染料和非荧光染料染色法。主要染料有：①荧光染料：噁嗪（oxazine）、碱性槐黄 O（auramine O）、聚次甲基、噻唑橙（thiazole orange）、氧氮杂芑 750（oxazine 750）等。②非荧光染料：新亚甲蓝（new methylene blue）等。

1. 荧光染料染色法 该法无须处理成熟红细胞，荧光染料（聚次甲基、噻唑橙等）可直接染色 Retic。根据细胞核酸含量不同，荧光强度依次为：白细胞>网织红细胞>成熟红细胞，结合细胞大小，可对成熟红细胞、Retic、血小板和白细胞进行区别（图 3-14），得到 Retic 绝对值和百分率、高荧光强度网织红细胞比率（high fluorescence ratio，HFR）、中荧光强度网织红细胞比率（middle fluorescence ratio，MFR）、低荧光强度网织红细胞比率（low fluorescence ratio，LFR）、网织红细胞血红蛋白量（reticulocyte hemoglobin equivalent，Retic-He）、未成熟网织红细胞比率 [IRF=（MFR + HFR）/（MFR +HFR+LFR）] 和 PLT-O 等参数。

2. 非荧光染色法 用新亚甲蓝对网织红细胞 RNA 染色，同时用一种试剂使红细胞内血红蛋白溢出后变为"影细胞"，以减少对 Retic 检测的干扰，采用 VCS 技术测定 Retic。此外，应用柔变轮廓分析技术，以非线性方式区分网织红细胞群和成熟红细胞群。网织红细胞群分10个成熟度，RNA最多的Retic位于最强的光散射区（3~10区），可得到网织红细胞参数：Retic百分率、Retic绝对值、未成熟网织红细胞（immature reticulocyte fraction，IRF）、网织红细胞平均体积（mean reticulocyte volume，MRV，MCVr）、网织红细胞成熟指数（reticulocyte maturity index，RMI）、高散射光网织红细胞（high light scatter reticulocyte，HLR）、网织红细胞血红蛋白浓度分布宽度（reticulocyte cellular hemoglobin concentration distribution width，RDWr）等。

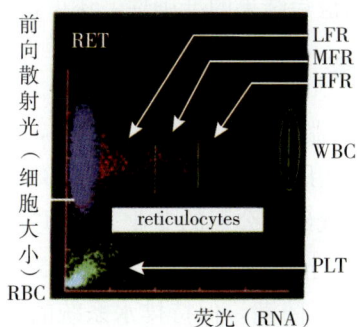

图3-14　网织红细胞计数仪检验原理

（七）有核红细胞计数

以聚次甲基荧光染色法为例，在有核红细胞通道，表面活性剂可溶解红细胞膜，保留细胞核；白细胞不受表面活性剂的影响，胞质完整。核酸物质经聚次甲基荧光染料染色后，在激光束照射下可发出散射荧光。以前向散射光（细胞大小）为纵坐标，以荧光强度（核酸含量）为横坐标，分别显示白细胞、NRBC和影细胞（图3-15、图3-16）。

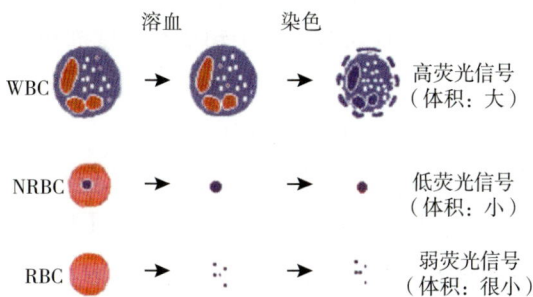

图3-15　核酸染色——NRBC检验分析过程

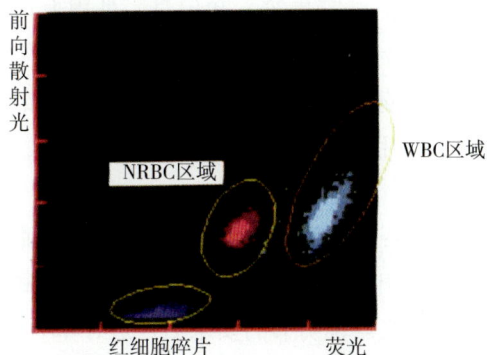

图3-16　NRBC检验——NRBC散点图

考点提示 网织红细胞、有核红细胞计数原理。

第二节 血细胞分析仪安装、使用、保养和维护

血细胞分析仪是医院检验科最常用的仪器之一，正确的安装、使用、保养和维护，不仅可以保障仪器的精确度，提高检验结果的准确性，还可延长仪器的使用寿命。

一、血细胞分析仪的安装

血细胞分析仪是精密电子仪器，涉及多项先进技术，结构复杂，易受各种因素干扰，为确保仪器的正常工作，安装使用之前，应认真详细地阅读仪器安装、使用说明书。血细胞分析仪的安装一般由生产厂家或经营公司的专业工程师完成，安装时须注意以下问题。

1. 工作环境 工作环境要清洁，室内温度保持在15～25℃，相对湿度应在小于80%。操作间最好单独隔开，注意通风、防潮，保持排水系统的通畅，避免阳光直射。血细胞分析仪为颗粒计数，故放置环境应保证洁净，避免灰尘影响计数及造成电路板短路。

2. 工作电压 仪器的工作电压必须保持在（220±22）V，若电压超出此范围，必须使用电子交流稳压器，不能使用磁饱和稳压器，以免电磁波干扰，建议加装UPS辅助电源，同时要求连接符合标准的地线。

3. 仪器安装 在搬动仪器过程中应避免剧烈振荡或机械碰撞，更不能颠倒；安装场所应远离电磁干扰源、热源，电源插座单独使用，并远离冰箱、空调、离心机等易产生干扰的设备。为避免腐蚀，仪器上不得放任何液体或腐蚀性物品。

4. 仪器摆放 放置仪器的实验台要稳固，仪器前后左右都应该空出一定的空间，以有利于仪器的散热，也方便对仪器进行保养、维护和检修。试剂和废液桶要求置于低于仪器的水平面，防止液体回流到真空管损坏仪器，各种试剂（溶血剂、稀释剂和清洁剂）及废液桶与仪器的管道连接无误，且废液排放应遵守环保规定。

5. 验收 血细胞分析仪在安装后或维护后，均应按照CLIS的评价方案，对其技术性能进行测试、评价或校准，并按照要求做好相应的记录和管理工作。

二、血细胞分析仪的使用

1. 标本要求 新鲜静脉血，使用ICSH推荐的EDTA-K_2（1.5～2.2mg/ml血）抗凝，保证血液的质量（无肉眼可见的溶血、凝集等）和用量；外周血适合预稀释半自动血细胞分析仪，另外需推制一张外周血涂片备用。

2. 配套试剂 使用与血细胞分析仪配套的、在有效期内且批号一致的溶血剂、稀释液、染液、校准品、质控品；避免使用未经科学鉴定和认可的试剂。否则，检验结果将会失去准确性、可靠性。

3. 准备仪器 ①开机前准备：按仪器说明检查稀释液、溶血剂和废液瓶等装置的连接和通信接口。②开启电源：仪器开始自检过程。③检测空白本底：自检通过后仪器充液进行空白本底测试，空白测试符合仪器说明书的要求后，进行下一步操作。

4. 检测质控物 使用高、中、低值质控物进行室内质控，确定各项目检验结果在允许范围内，才能检测临床标本。

5. 检测血液标本　充分混匀血液标本或预稀释样品，按进样键，仪器吸样后自动完成各项测试，屏幕显示出各项参数、直方图、散点图和报警信息。

6. 结果审核与报告　审核标本检测的参数、图形、报警信息等，按ISLH的复检标准，并根据本实验室设定的规则，确定是否复查、签发报告。

三、血细胞分析仪的保养和维护

1. 保养　分日保养、周保养、月保养。

（1）日保养　每天测试工作结束后，在准备菜单下按保养程序，让仪器吸入专用清洗剂至检测器和稀释用管路系统，然后关机过夜，以清洗检测器和稀释用管路系统。

（2）周保养　在准备状态下进入保养程序菜单，对进入检测器的阀门和检测器进行彻底清洗。

（3）月保养　在准备状态下进入保养程序菜单，对检测器进行彻底清洗。

2. 维护

（1）检测器维护　检测器的微孔为仪器故障的常发部位，除了做好日常保养工作外，按厂家要求，可定期卸下检测器，用专用毛制，取3%~5%次氯酸钠溶液旋转清洗，必要时浸泡清洗，并用放大镜检查微孔的清洁度。

（2）液路维护　保持液路内部的清洁，防止细微杂质引起的计数误差。清洗时在样本杯中加20ml仪器专用加酶清洗液，按动计数键数次，使比色池、定量装置和管路内充满清洗液，然后停机浸泡一夜，再换用稀释液反复冲洗后使用。当仪器长期不用时，应将各管道用去离子水或纯水反复冲洗，去除管道内的稀释液，待其充满去离子水后关机。

（3）机械传动部分维护　先清理机械传动装置周围的灰尘和污物，再按要求加润滑油，防止机械磨损。

3. 常见故障排除

（1）开机时常见故障　①开机指示灯及显示屏不亮：检查电源插座、电源引线、保险丝。②"RBC或WBC吸液错误"：稀释液供应不足或进液管不在正确的位置上。解决办法：提供稀释液、正确连接进液管。③"RBC或WBC电路错误"：多为计数电路中的故障，参照使用说明书检查内部电路，必要时更换电路板。④"测试条件需设置"：备用电池没电或电路断电，储存数据丢失。解决办法：更换电池，重新设置定标系数或其他条件，然后计数样本。

（2）测试过程中常见的错误信息　①"堵孔"：检测器的微孔堵塞是影响检验结果准确性最常见的原因，分为完全堵孔和不完全堵孔两种。血细胞不能通过微孔，仪器在屏幕上显示"CLOG"，为完全堵孔；通过观察计数时间、计数指示灯闪动，听仪器发出的不规则间断声音等判断是否为不完全堵孔。②"气泡"：多为压力计中出现气泡，按CLEAN键清洗，再测定。③"噪声"：多为测定环境中有噪声干扰、接地线不良或泵管小孔管较脏所致。④"流动比色池"：多为HGB流动池脏所致。按CLEAN键清洗HGB比色池，或卸下比色杯用3%~5%次氯酸钠溶液清洗。⑤HGB测定重现性差：多为HGB比色池脏所致。⑥"溶血剂错误"：多为溶血剂与样本未充分混合。⑦细胞计数重复性差：多为小孔管脏或环境噪声大所致。

考点提示　血细胞分析仪安装、使用、保养和维护的要求。

扫码"学一学"

第三节 血细胞分析仪校准、性能评价及比对

新仪器安装或仪器维修后，必须对仪器的性能进行测试、校准、评价，这对保证检验质量有非常重要的作用。

一、血细胞分析仪的校准

1. 校准频率 ①新仪器验收合格后、仪器检修更换关键零部件（更换线路板、CPU、流动池等）后。②室内质控失控。③室间质评失控。④更换不同厂家试剂。⑤仪器使用半年后。

2. 不精密度检测的标本 一般采用高、中、低3种浓度水平的新鲜血液或稳定化全血质控品。

（1）新鲜血液 低值或高值标本可采用患者标本。也可将正常或高值患者标本用自身血浆稀释后制备低值标本，或采用将患者标本倾斜放置2小时并去除1/2血浆的方法制备高值标本，但是这种方法不适用于MCV、MCH、MCHC、RDW、MPV等参数的检测。

（2）稳定化全血质控品 通常使用商品化质控品，选用与仪器配套的质控品。如果自制稳定化全血质控品，需要参照WHO/LAB/97.2的方法进行。

3. 校准品的来源和性能要求 校准品是用于校准血细胞分析仪的物质，应具有稳定且可溯源的特点，以保证检验结果的准确性。通常使用与仪器配套的商品化校准品。对于校准品定值的来源，应由新鲜全血经参考测量系统传递赋值，不应由前批号的校准品或其他厂商的校准品传递。对于校准品稳定性的要求，主要是在有效期间不应发生变化，如果校准品开瓶后可能改变，应在校准品标签上说明，同时应明确注明所适用的血细胞分析仪类型和型号。

我国食品药品监督管理局颁布实施的YY/T 0701-2008"血细胞分析仪用校准物（品）"行业标准中对血细胞分析仪用校准物（品）规定：①外观接近真实标本、均匀无凝块。②包装完整、标识清楚。③分装均匀，分装精密度的一致性。④溯源性：参考方法测量结果的相对不稳定度及允许偏差（赋值准确性）。⑤生物安全：HBsAg、HIV1/HIV2抗体及HCV抗体检测阴性。有效期至少30天，开瓶后允许偏倚在允许范围内（表3-4）。

表3-4 血细胞分析仪用校准物（品）的主要特征

项目	WBC	RBC	HGB	MCV	HCT	PLT
分装精密度（CV%）	≤ 2.5	≤ 1	≤ 1	≤ 1	≤ 1	≤ 4
参考方法测量结果的相对不稳定度 ±%	≤ 4	≤ 2	≤ 2	≤ 2		≤ 9
允许偏差范围 ±%	≤ 5	≤ 2	≤ 2	≤ 2	≤ 2	≤ 9
开瓶后偏倚 ±%	≤ 5	≤ 2	≤ 2	≤ 2	≤ 2	≤ 9

4. 不精密度检测 连续测定同一份充分混匀的新鲜血液或稳定化全血质控品n次（重复测定的次数最好是31次）。计算标准差（standard deviation，s）和变异系数（coefficient of variation，CV）。如重复次数较少（如n=10），应将s按95%可信限（confidence limit，CL）要求进行转换。

5. 校准操作要求 按照血细胞分析仪说明书的要求进行校准品测定，将测定值与真值比较，校准品每项分析参数结果的均值（C）除以校准品定值（R）可得到校准因子。如果C/R>1.0，则当前校准因子必须成比例向下调节；如果C/R<1.0，则当前校准因子必须成比例向上调节。将校准品定值的可信限与分析仪测得每项参数的可信限结合，可得到校准值的95%可信限。

6. 建立仪器校准和校准验证程序 按照仪器说明书的要求建立相应的校准和验证操作程序。

> **考点提示** ▶ 校准品的来源和性能要求。

二、血细胞分析仪的性能评价

1994年，ICSH公布了白细胞分类、Retic计数和血小板检测的血细胞分析仪评价指南，2010年CLSI又对血细胞分析仪的性能评价指标进行了修订。其主要包括总体评价、性能评价等。

（一）总体评价

新安装或每次维修后，必须对血细胞分析仪的性能进行测试、评价。评价内容包括：基本情况、安装信息、仪器手册、方法学、评价步骤。技术评价计划包括：校准、校准品和质控品、试剂、标本及处理、常用的血细胞计数参数评估标本的浓度分布范围见表3-5、记录原始结果、预评价和性能评价见表3-6。

表3-5 细胞计数参数评估标本的浓度分布范围

项目	浓度分布范围	项目	浓度分布范围
Hb（g/L）	35~210	Eos（×10⁹/L）	0.1~20.0
RBC（×10¹²/L）	0.75~7.5	Baso（×10⁹/L）	0.1~1.0
HCT	0.15~0.65	Mono（×10⁹/L）	0.1~20.0
MCV（fl）	55~120	Lym（×10⁹/L）	0.1~99.0
RDW	依据仪器	Ret（×10⁹/L）	5~750
PLT（×10⁹/L）	15~800	MPV（fl）	5.5~12.5
WBC（×10⁹/L）	0.1~99.0	PDW	依据仪器
Neut（×10⁹/L）	0.1~99.0		

表3-6 ICSH规定的血细胞分析仪性能评价内容

项目	分析测量区间	精密度	携带污染	相关性	准确度	标本老化	干扰
血细胞计数仪	+	+	+	+	+	+	+
白细胞分类计数	+	+	+	+	+	+	+
网织红细胞	−	+	+	+	+	+	+
流式细胞仪检测免疫标志物	−	+	+	−	−	+	−

（二）ICSH对血细胞分析仪的性能评价

ICSH对血细胞分析仪的性能评价指标有如下8项。

1. 稀释效应 稀释效应（effect of dilution）是评价血细胞分析仪的测定值与稀释倍数是否成比例关系，借此求出血细胞分析仪的最佳线性范围。测定值与稀释倍数之间的线性范围应包括正常及常见的病理范围，且越大越好。

稀释效应测定一般应包括RBC、WBC、Hb、PLT4项，将不同浓度的血液标本稀释混合后，各吸取0.1ml加生理盐水9.9ml，用于检测RBC和PLT；其余的血细胞悬液加入溶血剂，用于检测Hb和WBC。理想的结果是不同稀释程度的测定结果在直角坐标纸上为一条通过原点的直线。

2. 精密度 精密度（precision）包括批内精密度（within-batch precision）、批间精密度（between-batch precision）和总精密度（overall precision）。批内精密度是对同一批标本重复测定结果的评价，批间精密度是对两批或两批以上标本重复测定结果的评价，总精密度是指同一份标本多次测量的结果接近的程度，包含随机误差和携带污染双重变异因素。

批内或批间精密度评价范围应覆盖正常和异常范围，不同批次的标本应包括高值、正常值和低值范围的3批样本；每批标本不少于20例，应在较短时间内完成检测，进行数据统计，计算每项参数的变异系数（CV）。精密度无法直接测定，以不精密度即变异系数（CV）表示。

总精密度（总重复性）：使用单因素方差分析。随机选择20份以上高至低值标本测定各项参数后，分别放置不同时间（如2小时、4小时）再测定。如样本数为u，重复测定次数为n，则：

$$重复试验\ SSQ（平方和）= \sum（各测定值）^2 - \frac{\sum（组内和）^2}{n}$$

$$总重复性\mathrm{CV} = \frac{\sqrt{批间\ SSQ/u(n-1)}}{均值} \times 100\%$$

3. 携带污染 携带污染（carry-over）是指所检验的前一个标本对下一个标本检验结果的影响，主要是高浓度标本对低浓度标本的污染。在检验大量标本前，必须对高值和低值标本的携带污染进行评价，以保证交叉检验时结果的准确。低值标本中应该含有RBC、WBC、HGB和PLT。不能用低值商品质控品、空白稀释液或吸入空气的方法代替低值标本，可使用同质血浆稀释后的健康人标本，以提供合适的基质效应。

该性能通常用携带污染率（%）表示。携带污染率越低，仪器此项性能越好。评价前测定足够数量的样本，使血细胞分析仪稳定。评价时，连续测定1份高值样本3次（结果记录为h_1、h_2、h_3），随后立即测定1份低值样本3次（结果记录为l_1、l_2、l_3），用下述公式计算携带污染率，携带污染率一般应<3%，大部分全自动血细胞分析仪已能达到<1%。

$$携带污染率（\%）= \frac{l_1 - l_3}{h_3 - l_3} \times 100\%$$

4. 准确度 准确度（accuracy）是指测定值与真实值之间的一致性。真值必须用决定方法或参考方法测得。血红蛋白、血细胞比容、红细胞计数、白细胞计数和白细胞分类计数可用CLSI推荐的参考方法与血细胞分析仪比较。准确度与可比性评价方法相同。根据ICSH或CLSI规定，血细胞相关参数测定的参考方法见表3-7。

表3-7 血细胞相关检验参数的参考方法

检验参数	参考方法
红细胞计数	ICSH参考方法：计量固定标本的计数仪
血红蛋白浓度	ICSH参考方法：HiCN法
血细胞比容	ICSH参考方法：微量法
网织红细胞计数	ICSH/CLSI选择性方法：流式细胞术网织红细胞计数
白细胞计数	ICSH参考方法：计量固定标本的计数仪
白细胞分类计数	CLSI参考方法：显微镜分类计数法
血小板计数	ICSH选择性方法：相差显微镜计数法（血细胞计数板）

5. 可比性 可比性（comparability）是指血细胞分析仪和常规应用方法所测结果的一致性。评价时应随机选择较多的样本例数，如果比较后无差别，即认为仪器法与常规法有可比性，反之则无。数据分析采用配对t检验。

6. 标本老化 标本老化（sample aging）又称为稳定性观察，是指静脉血标本采集后，观察随时间增加测定结果的变化量。采集10份标本，其中5份来自正常个体，5份来自影响各种检测参数的异常个体。标本分别贮存在室温和4℃，并在0、30分钟、1小时、2小时、3小时、4小时、5小时、6小时、12小时、24小时、48小时和72小时内检测。以百分率或绝对值-时间作图，观察被检参数的变化。

7. 仪器对异常标本和干扰物的灵敏度 尽可能多测试非选择性并能代表所有临床实践预期范围的标本，对异常标本或已知干扰物质的标本可用仪器进行特殊研究。

8. 白细胞分类计数性能评价 见本节"CLSI评价方法"。

（三）CLSI评价方法

1. 性能评价 CLSI文件对血细胞分析仪的性能评价包括厂商确认和用户验证。2010年CLSI规定的用户验证指标共10项，与ICSH文件相同的有"精密度、携带污染、可比性、对异常标本和干扰物的灵敏度"4项指标，但评价方法略有差异，其余6项指标有：空白检测限、检测下限与定量检测下限、分析测量区间、不同检测模式比较、临床可报告区间和参考区间，另外还规定了白细胞分类计数性能评价方法。

（1）空白检测限 空白检测限（limit of blank，LoB）又称为本底，是指空白试剂和电子噪音的作用，是导致血细胞分析仪检验结果假性增高的原因。

（2）携带污染 评价方法同ICSH文件。CLSI规定，用于评价携带污染的高值、低值标本通常取自临床，具体标本浓度分布范围见表3-8。

表3-8 用于评价携带污染的高值、低值标本相关成分的浓度值

指标	高值	低值
WBC（$\times 10^9$/L）	>90	>0且<3
RBC（$\times 10^{12}$/L）	>6.20	>0且<1.5
Hb（g/L）	>220	>0且<50
PLT（$\times 10^9$/L）	>900	>0且<30

（3）精密度（重复性） 评价方法与ICSH相同。但评价时间限定由标本老化所需时间决定。

（4）检测下限与定量检测下限

1）检测下限（lower limit of detection，LLoD）：是指一定概率下标本可被检出的最低浓度。在血细胞分析仪是指可与本底区分开的最低血细胞浓度值。CLSI EP17文件规定：LLoD=LoB的均值+LoB标准差（s）的1个常数倍数，正态资料常数=1.645。

$$非正态资料常数 = \frac{1.645}{1 - \frac{1}{4(n-k)}}$$

式中：n为总的重复检测次数，k为标本个数。

不同浓度的标本至少测定60次，也可选用6个不同浓度的标本，每个标本测定10次，以发现标本之间的变异。

2）定量检测下限（lower limit of quantitation，LLoQ）：是指标本中能被准确定量的最低浓度值，且定量结果在可接受的精密度和准确度范围内。

准确检测低浓度的WBC和PLT非常重要。如WBC可帮助临床决定是否化疗、获取骨髓抑制或恢复的信息。PLT可预测出血、决定干预性血小板的输注。测定并计算每个低值WBC和低值PLT标本的CV和s，当CV小于每个测定值所规定不精密度时，WBC和PLT测定值即为LLoQ。规定不精密度来源于CLIA'88的允许误差范围（WBC为15%；PLT为25%），或采用医学允许误差范围（WBC为12.7%；PLT为17.7%）。通常，红细胞、血红蛋白和HCT不需要验证检测限。

（5）分析测量区间 分析测量区间（analytical measuring interval，AMI）也可用分析测量范围（analytical measuring range，AMR）表示，采用同源乏血小板血浆稀释压积细胞，得到覆盖生理和病理范围的稀释度。将每个稀释度当作一个标本，检测RBC、WBC、Hb和PLT，经统计学计算，观察血细胞分析仪在覆盖浓度范围内检验结果的一致性，以得到其最佳检验范围，该范围越宽越好。AMI是厂商遵照食品药品监督管理局（Food and Drug Administration，FDA）要求检测并载入仪器手册的一项技术指标，用户无须调整，CLIA'88对此也不作要求。但用户可根据AMI得到临床可报告区间（clinically reportable interval，CRI）。

（6）可比性 评价目的与ICSH文件相同，但所用仪器分为待测（新系统）血细胞分析仪（testing automated hematology analyzer，TAA）和比对（原系统）血细胞分析仪（comparing automated hematology analyzer，CAA）。先用可溯源的校准品校准CAA，再用CAA和正常新鲜全血校准TAA。将取自患者（RBC、Hb、WBC及PLT异常）和健康人的新鲜全血，在两类血细胞分析仪上检测，对结果进行比较，确保新鲜血液标本交互核查（cross check）结果的可比性。也可用于评价血细胞分析仪的准确度。用于评价可比性和准确性的相关参数及参考方法见表3-7。

一般情况下，TAA与CAA比对、TAA与参考（最佳）方法比对，其检验结果的差值应控制在一定范围内（表3-9）。

表3-9　交互核查结果的最大允许偏差值

表3-9　交互核查结果的最大允许偏差值

比对指标	最大偏差值
WBC（$\times 10^9$/L）	±0.3
RBC（$\times 10^{12}$/L）	±0.15
Hb（g/L）	±2
HCT	±0.013
PLT（$\times 10^9$/L）	±15

当白细胞分类计数结果出现表3-10中的变化时，则需要以显微镜法与TAA检验结果进行比对。

表3-10　需要显微镜法进行白细胞分类结果比对的标准

类型	细胞类型	增加标准
五分类血细胞分析仪	BASO	>5%
	Eos	>12%
	Mono	>35%
	NRBC	任何阶段
	幼稚细胞	任何类型
三分群血细胞分析仪	淋巴细胞	>80%
	MID	>12%
	粒细胞	<10% 或 >85%

（7）不同检验模式的比较　对血细胞分析仪的全血模式和稀释血模式进行评估。原则上，应使用静脉血检测，采血量每管大于1ml，8小时内完成检测。如临时采用了其他模式，应将检验结果与静脉全血模式进行比对，以评估其可靠性。主要指标有LoB、携带污染（特别是WBC、PLT）、精密度（特别是贫血、白血病、血小板减少症的医学决定水平）、LLoD和LLoQ、AMI和可比性。

（8）对异常标本和干扰物的评价　尽可能多检测能代表所有临床检验预期范围的标本。可对异常标本或已知干扰物质的标本用血细胞分析仪进行专门研究（表3-11）。

表3-11　标本异常干扰引起的报警

参数	干扰因素
WBC#，DLC	血小板凝聚、大血小板、NRBC、红细胞不溶解、WBC碎片或其他碎片、白细胞凝聚、冷凝集、冷球蛋白、冷纤维蛋白原、严重的高胆红素血症
RBC#	小红细胞增多、冷凝集、自凝集、红细胞碎片或其他碎片、大量巨血小板、WBC>100×10^9/L、纤维蛋白
Hb	高脂血症、异常血浆蛋白、WBC>100×10^9/L、高胆红素血症、红细胞不溶解
HCT	WBC>100×10^9/L、冷凝集、球形红细胞增多
MCV	大红细胞、巨大血小板、血小板卫星现象、小红细胞、镰状红细胞、白细胞碎片、高血糖、冷凝集、自凝集、冷球蛋白、异常血浆蛋白

参数	干扰因素
PLT#	EDTA 依赖性假性血小板减少症、血小板聚集、巨血小板、血小板卫星现象、血小板碎片、小红细胞、白细胞碎片、冷球蛋白、自凝集
NRBC#	小淋巴细胞、红细胞内包涵体（豪－焦小体）
Retic，Retic%	冷凝集、荧光药物、疟疾、豪－焦小体

（9）临床可报告区间　临床可报告区间（clinically reportable interval，CRI）是为直接获取某种方法的分析测量区间，通过采用稀释、浓缩等方法处理标本后，检测到的可作为结果向临床报告的量值范围。如检验结果大于 AMI 上限，则需要稀释标本，直到测得 AMI 范围内的结果，经过计算后向临床报告；如检验结果小于 AMI 下限，则报告 AMI 下限值；但 AMI 下限值不能小于 LoB。

（10）参考区间　血细胞分析仪检验指标参考区间（reference interval，RI）的制定，不同于化学和免疫学等具有方法依赖性的指标，制造商可提供相应信息，但用户必须对其在受检者人群中的适用性进行评价，包括年龄（特别是新生儿）、性别、种族等因素对血细胞分析仪检验结果的影响，并考虑个体内及个体间的差异。中国成年人血细胞分析仪检验参数参考区间见表3-12。

表3-12　中国成年人血细胞分析仪检验参数参考区间

参数	参考区间
白细胞计数（WBC，$\times 10^9$/L）	男/女：3.5~9.5
中性粒细胞绝对值（Neut，$\times 10^9$/L）	男/女：1.8~6.3
淋巴细胞绝对值（Lymph，$\times 10^9$/L）	男/女：1.1~3.2
嗜酸性粒细胞绝对值（Eos，$\times 10^9$/L）	男/女：0.02~0.52
嗜碱性粒细胞绝对值（Baso，$\times 10^9$/L）	男/女：0~0.6
单核细胞绝对值（Mono，$\times 10^9$/L）	男/女：0.1~0.6
中性粒细胞百分数（Neut，%）	男/女：40~75
淋巴细胞百分数（Lymph，%）	男/女：20~50
嗜酸性粒细胞百分数（Eos，%）	男/女：0.4~8
嗜碱性粒细胞百分数（Baso，%）	男/女：0~1
单核细胞百分数（Mono，%）	男/女：3~10
红细胞计数（RBC，$\times 10^{12}$/L）	男：4.3~5.8；女：3.8~5.1
血红蛋白（Hb，HGB，g/L）	男：130~175；女：115~150
血细胞比容（HCT，L/L）	男：0.40~0.50；女：0.35~0.45
平均红细胞容积（MCV，fl）	男/女：82~100
平均红细胞血红蛋白含量（MCH，pg）	男/女：27~34
平均红细胞血红蛋白浓度（MCHC，g/L）	男/女：316~354
血小板计数（PLT，$\times 10^9$/L）	男/女：125~350

2. 白细胞分类计数性能评价　1992年，CLSI发布CLST-H20文件"白细胞分类计数（百分率）参考方法和仪器方法评价"，建议用已知精密度和偏倚的白细胞分类计数参考方法，评价血细胞分析仪的白细胞分类计数性能（灵敏度和特异性）。文件对标本来源、血细胞分析仪白细胞分类计数特点、合格检验人员及常规检验人员的定义、参考方法特点和具体步骤（包括标本抗凝、血涂片制备染色要求、血涂片检查步骤、分类计数）等均作了具体描述，2010年又进行了修订，评价内容见表3-13。CLSI-H20文件也是我国2005年标准文件WS/T246白细胞分类计数参考方法的主要依据。

表3-13　白细胞分类计数评价内容

项目	内容
细胞种类	外周血有核细胞：中性粒细胞（分叶核、杆状核），淋巴细胞（正常、异常形态）、单核细胞、嗜酸性粒细胞、嗜碱性粒细胞，少见的其他有核细胞（破碎细胞，篮细胞和不能明确定义形态的细胞）
计数方法	每张血涂片应计数200个白细胞。如白细胞减少，应同时增加血涂片数量
血涂片检查限定量	检验人员每天按每张血涂片分类计数200个细胞计，不超过15~25张
考核用血涂片标本	①标本1：含分叶核中性粒细胞、杆状核中性粒细胞、正常淋巴细胞、异型淋巴细胞、单核细胞、嗜酸性粒细胞、嗜碱性粒细胞 ②标本2：含少量NRBC ③标本3：含少量未成熟白细胞
评价方案	标本制备，比较分类计数不准确度和不精密度、临床灵敏度，统计学方法

考点提示　血细胞分析仪的性能评价指标。

三、血细胞分析仪的比对

由于不同血细胞分析仪的检验原理、方法、试剂配方不尽相同，检验结果的参考区间有所差异。另外，同一实验室拥有不同品牌、不同型号的血细胞分析仪已较普遍，导致同一标本在不同仪器上分析可能出现测定值的偏差，给评估和解释患者结果及临床动态监测带来一定的困扰。为保证不同血细胞分析仪检验结果的准确性及可靠性，应对同一实验室的不同血细胞分析仪检验结果进行比对，以评价检验项目（包括WBC、RBC、HGB、HCT和PLT）的准确性和一致性。参照CLIA'88能力比对检验质量的要求，以其标准的1/2作为可接受误差来判断2台或2台以上血细胞分析仪检验结果的可比性。选择本实验室内技术性能最好，使用配套的校准物定期校正，有质量控制系统监控，并参加室间质评活动，各项目均在可接受性能范围之内的仪器作为参比仪器。

1. 按CLSI文件EP9-A比对法

（1）随机测定　每日随机选取8份样本（应包括高、中、低值），分别用各台仪器按常规样本测定的方法，测定各项参数，每份样本测定2次，样本排列的顺序为1、2、3、4、5、6、7、8、8、7、6、5、4、3、2、1，连续测定5天，共计40份样本。

（2）记录与统计　①记录统计结果（x_{ij}和y_{ij}），x_{ij}为参比仪器测定值，y_{ij}为待评价系统测定值，i为测定样本的序号（1、2、3……40），j为同一样本同一天测定的次序。②数据处理：计算每个样本测定的均值（$\bar{x_i}$和$\bar{y_i}$），样本重复测定间差值的绝对值（Dx_i和Dy_i）及两种方法检验结果间的均值差值（$\overline{y_i} - \overline{x_i}$）。③制图：通过制作散点图、偏差图直观地分析线性是否良好、偏差大小如何、有无离群点等初步印象。

（3）目测线性关系　观察两台仪器间的线性关系。

（4）检验方法间的离群点　计算两种方法检验结果间均值差值（$\overline{y_i} - \overline{x_i}$）的平均数，如两种方法检验结果间均值差值超出该平均数4倍时，则判断该样本为离群点，如离群点超过1个时，整组数据应舍弃，寻找原因后重新进行评价；如离群点为1个，可以补充数据后重新进行统计。

（5）分析相关系数　用以检查x测定范围是否足够宽，要求$r \geqslant 0.975$或$r^2 \geqslant 0.95$。

（6）线性回归　用统计学方法评价回归图的相关性，斜率b、y轴截距a的计算。对需比对仪器和参比仪器进行回归和相关分析，求其相关系数r和回归方程$y = bx + a$。

（7）根据检验结果的相对偏差来判断检测误差是否符合标准。

$$\text{相对偏差} = \frac{\text{需比对仪器测定值} - \text{参比仪器测定值}}{\text{参比仪器测定值}} \times 100\%$$

（8）核对可接受偏差标准　CLIA'88对正常水平标本测定采用的误差标准如表3-14所示。参照CLIA'88标准，也可制定出本实验室（或本科室）可接受偏差标准，如WBC：8%～10%；RBC：3%～4%；HGB：3%～4%；HCT：3%～4%；PLT：10%～15%。预期相对偏差小于可接受偏差，说明需比对仪器测定的结果在可接受范围。反之为不可接受。

表3-14　CLIA'88对正常水平标本测定采用的误差标准

检验指标 / 水平	CLIA'88 误差标准	绝对值	1/2 CLIA'88 误差标准
WBC（7.0×10^9/L）	±15%	$\pm 1.05 \times 10^9$/L	7.5%
RBC（4.00×10^{12}/L）	±6%	$\pm 0.24 \times 10^{12}$/L	3.0%
HGB（140g/L）	±7%	±9.8g/L	3.5%
HCT（0.42L/L）	±6%	±0.0252	3.0%
PLT（300×10^9/L）	±25%	$\pm 75 \times 10^9$/L	12.5%

2. 简易比对方法　①参比仪器和需比对仪器设置同CLSI文件EP9-A比对法。②选择高、中、低浓度3份样本同时用各台仪器按常规样本测定的方法，测定其各项参数，每份样本测定2次，求其均值。③核对可接受偏差标准同CLSI文件EP9-A比对法。

考点提示　血细胞分析仪比对。

（李彦娜）

第四节　血细胞分析仪检验质量控制

血细胞分析仪检验结果的质量控制涵盖从临床医生申请检验开始至发出检验报告的全过程，包括分析前、分析中和分析后质量控制。

一、血细胞分析仪分析前质量控制

（一）检验人员的要求

1. 上岗前　应接受规范的培训，认真阅读仪器手册，了解仪器结构，熟悉仪器的性能、工作原理、操作程序、参数设置、质量控制，具有仪器日常维护以及正确使用试剂的能力。

2. 上岗后　具有能解释和处理仪器各种报警信息，对仪器一般故障排除的能力。具有采用参考方法校正仪器检测参数的能力。

（二）合适的检测环境

血细胞分析仪的正常运行必须有一个良好的运行环境，应满足仪器对空间、温度、湿度、电源、抗电磁、抗热源、光线、通风等特定条件的要求。任何环境因素的变化都可能影响到仪器的稳定性，从而影响检验结果的精密度和准确度，因此，要经常观察并做好相应的记录，及时纠正。

（三）血细胞分析仪的正确校准

新安装或每次维修血细胞分析仪后，必须按照CLSI的评价方案，对其技术性能进行测试、评价或校准，并做好相应记录和管理工作。

（四）严格使用配套试剂

原则上必须在有效期内使用与仪器配套的稀释液、溶血剂、染液、质控品、校准品等，避免使用未经科学鉴定和批准认可的替代试剂。如使用与仪器不配套的替代试剂，必须为国家相关部门批准生产并且经与配套试剂比对合格。否则，检验结果将失去准确性和可靠性。

（五）使用合格的检测标本

血液标本在分析前经过的环节较多，且由医护人员以及检验人员等不同人员共同完成。由于血液标本在采集过程中检验科无法直接监督与干预，故应该主动与有关医护人员进行沟通，说明合格检验标本的要求（表3-15）。当收到血标本时，应留意观察标本是否被污染、溶血、有小凝块或纤维丝等情况，对有问题的标本应该重新采集。对发现标本有黄疸、脂血等，应在报告单中注明。

表3-15　合格检验标本的要求

项目		要求
标本		尽可能采用静脉血，并保证血液质量和充足用量（包括复查用量），无明显的溶血、凝集及标本老化
采血容器		尽可能采用真空采血系统，减少干扰因素，保证生物安全，提高采血质量
抗凝剂		使用 ICSH 推荐的 EDTA-K_2（1.5~2mg/ml 血）
血液储存	18~22℃	WBC、RBC、PLT 可稳定 24 小时，DLC 可稳定 6~8 小时，HGB 可稳定数天，但 2 小时后粒细胞形态即有变化。故需要显微镜检查分类者，应及早制备血涂片
	4℃	可延长血液贮存期，WBC、RBC 稳定 48 小时，DLC 可稳定 8~10 小时。当血标本不能及时转运和检验时，应在较低温度下保存，但不利于血小板的保存

二、血细胞分析仪分析中质量控制

（一）仪器启动

按照血细胞分析仪标准操作程序（standard operation procedure，SOP）的规定，在各种设备连接完好的基础上，开启仪器，并检查仪器是否正常，本底测试是否通过等。

（二）室内质控

在检测临床标本前，将质控品的单次分析数据用于检测分析仪的性能，利用检测信息系统自动绘制质控图，观察质控物测定结果受控，才可检测临床标本。如质控超出允许范围时，应认真查找失控原因，包括操作失误，试剂、校准物、质控品失效，仪器维护不良等，发现问题及时加以纠正后，才能继续检测，并填写失控报告。质控品最好使用仪器配套，商品质控物一般有低值、中值和高值3个水平，使用前要充分颠倒混匀，以保证有形成分分布均匀。

1. 标本检测　认真检查标本有无凝块，确定为合格标本才能上机检测。仪器吸样前，必须使用混匀器或采用人工方法多次充分混匀标本。

2. 仪器清洁　检测过程中，应随时清洁被血液标本污染的部位。检测结束后，除了仪器自动洗涤外，必须按仪器操作后的清洗要求进行保洁，特别注意在关闭仪器后，清洁检测部件（如吸样针孔）和仪器外部，确保其通畅、洁净，并处理检测废液。

三、血细胞分析仪分析后质量控制

（一）对检验结果进行审核

对异常检验结果，无论是数据、图形异常还是报警，均不能直接发出报告，必须做仪器和（或）人工复查。

1. 分析有密切关联参数之间的关系　如在红细胞、血细胞比容与血红蛋白之间掌握"3规则"，即：$3 \times RBC = HGB$；$3 \times HGB = HCT$。临床允许误差为 ±3%。还要分析白细胞与白细胞分类计数之间的关系、RDW与红细胞形态一致性的关系等，以判断仪器运转是否正常。

2. 确定是否需要显微镜复查　首先要仔细阅读血细胞分析仪给出的各项参数、直方图、散点图和提示信号，对可能存在的血液学异常或技术性影响因素等有一个初步的印象，同时结合患者的临床情况（包括初步诊断等），确定复查的内容和重点。复查重点应包括观察红细胞、白细胞和血小板形态，估计血小板或白细胞数（印证与仪器给出的数据是否大致相符），观察有无血小板聚集或红细胞聚集以及有无特殊形态的异常细胞或寄生虫等。

（二）对检验结果解释

积极与临床医生联系和沟通，保证检验质量的持续改进。当检验结果出现异常时，如已排除检验中因素的可能性，则可结合患者临床资料予以合理解释。记录和比较治疗前后的检验结果（特别是血液病和化疗患者），有助于发现检验结果异常的原因。对一些难以解释的异常结果，必须记录并主动与临床联系，不断积累实践经验，探索其意义。

（三）建立危急值通知程序

"危急值"指某种检验结果出现时，表明患者可能已处于危险边缘。当出现有可能危及生命的全血细胞计数等检验结果时，在确认检验过程各环节无异常的情况下，需立即电话通知相应的医生和护士，并在《检查（验）危急值报告登记本》上逐项做好登记，在报告单"危急值"项目处加盖"危急值"提示章，以使患者得到及时处理，挽救患者生命。

（四）标本的保存

标本测定完毕后，将标本置4~8℃的冰箱冷藏，至少保存1周。

（五）仪器的维护和保养

定期对仪器进行维护保养，以减少仪器的堵孔现象，当仪器出现异常波形、计数时间延长、出现报警声及指示灯闪烁时应对仪器进行冲洗排堵处理。严格按照仪器说明书对仪器进行日保养、周保养和月保养。

（六）定期征求临床意见

遵循循证医学原则，积极与临床科室联系和沟通，定期征求临床医生意见，不断地用临床最终的诊断结果来验证检验结果的可靠性，及时纠正血细胞分析仪检测中系统性偏倚，保证检验质量的持续改进。

考点提示 ▶ 血细胞分析仪检验的质量控制。

第五节 血细胞分析仪临床应用

不同类型的血细胞分析仪检验原理各不相同，目前临床上多使用综合应用电学、光学、细胞化学技术的五分类血细胞分析仪进行血细胞分析。

一、血细胞分析仪各项检验参数及临床应用

（一）红细胞参数及临床应用

红细胞系列检验参数见表3-16。

扫码"学一学"

扫码"练一练"

表3-16 血细胞分析仪红细胞系列检验参数

检验参数	英文缩写	检验原理和技术	单位
红细胞计数	RBC	鞘流电阻抗法（五分类），电阻抗法（三分群）	$\times 10^{12}/L$
血红蛋白浓度	HGB	氰化或非氰化高铁血红蛋白比色法（三分群，五分类）	g/L
血细胞比容	HCT	来自计算（三分群，五分类）	%
平均红细胞体积	MCV	鞘流电阻抗法（五分类），电阻抗法（三分群）	fl
红细胞平均血红蛋白量	MCH	来自 HGB/RBC 计算（三分群，五分类）	pg
红细胞平均血红蛋白浓度	MCHC	同上	g/L

续表

检验参数	英文缩写	检验原理和技术	单位
红细胞体积分布宽度 –s 值	RDW–s	来自计算（五分类，三分群）	fl
红细胞体积分布宽度 –CV 值	RDW–CV	同上	%
球形红细胞平均体积	MSCV	光散射、射频法、鞘流电阻抗法（五分类）	fl
单个红细胞平均血红蛋白量	CH	光散射法（五分类）	pg
红细胞平均血红蛋白浓度	CHCM	同上	g/L
血红蛋白分布宽度	HDW	来自计算（五分类）	g/L
网织红细胞血红蛋白浓度分布宽度	HDWr	同上	g/L
网织红细胞平均血红蛋白浓度	CHCMr	光散射法（加核酸荧光染色）（五分类）	g/L
网织红细胞血红蛋白量	RET–He	同上	pg
网织红细胞平均血红蛋白量	CHr	同上	pg
网织红细胞计数	RET#	同上	$\times 10^9$/L
网织红细胞百分率	RET	来自计算（五分类）	%
未成熟网织红细胞比率	IRF	同上	%
低荧光强度网织红细胞比率	LFR	同上	%
中荧光强度网织红细胞比率	MFR	同上	%
高荧光强度网织红细胞比率	HFR	同上	%
低荧光网织红细胞百分率	RET L%	光散射法（加核酸荧光染色）（五分类）	%
中荧光网织红细胞百分率	RET M%	同上	%
高荧光网织红细胞百分率	RET H%	同上	%
网织红细胞平均体积	MRV，MCVr	光散射、射频法、鞘流电阻抗法（加非荧光核酸染色）（五分类）	fl
有核红细胞计数	NRBC#	光散射法（或加核酸荧光染色）（五分类）	$\times 10^9$/L
有核红细胞百分率	NRBC	来自计算（五分类）	%

红细胞计数、血红蛋白测定、血细胞比容、红细胞平均指数、网织红细胞计数的临床意义参见第二章。其他主要参数的临床意义如下。

1. RDW 是反映外周血红细胞体积大小异质性的参数，用红细胞体积的变异系数（RDW–CV%）或标准差（RDW–s）表示，通常报告RDW–CV%，其参考区间为11.5%~14.5%。RDW能直接反映红细胞大小不等的程度，有助于贫血的诊断与鉴别诊断。

（1）缺铁性贫血（IDA）和轻型 β－珠蛋白生成障碍性贫血的鉴别　由于Hb合成障碍，IDA和轻型 β－珠蛋白生成障碍性贫血均可表现为小细胞低色素贫血，但前者红细胞形态明显大小不等，RDW增高；后者大小较均一，RDW基本正常。

（2）IDA早期诊断和疗效观察　鉴于95%以上IDA的RDW均增高，如果患者血液检查表现为小细胞低色素性贫血而RDW正常，此类患者患IDA的可能性不大。IDA在缺铁潜伏期时RDW即有增高，治疗后，若贫血纠正，但RDW仍未降至正常水平，可能反映体内铁未完全补足。

（3）贫血的形态学分类　目前多采用MCV、MCH、MCHC对贫血进行分类，但MCV只能反映红细胞的平均大小，并不能反映红细胞体积大小的异质性，而RDW可给予补充，从而全面反映红细胞的病理变化。Bassman于1983年将RDW和MCV两个参数相结合，提出了贫血形态学新分类依据（表3-17）。

表3-17　贫血的RDW和MCV分类

MCV	RDW	贫血分类	意义
正常	正常	正细胞均一性	慢性病性贫血、再生障碍性贫血、白血病
	增高	正细胞不均一性	骨髓纤维化
减低	正常	小细胞均一性	轻型β-珠蛋白生成障碍性贫血
	增高	小细胞不均一性	缺铁性贫血
增高	正常	大细胞均一性	MDS、再生障碍性贫血
	增高	大细胞不均一性	巨幼细胞贫血、恶性贫血

考点提示　RDW的概念及临床应用。

2. 网织红细胞参数

（1）RET%、RET#　见网织红细胞计数。

（2）高荧光强度网织红细胞（HFR）、中荧光强度网织红细胞（MFR）、低荧光强度网织红细胞（LFR）、未成熟网织红细胞比率（IRF）在骨髓受到抑制时，HFR和MFR降低早于WBC和PLT；在骨髓恢复后，多数患者的HFR和MFR迅速增高。IRF的变化可作为评价肿瘤放化疗、外周血干细胞移植过程中骨髓造血功能受抑和开始恢复最早且较灵敏的指标。

（3）网织红细胞血红蛋白量（RET-He）　在整个细胞周期中RET-He含量较为稳定，可真实反映机体铁含量状态，在缺铁性贫血的治疗过程中有重要意义。RET-He为30.5pg是患者补充铁剂的最佳临界值。

（4）网织红细胞平均血红蛋白量（CHr）　可用于评价骨髓红系的造血功能状态，在缺铁性贫血治疗中，CHr最早出现升高。如以CHr26pg为临界值，可及时发现儿童、妊娠妇女、肾透析患者的缺铁状态。

考点提示　HFR、MFR、TRF、RET-He、CHr的含义及临床意义。

3. 红细胞血红蛋白分布宽度（HDW）　HDW是反映外周血红细胞内血红蛋白含量异质性的参数，用单个红细胞HBG含量的标准差表示，参考区间为24～34g/L。HDW在遗传性球形红细胞增多症时明显增高，可代替红细胞脆性试验用来诊断该病。

4. 球形红细胞平均体积（MSCV）　正常人MSCV比MCV大，但有些患者则相反。如当MSCV<MCV时，诊断遗传性球形红细胞增多症的灵敏度为100%，特异性93.3%。

（二）白细胞参数及临床应用

白细胞系列检验参数见表3-18。

表3-18　血细胞分析仪白细胞系列检验参数

检验参数	英文缩写	检验原理和技术	单位
白细胞计数	WBC	光散射（或加荧光染色）（五分类）；电阻抗法（三分群，五分类）	$\times 10^9$/L
中性粒细胞计数	NEUT#	光散射（或加荧光染色，或加细胞化学法）、射频法、鞘流电阻抗法、光吸收法（五分类）；电阻抗法（三分群）	$\times 10^9$/L
淋巴细胞计数	LYMPH#	同上	$\times 10^9$/L
单核细胞计数	MONO#	光散射（或加荧光染色，或加细胞化学法）、射频法、鞘流电阻抗法（五分类）、光吸收法（五分类）	$\times 10^9$/L
嗜酸性细胞计数	EO#	同上	$\times 10^9$/L
嗜碱性细胞计数	BASO#	同上	$\times 10^9$/L
中间细胞群计数	MID#	电阻抗法（三分群）	$\times 10^9$/L
中间细胞群百分率	MID	来自计算（三分群）	%
粒细胞群计数	GRAN#	电阻抗法（三分群）	$\times 10^9$/L
粒细胞群百分率	GRAN	来自计算（三分群）	%
淋巴细胞群计数	LYM#	电阻抗法（三分群）	$\times 10^9$/L
淋巴细胞群百分率	LYM	来自计算（三分群）	%
淋巴细胞百分率	LYMPH	来自计算（五分类、三分群）	%
单核细胞百分率	MONO	来自计算（五分类）	%
嗜酸性粒细胞百分率	EO	同上	%
嗜碱性粒细胞百分率	BASO	同上	%
未成熟粒细胞计数	IG#，IMG#	射频法和电阻抗法、光吸收法（五分类）	$\times 10^9$/L
未成熟粒细胞百分率	IG，IMG	来自计算（五分类）	%
大型未染色细胞计数	LUC#	光散射法（加细胞化学染色）（五分类）	$\times 10^9$/L
大型未染色细胞百分率	LUC	来自计算（五分类）	%

白细胞参数中白细胞计数和分类计数等的临床意义参见第二章。其他主要参数的临床意义如下。

1. 未成熟粒细胞（IG） 主要包括早幼粒细胞、中幼粒细胞、晚幼粒细胞、杆状核粒细胞，但不包括原始粒细胞。IG增高见于感染、肿瘤、类白反应、骨髓增生性疾病和慢性粒细胞白血病等。

2. 大型未染色细胞（LUC） 系在过氧化物酶染色中未被染色、体积大于淋巴细胞的细胞，包括异型淋巴细胞、浆细胞、毛细胞、幼稚淋巴细胞和原始细胞。LUC增多主要见于病毒感染、免疫性疾病、白血病等。

考点提示 IG、LUC的含义及临床意义。

（三）血小板参数及临床意义

血小板系列检验参数见表3-19。

表3-19 血细胞分析仪血小板系列检验参数

检验参数	英文缩写	检验原理和技术	单位
血小板计数	PLT	光散射法（或加荧光染色，或加单克隆抗体）（五分类）；鞘流电阻抗法（五分类）；电阻抗法（三分群）	$\times 10^9$/L
血小板分布宽度	PDW	来自计算（五分类，三分群）	CV（%），s（fl）
血小板平均体积	MPV	鞘流电阻抗法（五分类）；电阻抗法（三分群）	fl
大血小板比率	P-LCR	来自计算（五分类，三分群）	%
血小板比容	PCT	同上	%
未成熟血小板比率	IPF	光散射法（加核酸荧光染色）（五分类）	%

1. PLT 参见第二章血小板计数。

2. 平均血小板体积（MPV） MPV是血小板直方图曲线所含的群体算术平均体积，正常人MPV值与血小板数量呈非线性负相关，参考区间为6.8~13.6fl。MPV的变化有助于鉴别血小板减少的原因。一般情况下，周围血小板破坏增多导致血小板减少者MPV增高，由骨髓病变引起的血小板减少者MPV减低；在感染患者中，局部炎症时MPV正常或增大，败血症时则有一半MPV减低，如果MPV随血小板数量持续下降，则为骨髓衰竭的征兆。MPV越小，提示骨髓抑制越严重。当造血功能恢复时，血小板平均体积首先升高，然后血小板计数随着升高。MPV增高：见于原发性血小板减少性紫癜、巨大血小板综合征、慢性粒细胞白血病、血栓性疾病；MPV减低：见于再生障碍性贫血、脾功能亢进、急性白血病化疗。

3. 血小板分布宽度（PDW） PDW是反映血小板体积大小异质性参数，参考区间为15.5%~18.1%。PDW值越大说明血小板大小越不均匀，主要用于血小板异常疾病的辅助诊断与鉴别诊断。PDW增高见于急性白血病化疗后、巨幼细胞贫血、慢性粒细胞白血病、脾切除、巨大血小板综合征、血栓性疾病等。在原发性血小板增多症时PDW增高，在反应性血小板增多症时PDW则减低；再生障碍性贫血MPV减低，PDW增高。

4. 大血小板比率（P-LCR） 参考区间为13.0%~43.0%。P-LCR与MPV和PDW具有相关性，初生的血小板体积较大，黏附能力强，易于聚集和发生释放反应，有很强的止血和凝血功能。P-LCR增高见于免疫性血小板减少、慢性出血、血小板增多症、感染等。

5. 血小板比容（PCT） PCT增高见于反应性及原发性血小板增多症、慢性粒细胞白血病早期等。PCT减低见于再生障碍性贫血、化疗后及血小板减少症时。

考点提示 ▶ MPV、PDW、P-LCR、PCT的含义及临床意义。

二、血细胞分析仪细胞分布图及临床应用

血细胞分析仪在提供血细胞不同检验参数的同时，还可根据细胞体积的大小和出现的相对频率显示相应细胞体积分布图形，即直方图和散点图。通过观察细胞体积分布图形的变化，直观的比较各类细胞比例（如白细胞分类、网织红细胞分群）与检验数据是否相符，或者是否有异常血细胞（如白血病细胞）出现等，同时可以评估仪器的工作状态，有利于工作人员做好质量控制和仪器性能维护。在分析细胞体积分布图时，应注意不同型号血细胞分析仪设置的参数及使用的稀释液不同，细胞体积分布图的形状存在一定的差异。

（一）红细胞直方图的临床应用

1. 正常红细胞直方图　仪器在36～360fl范围内分析红细胞，横坐标表示红细胞体积，纵坐标表示不同体积红细胞出现的频率。正常红细胞主要分布在50～200fl范围内，是一个近似正态分布的单峰曲线。可见两个细胞群体，在50～125fl区域有一个几乎两侧对称、较狭窄的正态分布曲线，峰顶与横坐标相交处即为MCV值（图3-17）。右侧分布在125～200fl区域内的细胞，为大红细胞和网织红细胞。如果在低于36 fl区域也显示出一个小而低的峰，说明标本中可能存在红细胞碎片、大血小板或有聚集血小板。

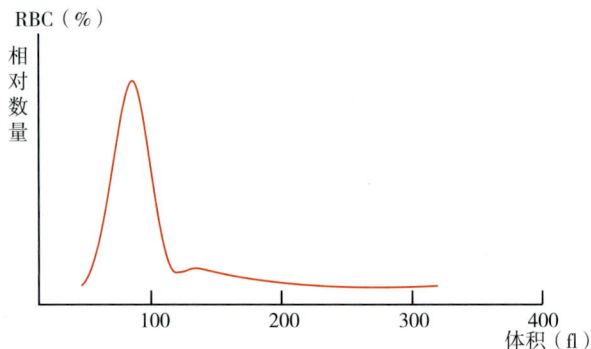

图3-17　正常红细胞直方图

2. 异常红细胞直方图　红细胞体积的变化可引起红细胞直方图的改变，图形峰的位置、峰顶的形状、峰底的宽度、有无双峰，曲线起始的高低、尾部抬高与延伸等，这些变化与红细胞的其他参数综合分析，有助于贫血的鉴别诊断和疗效观察。如对缺铁性贫血、巨幼细胞贫血和铁粒幼细胞性贫血的鉴别诊断和疗效观察（图3-18，表3-20）。

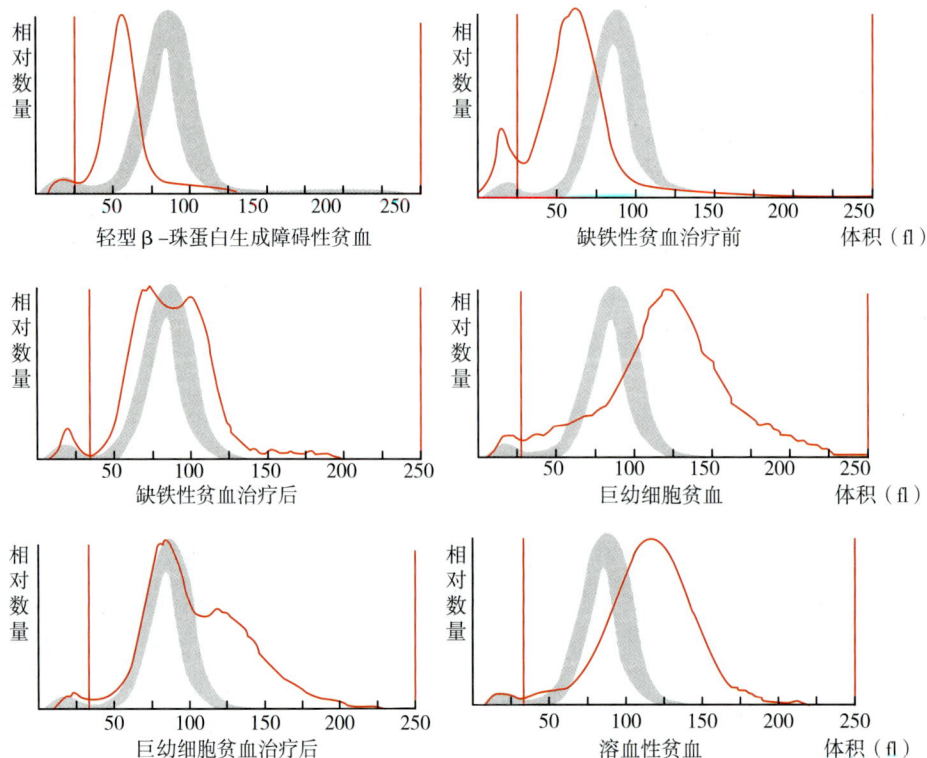

图3-18　不同类型贫血红细胞直方图

表3-20　不同类型贫血红细胞直方图的变化和常见原因

Bassmen 贫血分型	波峰	峰底	RDW	血涂片	临床意义
小细胞均一性	左移	基本不变	正常	小细胞为主，大小较一致	轻型珠蛋白生成障碍性贫血，慢性感染或炎症性贫血
小细胞不均一性	左移	变宽	增大	小细胞为主，大小不一	缺铁性贫血
	左移	变宽，可有双峰	明显增大	小细胞为主，大小明显不一	铁粒幼细胞贫血，缺铁性贫血经治疗后有效
大细胞均一性	右移	基本不变	正常	大细胞为主，大小较一致	溶血性贫血、白血病前期
大细胞不均一性	右移	变宽	增大	大细胞为主，大小不一	巨幼细胞贫血，叶酸、维生素B_{12}治疗初期等
	右移	变宽，可有双峰	明显增大	大细胞为主，大小明显不一	巨幼细胞贫血，叶酸、维生素B_{12}治疗时有效
正常细胞均一性	不变	基本不变	正常	细胞形态正常，大小一致	正常红细胞、慢性病、急性失血、骨髓纤维化、再生障碍性贫血
正常细胞不均一性	右移	变宽	增大	细胞形态正常，大小不一	血红蛋白异常、骨髓纤维化
	右移	明显变宽	明显增大	细胞形态正常，大小明显不一	早期或混合性营养不良

考点提示　正常红细胞直方图的特点，常见贫血的红细胞直方图特点。

（二）白细胞直方图的临床应用

不同型号血细胞分析仪检验原理和所用试剂不同，绘出的白细胞直方图差别较大。从白细胞直方图图形的变化可估计血液中白细胞群体的变化，但并无特异性，任一类白细胞的增多或减少均可使直方图产生相似的变化。

1. 正常白细胞直方图　电阻抗型血细胞分析仪，在35~450fl范围内将白细胞分为3群。白细胞直方图左侧高陡，通道在35~95fl为小细胞区，主要是淋巴细胞；最右侧峰低宽，通道在160~450fl为大细胞区，主要是中性粒细胞。左右两峰之间较平坦区有一个小峰，为单个核细胞区，也称中间细胞区，主要包括单核细胞、嗜酸性粒细胞、嗜碱性粒细胞以及原始细胞、幼稚细胞等（图3-19）。

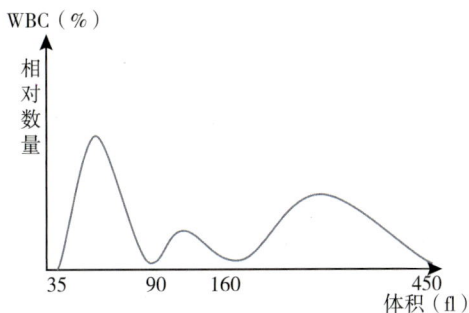

图3-19　正常白细胞直方图

2. 异常白细胞直方图　当白细胞分类出现较大异常或出现一定量异常细胞时，白细胞直方图峰的高低、数量和低谷区的特征将会发生一定变化，并伴随相应部位的报警信号，如"H（high，高）"或"L（low，低）"或"R2、R3、R4"等，分别提示检验结果高于或低于参考区间，同时出现相应的图形改变，形成异常直方图（图3-20，表3-21）。此时，要参考各自仪器的说明书了解提示内容，进一步进行血涂片镜检，观察白细胞形态。

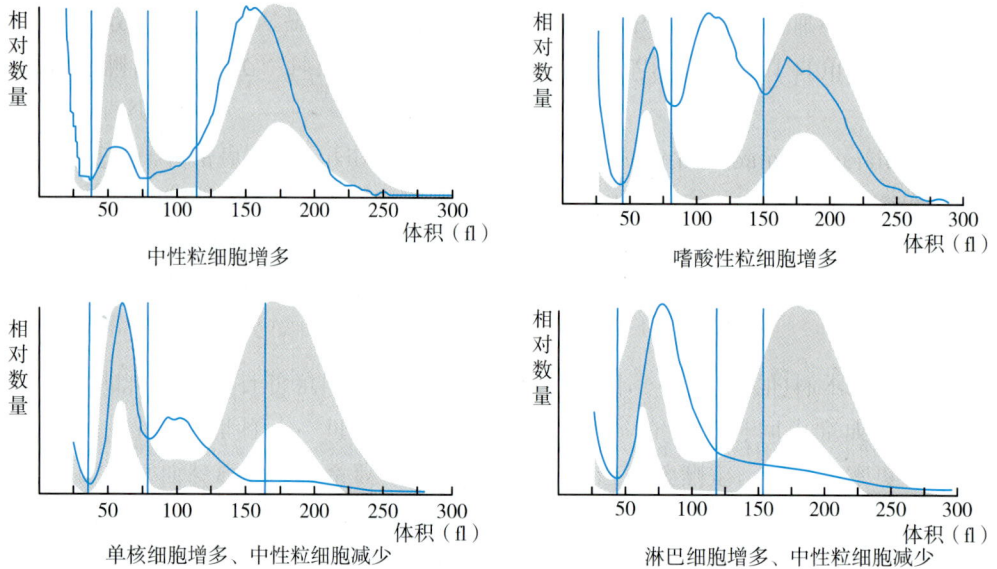

图3-20　异常白细胞直方图

表3-21　白细胞直方图的异常变化及分析

因素	直方图分析
中性粒细胞比例增高（淋巴细胞比例相对减低）	白细胞直方图表现为粒细胞峰明显变大，淋巴细胞峰明显变小。在严重的细菌感染时，如果中性粒细胞发生中毒性改变，粒细胞峰可向左移动或向右延伸，有的可显示"R3"或"R4"报警提示
淋巴细胞比例增高（中性粒细胞比例相对减低）	白细胞直方图表现为粒细胞峰明显变小，淋巴细胞峰明显变大
单核细胞比例增高	白细胞直方图表现为在单个核细胞区出现一个明显的峰，其大小与单核细胞比例增高的程度有关，常显示"R3"报警提示。值得注意的是，仪器显示的"MO"或"MID"增高仅表示可能是单核细胞增高，也可能是嗜酸性粒细胞或幼稚细胞等增多，因此，必须涂片染色后经显微镜确认
嗜酸性粒细胞比例增高	白细胞直方图上在单个核细胞区出现一个明显的峰，其大小与嗜酸性粒细胞增高的程度有关，可显示"R2"或"R3"报警提示
急性淋巴细胞白血病	白细胞直方图表现为淋巴细胞峰向单个核细胞区扩展变宽，其程度与原始及幼稚淋巴细胞的比例高低有关，常伴有"R2"报警
急性非淋巴细胞性白血病	白细胞直方图常以单个核细胞峰增高为主，并向淋巴细胞区和粒细胞区扩展，常显示"R2"、"R3"及"Rm"报警提示。其异常峰的高低及扩展的程度与原始及幼稚细胞的比例高低有关
慢性淋巴细胞白血病	白细胞直方图与正常淋巴细胞比例增高时相似，但淋巴细胞峰底略宽，有时可显示"R2"报警
慢性粒细胞白血病	白细胞直方图表现为多区异常，为形状单一而分布广泛的图形，淋巴细胞峰可有可无，随淋巴细胞所占的比例大小而异

3. 分析白细胞直方图应注意的问题

（1）溶血剂处理后的白细胞　溶血剂处理后的"膜包核"白细胞体积与其自然体积并不完全一致。经溶血剂处理后含较多颗粒的粒细胞较颗粒细、少的单核细胞及淋巴细胞体积大；白血病细胞、异常淋巴细胞、嗜酸性粒细胞、嗜碱性粒细胞、浆细胞等可出现在单个核细胞区，少数也可出现于淋巴细胞或粒细胞区。电阻抗法只是根据"膜包核"颗粒体积的大小，将白细胞分成几个群，故白细胞直方图并不能代表其自然状况，但可用于判断白细胞各亚群的分布情况，作为血涂片显微镜检查前的"粗筛"，对病理标本必须经显微镜检查确认。

（2）复查　白细胞计数时先加入溶血剂，使红细胞破坏，保留"膜包核"状的白细胞进行计数，但是：①某些贫血的病理红细胞及新生儿红细胞对溶血剂有较强的抵抗力，使之不溶解或不完全溶解；②有核红细胞；③血小板聚集成团等，这些因素均有可能误计数为白细胞，此时白细胞直方图也可发生相应的改变。因此，当检验结果出现这些图形时，提示白细胞计数和分群结果均不准确，需要复查。

（3）使用配套试剂　由于不同血细胞分析仪所采用的稀释液及溶血剂成分不完全相同，对白细胞膜的作用程度不同，同一份血液标本在不同仪器的直方图形状有所不同，所以各型号仪器确定白细胞"分群"的区分界限设置点也有所不同。因此，必须使用配套试剂。在分析各种病理变化图形之前，必须先掌握所使用血细胞分析仪的正常白细胞直方图。

> **考点提示**　正常与异常白细胞直方图特点。

（三）血小板直方图的临床应用

1. 正常血小板直方图　血细胞分析仪通常在2～30fl范围分析血小板，正常血小板主要集中在于2～15fl范围内，直方图是一条呈对数正态分布的光滑曲线（图3-21）。

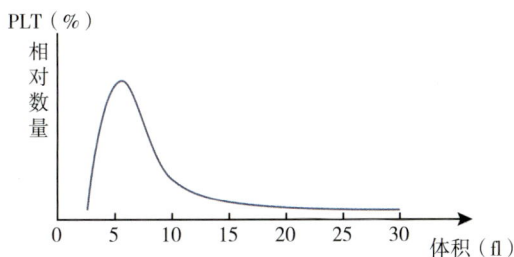

图3-21　正常血小板直方图

2. 异常血小板直方图　血小板与红细胞在同一个通道内测量，二者在体积上有明显的差异，仪器设定了特定的阈值，将高于阈值者定于红细胞，反之为血小板。但红细胞群体中的小红细胞或细胞碎片可落在血小板的阈值内，巨大血小板或聚集的血小板可误认为红细胞，这些均可从血小板直方图上反映出来。另外，乳糜微粒、冷球蛋白颗粒和红细胞冷凝集等也可干扰血小板计数结果，但血小板直方图无明显的变化（表3-22）。

表3-22　血小板直方图的异常变化及分析

直方图	直方图分析
大血小板直方图	曲线峰右侧右移，在大于30fl的某一点与横坐标重合，MPV值明显增高。如果血小板数减低，可见于ITP及体外循环时；如果血小板数升高，见于脾切除术后。如果血小板数正常，可见于慢性髓性白血病、骨髓纤维化等
小血小板直方图	曲线峰右侧左移，在小于20fl的某一点与横坐标重合，MPV值明显减低。如果血小板数减低，可见于AIDS和脾亢等；如果血小板数正常，可见于慢性再障；如果血小板数升高，可见于反应性血小板增多症
血小板聚集直方图	曲线峰变低，如果是以小于20fl的血小板聚集为主，曲线峰右侧抬高呈拖尾状，不与横坐标重合；如果是以大于20fl的血小板聚集为主，则曲线峰变低、变平，右侧抬高不明显。此时，在白细胞直方图的35fl处有一个小峰。主要见于标本采集不当或EDTA依赖性血小板聚集等
小红细胞或红细胞碎片干扰的血小板直方图	在曲线峰的右侧抬起并上扬，不与横坐标重合；可见于IDA或发生溶血的标本

考点提示　正常与异常血小板直方图的特点。

（四）散点图的临床应用

不同型号血细胞分析仪对于血细胞分析的原理不尽相同，即使是正常红细胞、白细胞或血小板的散点图也有明显区别。通常平面散点图只显示二维（X、Y轴）图像，而三维（X、Y、Z轴）图像则显示立体图像。在二维坐标系中，横坐标（X轴）和纵坐标（Y轴）分别表示一种检验原理或检测角度的细胞信息，位于坐标象限中的任何一个散点反映的就是X轴和Y轴的综合信息。

观察和分析散点图需要注意：不同的检验原理，坐标上的散点所在象限平面图上的位置，如上下（高低）、左右、前后（可重叠）或散点群的疏密，均与相应类别的细胞形态、体积、内部结构、胞核、胞质及胞质中颗粒数量等特性密切相关。异常散点图形成的原因包括病理性和非病理性干扰物质的影响，因此，需要显微镜复查，并结合临床资料，才能对散点图作出合理的解释。

1. 白细胞散点图　血细胞分析仪综合应用多项技术（激光、射频及化学染色等）联合检测白细胞，由于不同白细胞大小及内部结构（如胞核的大小、胞质颗粒的多少及酶的数量）不同，综合分析后的检验数据也不同，从而得出不同的白细胞散点状分布图及较为准确的五分类结果。从图形的变化可以估计被测血液中某类细胞的变化（图3-22）。

白细胞散点图的意义与直方图基本相同。尽管散点图的图形变化比直方图更能反映某类细胞的变化，但特异性不强。因此异常散点图与异常直方图相比，只是较为明确地提示检查者判断某类细胞的比例有无变化或有无异常细胞，结合相关的报警信息，进而确定是否需要显微镜复查。

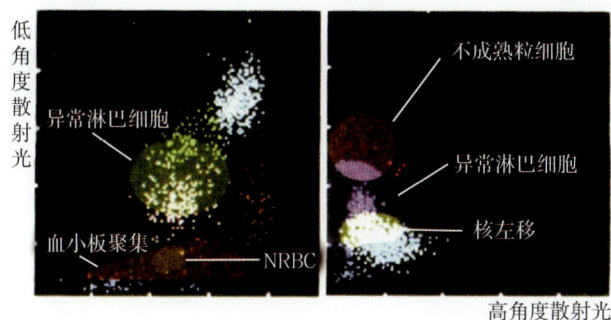

图3-22　双角度激光异常散点图

2. 红细胞散点图　是红细胞体积与血红蛋白浓度二维散点图，反映光散射、细胞体积和血红蛋白浓度之间的相互关系，能准确区分小红细胞等异常。该图能反映体积为30~180fl、红细胞血红蛋白浓度为190~490g/L的红细胞。正常人群血液标本大部分红细胞出现在散点图的中央。红细胞散点图是非线性的，因此直观的判断可能比较困难，但它提供了红细胞原始的测定数据，红细胞计数的结果也来源于此图。

考点提示　正常红细胞、白细胞散点图的特点。

三、血细胞分析仪常见报警和干扰因素

（一）报警

当标本检验结果超出实验室预先设定的检验项目参考区间，或复检标准、临床标本存在异常干扰和患者人群变异时，仪器对可疑结果用图形、符号或文字3种形式给出解释性、易于理解的报警信息。如用红色表示阳性，绿色表示阴性。出现"阳性"或"错误"提示，是由于标本异常所致，必须根据实验室的规则，进一步仔细检查，特别须注意出现WBC、DLC、RBC、PLT、NRBC、RET及其相关参数数量和形态异常的报警。出现报警信息，意味着该检验结果可靠性明显降低。在没有复查确认或有效解释之前，不能直接向临床签发报告。

不同型号仪器报警的形式和内容有所不同，因此，要根据各仪器的操作手册正确理解。每个型号仪器的报警内容均由生产厂商和用户共同定义，涉及检验对象的年龄、性别、参考区间、危急值、细胞形态或可疑的各种异常信息。血细胞分析仪解释性程序（interpretive program，IP）是仪器依据检验数据、直方图或散点图的图形等进行全面分析做出判断的报警信息，用于对所检验的异常结果进行提示和信息的补充，提醒检验人员浏览屏幕上的报警信息。各类血细胞分析仪常见报警的IP信息见表3-23。

表3-23　血细胞分析仪的常见IP信息

参数	英文全称和缩写	中文	判断方法
WBC	WBC abn scattergram	WBC 散射图异常	WBC/BASO 散射图，DIFF 散射图
	leukocytopenia	白细胞减少	WBC<3.0×10^9/L
	leukocytosis	白细胞增加	WBC>10.0×10^9/L
	blasts？	原始细胞？	散点图

续表

参数	英文全称和缩写	中文	判断方法
	immature gran？	未成熟粒细胞？	散点图
	left shift？	核左移	散点图
	atypical lymphocyte？	异型淋巴细胞？	散点图
	sbn lympho/L-Blasts？	异型淋巴细胞/原始细胞？	散点图
	NRBC？	有核红细胞？	散点图
RBC	RBC lyse resistance	RBC溶血不良	数值计算，大小比较后进行判断
	RBC abn distribution	红细胞分布异常	数值计算，大小比较后进行判断
	dimorphic population	双峰红细胞	根据直方图的波形、峰与谷部的差进行判断
	anisocytosis	红细胞大小不均	RDW-CV>15%
	microcytosis	小红细胞增多	MCV<70fl
	macrocytosis	大红细胞增多	MCV>110fl
	hypochromia	低色素性	MCHC<290g/L
	anemia	贫血	HGB<70g/L
	erythrocytosis	红细胞增多症	RBC>6.5×10^{12}/L
	RBC agglutination？	红细胞凝集？	数值计算，大小比较后进行判断
	turbidity/HGB interference？	乳糜/HGB干扰？	MCHC>365g/L
	iron deficiency？	缺铁？	数值计算，大小比较后进行判断
	HGB defect？	HGB异常？	数值计算，大小比较后进行判断
	fragments？	碎片？	RET散点图，数值计算，大小比较后进行判断
PLT	PLT abn distribution	PLT直方图异常	数值计算，大小比较后进行判断
	thrombocytopenia	血小板减少	PLT<60×10^{9}/L
	thrombocytosis	血小板增多	PLT>600×10^{9}/L
	PLT clumps？	血小板聚集？	DIFF、IMI、NRBC散点图
	PLT clumps（s）？	血小板聚集？	数值计算，大小比较后进行判断

（二）常见的干扰因素

血细胞分析结果准确与否，除了标本分析前患者的准备、标本采集、仪器性能，操作人员等因素外，还有一个重要的因素，就是某些疾病时血液标本自身存在着干扰血细胞分析仪检验结果准确性的因素，发现这些干扰因素并采取相应的纠正措施是保证检验结果准确性最重要的措施（表3-24）。

表3-24　标本干扰因素及纠正措施

干扰因素	影响参数	判断	纠正措施
冷凝集标本：某些疾病（如支原体肺炎等）患者血液中存在冷凝集素，使红细胞在离体后几分钟内即发生聚集	RBC、Hb、MCV、MCH和MCHC等	仪器出现"RBC聚集？"报警或MCV>110fl，标本管壁有小的RBC聚集块	将标本置37℃孵育30分钟，立即上机检测
脂血标本：脂血是最常见的干扰因素	RBC、Hb、MCV、MCH和MCHC等	仪器出现"乳糜/血红蛋白干扰"报警；MCHC≥365g/L；HGB与RBC计数不符；血浆部分出现浑浊；或血涂片上见大量的不着色且大小不等的脂肪球	3000r/min离心10分钟后，去除上层血浆成分，再加入同体积的全自动血细胞分析仪原装配套稀释液，混匀后再测定血常规，把纠正前后的结果报告给临床医生，并在标本化验单的备注栏中注明"脂血标本"
红细胞缗钱状标本：某些疾病（如多发性骨髓瘤、巨球蛋白血症等）患者的血液标本RBC呈现缗钱状排列	RBC、Hb、MCV、MCH和MCHC等	仪器出现"RBC聚集"报警；HGB与RBC不成比例；MCV>140fl和RBC直方图异常	观察血涂片上RBC成缗钱样排列，手工复检
溶血标本：某些伤害（如毒蛇咬伤后）诱发的DIC，或采血不顺利等因素可引起标本溶血	RBC、Hb、MCV、MCH和MCHC等	肉眼观察血液标本的血浆呈红色；出现异常大的MCV（常>120fl）和MCHC（常>370g/L）	观察血涂片是否有较多RBC碎片，与临床联系，必要时重新采集标本
有核红细胞（NRBC）：在某些病理情况下外周血出现有核红细胞，干扰所有型号的血细胞分析仪的WBC参数	WBC	仪器出现"有核红细胞（NRBC）"或原始细胞报警，或血涂片上见NRBC	手工分类计数100个白细胞遇到的有核红细胞数（NRBC），按照WBC校正值=校正前WBC数 $\times \dfrac{100}{100+\text{NRBC数}}$ 计算公式进行校正
巨大血小板标本：如血小板增多症、慢性粒细胞白血病等血液系统疾病患者血液中可能出现与白细胞大小相同的巨大血小板，使WBC假性增高	WBC	血涂片上见巨大血小板，仪器检测时白细胞计数假性增高	手工法白细胞计数
难溶血或溶血不良标本：见于某些疾病，如严重肝病	WBC	仪器WBC总数异常增高及淋巴细胞增高但与血涂片不符；仪器出现"红细胞溶血不良"或"碎片"报警等	手工法白细胞计数
小细胞性贫血标本：某些贫血（如缺铁性贫血、珠蛋白生成障碍性贫血等）患者的小红细胞对某些仪器PLT的计数有明显干扰，使PLT假性增高	PLT	MCV<70fl；仪器出现"小红细胞增多"报警；血涂片上血小板数量与仪器计数不符等	手工法进行血小板计数

干扰因素	影响参数	判断	纠正措施
血小板聚集或血小板卫星现象：血小板聚集多发生在采血不顺利或部分患者高凝状态，血小板卫星现象可使PLT假性降低	PLT	仪器出现"血小板聚集"或血涂片上血小板成堆现象	重新采血（针对采血不顺利）或手工计数PLT或采血15分钟后上机检测
细胞碎片	PLT	仪器PLT数异常增高或与血涂片上不符；仪器出现"红细胞溶血不良"或"碎片"报警等	手工法进行血小板计数
疟原虫和豪-焦小体使网织红细胞假性增高	RET		计数100个红细胞中含豪-焦小体的红细胞个数（%）

考点提示 标本因素引起血细胞分析仪检测报警的临床分析。

四、血细胞分析仪检验结果显微镜复查规则

2005年，国际实验室血液学学会（International Society for Laboratory Hematology，ISLH）提出了显微镜复查的41条建议性标准（表3-25～表3-28），由于不同的临床检验室使用的仪器不同，各实验室应根据ISLH建议的41条复检规则，结合各自实验室具体情况来制订复查标准。

表3-25 血细胞分析仪检验结果手工涂片复查真阳性标准

血涂片显微镜检查阳性：发现异常形态细胞	血涂片显微镜检查阳性：发现异常类型细胞
红细胞形态异常：2+/ 中等量或更多；或发现疟原虫	原始细胞：≥1个
血小板形态异常（巨大血小板）：2+/ 中等量或更多	晚幼粒细胞：>2个
血小板凝块：偶见或时而可见	中幼粒/早幼粒细胞：≥1个
Döhle 小体：2+/ 中等量或更多	非典型淋巴细胞：>5个
中毒颗粒：2+/ 中等量或更多	有核红细胞：≥1个
空泡：2+/ 中等量或更多	浆细胞：≥1个

表3-26 血细胞分析仪检验结果的显微镜复查规则（全血细胞计数）

编号	参数	复查条件次序：①→②→③	采取措施次序：①→②→③
1	新生儿	首次标本	血涂片复查
2	WBC、RBC、HGB、PLT、RET	超出仪器线性范围	稀释标本后再上机检测
3	WBC、PLT	低于实验室确认的仪器线性范围	按标准操作程序进行复查
4	WBC、RBC、HGB、PLT	仪器无法检测结果	①检查标本有无凝块。②再上机检测。③仍异常，换替代计数方法

续表

编号	参数	复查条件次序：①→②→③	采取措施次序：①→②→③
5	WBC（×10⁹/L）	①<4.0 或 >30.0 和②首次检测	血涂片复查
6	WBC（×10⁹/L）	①<4.0 或 >30.0 和②测定差值超出预设值和③ 3 天内	血涂片复查
7	PLT（×10⁹/L）	①<100 或 >1000 和②首次检测	血涂片复查
8	PLT（×10⁹/L）	①任何测定值和②与前次比，PLT 数差值超出限值	血涂片复查
9	HGB（g/L）	①<70g/L 或 >（年龄性别）参考区间上限 20g/L 和②首次检测	①血涂片复查。②如有提示，确认标本完整性
10	MCV（fl）	①<75fl 或 >105fl 和②首次检测和③<24 小时标本	血涂片复查
11	MCV（fl）	①>105fl 和②成人和③>24 小时标本	①血涂片复查大红细胞相关变化。②如未见变化，取新鲜血再检查。③如无新鲜标本，则在报告中注明
12	MCV（fl）	①任何测值和②与前次比，差值超出限值和③<24 小时标本	验证标本完整性 / 标本身份
13	MCHC（g/L）	≥参考区间上限 20g/L	检查有无脂血、溶血、红细胞凝集、球形红细胞
14	MCHC（g/L）	①<300 和② MCV 正常或增高	检查可能静脉输液污染或其他特殊原因
15	RDW-CV（%）	①>22 和②首次检测	血涂片复查

表3-27 血细胞分析仪检验结果的显微镜复查规则（白细胞分类和网织红细胞）

编号	参数	第1个复查条件	和 / 或	第2个复查条件	采取措施
16	无分类结果或分类不完全				血涂片分类、检查
17	中性粒细胞计数（×10⁹/L）	<1.0 或 >20.0	和	首次检测	血涂片复查
18	淋巴细胞计数（×10⁹/L）	>5.0（成人）或 >7.0（<12 岁）	和	首次检测	血涂片复查
19	单核细胞计数（×10⁹/L）	>1.5（成人）或 >3.0（<12 岁）	和	首次检测	血涂片复查
20	嗜酸性粒细胞计数（×10⁹/L）	>2.0	和	首次检测	血涂片复查
21	嗜碱性粒细胞计数（×10⁹/L）	>0.5	和	首次检测	血涂片复查
22	有核红细胞计数（×10⁹/L）	任何值	和	首次检测	血涂片复查
23	网织红细胞绝对值（×10⁹/L）	>0.100	和	首次检测	血涂片复查

表3-28　血细胞分析仪检验结果的显微镜复查规则（可疑报警）

编号	参数	复查条件次序：①→②→③→④	采取措施次序：①→②→③
24	可疑报警（除未成熟粒细胞/杆状核细胞外）	①阳性报警和②首次检测和③成人	血涂片复查
25	可疑报警	①阳性报警和②首次检查和③儿童	血涂片复查
26	WBC 不可信报警	阳性报警（任何报警）	①验证标本完整性再上机检测。②如仍出现同样报警，检查仪器输出。③如有提示手工分类血涂片复查
27	RBC 碎片	阳性报警（任何报警）	血涂片复查
28	双形 RBC	①阳性报警和②首次检测	血涂片复查
29	不溶性 RBC	阳性报警（任何报警）	①复查 WBC 直方图和散点图。②按标准操作程序验证（RET 是否有）。③血涂片复查有无异常 RBC 形态
30	PLT 凝集报警	任何计数值	①检查标本有无凝块。②血涂片复查估计血小板数。③如见 PLT 凝集，则按标准操作程序复查
31	PLT 报警	PLT 和 MPV 报警（除 PLT 凝块外）	血涂片复查
32	未成熟粒细胞报警	①阳性报警和②首次检测	血涂片复查
33	未成熟粒细胞报警	①阳性报警和②既往结果明确和③与前次比，白细胞数增高差值高于限值	血涂片复查
34	左移报警	阳性报警	按标准操作程序复查
35	非典型/变异淋巴细胞	①阳性报警和②首次检测	血涂片复查
36	非典型/异型淋巴细胞	①阳性报警和②既往明确结果和③与前次比，白细胞增多的差值高于限值	血涂片复查
37	原始细胞报警	①阳性报警和②首次检测	血涂片复查
38	原始细胞报警	①阳性报警和②既往结果明确和③与前次比，白细胞减少的差值未超出限值或低于上次和④ 3~7 天之内	按标准操作程序复查
39	原始细胞报警	①阳性报警和②既往结果明确和③与前次比，白细胞增多的差值高于限值	血涂片复查
40	NRBC 报警	报警阳性	①血涂片复查。②如有 NRBC，需计数NRBC，校准 WBC
41	RET	仪器检验结果出现异常类型	①检查仪器输出。②如为吸样问题，则重复测定。③如结果仍异常，则血涂片复查

考点提示　显微镜复检规则。

（申绯翡）

本 章 小 结

血细胞分析仪主要有电学和光（化）学两大原理，对血细胞进行计数、白细胞分类（或群）和其他细胞类别提示等功能。电学原理有电阻抗法和射频电导法，光（化）学原理包括激光散射法和联合多种技术等，电阻抗法是血细胞分析仪分析的基础。目前，临床上普遍使用多种技术联合的五分类血细胞分析仪进行血细胞分析。

按照ICSH和CLSI制定和修订的一系列国际公认的标准文件，对血细胞分析仪进行仪器校准和性能评价，从检测前、中、后各环节把关，确保检验质量。评价血液分析仪白细胞分类计数性能采用标准化的手工白细胞分类计数方法，所有检验参数的临床应用应遵循循证医学的原则。

血细胞分析仪结果显示通常采用数据、图形（直方图和数点图）和报警（图形、符号或文字）3种形式。2005年，ISLH提出了血细胞分析仪显微镜复查41条规则，每个临床实验室可参考"41条复检规则"，建立本实验室的复检标准，在日常工作中严格执行，以免误诊或漏诊。同时，要最大限度地减少不必要的复检，以缩短报告周转时间。

习 题

扫码"练一练"

一、单项选择题

1. 电阻抗法血细胞分析仪进行细胞分类或分群是根据

A. 细胞膜厚度　　　　　　　　B. 细胞直径

C. 细胞大小　　　　　　　　　D. 有无细胞核

E. 细胞颗粒

2. 电阻抗法血细胞分析仪对白细胞的分群取决于

A. 脱水后细胞内有形物质的多少　　B. 细胞染色的深浅

C. 细胞核的大小　　　　　　　　　D. 颗粒的多少

E. 破坏白细胞后的裸核

3. 血细胞直方图的设计是依据

A. 细胞直径为横坐标，不同体积细胞的相对频率为纵坐标

B. 细胞体积为横坐标，不同体积细胞的相对频率为纵坐标

C. 细胞直径为横坐标，不同直径细胞的相对频率为纵坐标

D. 细胞直径为横坐标，不同细胞的相对频率为纵坐标

E. 不同体积细胞的相对频率为横坐标，细胞体积为纵坐标

4. 电阻抗法血细胞分析仪白细胞体积（35~450fl）通道为

A. 125　　　　　B. 256　　　　　C. 365　　　　　D. 425　　　　　E. 458

5. 中性粒细胞在血细胞分析仪白细胞三分群中归为大细胞群是因为

A. 细胞体积大　　　　　　　　B. 颗粒多

C. 分叶核多　　　　　　　　　D. 脱水后细胞体积较大

E. 细胞胞质较多

6. 血细胞分析仪VCS法光散射原理中，正确的是

A. 激光源的多色光扫描　　　　　　　B. 激光源的杂光扫描

C. 激光源计数50%的细胞　　　　　　D. 散色光的角度为0°～90°

E. 激光源的单色光直接扫描进入计数敏感区的每一个细胞

7. 表示红细胞大小不等的指标是

A. RDW　　　　B. MCV　　　　C. MCH　　　　D. MCHC　　　　E. HCT

8. 血细胞分析仪血小板直方图范围在

A. 28～64fl　　B. 8～28fl　　C. 18～36fl　　D. 2～28fl　　E. 18～48fl

9. 血细胞分析仪中鞘流技术的作用是

A. 单个细胞通过激光检测区　　　　　B. 单个或两个细胞通过激光检测区

C. 单个细胞直达整形系统　　　　　　D. 细胞通过甄别器

E. 细胞通过甄别器再达激光区

10. 血细胞分析仪的脉冲信号代表血细胞

A. 胞质含量　　　　　　　　　　　　B. 胞核大小

C. 体积大小　　　　　　　　　　　　D. 核质比例

E. 体积的光反射

11. 血细胞分析仪的网织红细胞检测中，荧光最强的是

A. 幼稚网织红细胞　　　　　　　　　B. 成熟网织红细胞

C. IV型网织红细胞　　　　　　　　　D. III型网织红细胞

E. 成熟红细胞

12. 可导致仪器法血小板假性减少的是

A. 血小板聚集　　　　　　　　　　　B. 小红细胞

C. 红细胞碎片　　　　　　　　　　　D. 淋巴细胞核碎片

E. 细胞质碎片

13. 红细胞直方图显示曲线主峰左移，峰底正常，常见于

A. 缺铁性贫血　　　　　　　　　　　B. 小细胞均一性贫血

C. 铁粒幼细胞贫血　　　　　　　　　D. 再生障碍性贫血

E. 混合性贫血

14. 红细胞直方图显示曲线主峰左移，峰底增宽，常见于

A. 缺铁性贫血　　　　　　　　　　　B. 小细胞均一性贫血

C. 铁粒幼细胞贫血　　　　　　　　　D. 球形红细胞增多症

E. 轻型珠蛋白生成障碍性贫血

15. 在红细胞直方图中，红细胞显示两个峰，小细胞峰明显左移，大细胞峰基底较宽，提示

A. 再生障碍性贫血　　　　　　　　　B. 巨幼细胞贫血

C. 缺铁性贫血　　　　　　　　　　　D. 缺铁性贫血治疗有效时

E. 溶血性贫血

二、案例分析题

患者，女，41岁。主诉：血小板减少1个月。患者既往身体健康，查体未发现异常，但

在近1个月来多次行外周血检查，血小板计数均在（21.0~33.0）×10^9/L之间，经治疗后血小板在（32.0~56.0）×10^9/L之间。经包括骨髓检查在内的多种实验室检查均为正常。

来我院后立即对患者采取EDTA-K$_2$抗凝血，利用血细胞分析仪（光学法）检测血小板数量并推片镜检。结果发现：采血后立即检测EDTA-K$_2$抗凝血结果为134.0×10^9/L；放置2小时后再测结果为22.0×10^9/L，涂片镜下血小板聚集明显。另采取枸橼酸钠抗凝血，立即检测结果为177.0×10^9/L；放置2小时后结果为169×10^9/L，涂片镜下血小板散在分布。

1. 导致该患者血小板检验结果变化的原因是什么？
2. 临床上遇到此类情况应如何处理？

（李彦娜　申绯翡）

第四章

血型与输血检验

学习目标

1. **掌握** ABO和Rh血型系统的基本理论；ABO、Rh血型鉴定和交叉配血试验的方法及质量控制。

2. **熟悉** 血型鉴定和交叉配血试验的临床应用；血型鉴定正反定型不一致的原因及解决办法；白细胞和血小板血型系统基本理论；成分血的种类；输血不良反应的种类和输血传播性疾病的基本理论。

3. **了解** 特殊ABO血型及红细胞其他少见血型系统；红细胞不规则抗体筛查及鉴定方法；吸收放散试验的原理及临床应用；采血与供血的程序、要求和输血的质量管理。

4. 学会血型与输血检验的基本技术。

5. 能够运用血型鉴定及交叉配血的相关知识，解决临床常见输血问题。

案例讨论

【案例】

患者，男，32岁，农民。因上腹痛出现阵发性绞痛来院就诊。查体：巩膜疑有黄染，右上腹明显压痛伴肌紧张。外周血检验：WBC 12.4×10^9/L，N 80%，L 20%；B超：胆囊明显增大，囊壁增厚，有反射很强的胆石数个，最大约1.5cm。

急诊入院准备手术，患者无输血史，献过两次血，均为O型，请输血科定血型及配血，工作人员正定型为O型，但与几个O型供血者交叉配血管均出现凝集，请求会诊。

【讨论】

1. 该患者最可能的诊断是什么？

2. 该患者的血型是什么？

血型（blood groups）是血液成分的遗传多态性标记，是产生抗原抗体的一种遗传性状。血型是血型基因决定的，不仅红细胞表面存在抗原差异，白细胞、血小板及各种组织细胞表面，甚至体液和组织液中也存在抗原或抗体的差异。人类血型不仅与输血密切相关，与器官移植、骨髓移植、溶血性疾病、法医鉴定及考古等也有关系。

输血（blood transfusion）是将血液或某种血液成分输注给患者的一种补充治疗方法，是抢救危重患者的一种重要治疗手段。早在1667年人类就开始尝试输血治疗，但直到1900

年Landsteiner才发现ABO血型系统。1914年，Hustin发现枸橼酸钠具有抗凝作用，为体外保存血液提供了基础，推动了输血的发展，输血治疗开始应用于临床。近年来，随着血液体外保存技术和成分输血的发展，病毒抗原抗体检测方法的改善，进一步提高了输血质量和安全性。

考点提示　血型与输血的概念。

第一节　红细胞血型系统

红细胞血型系统较为复杂，与临床密切相关的是ABO和Rh血型系统，其在临床输血和新生儿溶血病的诊断方面有重要意义。

一、红细胞血型分类及命名

（一）红细胞血型分类

国际输血协会（International Society of Blood Transfusion，ISBT）红细胞表面抗原命名委员会根据红细胞血型抗原的生化特性、遗传学特性、血清学表现等特点将所发现的人类红细胞血型抗原分为血型系统、血型集合、高频抗原组和低频抗原组。

1. 血型系统　血型系统（blood group systems）是指由单一基因位点或多个紧密连锁的基因位点上的等位基因所编码的一个或多个抗原组成。目前已发现并经证实的红细胞血型抗原分别归属为30个血型系统（近300个抗原）。随着新抗原的发现及对已存在抗原的进一步认识，血型抗原的数量、分类都有可能发生变化。

2. 血型集合　血型集合（blood group collection）是指在血清学、生物化学或遗传学特征方面有相关性，但达不到血型系统命名标准且与血型系统无关的血型抗原。已检出的血型集合包括Cost、Ii、Er等共6个，含12个抗原。

3. 高频、低频抗原组　是指尚不能归为血型系统和血型集合的抗原。根据一般人群中出现的频率分为低频抗原组700系列（含33个抗原）和高频抗原组901系列（含12个抗原）。高频率抗原在一般人群中出现的频率大于99%，而低频率抗原出现的频率小于1%。

（二）红细胞血型ISBT命名和表述规则

长期以来对红细胞血型及抗原的命名没有统一规定，习惯上有的血型抗原用大写英文字母表示，如ABO血型系统的A、B抗原；有的以大、小写字母混合组成，如Lewis系统的Lea、Leb抗原；有的则以字母加数字来表示，如Duffy系统的Fy3、Fy5抗原。为了便于自动化数据处理和阅读，1996年，ISBT红细胞抗原命名委员会确定了红细胞血型的命名和表述方法：6位数字和字母/数字两种表述方式，前者适用于计算机语言，一般较少用，后者适用于一般阅读、书写和印刷。ISBT还规定，已有的命名不改变，新发现的抗原必须按"字母+数字"符号系统标记。

1. 6位数字表述方式　6位数字的前3位数字表示某一血型系统（001～030）、血型集合（205～212）或血型系列（700低频率抗原，901高频率抗原），后3位数字表示抗原的特异性。如001001、001002、001003、分别表示为ABO血型A、B及AB抗原，004001表示Rh

扫码"学一学"

血型的D抗原。

2. 字母/数字表述方式 血型系统符号用2~5个大写字母表示，血型抗原用字母加数值表示，但由于抗原3位数字较长，为方便使用，故去掉抗原编码的"零"。如RH表示Rh血型系统，RH1表示Rh血型系统D抗原；KEL表示Kell血型系统，KEL1表示Kell血型系统的K抗原，KEL2表示Kell血型系统的k抗原等。

由于红细胞血型系统和抗原系统的命名及表述已被熟知和习惯，故目前对红细胞血型系统及其抗原，传统和新的ISBT分类、命名及记述方式在临床血型血清学常规工作和文献中同时都在应用。

知识链接

血型的发现

血型是由奥地利医生兼化学家兰德斯坦纳（Karl Landsteiner，1868—1943）首先发现的。最早他发现将不同种类的血液注射到动物体内，则红细胞很快被分解掉，后来又发现一个人血液若加入了另一个人的血清，则红细胞很快就发生凝集。1900年，他用22位同事的正常血液交叉混合，其中某些人的血浆能促使另一些人的红细胞发生凝集，某些则不发生凝集。进一步观察发现人类的血清按红细胞与血清中的不同抗原和抗体分为许多类型，于是就产生了A、B、O血型。1902年，他又发现了A、B、O血型之外的AB血型。至1927年经国际会议公认，采用兰德斯坦纳原定的字母命名，即确定血型有A、B、O、AB 4种类型。1930年，兰德斯坦纳获得了诺贝尔医学或生理学奖。

二、ABO血型系统

（一）ABO血型分型

ABO血型系统主要有A型、B型、O型及AB型4种基本血型（表型），6种基因型，其抗原、抗体组成见表4-1。

表4-1 人类红细胞ABO血型系统分型及其抗原抗体和基因型

血型（表型）	红细胞表面抗原	血清中抗体	基因型
A	A	抗B	*AA, AO*
B	B	抗A	*BB, BO*
AB	A，B	–	*AB*
O	–	抗A、抗B和（或）抗AB	*OO*

考点提示 ABO血型分型。

（二）ABO血型抗原与基因

1. ABO血型抗原的生化结构 根据生物化学性质，人红细胞抗原表位可分为两类：一类是糖分子，另一类为多肽。以糖分子为抗原表位的主要有ABO、H、Lewis、P、I等红细胞血型系统；以多肽为血型抗原表位的有Rh、Kell、Kidd、Duffy等红细胞血型系统。ABO、H、

Lewis、P、I等红细胞血型系统抗原的生化性质是糖蛋白或糖脂，抗原表位即糖分子与载体糖链结合，再与蛋白质或脂类结合。

红细胞ABO血型系统只有A、B两种抗原，A型红细胞膜表面有A抗原，B型红细胞膜表面有B抗原，O型红细胞膜表面无A、B抗原但有H抗原（H抗原是H血型系统唯一抗原）。H抗原是A和B抗原的前体，N–乙酰半乳糖胺连接在H抗原的载体糖链末端半乳糖上形成A抗原，D–半乳糖连接在H抗原的载体糖链末端半乳糖上形成B抗原，此即H、A、B抗原的糖基结构。

2. H基因及ABO血型基因

（1）H基因 基因型为HH和Hh，H基因的遗传与ABO基因无关，H基因位于人类19号染色体，编码产生L–岩藻糖基转移酶，在该酶作用下，将L–岩藻糖转移连接在红细胞膜上的II型载体糖链末端半乳糖上，形成H抗原。H基因频率>99.99%。

（2）ABO血型基因 ABO血型基因位于第9号染色体长臂，ABO血型系统受A、B、O三个等位基因控制，A和B基因是常染色体显性基因，O基因是无效等位基因（隐性基因）。

A基因编码产生N–乙酰基半乳糖胺糖基转移酶，该酶将N–乙酰半乳糖胺（A抗原表位或抗原决定簇）连接到H抗原末端的半乳糖上，使之成为A抗原；B基因编码产生D–半乳糖糖基转移酶，该酶将D–半乳糖（B抗原表位）连接到H抗原末端的半乳糖上，使之成为B抗原；O基因编码的糖基转移酶无活性，不能修饰H抗原，因此O型红细胞表面有大量H抗原，而A_1或A_1B型者的红细胞，其H抗原大部分被转化为A和（或）B抗原，所以H物质很少。A基因产生的糖基转移酶比B基因多，因此，A型红细胞上A抗原数量多于B型红细胞上B抗原数量。不同的ABO血型，红细胞膜上H抗原表达强度依次为：$O>A_2>B>A_2B>A_1>A_1B$。H抗原的抗原性很弱，血清中一般无抗H。

3. ABO血型基因遗传 ABO血型遗传的基因座上，有A、B、O三个等位基因，是常染色体显性遗传，每个子代均可从亲代各得到一个单倍体，子代从父母双方各获得一种基因，可有6种基因组合，ABO基因型与表型见表4–1。根据父母的血型可以推测子代的血型，有助于亲子鉴定，如父母都是A型，子代只可能是A型或O型，见表4–2。

表4–2 亲代与子代ABO血型遗传

亲代血型	亲代基因型	子代遗传因子	子代血型
A×A	AO×AO	AA, AO, OO	A 或 O
	AO×AA	AA, AO	A
	AA×AA	AA	A
A×B	AA×BO	AB, AO	AB 或 A
	AO×BO	AB, AO, BO, OO	AB、A、B 或 O
	AA×BB	AB	AB
	AO×BB	AB, BO	AB 或 B
A×O	AA×OO	AO	A
	AO×OO	AO, OO	A 或 O
B×O	BB×OO	BO	B

续表

亲代血型	亲代基因型	子代遗传因子	子代血型
	BO×OO	BO, OO	B 或 O
A × AB	AA×AB	AA, AB	A 或 AB
	AO×AB	AB, AA, AO, BO	AB、A 或 B
B × B	BO×BO	BB, BO, OO	B 或 O
	BO×BB	BB, BO	B
	BB×BB	BB	B
B × AB	BB×AB	AB, BB	AB 或 B
	BO×AB	AB, BB, BO, AO	AB、B 或 A
O × AB	OO×AB	AO, BO	A 或 B
O × O	OO×OO	OO	O
AB × AB	AB×AB	AA, AB, BB	A、B 或 AB

考点提示 ABO血型遗传的规律及特点。

4. ABO血型抗原表达 37天的胎儿就可以产生A、B抗原，5~6周胎儿红细胞已可测出抗原的存在，出生时红细胞所带的抗原数量为成人的25%~50%，以后随年龄的增长而不断增强，到20岁左右达高峰。A、B抗原的表达在人的一生中相对稳定，但老年人的抗原性可能减弱。A型红细胞膜上抗原数量有81万~117万个，B型红细胞膜上抗原数量有60万~83万个，在AB型红细胞膜上，A抗原平均数量约为60万个，而B抗原平均数量约为72万个。

5. ABO血型抗原存在部位 血型载体糖链有Ⅰ~Ⅵ型，其中Ⅱ型载体糖链连接在红细胞、血小板、淋巴细胞、内皮细胞、上皮细胞的固有成分上，形成血型抗原；Ⅰ型载体糖链末端半乳糖上链接的H、A、B抗原表位形成可溶性的血型抗原，广泛存在于体液和分泌液中，以唾液中含量最丰富，其次是血液、胃液、精液、羊水、汗液、尿液、泪液、胆汁及乳汁中，但脑脊液中不存在ABH物质。这种以可溶状态存在于血液、体液和分泌物中的H、A、B抗原（半抗原），称为血型物质。

凡是在体液中可检出ABH可溶性抗原（血型物质）的个体称为分泌型个体，在体液中不存在ABH可溶抗原物质的个体，称为非分泌型个体。汉族人80%为分泌型个体。

一般情况下，血液、体液和分泌液中分泌的血型物质与机体血型抗原是一致的，如分泌型A型个体的体液和分泌液中含有A血型物质。血型物质也具有与相应抗体反应的性质，主要作用有：①辅助确定ABO血型，特别是对ABO抗原表达较弱者的血型鉴定或ABO血型亚型的鉴定。②检测羊水中的血型物质，预测胎儿血型。③血型物质可中和ABO血型系统中的天然抗体，不中和免疫性抗体，有助于鉴别抗体性质。④不同血型混合血浆因血型物质相互中和血型抗体，可不考虑血型问题。

可溶ABH抗原产生取决于分泌Se或FUT2基因，其位于19号染色体长臂上，Se和se是FUT2等位基因，Se是显性基因，se是隐性基因。带有SeSe或Sese基因型的是分泌型基因个体，编码L–岩藻糖转移酶，该酶能识别血型物质Ⅰ型前体糖链（可溶性游离），将岩藻糖转移到Ⅰ型前体糖链上，产生H物质，H物质又可被转化为A或B物质。*Se*基因并不影响红细胞上ABH抗原的形成。纯合子*sese*基因型是非分泌型基因个体，不能编码岩藻糖转移酶，不能形成H物质，血液、体液及分泌液中无ABH物质。

分泌型ABH血型物质与红细胞膜上的ABH抗原不同，其区别在于：①分泌型血型物质主要在Ⅰ型前体链上形成，红细胞膜上ABH抗原在主要红细胞膜上的Ⅱ型前体链上形成。②分泌型血型物质是糖蛋白，而红细胞上的抗原为糖脂、糖蛋白或糖鞘脂。③分泌型基因编码的岩藻糖转移酶主要作用于分泌组织的Ⅰ型前体链，而H基因编码的岩藻糖转移酶主要作用于红细胞膜上的Ⅱ型前体链。

（三）ABO血型抗体

1. ABO血型抗体类别

（1）天然抗体与免疫抗体　凡是机体未发现明显特定抗原刺激，而其血清中却存在缺乏相应抗原的抗体，这种抗体称为"天然抗体"。如ABO血型抗体，并没有输血、妊娠或注射抗原等免疫途径，血液中就存在抗A和（或）抗B。然而"天然抗体"也是机体对于某种抗原刺激，产生免疫应答的产物。其产生机制可能与环境中广泛存在的多种微生物、花粉、粉尘等有关，这些物质与某些血型抗原相似，通过隐性刺激机体产生了红细胞血型抗体。天然抗体多以IgM抗体为主，主要存在于ABO、MNS、P等血型系统中。

凡机体经特定抗原免疫后产生的抗体，称为免疫性抗体，一般通过输血、妊娠、注射抗原等免疫刺激产生。受血者接受了与自己血型抗原不相同的血液，就有可能产生相应的抗体。免疫抗体多数是IgG抗体，常存在于Rh、MNS、Kell、Duffy、Kidd等血型系统中。两种抗体的主要区别见表4–3。

表4–3　天然抗体（IgM）和免疫性抗体（IgG）的特点

特性	IgM	IgG
存在的主要血型系统	ABO、MNS、P等	Rh、MNS、Kell、Kidd等
可存在的抗原刺激	无	有（妊娠、输血）
相对分子质量（KD）	1000	160
通过胎盘	不能	能
耐热性（70℃）	不耐热	耐热
被血型物质中和	能	不能
被二巯基乙醇（2-ME）或二硫苏糖醇（DDT）破坏	能	不能
与RBC反应最佳温度	4~25℃	37℃
在盐水介质中与RBC反应情况	出现肉眼可见的凝集	使红细胞致敏，但不凝集；在酶、抗球蛋白等介质中出现肉眼可见凝集

"天然抗体"与"免疫抗体"的区分并不是绝对的，因为人血中IgM与IgG抗体常同时存在。

考点提示 天然抗体（IgM）和免疫性抗体（IgG）的特点。

（2）完全抗体与不完全抗体　与抗原结合后，在电解质和/或其他因素参与下，能出现凝集、沉淀、补体结合等可见的反应称为完全抗体，多为IgM抗体。在盐水介质中与红细胞结合后，只能使红细胞致敏不能使红细胞凝集的抗体，称为不完全抗体，多为IgG抗体，需要通过抗球蛋白或其他介质才能使红细胞凝集。

（3）规则抗体与不规则抗体　红细胞表面存在某种抗原，在血液中规律性地出现不针对该抗原的抗体，称规则抗体。在所有红细胞血型系统中，只有ABO血型系统产生的抗体是有规律的，符合Landsteiner规则，但要排除亚型或疾病等因素导致的特殊情况。例如A型血液中存在抗B，B型血液中存在抗A。因此ABO血型鉴定要做正反定型。

除了ABO血型系统抗A和抗B外，其他血型系统抗体的产生没有规律，不符合Landsteiner规则，称之为不规则抗体或意外抗体。这种抗体的产生通常是通过输血、妊娠等同种异体红细胞免疫刺激产生，尤其是反复输血和多次妊娠的患者输血前要进行意外抗体筛查和鉴定。当然，ABO血型系统中的某些亚型或变异型个体，因其抗原性较弱，体内会相伴存在抗A_1抗体，这种抗体也为不规则抗体。

2. ABO血型抗体产生　婴儿出生时，通常没有自身产生的抗A和抗B抗体，但由于自然界中花粉、尘埃以及一些生物如细菌表面上具有类似于A、B抗原结构的抗原，婴儿会在不自觉中被这些外来抗原不断地刺激机体发生免疫反应，逐渐地产生相应的抗A或抗B抗体。出生3~6个月后即可查出抗体，5~10岁时抗体水平达到高峰，成年人抗体水平随着年龄的增长逐步减少，65岁以上者抗体水平较低，80岁老年人抗体水平与6个月婴儿近似。由于环境中A型物质较多，B型人中抗A的效价高于A型人中抗B的效价。

正常情况下，ABO血型抗体为天然抗体，以IgM为主，为完全抗体，但血液中也有少量的IgG和IgA类抗体。O型人血液中含抗A、抗B和（或）抗AB抗体，其中抗AB不是抗A和抗B的混合物，抗AB识别的是A和B抗原上共同的结构部位。抗AB以IgG为主，效价较高，可以通过胎盘，因此，O型母亲亲子血型不合，易发生新生儿溶血病，而且在第一胎就可发生。利用O型血抗AB可检出较弱的A、B抗原，因此，在ABO亚型鉴定中常用O型血清。

3. ABO血型抗体临床意义　ABO血型不相符的输血可以引起严重的溶血性输血反应，一般为急性血管内溶血反应，严重时可导致DIC、急性肾衰竭甚至死亡。ABO血型抗体可引起新生儿溶血病，在器官移植、造血干细胞移植等方面都有重要意义。

（四）ABO血型亚型

亚型是指虽属同一血型抗原，但抗原结构、性能或抗原表位数存在一定差异。常见的A亚型有A_1、A_2、A_3、A_x、A_m、A_y等。而B亚型一般比较少见，包括B_3、B_x、B_m和B_{el}等。AB亚型常见有A_1B、A_2B、A_3B、A_xB、AB_2、AB_3、cisAB等。

A_1、A_2亚型占全部A型血的99.9%，白种人中A_2亚型约占20%，亚洲人主要是A_1亚型，A_2亚型少见（或罕见）。A_1和A_2及相关亚型抗原抗体见表4-4。抗A_1可干扰血型鉴定或交叉配血试验，导致正反定型不符或交叉配血不合。抗A_1多数为IgM抗体，最佳反应温度是室温或低于室温，多数情况下没有临床意义。如果抗A_1在37℃与A_1或A_1B细胞出现阳性结果，表明该抗体有临床意义，此时输血应选择O型红细胞，或A_2型（或A_2B）型红细胞。

表4-4 ABO及其常见亚型抗原、抗体及抗原与抗血清反应

血型	红细胞上抗原	血清抗A、抗B抗体	与抗血清反应			
			抗A	抗B	抗A_1	抗H
A_1	A、A_1、H	抗B	4+	−	4+	+
A_2	A、H	抗B、抗A_1（1%~8%）	4+	−	−	2+
A_1B	A、A_1、B、H	−	4+	4+	4+	+
A_2B	A、B、H	抗A_1（22%~35%）	4+	4+	−	2+
B	B、H	抗A、抗A_1（少见）	−	4+	−	+
O	H	抗A、抗B和（或）抗AB、抗A_1（少见）	−	−	−	4+

（五）特殊ABO血型

1. B（A）及A（B）表型 B（A）表型是常染色体显性遗传，特点是B细胞上有弱A抗原表达，红细胞和抗B出现强凝集，和抗A出现弱凝集（<"2+"），血清中有抗A，能够凝集A_1及A_2细胞。目前发现B（A）型，多数是黑种人。

A（B）与B（A）类似，其原因是血液中H糖基转移酶增多，导致H抗原增多，红细胞表面过多的H抗原，使A糖基转移酶合成了微量B抗原。

2. cisAB cisAB即顺式AB，一般很少见。1964年在一波兰家庭发现母亲是A_2B型，父亲是O型，两个子女均为A_2B型。其最主要的特征是A与B基因位于同一条染色体上，两个基因同时遗传给子代。该基因能够产生一种嵌合酶，同时催化A抗原和B抗原产生。

cisAB细胞上A抗原虽然经常被认为是A_2，但A抗原强度强于A_2B，弱于A_1B；B抗原表达较弱，类似于B_3表型。cisAB细胞上H抗原表达程度基本与A_2细胞相同，因此，cisAB表现为A_2B_3型。cisAB人血清中有弱的抗B。分泌型人唾液中有正常A物质、少量B物质和大量的H物质。

3. 获得性B 红细胞有B抗原，血清中存在抗B抗体，该抗体不与自身细胞反应，分泌液中有A物质和B物质。

获得性B通常见于肠梗阻患者，肠道细菌进入血液后，其脱乙酰基酶使A抗原的N−乙酰半乳糖胺变成半乳糖胺，与B抗原半乳糖相似，与抗B试剂反应表现为弱凝聚。获得性B只表现在A型，细胞在正常pH介质中，与抗B出现抗凝聚反应；当抗B血清pH≤6时，无凝聚反应。

三、Rh血型系统

1940年，Landsteiner和Wiener用恒河猴的红细胞免疫豚鼠和家兔，结果在豚鼠和家兔身上均获得一种免疫血清，这种血清不但能凝集恒河猴的红细胞，而且也可以与85%白种人的红细胞产生凝集反应，也就是说这些人的红细胞跟恒河猴的红细胞有一种同样的抗原，故而以恒河猴（Rhesus）的英文单词前2个字母对此血型进行命名。

（一）Rh命名

Rh血型系统的命名比较复杂，主要有Fisher-Race命名法、Winer命名法和数字命名法，Fisher-Race命名法简单明了，易于解释，临床上最为常用。

Fisher-Race命名法又称CDE命名法，由Fisher和Race提出，他们认为*Rh*基因是三种基因的复合物，每条染色体上有三个基因位点，相互连锁，每种基因决定一个抗原。这3个基因是以一个复合体形式遗传，如CDe/cDe只能以CDe或cDe遗传给子代。3个连锁基因有8种基因组合，2个染色体上的基因可形成36种遗传型。

Rh抗原命名为C、D、E、c、d、e，因从未发现过d抗原，故认为d抗原实际是不存在的，但仍保留"d"符号，以相对应D。

（二）*Rh*基因

*Rh*基因位于第1号染色体，由2个紧密连锁的双结构基因构成，即*RHD*及*RHCE*基因，*RHD*编码D抗原，*RHCE*编码C和（或）c及E和（或）e抗原。

（三）Rh抗原

1. 抗原种类及强弱　Rh系统非常复杂，目前已经发现50个Rh抗原，其中D、C、c、E、e是Rh系统最常见且与临床最密切。免疫原性最强的是D抗原，其后依次为E、C、c、e的次序。

2. Rh表型　使用标准抗血清检测红细胞表面抗原，能够检出的Rh抗原，即Rh表型。常用的抗血清有抗D、抗C、抗c、抗E和抗e。表型相同者基因型有可能不同。另外，血清学检测无法确定D阳性者是D/D纯合子，还是D/–杂合子基因。

3. D抗原　ISBT命名法记为RH1或者004001，D抗原为多肽类抗原，只存在于人类的红细胞膜上，体液和分泌液中无游离的D抗原。

D抗原的表达包括质和量的变化，质的变化主要指D抗原的表位数目减少，量的变化表现为抗原性的强弱。抗原数量越多，抗原性越强。根据D抗原的质量、数量及抗原性的不同，将其分为以下几种。

（1）D　正常D抗原。红细胞表面D抗原数量一般为1万～3万，抗原表位数目正常。

（2）弱D（weak D）　抗原表位完整，D抗原数量减少，现在可称为D^u，但不同于传统的D^u，传统的D^{u}包括了D抗原数量减少和质量变化的红细胞。红细胞可能不被IgM抗D所凝集，但与IgG抗D反应，通过抗球蛋白试验可以出现凝集，故称为弱D。弱D个体红细胞上抗原数量为200～1万。弱D献血者的红细胞应视为Rh阳性，应输给Rh阳性受血者，而弱D作为受血者时应视为Rh阴性，应输入Rh阴性红细胞。

（3）部分D（partial D）　D抗原数目基本正常，或抗原数目增多，但是缺失正常D抗原上部分抗原表位（完整的D抗原应包括9个抗原决定簇），血清中含有抗D抗体的Rh阳性者，称为部分D。

（4）放散D（Del）　D抗原在红细胞上表达极弱，即Del表型，用常规的血清学方法容易鉴定成为Rh阴性。通过吸收放散试验可证明在红细胞上实际上存在有极少量的D抗原。亚洲人Del型占Rh阴性的10%～30%，欧洲人中此种血型极少。Del型需要通过吸收放散试验或基因检测进行证实。

（5）增强D　D抗原在红细胞上表达极强（红细胞表面可有7.5万～20万个D抗原），抗原性也大大增强。

（6）D抗原阴性　用D抗体检测红细胞，如红细胞表面有D抗原，临床上称为Rh阳性，表面不含D抗原，临床上称为Rh阴性。中国人约99.6%的为Rh阳性，少数民族Rh阴性率稍高，可达15.78%；大约85%白种人为Rh阳性。

（四）Rh血型抗体

1. 抗体性质 Rh抗体主要是后天免疫产生，如通过输血或妊娠等。绝大多数抗体是IgG类，IgM抗体极少见。IgA性质的抗D更是十分罕见，一般只是混含在IgG抗体的血清中。但约1/3的Rh阴性的个体，受到D抗原刺激后，并不产生抗D。目前市场上用于Rh血型诊断的单克隆抗体基本上都是基因工程产品，主要有IgM或IgM+IgG。

2. 抗体种类 Rh血型比较常见的抗体是抗D、抗E、抗C、抗c和抗e等5种。复合抗原的存在可刺激机体产生相应的抗体。大多数的抗c血清和抗e血清中也含有抗f（ce），抗C常常和抗Ce一起产生，抗CE有时会与抗D同时形成。

考点提示 Rh血型及抗原、抗体。

（五）Rh血型系统的临床意义

1. 溶血性输血反应 在临床输血中，Rh血型抗原的重要性仅次于ABO血型。资料显示，Rh阴性个体在接触Rh阳性红细胞后，约2/3的人可产生IgG型抗D。如果这部分人再次输入Rh阳性红细胞，则会发生溶血性输血反应。在中国汉族人群，比较常见的Rh抗体是抗E，这与抗原分布有关联。因Rh阴性个体比较少见，所以抗D少见。

2. 新生儿溶血病 Rh血型抗体主要是IgG类型，并且大多数抗体是IgG1亚类，能够通过胎盘，导致新生儿溶血病。其中抗D是导致新生儿溶血病的最主要和最常见的Rh血型抗体，常发生于第二次妊娠或多次妊娠的孕妇，并且随着妊娠次数的增加，发生新生儿溶血病的机会增多。临床上，Rh血型抗体引起的新生儿溶血病要比ABO血型抗体引起的更严重。

考点提示 Rh血型系统的临床意义。

四、红细胞其他血型系统

（一）H血型系统

H血型系统ISBT命名字母符号为H，数字序号表示为018。该系统只有1个抗原，即H抗原（H1或018001）。H抗原是A抗原和B抗原的前体物质，除稀有的孟买（Bombay）血型红细胞Oh外，只有H物质无A、B抗原的红细胞即为O型红细胞。人体内几乎所有组织的细胞膜上，以及分泌液、体液和血浆中都含有H抗原。

偶见A_1型、A_1B型、B型（极少见），正定型本身红细胞AB抗原表达正常，但由于红细胞有很少量的H抗原，所以产生了抗H抗体。通常这种抗体很弱，最佳反应温度为室温或低于室温，多数无临床意义。与孟买型不同，这类人群血清中只含有抗H，无抗A和抗B。

1. *H*基因及生化结构 H抗原合成受*H*和*Se*两个基因控制，两个结构基因位于19号染色体，是紧密连锁的两个基因位点。*H*基因又称为*FUT1*基因，*Se*基因又称为*FUT2*基因。两个基因各自编码α-2-岩藻糖转移酶。*H*基因编码的糖基转移酶作用的底物是Ⅱ型糖链，主要将红细胞Ⅱ型寡糖前体链转化为H抗原；*Se*基因编码的糖基转移酶作用的底物是Ⅰ型糖链，主要将分泌液Ⅰ型寡糖前体链转化为分泌型H抗原。

2. 抗原缺失表型

（1）孟买型 1952年，Bhend等在印度孟买发现3个人的红细胞为O型，缺失H抗原，分泌液中亦无H抗原，但血清中有抗H抗体，称该类血型为孟买型，也称为分泌型孟买型，记为Oh。

孟买型血清学特征：无ABH抗原，该类型人红细胞与标准血清抗A、抗B、抗AB、抗H均无凝集，易误判为O型；唾液中无ABH物质；血清中存在抗A、抗B、抗H抗体，所以与A、B、O细胞全部凝集，抗体在很大温度范围内均有活性，能引起溶血性输血反应。孟买型人输血，只能输注孟买型的血液。

（2）类孟买型　该型个体缺乏H基因，其基因亦为hh，但至少有一个Se基因。虽然不能检测出红细胞表面H抗原，但有少量的A和（或）B抗原，记为Ah、Bh、ABh。

类孟买型血清学特征：正定型被检红细胞与抗H无凝集，与抗A、抗B凝集反应很弱，甚至用吸收放散试验才能检出A和（或）B抗原。因为类孟买型分泌液及血浆中含有Ⅰ型链A和（或）B物质，红细胞从血浆中吸附A和（或）B抗原，从而表达微弱的A和（或）B抗原；唾液中含有少量的ABH物质。与孟买型抗H不同，类孟买型的抗体是为HI。

（二）Lewis血型系统

Lewis血型系统ISBT命名字母符号为LE，数字序号表示为007。1946年发现该血型抗体，并以该患者的姓氏Lewis命名。Lewis血型有6个抗原，即Le^a、Le^b、Le^{ab}、Le^{bH}、ALe^{b}和BLe^b，ISBT分别表示为LE1（000701）、LE2（007002）、LE（007003）、LE（007004）、LE（007005）、LE（007006）。其中Le^a、Le^{b}最重要的两个抗原，可有三种表型，即Le（a+b-）、Le（a-b+）及Le（a-b-）。血小板、内皮细胞、泌尿生殖系统及消化系统上皮细胞也表达Lewis抗原。Lewis不是由红细胞合成，而是从血浆中吸附而来的，唾液中也含有Lewis抗原。

Lewis抗体多数为IgM类，一般没有明确的免疫刺激，是自然产生的抗体。大多数Lewis抗体最佳反应温度是室温，在37℃出现的凝集反应要弱于室温反应。用间接抗球蛋白试验有时可检出该抗体。但Lewis抗体一般无临床意义，临床极少出现Lewis抗体引起的溶血性输血反应。对于有Lewis抗体的患者，选择37℃交叉配血相合的血液即可，一般不需要检查供血者该抗原是否阴性。

（三）MNS血型系统

MNS是继ABO血型之后，第二个被发现的血型系统。ISBT命名字母符号为MNS，数字序号表示为002，目前已经确认的抗原有46个。常见的有M、MN、N、S、Ss、s等，常见抗体主要是抗M、抗N、抗S、抗s等。

人体血液中比较常见的抗M抗体，多为自然产生，也有报道称可因输血或细菌感染而产生。抗M抗体以IgM为主，少部分是IgG类。抗M抗体最佳反应温度是4℃，与抗M相比，抗N抗体比较罕见，多数抗N是IgM类，表现为典型的冷凝集性质，在25℃以上很快失去活性。多数抗M及抗N抗体在37℃不发生反应，所以无临床意义。

如果患者血液中检出37℃有活性的抗M或抗N抗体，输血时应选择抗球蛋白试验配血相合的血液，或者相应抗原阴性的红细胞。该抗体引起新生儿溶血病较少见。

（四）P血型系统

P血型系统是第三个被发现的血型系统，P血型系统原来包括P1、P、P^{k}和LKE抗原，但ISBT红细胞膜抗原命名专业组将这些抗原分为：P血型系统（P1，003）、Globoside血型系统（P，028）和血型集合（209）。P血型系统只包括1个抗原，即P1（003 001）。Globoside血型系统也只有1个抗原，即P（028 001）。血型集合包括P^k（209 002）和LKE（209

003）两个抗原。

（五）Kell血型系统

Kell血型系统ISBT命名字母符号为KEL，数字序号表示为006，目前ISBT已确认的KEL抗原有22个，如K（KEL1：006001）、k（KEL2：006002）等。

由于Kell血型抗原性较强，所以在输血中有较重要的意义。抗K及抗k主要是通过免疫产生，抗体是IgG类，多数是由IgG1亚类诱导产生的，能够通过胎盘，导致新生儿溶血病。抗K可引起严重的溶血性输血反应和新生儿溶血病，也能引起急性和迟发性溶血性输血反应。

第二节 红细胞血型相关检验

一、ABO血型鉴定

（一）盐水介质试管法

【原理】在生理盐水介质中，红细胞表面的A、B抗原和相应的IgM型抗A、抗B抗体发生特异性结合，出现肉眼可见的凝集，通过正、反定型来鉴定ABO血型。正定型是指用标准血清来测定红细胞表面有无A或（和）B抗原；反定型是指用标准红细胞来测定血清中有无抗A或（和）抗B抗体。ABO血型鉴定时，应同时进行正、反定型，结果一致才能报告ABO血型结果。

【材料】

1. 器材 离心机、显微镜、采血器材、试管及试管架、生理盐水等。

2. 试剂

（1）生理盐水 用于洗涤红细胞，配制红细胞悬液及稀释抗体等。

（2）标准血清 主要包括抗A、抗B和抗AB标准血清，其来源有两种途径，一是从健康人血清中获取，是多价抗体的混合物；二是应用杂交瘤技术制备的单克隆抗体，效价高，特异性强，稳定性好，目前已在临床广泛应用。这两种抗体质量必须符合以下要求。

人血清ABO血型抗体：①高度特异性：抗A抗体只凝集含A抗原红细胞，抗B抗体只凝集含B抗原红细胞。②高效价：抗A不低于1：128，抗B不低于1：64。③亲和力强：15秒内即出现凝集，3分钟时凝块$>1mm^2$。④无补体：分离血清后56℃30分钟灭活补体。⑤无菌。⑥无冷凝集素。

人ABO血型单克隆抗体：①特异性：抗A抗体只凝集含A抗原红细胞，包括A_1、A_2、A_1B、A_2B；抗B抗体只凝集含B抗原红细胞，包括B和AB。②亲和性：国内标准是抗A对A_1、A_2及A_2B型红细胞开始出现凝集时间分别是15秒、30秒和45秒；抗B对B型红细胞开始出现凝集时间为15秒。③效价：国内标准抗A、抗B均为≥1：128。④稳定性：单克隆抗体一般没有人血清抗体稳定，应认真筛选单抗和选择合适的稳定剂。⑤无菌：应加入适当防腐剂和杀菌剂。⑥灭活补体：血型抗体试剂和相应红细胞抗原反应，可因标本中存在补体而发生溶血，影响血型判定，故需灭活补体。

（3）标准红细胞 3个以上的健康人血液，按A、B、O型分别混合后，经生理盐水洗

涤3次，用压积红细胞配成2%~5%的A型（Ac）、B型（Bc）和O型（Oc）红细胞悬液。

考点提示 ▶ 人血清ABO血型抗体与血型单克隆抗体的要求。

【操作】

1. 正定型

（1）标本制备 ①分离血浆：取标本，编号，900×g离心5分钟，取上层血浆于试管中，标记。②洗涤红细胞：加入1~2倍体积生理盐水于上述红细胞管中，混匀，洗涤，同上离心，弃去上清液。重复操作2~3次，末次洗涤后的上清液应清亮，完全弃去。③制备2%~5%红细胞悬液：取小试管1支，按表4-5量加入洗涤后的压积红细胞和生理盐水，混匀，标记。

表4-5 红细胞悬液的配制

红细胞浓度（%）	压实红细胞（μl）	盐水（ml）
1	50	4.0
2	50	2.0
5	50	0.8
10	50	0.4

（2）标记 取小试管2支，分别标记抗A、抗B。

（3）加抗体 分别用滴管在各管中加50μl相应抗A、抗B。

（4）加待检红细胞悬液 用滴管在各管中分别加50μl待检2%~5%红细胞悬液，轻轻混匀。

（5）离心 1000×g离心15秒。

（6）结果观察 先观察上清液有无溶血，再用中指轻轻弹摇试管，边弹边观察红细胞浮起程度、有无凝集现象及凝集程度。如肉眼观察可疑凝集，取反应物于玻片上，用低倍镜观察，记录观察结果。红细胞凝集强度判断标准见表4-6。

表4-6 试管法红细胞凝集程度的判断标准

判断标准	凝集强度
红细胞凝集成结实大凝块，背景清晰透明，无游离红细胞	4+
红细胞凝集成数个凝块，背景尚清晰，极少游离红细胞	3+
红细胞凝块分散成许多中、小凝块，背景稍浑浊，周围可见到游离红细胞	2+
肉眼可见大颗粒，背景浑浊，镜下较多凝集，有较多游离红细胞	1+
肉眼观察几乎无凝集，背景浑浊，镜下可见大多数视野中有6~8个红细胞凝集在一起，有很多游离红细胞	±
镜下可见少数红细胞凝集，绝大多数红细胞仍呈分散分布，凝集和散在红细胞混合	MF
轻摇试管，红细胞呈均匀悬液，镜下未见红细胞凝集，红细胞均匀分布	阴性

注：玻片法凝集强度结果判断标准相同；MF（mixed field）：混合凝集外观。

2. 反定型 取小试管3支，分别标记A₁c、Bc和Oc，于各管中分别加50μl受检者血浆（血清），再分别加入50μl和标记相对应的标准红细胞悬液，轻轻混匀。按照正定型法离心、观察结果。

3. 结果判断　结合正反定型结果，受检者红细胞ABO血型判断标准见表4-7。

4. 结果报告　红细胞ABO血型鉴定：XX型（盐水介质试管法）。

表4-7　ABO血型正反定型结果判定

抗体 + 受检者红细胞（正定型）		受检者血型	受检者血清（血浆）+ 标准红细胞（反定型）		
抗A	抗B		Ac	Bc	Oc
+	-	A	-	+	-
-	+	B	+	-	-
-	-	O	+	+	-
+	+	AB	-	-	-

注："+"为凝集或溶血；"-"为不凝集。

考点提示　正定型和反定型操作方法、结果判断。

（二）盐水介质玻片法

【原理】同盐水介质试管法。玻片法不适用于检验血清或血浆中ABO抗体，不适用于反定型，因此该法一般仅用于初筛试验。

【材料】玻片或白瓷板等，其他同试管法。

【操作】

1. 制备10%红细胞悬液　同试管法。

2. 标记　取清洁玻片1块（或白瓷板1块），用蜡笔划成两个方格，标明抗A、抗B。

3. 加抗体　分别用滴管滴加抗A、抗B 50μl于相应的方格内。

4. 加红细胞悬液　用滴管各加受检者10%红细胞悬液50μl于方格内。

5. 结果观察　室温下，将玻片（或白瓷板）不断轻轻转动，使血清与细胞充分混匀，放置1~5分钟，观察有无凝集（或溶血）反应，结果可疑时用低倍镜观察结果，或用试管法重新试验。

6. 结果判断　按表4-7判断血型结果。

7. 结果报告　红细胞ABO血型鉴定：XX型（盐水介质玻片法）。

（三）微柱凝胶介质血型卡法

微柱凝胶介质血型卡法是1986年由Lappierre发明，是红细胞抗原与相应抗体在透明塑料卡凝胶微柱介质中发生凝集反应的免疫学方法。根据不同需要，在微柱中分别添加中性胶、特异性胶和抗球蛋白胶作为抗原抗体反应的介质。中性凝胶微柱中不含抗体，可用于检测IgM型抗体和红细胞抗原的反应；特异性凝胶微柱卡中含有特异性血型抗体，可用于血型抗原的检测；抗球蛋白凝胶微柱卡中含有抗球蛋白抗体，可用于检测IgG类不完全抗体和相应的红细胞抗原的反应。

目前微柱凝胶介质可应用于ABO血型正反定型、Rh（D）抗原测定、交叉配血以及红细胞不规则抗体筛查等。因结果重复性好，操作规范、程序化，易自动化，结果明确，可保存，在临床应用比较广泛。

【原理】将特定配比的葡聚糖凝胶颗粒分散装于特制的凝胶微柱中，制备成微柱凝胶卡，凝胶之间的间隙具有分子筛作用，通过对凝胶种类的选择和凝胶浓度的调节，来控制分子筛孔径的大小。在微柱凝胶介质中红细胞抗原与相应的抗体结合，形成红细胞凝集块，经低速离心处理，凝集块不能通过凝胶间隙，悬浮在凝胶的上层或中层，呈阳性反应；而未和抗体结合的游离红细胞离心时可以通过凝胶间隙，沉于微柱管的底部，呈阴性反应。

【材料】

1. 器材 微量加样器、一次性吸头、微柱凝胶专用水平离心机、记号笔。

2. 试剂 特异性凝胶微卡（两孔分别含特异性抗A、抗B抗体），抗A、抗B分型血清，2%～3%A型、B型试剂红细胞生理盐水悬液，生理盐水。

3. 标本 抗凝全血。

【操作】

1. 配制红细胞悬液 按试剂说明书要求，配制要求浓度的红细胞悬液。

2. 标记、加红细胞悬液 用记号笔在微柱血型卡上标记标本号；按试剂卡说明书要求，用微量加样器在标有抗A、抗B的微柱反应腔中央加一定量待检红细胞悬液（正定型）；在标有A、B红细胞的微柱反应腔中央分别加一定量的A、B型红细胞悬液试剂（反定型）。在质控管中加一定量待检的红细胞悬液。

3. 加血浆、离心 按试剂卡说明书要求，在标有A、B红细胞的微柱反应腔中央加一定量的待检血浆（反定型）；按试剂卡说明书要求在专用离心机水平离心。

4. 结果观察 取出凝胶微柱卡，肉眼观察。①阳性：对照管细胞沉淀在管底，检测管凝集块在胶上或胶中。②阴性：质控管和检测管的红细胞均沉淀在管底。③试验失败：质控管红细胞在胶上或胶中，应重新试验。凝集强度判断见表4-8。

5. 结果判断 按表4-7判断血型结果。

6. 结果报告 红细胞ABO血型鉴定：XX型（微柱凝胶血型卡法）。

表4-8 红细胞凝集反应微柱凝胶反应凝集强度结果判断

判断标准	凝集强度
红细胞全部在柱的上面凝集，并形成一个环形带	4+
发生凝集的大部分红细胞位于凝胶上半部分，少部分位于凝胶中部	3+
发生凝集的大部分红细胞位于凝胶柱中部，柱的底部也可见到少量红细胞	2+
发生凝集的大部分红细胞位于凝胶柱下半部分，柱的底部也可见到一些红细胞	1+
大部分凝集红细胞在柱的底部形成一个粗制而非平整的红细胞的凝集带，凝集带上方有少量红细胞	±
少数凝集的红细胞位于柱上面，而绝大多数红细胞沉于柱底部	混合凝集
凝胶柱中液体出现清澈透明红色	溶血反应
所有红细胞穿过凝胶颗粒间隙，沉积在柱的底部	阴性

（四）质量控制

1. 试管法

（1）患者准备 患者在血型鉴定前，应避免使用影响血型鉴定结果的药物，如右旋糖酐等。

（2）标本 应新鲜，防止细菌污染，不能使用溶血标本，红细胞悬液浓度应适当。检验后标本置4℃保存7天，以备复查。

（3）器材 所有器材必须清洁干燥，试管、滴管等要专用，防止交叉污染。

（4）标准品 标准血清和标准红细胞质量应符合要求，并在有效期内使用，从冰箱取出后应平衡至室温后再使用，用完后应立即放回2~8℃冰箱保存，防止细菌污染。

（5）操作 试管上应有明确的标记，操作中应先加抗体（血浆或血清），后加红细胞悬液，可防止漏加抗体（血浆或血清），抗原抗体比例应保持1:1，所用滴管口径及加样时的倾斜度应一致。

（6）离心 离心时间不宜过长或过短，离心速度不宜过快或过慢，严格遵从操作规程，以防止出现假阳性或假阴性结果。

（7）反应温度 抗原抗体反应的最适温度为4℃，但为了防止冷凝集的干扰，一般在室温（20~24℃）进行试验。

（8）结果观察 最好在日光灯下以白色为背景观察结果，应先观察上清有无溶血，再轻弹试管观察有无凝集。用患者新鲜血清作反定型时，可因补体效价高，与抗原抗体结合而导致溶血，临床意义同凝集，易被误判为不凝集。肉眼观察结果有疑问时，可借助显微镜复查。

（9）结果分析 应综合患者病史分析检验结果，有异常现象或正、反定型结果不一致时，要查找原因，仔细核对、记录结果，防止笔误。

2. 玻片法 玻片法在对患者、标本、器材和试剂方面的要求同试管法，此外在操作中还应注意以下问题。

（1）适用性 不适用于检验血清或血浆中ABO抗体，不适用于反定型。因为献血员或患者抗体效价低时，不经离心处理，不足以使红细胞发生凝集。

（2）结果观察 应注意悬液是否干涸，避免将玻片边缘干涸的红细胞聚集误认为凝集。

3. 微柱凝胶血型卡法

（1）标本 血清标本应完全去除纤维蛋白，血浆标本建议用EDTA-K$_2$或枸橼酸盐抗凝；标本应新鲜（血液采集后2~8℃可保存7天），避免细菌污染或红细胞破碎引起假阳性。红细胞悬液浓度按说明书要求。

（2）试剂卡 中性凝胶卡可用于ABO血型正、反定型，特异性凝胶卡只能用于正定型。为避免试剂卡产生气泡，卡从冰箱取出后应平衡至室温方可使用；试验前检查凝胶卡封口是否完整，凝胶卡液面是否干涸（液面低于凝胶），凝胶中是否有气泡，如有上述情况则不能使用。

（3）操作 中性凝胶卡鉴定ABO血型时，先向反应管内加入红细胞，后加血清（血浆）或抗体；加样量按试剂卡说明书要求（一般红细胞和血浆各加50μl，因为反应管容积有限，加样不要太多）；加样时动作要轻，不要破坏凝胶面，抗体试剂或血浆要加在红细胞液面上。

（4）离心 要准确校准离心机的离心参数。

考点提示 ABO血型鉴定的质量控制。

（五）方法学评价

ABO血型鉴定的方法较多，可以根据实际工作情况，选择合适的血型鉴定方法。具体方法学评价见表4-9。

表4-9 ABO血型鉴定的方法学评价

方法	评价
盐水介质玻片法	操作简单，无须特殊仪器，适于血型普查；但灵敏度差，反应时间长，不能用于反定型，结果不能保存，人为因素影响大，易发生血液污染
盐水介质试管法	常用方法，应用广泛，较玻片法灵敏、结果准确，反应时间短，适于急诊血型鉴定；结果不能保存、人为因素影响大
微柱凝胶血型卡法	特异性强，灵敏度高、结果准确、保持时间长，标本和试剂用量少，操作可以标准化、自动化；减少了医源性污染；需要专门离心设备和试剂卡，成本较高

（六）临床应用

1. 输血 输血前鉴定受血者血型，选择同型的供血者血液制品，交叉配血相合后才能输血。

2. 器官移植 受者与供者ABO血型相同才能移植，血型不合极易引起排斥反应。

3. 新生儿溶血 母子ABO血型不合，可能引起新生儿溶血病。

4. 其他 ABO血型鉴定还可用于法医学鉴定、亲子鉴定及某些疾病的相关调查等。

考点提示 ABO血型鉴定的方法学评价和临床应用。

（七）血型鉴定正反定型不一致的原因及解决办法

ABO血型鉴定时，必须同时做正、反定型，两者结果一致才能报告结果。如果出现正、反定型不一致的情况，大多是因为不严格执行操作规程或操作过程中注意力不集中所致的技术性错误，也有可能是试剂或血液标本自身存在的问题，主要原因如下：

1. 技术性错误 ①标本未认真核对，造成张冠李戴。②使用溶血标本或误把溶血现象当作不凝集，使用保存时间过长的标本。③血清与红细胞悬液比例不当，凝集反应不明显。④红细胞悬液过浓或过淡。⑤离心速度过大或过小，离心时间过短或过长。⑥未加入或使用了失效的、受到细菌污染的试剂。⑦配制红细胞悬液的生理盐水受到细菌污染。⑧玻片、试管不清洁、不干燥。⑨试验时温度过高。⑩血型登记时出现错误。

2. 被检者血清标本问题 ①抗体形成不足或水平降低：多见于婴儿或老年人，因抗体效价较低，反定型时可出现不凝集或弱凝集。②疾病影响：某些肝病及多发性骨髓瘤患者，血清球蛋白异常增高常引起红细胞呈缗钱状而出现假凝集；心肌梗死、感染及外伤等患者血清纤维蛋白原增高，纤维蛋白凝块误认为是凝集现象；丙种球蛋白缺乏症患者，血清中缺乏应有的抗A或抗B而出现不凝集或弱凝集；疾病引起血清中血型物质浓度很高，可中和抗A、抗B抗体，自身免疫性疾病患者血清中存在温性自身抗体，能凝集自身和其他血型红细胞。③药物的影响：应用血浆扩溶剂，如低分子右旋糖酐、聚乙烯吡咯烷酮进行治疗，可引起假凝集。④血清中本身存在ABO血型以外的抗体或因大量输血出现意外抗体，干扰定型。

3. 被检者红细胞问题 ①红细胞上抗原位点过少：如ABO血型的亚型；或抗原性减弱：如白血病或恶性肿瘤患者。②产生类B抗原：被检者因肠道细菌感染，通常由革兰阴性杆菌感染，导致其代谢产物可使红细胞上获得类B抗原，与抗B试剂出现凝集反应假象，使A型或O型被检者定型发生错误。③细菌污染：导致红细胞上的T抗原被激活，可与各型血清中正常存在的抗T抗体发生凝集反应，出现多凝集或全凝集现象。

若出现正、反定型结果不一致，首先应严格按照操作规程，使用质量合格的试剂和器材，重复进行试验，仔细观察试验结果，如果仍然正、反定型不一致应考虑采取以下措施。

1. 重新采集被检者血液标本 纠正因标本污染或弄错造成的正、反定型结果不一致。

2. 洗涤红细胞 将被检红细胞和标准红细胞洗涤数次，除去红细胞表面吸附的能引起假阳性反应的物质。

3. 检测被检者红细胞和血浆 ①用抗A_1、抗A+B、抗H血清检测红细胞，了解是否为亚型，对被检者红细胞作直接抗球蛋白试验，了解红细胞是否被致敏。②用A_1、A_2、B、O红细胞及自身红细胞检查被检者血浆。

4. 延长时间核查 如果试验结果未见凝集，应将正、反定型试验至少在室温和40℃放置30分钟，用显微镜检查核实。

5. 应用其他方法鉴别 若怀疑是由于抗原减弱造成的正、反定型不符，可进一步做木瓜酶试验、直接抗球蛋白试验、吸收放散试验等加以鉴别。

> **考点提示** ▶ 血型鉴定正、反定型不一致的原因及解决办法。

二、RhD血型鉴定

> **知识链接**
>
> ### "熊猫血"是什么血？
>
> 熊猫血是Rh阴性血型的俗称。在我国各族人群中，汉族和其他大部分民族的人Rh阳性者约占99%，Rh阴性者只占1%左右，因为极其罕见，被称为"熊猫血"。但在有些民族的人群中，Rh阴性者较多，如塔塔尔族为15.8%，苗族为12.3%，布依族和乌孜别克族为8.7%。在这些民族居住的地区，Rh血型的问题应受到特别重视。

（一）盐水介质试管法

【原理】人源盐水介质IgM抗D试剂能与红细胞上的D抗原结合，在盐水介质中出现肉眼可见的红细胞凝集现象。

【材料】

1. 器材 小试管、记号笔、离心机。

2. 试剂 生理盐水、单克隆IgM抗D试剂、RhD阳性、阴性RBC。

3. 标本 抗凝血，配成2%～5%待检红细胞悬液。

【操作】

1. 标记 取小试管3支，分别标记为待检管、阳性对照、阴性对照管。

2. 加试剂 各管加入抗D试剂50μl。

3. 加红细胞悬液 在标记的各管中分别对应加入50μl待检红细胞悬液、5%RhD阳性和阴性红细胞悬液，混匀。

4. 离心 1000×g离心15秒（或按照试剂说明书要求进行）。

5. 结果观测 轻摇试管，肉眼或镜检观察红细胞有无凝集。

6. 结果判断 阳性对照管凝集，阴性对照管不凝集，待测管凝集为阳性，不凝集为阴性。

7. 结果报告 红细胞Rh血型鉴定D抗原：X性（盐水介质法）。

（二）酶介质法

【原理】Rh抗体属IgG型不完全抗体，不能在盐水中与相应红细胞发生凝集。菠萝酶（或木瓜酶）可破坏红细胞表面的唾液酸，降低其表面负电荷，减少红细胞间的排斥力，红细胞之间的距离接近，使IgG类抗体与含相应抗原的红细胞结合，出现肉眼可见的凝集。分直接酶介质法和间接酶介质法。

【材料】

1. 器材 试管、尖滴管、水浴箱、离心机、显微镜。

2. 试剂 ①IgG型抗D标准血清（效价>1:64）。②1%木瓜酶（或菠萝蛋白酶）溶液：木瓜酶（或菠萝蛋白酶）1.0g溶于0.067mol/L磷酸盐缓冲液（pH5.5）100ml中。③0.067mol/L磷酸盐缓冲液（pH 5.5）：0.067 mol/L Na_2HPO_4 5ml和0.067mol/L KH_2PO_4 95ml混合。④5%D阳性和D阴性红细胞生理盐水悬液。⑤生理盐水。

3. 标本 抗凝血。

【操作】

1. 标记 取试管3支，标记为待检标本、阳性对照、阴性对照管。

2. 加样 见表4-10。

表4-10 RhD鉴定（酶介质直接法）

反应物（μl）	5%待检红细胞悬液	5%RhD阳性红细胞悬液	5%RhD阴性红细胞悬液	IgG抗D	1%木瓜酶溶液
待检标本管	50	–	–	50	100
阳性对照管	–	50	–	50	100
阴性对照管	–	–	50	50	100

3. 水浴、离心 混匀，置37℃水浴15~30分钟后1000×g离心15秒（或按照试剂说明书要求进行）。

4. 结果观察 轻摇试管，肉眼或镜检观察红细胞有无凝集。

5. 结果判断 同RhD鉴定盐水介质法。

6. 结果报告 红细胞Rh血型鉴定D抗原：X性（酶水介质法）。

（三）其他方法

1. 抗球蛋白试验（antiglobulin test，AGT） 红细胞与相应不完全抗体在盐水介质中结合，但不出现凝集，称为致敏红细胞。加入抗球蛋白抗体试剂后，致敏红细胞表面的不完全抗体与抗球蛋白抗体发生特异性结合，出现肉眼可见的凝集反应。

2. 低离子强度溶液试验（low ionic strength solution，LISS） 低离子强度溶液介质的离子强度降低，可减少红细胞外围的阴离子，从而促进带正电荷的IgG抗体与带负电荷的红细胞发生凝集反应。

（四）质量控制

1. 盐水介质法

（1）标本　待检者红细胞要用生理盐水充分洗涤，避免血清蛋白的干扰；红细胞悬液浓度应适当。

（2）对照　每次试验均需做阳性和阴性对照。

（3）确认　待检红细胞与抗D试剂在盐水介质中不凝集，应采用间接抗球蛋白试验进行确认。

（4）结果观察　Rh抗原抗体反应时，凝块比较脆弱，结果观察时应轻轻摇动试管，不可用力振摇。

（5）其他　某些弱D抗原需通过抗球蛋白试验、吸收放散试验或基因分型等技术才能检出。

2. 酶介质法

（1）方法　木瓜酶能破坏红细胞上的M、N、S、Fya和Fyb抗原的结构，破坏其抗原性，所以不能选用酶介质法用于检查此类系统的抗原。

（2）试剂　酶试剂易失效，每批试剂要分装冻存，融化后一次使用。酶试剂的量应按照实验要求加入。量过少可能导致假阴性，量过多会导致红细胞自发凝集而产生假阳性。

（3）温度　注意水浴的温度，以37℃为最佳，水浴温度太高可导致酶失活和红细胞直接发生溶血。

（五）方法学评价

Rh血型鉴定的方法较多，常用的方法主要有盐水介质法、酶介质法、低离子强度溶液试验、抗球蛋白试验等，各种方法学评价见表4-11。

表4-11　Rh血型鉴定的方法学评价

方法	评价
盐水介质法	操作简便、省时，特异性强，敏感度高，应用广泛，但试剂较贵
酶介质法	简便、经济，准确性和稳定性欠佳，反应时间较长
抗球蛋白试验	结果准确，为检查不完全抗体最可靠的方法，但操作繁琐、费时，试剂较贵
低离子强度溶液试验	反应时间短，灵敏度高

（六）临床应用

1. 输血前检查　输血前必须做Rh血型鉴定，以避免由于Rh抗体引起的溶血性输血反应。正常人血清中一般不存在Rh抗体，故在第一次输血时往往不会发生Rh血型不合。Rh阴性受血者如果输入了Rh阳性血液，会产生免疫性抗体，当第二次接受Rh阳性血液时，即可出现的溶血性输血反应。如果将含有Rh抗体的血液输给Rh阳性的人，也可致敏受血者的红细胞而产生溶血。

2. 新生儿溶血病诊断　在母子Rh血型不合时，由于IgG类的Rh抗体可通过胎盘，从而破坏含相应抗原的胎儿红细胞，引起新生儿溶血病。检查母体是否存在Rh抗体，可以尽早发现和预防该病的发生。

扫码"看一看"

考点提示 Rh血型鉴定的原理、操作、结果判断和质量控制。

三、交叉配血试验

交叉配血试验主要是检测受血者和供血者血液中是否含有不相配合的成分，是输血前确保受血者输血安全必不可少的试验。交叉配血试验包括主侧配血和次侧配血，主侧是受血者血清（receptor serum，RS）与供血者红细胞（donor cell，DC）相配的一侧，次侧是受血者红细胞（receptor cell，RC）与供血者血清（donor serum，DS）相配的一侧，两者合称交叉配血。交叉配血前应复查受血者和供血者ABO、Rh血型，了解受血者以前的血型、输血记录，进行不规则抗体筛查和鉴定，然后再选择合格的献血者血样进行交叉配血试验。

（一）盐水介质交叉配血试验

【原理】天然IgM类血型抗体与对应红细胞抗原相遇，在室温下盐水介质中出现肉眼可见的凝集反应，离心后观察主侧（受血者血清与供血者红细胞）和次侧（受血者红细胞与供血者血清）之间有无凝集现象，从而判断供血、受血者之间有无ABO血型不合。本法仅用于检查ABO血型系统IgM血型抗体与抗原是否相配合。

【材料】

1. 器材 离心机、显微镜、小试管、记号笔、尖滴管等。

2. 试剂 生理盐水。

3. 标本 受血者和供血者未抗凝静脉血。

【操作】

1. 准备受血者标本

（1）制备受血者血清 取受血者标本以2500r/min离心5分钟，分离血清，标记为RS。

（2）配制受血者红细胞生理盐水悬液 配制受血者2%红细胞生理盐水悬液，标记为RC。

2. 准备供血者标本

（1）制备供血者血清 供血者标本，以2500r/min离心5分钟分离血清，标记为DS。

（2）配制供血者红细胞生理盐水悬液 配制供血者2%红细胞生理盐水悬液，标记为DC。

3. 交叉配血

（1）标记试管 取小试管2支，分别标明主、次，即主侧配血管和次侧配血管。

（2）加血清 在主侧配血管加RS1滴，在次侧配血管加DS1滴。

（3）加红细胞盐水悬液 在主侧配血管加DC1滴，在次侧配血管加RC1滴，混匀。

（4）离心 以1000r/min离心1分钟。

4. 结果观察 先观察试管上层液有无溶血，再斜持试管轻轻摇动，观察管底反应物有无凝集（必要时使用显微镜观察）。

5. 结果判断

（1）凝集结果判断 判断标准同ABO血型正定型试管法。

（2）配血是否相合判断标准 ①ABO同型配血：主侧、次侧均无溶血及凝集，血型相合，可以输血；主、次侧任何一管发生溶血或凝集，不可输血，应查找原因。②异型配血时（指O型输给A、B、AB型，或A、B型输给AB型）：主侧无凝集无溶血，次侧有凝集无溶血，可以输入少量血；如主侧、次侧均凝集或主侧凝集，不能输血，需查找原因。

6. 结果报告 交叉配血试验（XX法）。

受血者姓名：XXX，ABO血型：XX，Rh血型：XX。

供血者姓名：XXX，ABO血型：XX，Rh血型：XX。

受血者血清+供血者红细胞：XX凝集，XX溶血。

供血者血清+受血者红细胞：XX凝集，XX溶血。

结论：受血者XXX与供血者XX配血：XX。

（二）抗球蛋白介质交叉配血试验

【原理】抗球蛋白试验是一种检查不完全抗体的敏感方法，又称为Coombs试验。不完全抗体因分子量小，在盐水介质中只能与含有相应抗原的红细胞结合，使红细胞致敏，但不发生凝集。抗球蛋白可与红细胞上吸附的不完全抗体结合，将致敏红细胞连接，发生肉眼可见的凝集。抗球蛋白试验分为直接抗球蛋白试验（direct antiglobulin test，DAT）和间接抗球蛋白试验（indirect antiglobulin test，IAT）。

DAT是检测红细胞上有无不完全抗体吸附的试验。如果红细胞已经被不完全抗体致敏，将抗球蛋白抗体加入红细胞悬液中，抗球蛋白可与红细胞上吸附的不完全抗体结合，使红细胞发生肉眼可见的凝集反应。DAT常用于新生儿溶血病、溶血性输血反应和自身免疫性溶血性贫血的检查。

IAT是检查血清中是否存在不完全抗体。用已知抗原的红细胞测定受检者血清中相应的不完全抗体，或用已知不完全抗体的抗血清测定受检者红细胞上相应抗原。红细胞或抗体血清与标本先在体外孵育，若被检血清或红细胞有对应的不完全抗体或抗原，抗原抗体作用使红细胞致敏，再加入抗球蛋白抗体，与红细胞上致敏的不完全抗体结合，出现肉眼可见的凝集。IAT常用于未知抗体的确认、交叉配血试验和检测红细胞上血型抗原（如Rh、Duffy、Kell、Kidd等）的鉴定。

【材料】

1. 器材 离心机、显微镜、37℃水浴箱、小试管、记号笔、滴管。

2. 试剂 生理盐水、多特异性抗球蛋白血清（IgG，C3d）、5%不完全抗D致敏的Rh阳性红细胞生理盐水悬液、5%O型红细胞悬液。

3. 标本 同盐水介质配血试验。

【操作】

1. 准备受血者标本 同盐水介质配血法。

2. 准备供血者标本 同盐水介质配血法。

3. 标记试管 取小试管6支，分别标明主侧、次侧、阳性对照、阴性对照、盐水对照（2支）。

4. 加血清和红细胞 主侧管加受血者血清2滴和供血者5%红细胞生理盐水悬液1滴，次侧管加供血者血清2滴和受血者5%红细胞盐水悬液1滴。

5. 致敏并洗涤红细胞 混匀，置37℃水浴箱致敏1小时后，取出用生理盐水离心洗涤3次，弃去上清液。

6. 加抗球蛋白血清 加抗球蛋白血清1滴，混匀。

7. 离心 以1000r/min离心1分钟。

8. 设置对照

（1）阳性对照管　加5%不完全抗体致敏的Rh阳性红细胞生理盐水悬液1滴，再加抗球蛋白血清1滴，以1000r/min离心1分钟，观察结果。

（2）阴性对照管　加5%O型红细胞生理盐水悬液1滴，再加抗球蛋白血清1滴，以1000r/min离心1分钟，观察结果。

（3）盐水对照管　盐水对照1管加供血者5%红细胞生理盐水悬液1滴，再加生理盐水1滴；盐水对照2管加受血者5%红细胞生理盐水悬液1滴，再加生理盐水1滴，两管以1000r/min离心1分钟，观察结果。

9. 结果观察　先用肉眼观察结果，再用低倍镜确证。

10. 结果判断　如阳性对照管凝集，阴性对照管和盐水对照管不凝集，主、次侧管均不凝集，表明配血相合，可以输血。

11. 结果报告　同盐水介质配血法。

（三）低离子聚凝胺介质交叉配血试验

【原理】聚凝胺（polybrene）又名溴化己二甲铵（hexadimethrine bromide），是一种高价阳离子季铵盐多聚物。红细胞表面带有大量的负电荷，悬浮在电解质溶液中时，会吸引大量阳离子，红细胞则被扩散的双层离子云所围绕，从而形成Zeta电位。聚凝胺技术首先利用低离子溶液，降低介质的离子强度，减少红细胞周围的阳离子云，再加入聚凝胺溶液，因其溶解后能产生很多正电荷，可以中和红细胞表面带有的负电荷，使红细胞Zeta电位降低，缩短红细胞之间的距离，使红细胞产生非特异性的凝聚。最后，加入悬浮液，具有中和聚凝胺阳离子的作用，使正常的红细胞非特异性凝集散开，而发生抗原抗体特异反应的凝集仍然存在。低离子聚凝胺介质试验目前已用于血型鉴定、抗体测定和交叉配血试验，提高了Rh血型系统抗原抗体反应的强度，使其检出更为灵敏。

【材料】

1. 器材　小试管、记号笔、尖滴管、离心机、显微镜。

2. 试剂　聚凝胺试剂盒（商品试剂），由3部分组成：①低离子强度溶液（low ion strength solution，LISS液）。②聚凝胺液（polybrene）。③解聚液（resupension solution）。

3. 标本　同盐水介质配血法。

【操作】

1. 准备受血者标本　同盐水介质配血法。

2. 准备供血者标本　同盐水介质配血法。

3. 交叉配血（以一个供血者为例）　同盐水介质配血法。

4. 加LISS液和聚凝胺液并离心　在上述已加好反应物的试管中各加入LISS液0.6ml（约12滴），混匀后再加聚凝胺2滴，混匀，15秒后以1000r/min离心1分钟弃上清液，观察管底红细胞凝集情况，若各试管中的反应物全部出现凝集，说明试剂有效。

5. 加解聚液并离心　向各管中分别加入解聚液2滴，混匀，以1000r/min离心1分钟。

6. 结果观察　同盐水介质交叉配血法。

7. 结果判断　加入解聚液后若散开，则为非特异性凝集，表明配血相容，可以输血。加入解聚液后若凝集不散开，则为抗原抗体特异性凝集，表明配血不相容，不能输血。

8. 结果报告　同盐水介质交叉配血法。

（四）微柱凝胶介质配血法

【原理】将适量供血者红细胞和受血者血清、受血者红细胞和供血者血清加入微柱凝胶孔内，经37℃孵育后离心，若红细胞上的抗原与相应的抗体发生凝集，体积大，不能通过凝胶，离心后红细胞凝集在凝胶表面或胶中；若红细胞上的抗原与相应的抗体未发生凝集，体积小，能通过凝胶，离心后红细胞沉于微柱的底部。

【材料】

1. 器材　微量吸样枪、一次性吸头、微柱凝胶专用水平离心机、记号笔。

2. 试剂　特异性微柱凝胶检测卡（每管除含凝胶外，已加抗球蛋白抗体），生理盐水。

3. 标本　同盐水介质配血法。

【操作】

1. 制备血清或血浆　取受血者和供血者的血液标本，以2500r/min离心5分钟，分离上层受、供血者血清或血浆。

2. 制备红细胞生理盐水悬液　将受血者和供血者红细胞（不用洗涤）制备成2%红细胞盐水悬液。

3. 标记微管　将微柱凝胶卡的微管做好标记，分别标明主侧和次侧。

4. 加血清（或血浆）和红细胞生理盐水悬液　在主侧管中加入2%供血者红细胞生理盐水悬液50μl，受血者血清或血浆25μl；在次侧管中加入2%受血者红细胞生理盐水悬液50μl和供血者血清或血浆25μl。

5. 水浴　加样后的微柱凝胶卡置37℃微柱凝胶孵育器中孵育15分钟。

6. 离心　将卡放入微柱凝胶离心机中，以1000r/min离心10分钟。

7. 结果观察　取出微柱凝胶卡后肉眼观察结果。

8. 结果判断　同微柱凝胶卡法血型鉴定。

9. 结果报告　同盐水介质配血法。

（五）质量控制

1. 盐水介质法

（1）标本　应防止污染，且无凝血、溶血，能代表患者当前的免疫状况，可用3日内采集的血标本，红细胞用生理盐水至少洗涤一次。

（2）实验器材　应清洁干燥，防止溶血，为防止交叉污染，试管、滴管均应一次性使用。

（3）方法　本法仅用于检查ABO血型系统IgM血型抗体与抗原是否相配合。宜用试管法进行交叉配血，不能采用玻片法。

（4）核对信息　认真查对标本与输血申请单上提供的患者信息是否一致。

（5）结果判断　结果观察要仔细，必要时借助显微镜检查证实。发生溶血或凝集现象，是配血不合的反应，首先应考虑受血者与供血者的ABO和Rh血型鉴定是否有错，须重新鉴定血型，必要时可进行抗体筛检。

（6）大量输血　如果患者在48小时内输入1600~2000ml以上的血液，需要多个供血者，除了患者与供血者需进行交叉配血外，供血者之间也应进行交叉配血，防止供血者之间血型不合。

（7）报告　仔细核对配血结果，认真填写报告和登记，确认无误后发出报告。

（8）标本存放　配血后，受血者和供血者的标本应置冰箱保存至少7天，以备复查。

2. 抗球蛋白试验

（1）试剂　质量合格，有效期内使用，严防细菌污染，使用后应置冰箱保存。

（2）方法　适用于有输血史和妊娠史、血液中可能产生免疫性抗体的患者使用。有输血史或妊娠史的患者，应抽取48小时内的标本。

3. 低离子聚凝胺介质法

（1）标本　不能使用枸橼酸钠和肝素抗凝，可选择EDTA–K_2抗凝。用血清做试验效果更好。

（2）方法　对Kell血型系统的抗体检测不理想；主要用于急诊抢救患者的交叉配血试验。

（3）凝聚胺　只能使正常红细胞发生凝集，对缺乏唾液酸的细胞（如T及Tn细胞）无作用。

（六）方法学评价

交叉配血试验的方法较多，临床上常用的几种交叉配血试验的方法学评价见表4–12。

表4–12　交叉配血试验的方法学评价

方法	评价
盐水介质法	适用于ABO血型交叉配血，操作简便、快速，不能检出不相配合的IgG类的抗体
抗球蛋白试验	结果准确，为检查不完全抗体最可靠的方法，但操作繁琐、费时，试剂较贵
低离子聚凝胺介质法	应用广泛，快速、灵敏、准确，可检测IgM、IgG抗体，需特殊试剂，操作复杂
酶介质交叉配血	酶可以促进细胞表面电荷的减少，细胞容易发生凝集，容易观察

（七）临床应用

交叉配血试验可以进一步验证受血者与供血者血型是否相合，保证输血安全。

1. 发现ABO血型鉴定的错误　如A_2亚型抗原性较弱，定型时易被误定为O型，在交叉配血时即可出现凝集。

2. 发现亚型配血不合的情况　如A_2亚型一部分人含有抗A_1抗体，与A_1型红细胞配血时，可出现凝集。

3. 发现其他血型抗体或不规则抗体　受、供血者如果ABO和Rh血型相同，但其他血型如MN、P等不同，在交叉配血时也可出现凝集，为避免输入异型血后的溶血反应，而当前许多实验室都不能进行这些稀有血型鉴定的情况下，交叉配血可以发现这些血型的不同及免疫型抗体的存在。

考点提示 ▶ 交叉配血的概念、方法、结果判断和质量控制。

四、红细胞抗体筛查及鉴定

受血者有输血、妊娠史或短期内需要大量输血时，应按相关规定进行不规则抗体筛查和鉴定，以便及时发现有临床意义的不规则抗体，从而避免输血反应的发生。

（一）不规则抗体筛查

不规则抗体筛查是利用2~3个O型筛查红细胞为一套试剂红细胞，与待检者血清中的抗体反应，筛查红细胞应尽可能多的表达有临床意义的抗体所对应的抗原，而且纯合子基因所表达的抗原更有利于相应抗体的检出，一般要求筛选细胞必须表达D、C、E、c、e、M、N、S、s、P、Lea、Leb、K、k、Fya、Fyb、Jka和Jkb共18种抗原，而且所选用的2~3个O型红细胞的抗原还应是互补关系。

不规则抗体可以是IgM型，也可以是IgG型，根据抗体性质不同，可分别采用盐水介质法、低离子聚凝胺法或抗球蛋白试验等。将待检者血清分别与3个筛选红细胞和自身红细胞混合，观察反应结果，如果血清与自身红细胞和3个筛查红细胞均无凝集者，表明未检出红细胞不规则抗体，为不规则抗体筛查阴性；血清与自身红细胞和3个筛查红细胞均凝集者，表明待检者血清中存在自身冷抗体或同种免疫性红细胞不规则抗体，为不规则抗体筛查阳性；如果血清与自身红细胞无凝集，与3个筛查红细胞至少有1个出现凝集，表明待检者血清中含同种免疫性红细胞不规则抗体，为不规则抗体筛查阳性。红细胞不规则抗体阳性者应进一步与谱红细胞反应，鉴定出抗体特异性。

对供血者和受血者的血清进行抗体筛查，可以防止含有不规则抗体的血液输注给受血者，避免溶血性输血反应的发生；对孕妇进行不规则抗体筛查，尽早发现不规则抗体，可以在孕期进行新生儿溶血病的预防和治疗，减少不规则抗体对胎儿或新生儿带来的伤害。

（二）不规则抗体鉴定

不规则抗体筛查呈阳性后，要进一步进行抗体鉴定，以明确抗体的类别。通过待检者血清与谱红细胞的反应，判断血清中不规则抗体具有的特异性。谱红细胞已有商品化试剂，一般由广泛挑选并已详细检测血型抗原的8~16个人份O型红细胞组成，谱红细胞应具备的红细胞表型应包括Rh、Kidd、MNSs、Duff、Diego、Xg、Kell、Lewis、P等血型系统，但依然很难找到完全覆盖所有抗原的谱红细胞，因此，只用一套谱红细胞是不可能对所有不规则抗体都进行鉴定的，当鉴定遇到困难时，可更换不同厂商提供的谱红细胞。

不规则抗体的鉴定方法可采用盐水介质法、酶法及抗球蛋白试验，根据谱红细胞与待检者血清在3种介质中反应的结果加以判断，必要时应结合吸收放散试验。在抗体鉴定时，应用待检者血清与自身的红细胞进行反应，以判断待检者血清内是否存在自身抗体、同种异体抗体或两种抗体同时存在的情况。

五、血型鉴定和交叉配血自动分析

血型鉴定和交叉配血除采用传统的手工方法外，目前全自动或半自动血型分析仪也开始在临床上广泛应用。自动分析技术克服了手工操作速度慢、主观因素影响大、难以规范化和自动化的缺点，同时实现了检验结果的长期保存。自动化血型分析技术可应用于：①ABO血型鉴定。②Rh血型鉴定。③交叉配血。④抗体筛选。⑤抗体鉴别。目前自动化血型分析技术主要有以下几种。

1. U型微孔板法　为96孔U型PVC板，在中心血站进行献血员大批量的ABO血型鉴定时，与全自动加样器、酶标仪联合使用。正定型是用自动加样器将样品血细胞稀释于U型微板上设置的孔内，再加入经过适当稀释的抗血清；反定型是用自动加样器将样品血清加入到U型微孔板中，再加入配制的5%A型和5%B型标准红细胞悬液，振荡后再置平板离心机上离心，取出静置一定时间，肉眼观察或酶标仪在一定波长进行扫描，获取每孔的相对透光率，结合血型判读软件对反应结果进行判读。

2. V型梯度微孔板　全自动数字血型分析仪V型梯度微孔板法可进行ABO正、反定型及Rh血型鉴定。其自动鉴定血型的基本原理是未凝集红细胞沉降后从V型梯度微孔板孔中的梯度上滚落到孔底部，凝集红细胞沉降后挂在V型梯度微孔板孔中的梯度上，通过摄影技术自动判断结果，该法结果比U型板鉴定血型结果更加准确、可靠。

3. 微柱凝胶检测卡法　目前主要应用于大型医院输血科进行血型鉴定及交叉配血等。微柱凝胶检测卡法是在聚丙烯透明塑料卡片上，并排6支充满特制的凝胶介质的微柱管，介质之间的间隙只能使单个红细胞变形通过，起到类似细胞筛的作用。红细胞发生凝聚反应，离心，则凝集块不能通过凝胶间隙，而留在凝胶孔的上层，呈阳性反应。未与相应抗体凝集的红细胞离心时可通过凝胶间隙，而沉积在凝胶孔的底部，则呈阴性反应。本法具有准确率高、可重复性强、敏感性高的特点，但需要专门的仪器设备，且试剂较贵。

六、吸收放散试验

抗体与相应抗原在适合条件下发生凝集或致敏，但这种结合是可逆的，如改变某些物理或化学条件，抗体可以从结合的红细胞上解离下来，此种试验方法称为吸收放散试验。根据试验目的和临床应用不同，有时吸收放散可以是一个整体试验，有时吸收放散试验是分别的两个试验。检测IgM抗体时应使用冷吸收、热放散，检测IgG抗体时应在37℃吸收、乙醚放散。

（马菲菲）

第三节　白细胞血型系统

一、人类白细胞血型系统抗原

人类白细胞上表达多种抗原，主要有3种，即红细胞血型抗原、白细胞特有血型抗原和HLA抗原。

（一）红细胞血型抗原

人类白细胞膜不仅可以表达白细胞血型抗原，还可以表达一些红细胞血型系统抗原，如ABO、P、Lewis、Diego以及Ii血型系统中的A、B、H、Tja、Lea、Leb、Dib、I、i等抗原，但这些红细胞血型抗原表达量较少，临床意义不大。

（二）白细胞特有血型抗原

白细胞所特有的血型抗原如中性粒细胞特异性抗原（human neutrophil alloantigns，HNA），包括HNA-1a、HNA-1b、HNA-1c、NB、NC、ND等，以及淋巴细胞上的Gr系统抗原等。

（三）HLA抗原

与其他组织共有的抗原，也是最强的同种抗原即人类白细胞抗原（human leukocyte antigen，HLA）。

反复输血患者血清中存在着与供者白细胞发生反应的循环抗体，这些抗体针对人体所有有核细胞表面的靶分子。代表个体特异性并能引起迅速而又强烈排斥反应的同种异型抗原为主要组织相容性抗原（major histocompatibility antigen，MHA），由一组紧密连锁的基因编码，其编码的基因群称为主要组织相容性复合体（major histocompatibility complex，MHC），人的主要组织相容性抗原首先在人白细胞表面被发现，故又称为人类白细胞抗原（human leucocyte antigen，HLA）或HLA分子。

二、HLA抗原与抗体

（一）HLA抗原表达基因

HLA基因位于人第6号染色体短臂上，按其编码分子的结构、表达方式、组织分布和功能等特性不同，可分为3类，即HLA-Ⅰ类、HLA-Ⅱ类、HLA-Ⅲ类，各类基因都含有多个基因位点。

1. HLA-Ⅰ类基因 位于6号染色体顶端，包括经典HLA-Ⅰ类基因和非经典的HLA-Ⅰ类基因，长约2000kb。

经典HLA-Ⅰ类基因（又称HLA-Ⅰa基因）：包括HLA-A、HLA-B和HLA-C，分别编码HLA-A、HLA-B、HLA-C抗原重链。

非经典的HLA-Ⅰ类基因（又称HLA-Ⅰb基因）：为免疫功能相关基因，包括HLA-E、HLA-F、HLA-G、HLA-H和HLA-J，分别编码免疫原性和多态性均较低的分子（HLA-E、HLA-F、HLA-G、HLA-H、HLA-J）。

2. HLA-Ⅱ类基因 靠近染色体着丝点，包括经典HLA-Ⅱ类基因和非经典的HLA-Ⅱ类基因。其中经典HLA-Ⅱ类基因包括DP、DQ、DR，编码经典HLA-Ⅱ类分子，即双肽链（α、β）分子；非经典HLA-Ⅱ类基因（LMP、TAP、DM）编码与抗原加工和提呈有关的分子。

3. HLA-Ⅲ类基因 位于HLA基因复合体的中段，亦称中央区，是人类基因组中密度最大的区域，在Ⅰ类区和Ⅱ类区之间，主要包括与免疫系统有关的基因，如C2、C4A、C4B、Bf、TNF和HSP70基因，分别编码C2、C4、B因子、TNF-α、TNF-β和HSP-70分子。

（二）HLA抗原

HLA按其分布和功能分为Ⅰ类抗原和Ⅱ类抗原，均为糖蛋白，是两条肽链组成的异质二聚体。HLA-Ⅰ类抗原包括HLA-A、B、C抗原，抗原分子均由两条多肽链组成，一条是HLA基因编码的α重链，另一条是由第15号染色体上非HLA基因编码的β轻链，两者通过非共价键结合形成HLA-Ⅰ类分子。HLA-Ⅱ类抗原包括DR、DQ及DP抗原，抗原分子结构与HLA-Ⅰ类分子基本相似而稍有差别。

HLA-Ⅰ类分子广泛分布于所有有核细胞表面，以淋巴细胞表达水平最高。其次为巨噬细胞、树突状细胞及中性粒细胞，而肝细胞、心肌细胞表达极少；幼稚红细胞也能检出HLA-Ⅰ类分子，但成熟红细胞和滋养层细胞不表达HLA-Ⅰ类分子。这类分子主要参与免疫排斥反应，抑制Tc细胞杀伤功能，是组织排斥反应的主要抗原。

HLA-Ⅱ类分子表达范围极其狭窄，主要表达于某些免疫细胞表面，如单核-巨噬细胞、树突状细胞、B淋巴细胞，以及精子细胞和血管内皮细胞等细胞膜表面，参与免疫应答和免疫调节。

考点提示　HLA的概念，HLA3类基因的组成分布，HLA抗原的分布。

（三）HLA抗体

HLA基因具有遗传多态性，其编码的HLA抗原具有较强的免疫原性，致使个体之间细胞膜表面的HLA抗原分子相容性概率很低，人类容易通过输血、妊娠、移植等免疫刺激形成同种免疫，产生HLA抗体。血液制品中若存在白细胞或血小板，反复输注血液制品的患者可能因为HLA抗原的刺激而诱发机体免疫学反应，产生HLA抗体，导致临床出现各种输血不良反应，HLA抗体多为IgG，少数为IgA。

（四）HLA抗原抗体检测

1. HLA血清学检测　用一系列已知抗HLA抗原的标准分型血清来检测未知淋巴细胞的HLA抗原型别，HLA-Ⅰ类抗原和HLA-Ⅱ类抗原均可采用血清学方法检测。

（1）HLA抗原检测　血清学方法，是HLA抗原分型的经典技术，常用的方法有微量淋巴细胞毒试验（lymphocytotoxicity test，LCT）和ELISA法，其中微量淋巴细胞毒试验是目前实验室HLA抗原鉴定的标准方法。其原理为淋巴细胞膜上的HLA抗原与相应抗体结合后，在补体的作用下，引起细胞膜损伤，增加了膜的通透性，表现为细胞溶解破裂。从而使染料（伊红）等进入死细胞而着色，细胞肿胀，折光性下降。在显微镜下观察着色细胞的百分数，一般认为死细胞（即着色细胞）比例高于20%即为阳性反应。进行Ⅰ类抗原分型时可用T淋巴细胞或外周血淋巴细胞；进行Ⅱ类抗原分型时需要系统分离和纯化B淋巴细胞，Ⅱ类抗原分型比Ⅰ类抗原分型困难。

（2）HLA抗体检测　HLA抗体在临床上具有重要意义，可诱发实体器官移植的超急性排斥反应、发热性非溶血性输血反应、血小板输注无效、输血相关性急性肺损伤等。目前检测HLA抗体常用方法主要有微量淋巴细胞毒试验、流式细胞仪法、ELISA法以及Luminex等检测技术等，其中微量淋巴毒交叉配合试验属于经典的方法，但检测敏感性最低，易受多种因素影响，操作费时且人为误判多；ELISA法较微量淋巴细胞毒试验敏感，特异性好；流式细胞仪法敏感度较高，能进行较为准确的定量，可用于鉴定抗体的特异性或免疫球蛋白型，但需要特殊设备，操作较繁琐；Luminex检测技术敏感度和特异性都比较好，但需要特殊的设备、价格较贵。

2. HLA细胞学检测　检测方法主要有混合淋巴细胞培养试验（mixed lymphocyte，MLC）、纯合分型细胞（homozygote typing cell，HTC）和预致敏淋巴细胞试验（primed lymphocyte，PLT）。其中MLC是一种测定受体和供体主要组织相容性抗原相容程度的试验方法。将两个不同遗传型个体的等量淋巴细胞混合在一起，体外培养3~5天，若HLA-DR及HLA-DQ抗原相同，体外培养的淋巴细胞无反应；若这两个抗原不完全相同，双方不同的组织相容性抗原能刺激对方，引起淋巴细胞转化，DNA合成量增高，形成淋巴母细胞。DNA合成量和淋巴细胞转化率增加与两者之间组织相容性抗原的差异程度呈正比关系。无淋巴细胞转化增殖表明两者相容，可作为器官移植时选择供体细胞的依据。

3. HLA分子生物学检测　目前国内大多数实验室检测HLA均采用基因分型方法。但需要注意的是，HLA基因分型检测的是个体HLA位点上等位基因的核苷酸序列情况，测定的是核苷酸序列的差异，而HLA血清学技术和细胞分型技术检测的是HLA位点上的抗原情况。两种分型方法在大多数情况下相符合，但是某些情况下也可能出现不一致的现象，在分型工作中应引起重视。

HLA基因分型准确率远高于血清学方法和细胞分型方法，且所需血样少，不需要新鲜标本，标本可长期保存和远程运输，分型试剂来源基本不受限制，可大量制备，实验重复性好，现已得到广泛的应用。

（五）HLA抗原抗体检测的临床意义

1. 移植医学 HLA抗原与同种器官移植的排斥反应密切相关，又称为移植抗原。HLA配型能显著改善移植物的存活，作为人体组织细胞的遗传学标志，在抗原识别、提呈、免疫应答、免疫调控等方面均具有重要作用。

临床上常用肾移植来救治终末期肾病，影响肾移植的基因位点主要是HLA-A、HLA-B及HLA-DR位点，其中HLA-DR位点与肾移植的近期存活有关，而HLA-A及HLA-B位点与肾移植的远期存活有关。由于脏器来源困难，实际很难达到HLA配型完全相同，主要强调ABO血型相同，但临床上仍应选择尽可能多的HLA位点匹配的供肾进行肾移植。

造血干细胞移植来源于骨髓、脐带血及外周血，含有大量免疫细胞，可以引起严重的免疫排斥反应。造血干细胞移植患者若HLA相合，则移植物抗宿主病（GVHD）发生率低、疗效好。一般首选HLA基因位点全部匹配的同胞供者或非血缘关系的供者，后者可以在造血干细胞捐献者资料库中筛选。

2. 输血 患者多次接受输血后体内产生抗白细胞HLA抗体，可发生发热性非溶血性输血反应，主要表现为发热、白细胞减少与荨麻疹等；也可发生输血相关性急性肺损伤，表现为急性肺水肿症状；输血还可导致血小板输注无效。对于多次接受输血者应注意选择HLA抗原相同和不含有HLA抗体的血液，以免反生此类输血反应。

3. 亲子鉴定 由于HLA复合体的高度多态性，个体的HLA复合体可视为伴随个体终生的特异性遗传标记。在无亲缘关系人群中，HLA的基因型或表现型完全相同的概率极低，以及家庭内HLA以单元型方式遗传，因此，HLA基因型或表现型的检测，已成为法医学上个体识别和亲子鉴定的重要手段。

4. 疾病诊断 HLA系统与多种疾病均有关联，例如，在我国汉族人群中，91%强直性脊柱炎（ankylosing spondylitis，AS）患者带有HLA-B27抗原，而健康人群仅6.6%带有该抗原。因此，检查HLA-B27抗原对强直性脊柱炎有辅助诊断意义。

考点提示 ▶ HLA抗原抗体检测的临床意义。

三、粒细胞抗原与抗体

粒细胞抗原一般分为两大类：一类是粒细胞与其他细胞共有的抗原，另一类为粒细胞及其前体细胞的特异性抗原即HNA。

（一）粒细胞抗原

1. 与其他细胞共有的抗原 粒细胞存在与红细胞血型系统共有的抗原，如Lewis、P、Kx、Ge、Ii系统抗原，但没有ABO血型系统的A、B、H抗原。粒细胞存在与血小板和淋巴细胞共有的抗原，如5位点的5a、5b，经典HLA-Ⅰ、HLA-Ⅱ抗原。

2. 粒细胞特异性抗原 粒细胞特异性抗原仅分布于粒细胞表面，又称为粒细胞特异性抗原或人类粒细胞抗原（human neutrophil alloantigen，HNA）。目前发现的HNA有7种，分别为HNA-1a、HNA-1b、HNA-1c、HNA-2a、HNA-3a、HNA-4a和HNA-5a，归属于5个粒细胞抗原系统。

（二）粒细胞抗体

粒细胞抗体包括HNA-1a、HNA-1b、HNA-1c、HNA-2a、HNA-3a、HNA-4a和HNA-5a抗体共7种，多数为IgG类，少部分为IgM抗体，这些抗体产生后，可通过免疫性反应引起粒细胞破坏或成为一些输血不良反应的原因之一。

（三）粒细胞抗原抗体检测

1. 血清学检测　粒细胞抗原和抗体在输血医学中具有重要意义，研究显示在献血人群中可存在较低比例的HNA抗体阳性率，但目前献血人群并不进行HNA抗体的常规筛选。血清学检测方法主要有粒细胞凝集试验、粒细胞免疫荧光试验、流式细胞术、单克隆抗体粒细胞抗原捕获试验和ELISA等方法。

2. HNA基因分型技术　主要检测HNA系统等位基因的碱基多态性。由于HNA系统抗原的差异由单核苷酸多态性引起，因此，理论上能够区分单核苷酸多态性的方法均可应用于HNA基因分型。目前实验室最常用的方法是PCR系列特异性引物（PCR-SSP）法，可有效区分HNA-1、HNA-2、HNA-3、HNA-4和HNA-5系统。

（四）粒细胞抗原抗体检测的临床意义

人类粒细胞抗原作为一组中性粒细胞表达的免疫遗传分子，其抗原抗体检测对于及时诊断和治疗粒细胞血型抗原系统引起的疾病有重要意义。常见疾病有：发热性非溶血性输血反应、输血相关性急性肺损伤、输血相关性同种免疫性粒细胞减少症、新生儿同种免疫性粒细胞减少症、自身免疫性粒细胞减少症、药物诱导的免疫性粒细胞减少症和骨髓移植后同种免疫性粒细胞减少症等。

第四节　血小板血型系统

一、血小板血型系统抗原

血小板表面具有的血型抗原，由遗传决定，在自身免疫、同种免疫和药物诱导的血小板免疫反应中起重要作用。血小板血型系统抗原主要分为两大类，即血小板特异性抗原和血小板相关性抗原。

（一）血小板特异性抗原

血小板特异性抗原又称为人类血小板抗原（human platelet antigen，HPA），位于血小板膜糖蛋白上，是构成血小板膜结构的一部分，由特定的抗原决定簇组成，表现血小板独特的遗传多态性。研究发现，HPA并非血小板所特有，也分布于其他细胞上，如HPA-1和HPA-4存在于内皮细胞、成纤维细胞和平滑肌细胞上，HPA-5存在于活化的T淋巴细胞和内皮细胞上。

目前免疫血清学已经确定了23个血小板同种特异性抗原，归于6个HPA系统，即HPA-1、HPA-2、HPA-3、HPA-4、HPA-5和HPA-15系统，每个系统至少包括2个对偶抗原。

扫码"学一学"

（二）血小板相关性抗原

血小板相关性抗原又称血小板非特异性抗原，是与其他细胞或组织共有的抗原，主要包括一些红细胞血型系统抗原和人类白细胞抗原（HLA）。

1. 与红细胞血型系统共有抗原 血小板表面存在ABH、Lewis、Ii、P等红细胞血型系统抗原，但其抗原量较红细胞少，无Rh、Duffy、Kell、Kidd和Lutheran等红细胞血型系统抗原。血小板上的ABH抗原大部分是从巨核细胞分化而来，或血小板膜糖蛋白表达，小部分从血浆中吸附获得。目前临床血小板输血推荐ABO血型同型输注，否则容易出现血小板输注无效。

2. 与HLA系统共有血型抗原 血小板表面存在HLA-A、HLA-B和少量HLA-C抗原等HLA-Ⅰ类抗原，这类抗原大部分是血小板固有的，是血小板膜的组成部分之一，少部分是从血浆中可溶性HLA抗原吸附获得。迄今未发现血小板表面存在HLA-DR、HLA-DP抗原和HLA-DQ位点的HLA-Ⅱ类抗原，但在特定细胞因子的刺激下，血小板表面可以表达HLA-DR抗原。

二、血小板血型系统抗体

血小板血型系统抗原通过输血、妊娠或骨髓移植等免疫刺激产生同种血小板抗体，包括HLA抗体和血小板特异性抗体，引发同种免疫性血小板减少。另外，免疫系统失调的患者，机体会产生针对自身血小板相关抗原（HPA、HLA）的自身抗体。

1. HLA抗体 血小板上HLA抗原的免疫原性比白细胞弱，但数量较多，约占外周血HLA-Ⅰ类抗原总量的70%，对于多次输注血小板进行治疗的患者来说，仍会刺激机体产生免疫反应而产生HLA抗体，引起血小板输注无效。

2. 血小板特异性抗体 HPA是血小板表面所具有的血小板特异性抗原，具有多态性。受血者因输注与之不配合的血小板，或因多次妊娠等免疫刺激，机体可能会产生抗血小板抗体，引起血小板输注无效、输血后紫癜（post-transfusion purpura，PTP）或新生儿同种免疫性血小板减少症（neonatal autoimmune thrombocytopenia，NAITP），其中NAITP是最常见的新生儿血小板减少的原因。

3. 血小板自身抗体 机体产生针对自身血小板抗原（如HPA、HLA等）的抗体，多为IgG型抗体，可引起特发性血小板减少性紫癜（ITP）。

三、血小板抗原抗体检验

传统的方法主要依靠血清学分型技术，常用的方法是简易致敏红细胞血小板血清学试验（simplified sensitized erythrocyte platelet serology assay，SEPSA）。近年来，血小板血清学检测方法有了很大进展，一些分子生物学技术被应用于血小板血型分型。血小板血型系统在临床医学和输血实践中具有重要意义，检测血小板抗体的有无可以帮助提高血小板输注的安全性和有效性。

四、血小板抗原抗体检验的临床意义

1. 提高血小板输注疗效 反复输注血小板患者血清中可产生血小板同种抗体，当再输入血小板后，会产生血小板抗原抗体的免疫反应。输入的血小板会迅速被破坏，血小板数量下降，呈现血小板输注治疗无效的情况。因此，选择与患者血小板和HLA相配的供血者，

可减少血小板输注无效的发生率。

2. 诊断新生儿同种免疫性血小板减少性紫癜 胎儿和母亲的血小板血型不合，使母亲产生同种免疫性抗体，这种免疫性抗体通过胎盘进入胎儿体内，与血小板反应导致胎儿或新生儿的血小板减少。该病的病死率极高，主要通过检查血小板抗原和抗体进行诊断，应输入与母体同种抗体无反应性的血小板。

3. 诊断特发性血小板减少性紫癜 ITP 是一种自身免疫性疾病，患者体内存在抗血小板自身抗体，血小板大量破坏而出现出血症状，检测血小板抗体可用于诊断 ITP。

第五节　临床输血

输血是将血液或血液的某种成分输给患者的一种补充治疗方法，是抢救危重患者的一种重要治疗手段，具有其他任何药物及技术难以替代的疗效。然而，输血使患者转危为安的同时，也不可避免地会发生一些不良反应，因此我们应该做到规范、科学、合理用血，并确保输血安全。

一、临床输血的种类

输血一般分为全血输注和成分输血，由于血液保存主要针对红细胞，对白细胞、血小板以及不稳定的凝血因子毫无保存作用，因此"全血并不全"，并且不良反应较多，目前已很少使用全血输注。大力普及成分输血，才能有效地遏制血源性疾病的蔓延。

（一）全血输注

全血包括血细胞及血浆中所有成分，分为库存全血和新鲜全血，其差别在于随着保存条件和时间的不同而成分发生变化。在 4℃ 保存下，5 天以内的 ACD 全血或 10 天以内 CPD 全血均可视为新鲜全血。库存全血中的有效成分是红细胞、清蛋白、免疫球蛋白和纤维蛋白原等。

由于全血输注易引起超敏反应，因此目前临床上输全血的并不多见。急性大量失血、血液置换或缺乏相应成分血时才考虑大量输注全血。

（二）成分输血

成分输血是指用物理或化学的方法将各种血液成分有效分离，分别制备成高浓度、高效价的成分血，根据患者的病情补充所需血液成分的输血方法。成分输血具有反应少、疗效高、经济合理以及利于保存的优点，既节约了血液资源，提高血液利用率，又减少了输血反应的发生，提高输血疗效。

1. 红细胞输注 是指经全血离心分出血浆制备而成，包括悬浮红细胞（又称添加剂红细胞）、浓缩红细胞、去白细胞悬浮红细胞、洗涤红细胞、冰冻红细胞、年轻红细胞、辐照红细胞等，根据患者具体病情，选用不同类型红细胞制剂进行输血治疗，目的是补充红细胞，纠正贫血，改善组织氧供。红细胞输注是目前临床上最常用的血液制品。

2. 血小板输注 主要用于预防和治疗血小板数量或功能异常所致的出血，恢复和维持机体的正常止血和凝血功能。一般分为治疗性血小板输注和预防性血小板输注。治疗性血小板输注就是通过血小板输注，增加血小板数量，改善血小板功能，达到止血的目的，如大量输血导致的血小板稀释性减少、感染和弥散性血管内凝血（DIC）、ITP等，在血小板输注中占30%。预防性血小板输注就是通过血小板输注达到预防出血的目的，适用于各种慢性血小板生成不良性疾病，如再生障碍性贫血、恶性血液病等，在血小板输注中占70%。

3. 单采粒细胞输注　临床上输白细胞主要是指粒细胞，可以通过全血离心分离获得，现在多采用血细胞单采机分离而制备。从血液分离开始到给患者输注，在4~6小时内完成。由于粒细胞制品中含有大量红细胞和血浆，输注前应给患者做红细胞交叉配合试验，以保证ABO及Rh等血型配合。必要时，应在输注前对其进行辐照处理，以预防TA-GVHD。

4. 血浆输注　血浆制品包括新鲜冷冻血浆（fresh frozen plasma，FFP）和普通冷冻血浆（frozen plasma，FP），两者区别在于新鲜冷冻血浆保存了不稳定因子FⅤ和FⅧ。

（1）新鲜冷冻血浆输注　新鲜冷冻血浆（FFP）指全血采集后6小时以内制备的血浆，保存期较短，-20℃ 3个月以内，含全部凝血因子。融化后及时输注，不超过2小时，如不能及时输注，应保存于10℃不超过2小时，4℃环境不超过24小时，更不可再冷冻。

（2）普通冷冻血浆输注　普通冷冻血浆（FP）指从保存已超过6~8小时的全血中分离出来的血浆或保存期满一年的FFP，保存期较长，-20℃可保存5年，不稳定的凝血因子已失活。

5. 冷沉淀物输注　是新鲜冰冻血浆在低温下解冻后沉淀的白色絮状物，是FFP的部分凝血因子浓集制品，主要含凝血因子Ⅷ复合成分、凝血因子ⅩⅢ、Fg、纤维结合蛋白和血管性血友病因子等。

考点提示▷　成分输血及种类。

（三）自身输血

自身输血是指采集个体血液（血制品），或回收手术野或创伤区无污染的血液，加以处理保存，以满足其本人自身手术或将来应急情况用血需要的一种输血治疗方法。近年来，输血不良反应及输血相关性疾病，尤其是输血后感染肝炎和艾滋病日趋增多，自身输血的重要性日益突出。

1. 自身输血的优点　避免因输血传染的疾病，避免由血型抗原、抗体引起的同种免疫反应，减少同种异体输血。由于反复放血，可降低患者血液黏稠度，改善微循环，还可刺激红细胞再生。为稀有血型的患者解决了输血上的困难，节约血源等。

2. 自身输血的方式

（1）储存式自身输血　是在手术前数周乃至数月前采集自身血液（或血制品）保存，以备手术时使用，也可在某些疾病缓解期采集自身血液成分，以备必要时使用。适用于稀有血型配血有困难或曾有过严重输血反应的患者。

（2）稀释式自身输血　是自身输血中较常用的方式，手术开始前采集一定数量的血液，同时输注晶体或胶体液，以保持有效循环容量，使血液稀释，手术后，再回输先前采集的自身血液。

（3）回收式自身输血　是指回收处理患者手术前或手术中流出的血液，再回输给患者本人。该法比较复杂，且不易控制不良反应，一般较少使用。

三种自身输血各有其特点，回收式可应付紧急情况，稀释式对术中止血有利，储存式适应证广泛。应根据具体情况应用，同一病例中可两种方法并用。

（四）大量输血

我国规定在24小时内输注红细胞大于或等于18单位（成人）或24小时内输注红细胞悬液大于或等于0.3单位/kg体重为大量输血；美国血库联合会（American Association of Blood Banks，AABB）则规定24小时以内输血量达到患者总血容量，或4小时内输血量超过患者总血容量的1/2为大量输血。大量输血能恢复血容量和纠正贫血，维持组织灌注和氧供，但大量输血不良反应增多，输血反应也增加。医院应根据大量输血方案，对大量输血做出评估与准备，制订输血预案。

考点提示 ▶ 大量输血的概念。

二、输血的质量控制

（一）输血科（血库）的设置

医疗机构应当设立由医院领导、业务主管部门及相关科室负责人组成的临床输血管理委员会，负责临床用血的规范管理和技术指导，开展临床科学、合理用血的教育和培训。二级以上医院应设置独立的输血科或血库（blood bank），不具备条件设置输血科或血库的医疗机构，应设立配血室，安排工作人员负责临床用血工作。

（二）血液预订、入库及贮存

1. 血液预订 根据血液库存量和用血患者血液需求量决定血站送血或取血的血型种类和血液数量称为用血计划，包括年度、月以及周用血计划。

根据各血型血液品种的平均日用血量、安全血液库存量、最佳血液库存量、最高血液库存量及实际库存量进行比较，确定补充血液库存血液的品种和数量，通过电话、传真或网络向供血机构预定，并确定送（取）血时间。

最佳血液库存量一般为7天常规医疗用血量。安全血液库存量一般不少于3天常规医疗用血量。

2. 血液入库 血库工作人员应掌握血液库存情况，及时向主管领导反映库存血液种类、数量和型别，以便合理安排和调整采供血计划。全血、血液成分入库前要认真核对验收。核对验收内容包括：运输条件、物理外观、血袋封闭包装是否合格，标签填写是否清楚齐全（供血机构名称及其许可证号、供血者姓名或条形码编号和血型、血液品种、容量、采血日期、血液成分的制备日期及时间，有效期及时间、血袋编号/条形码，储存条件）等。血液入库后要认真做好核对登记，有关资料需保存10年。

3. 血液贮存 按A、B、O、AB血型将全血、血液成分分别贮存于血库专用冰箱不同层内或不同专用冰箱内，并做明显标识。建立并实施血液温度监控程序，贮血冰箱应具有温度自动控制记录和报警装置，当发出报警信号时，要立即检查原因，及时解决并记录。贮血冰箱内严禁存放其他物品；每周消毒一次；冰箱内空气培养每月一次，无真菌生长或培养皿（90mm）细菌生长菌落<8CFU/10min或<200CFU/10m³为合格。

血液离体后，会发生一系列细胞、化学、酶学等改变。血液保养液是血液采集后储存的液体环境，对血液及其成分的质量和功能至关重要。血液保养液是以抗凝剂、葡萄糖等为主要成分，用于防止血液凝固并维持血液各成分生物活性和生理功能的制剂。

（1）ACD保养液 ACD保养液（acid citrate dextrose preservation solution）主要由枸橼酸、枸橼酸盐、葡萄糖组成，其中枸橼酸使保养液pH较低，保持酸化，防止高压灭菌时葡萄糖的氧化反应，还可延缓红细胞脆性的增加；枸橼酸钠是抗凝剂，也有阻止糖酵解的作用；葡萄糖是红细胞的主要能量来源。ACD可在4℃保存全血21天，但ACD保养液pH较低，对红细胞有酸损伤作用。

（2）CPD保养液 CPD保养液（citrate phosphate dextrose preservation solution）主要由枸橼酸、磷酸、葡萄糖组成，是在ACD的基础上增加了磷酸盐，磷酸盐是为了提高保养液pH，使2，3-DPG下降速度减慢，有利于红细胞的保存，磷酸盐也可被利用于能量代谢。CPD保养液可在4℃保存全血21天。

（3）CPDA保养液 CPDA保养液（citrate phosphate dextrose ahenine preservation solution）主要由枸橼酸、枸橼酸钠、磷酸二氢钠、葡萄糖和腺嘌呤组成，是在CPD的基础上增加了腺嘌呤，腺嘌呤可以促进ATP合成，有利于红细胞活性维持，延长血液保存期，CPDA保养液可在4℃保存全血35天。

各种保存液的有效期均是指红细胞在保存期末输入到人体24小时仍有70%以上存活率。全血和各种红细胞制剂，贮存于2~6℃，ACD-Ⅰ红细胞保存期为21天，CPDA-1为35天，洗涤红细胞为24小时内输注，冷冻红细胞解冻后24小时输注。浓缩血小板，贮存于20~24℃环境中，震荡条件下保存，保存时间视其贮存的塑料袋特性而定，普通袋4小时，专用袋5天。浓缩粒细胞，贮存于20~24℃环境，24小时内输注。新鲜液体血浆，贮存于2~6℃，24小时内输注；新鲜冷冻血浆、冷冻血浆、冷沉淀物，贮存于-20℃环境中，保存期为1年；普通冰冻血浆，贮存于-20℃环境中，保存期4年。

考点提示 ▶ 血液保养液的组成及应用，各成分血的保存条件。

（三）临床输血程序

1. 输血申请 临床医师决定为患者输血之前，应根据患者的临床表现及实验室检验结果，对患者仔细评估，决定是否必须输注异体血及选择何种血制品。

申请输血应签署《输血治疗知情同意书》，至少包括：输血目的、输血方式的选择、输血品种、风险、患者或受委托人是否同意等。患者接受输血治疗享有知情权，所以在决定输血治疗前，经治医师应向患者或其亲属履行告知义务，说明输同种异体血有可能发生输血不良反应和经血传播的疾病，征得患者或其亲属同意，并在《输血治疗知情同意书》上签名后方可输血。因抢救生命垂危的患者需要紧急输血，且不能取得患者或者其近亲属意见的，经医疗机构负责人或者授权的负责人批准后，可以立即实施输血治疗，并记入病历。在临床情况不确定时，以不输血为首选原则。

2. 标本采集、送检与接收 采集的血液标本应代表受血者当前免疫学状况，主要用于传染病标志物检测和进行输血相容性检测，由医护人员完成。血液标本试管应首先粘贴标签，试管上粘贴的标签必须包含必要的和唯一的患者信息。标本采集前后，医护人员认真核对试管标签内容和输血申请单信息，采集结束，应在输血申请单上签字。

由医护人员将标识好的血液标本连同《临床输血申请单》送往输血科，标本运送要遵循唯一标识原则、生物安全原则和及时运送"三原则"。

受血者用以进行配血试验的血液标本必须是输血前3天内采集的标本。严格核对血标本，信息不一致的标本应拒收。如果受血者最后一次输注红细胞已间隔了24小时，应重新采集标本进行交叉配血试验，避免漏检因回忆反应而产生的抗体。大量输血以后，第二天如果再需输血，应该重新采集交叉配血标本。每次输血后，受血者和供血者的标本必须保存于2~8℃至少7天。

3. 输血传染病标志物检测　输血相关疾病很多，为保障医疗用血安全，同时要增强自我保护意识，加强输血管理，规范医疗行为，避免医疗纠纷的发生，患者在输血治疗前要进行HBsAg、HCV-Ab、HIV-1抗体、HIV-2抗体、梅毒抗体四项输血传染病标志物检测，且不能使用快速胶体金法检测。

> **考点提示** ▶　输血传染病标志物种类。

4. 输血相容性检测　为确保输血安全有效，应根据临床诊断和治疗情况选择适宜的相容性检测项目和方法，主要包括血型鉴定、交叉配血试验、不规则抗体筛查和鉴定等。

5. 发血　建立并实施发血管理程序，根据交叉配血结果，相合则由医护人员到输血科（血库）取血。取血与发血的双方必须共同查对患者姓名、性别、病案号、门急诊/病室、床号、血型、血液有效期及配血试验结果，以及保存血的外观等，准确无误时，双方共同签字后方可发出。按采血日期遵循先进先出的原则，避免血液过期而浪费血液，但对确实需要较新鲜血者除外。血液发出后，受血者和供血者的血液保存于2~6℃冰箱至少7天，以便对输血不良反应追查原因。输血后的血袋应交回输血科2~6℃保存至少1天，然后按照《医疗废物管理规定》处理，做好相关记录，血液发出后不得退回。

6. 血液输注　输用前将血袋内的成分轻轻混匀，避免剧烈震荡。血液内不得加入其他药物，如需稀释则仅能使用静脉注射生理盐水。一般输血不需要加温。输血过程中应先慢后快，根据病情和年龄选择适宜的输注速度，并严密观察受血者有无输血不良反应，如出现异常情况应及时处理。

7. 输血后疗效评估　输血后由临床医师及时评估输血治疗效果，必要时及时调整输血方案。对于未达到输血治疗效果的患者要查找原因，消除影响因素，积极治疗原发病。

第六节　输血的相关性疾病

一、输血不良反应

输血不良反应是指在输血过程中或输血之后，受血者发生了与输血有关的新的异常表现或疾病。输血不良反应发生率为1%~10%，其中以红细胞血型不合导致的溶血性输血反应尤为严重，死亡率最高。即使按照最高标准执行献血者挑选、血液采集、加工和贮存，仍然可能发生与输血相关的不良反应，严重者甚至危及生命。

（一）输血不良反应分类

按发病机制可分为免疫性和非免疫性两类；按发生的时间分为即发反应和迟发反应，即发反应是指在输血当时或输血后24小时内发生的反应，迟发反应是指输血24小时后、几天或十几天内发生的反应。常见输血不良反应分类见表4-13。

扫码"学一学"

表4-13　常见输血不良反应分类

种类	免疫性	非免疫性
即发反应	非溶血性发热反应	细菌污染反应
	超敏反应	循环负荷过重
	急性溶血反应	空气栓塞
	输血相关的肺损伤	出血倾向
	荨麻疹	非免疫性溶血反应
		电解质紊乱
		枸橼酸中毒
迟发反应	迟发性溶血反应	含铁血黄素沉着症或血色病
	输血相关移植物抗宿主病	血栓性静脉炎
	输血后紫癜	输血传播性疾病
	血细胞或血浆蛋白同种异体免疫	

考点提示　　输血不良反应及分类。

（二）输血不良反应发生后的检验

发生或疑似输血不良反应，应立即停止输血，并通知输血科和受血者的主管医师，及时调查、治疗和抢救，查找原因，做好相关记录。

尽快检测受血者的血常规、尿常规及尿血红蛋白，检测血清胆红素含量、血浆游离血红蛋白含量、血浆结合珠蛋白含量、直接抗球蛋白试验并检测相关抗体效价，如发现特殊抗体，应做进一步鉴定；如怀疑细菌污染性输血反应，应抽取血袋中血液做细菌学检验。

二、输血传播性疾病

输血传播性疾病指供血者的传染病原如细菌、病毒、寄生虫等，通过输注血液制品进入受血者体内引起的疾病。经输血传播的疾病，又称输血相关疾病，其中以肝炎、艾滋病危害性最大。

1. 肝炎　通过输血传播的主要是乙型、丙型、丁型以及庚型肝炎。凡是由于输注血液制品引起受血者发生肝炎，或者虽无肝炎的临床症状和体征，但出现阳性的肝炎血清学标志物，统称为输血后肝炎。国内输血后肝炎以丙型肝炎为主。

2. 艾滋病　艾滋病是由人类免疫缺陷病毒（human immunodeficiency virus，HIV）所致的侵犯T淋巴细胞为主的严重全身性传染病，输全血或成分输血均能传播HIV，世界5%~10% HIV感染者是经血传播。通过输血传播而发生的艾滋病称输血相关艾滋病，输入HIV污染血时传播HIV的概率高达95%以上。应严把血液质量关，严格进行HIV抗体监测。

3. 巨细胞病毒　巨细胞病毒（CMV）是人类疱疹病毒的一种，其种属特异性高，即人类CMV只能感染人，感染途径以输血最常见，很少引起临床症状。尽量输库存血或去除白细胞的血液制品，能够减少传播巨细胞病毒的可能。

4. 疟疾　疟原虫在室温或4℃贮存的血液成分中至少存活一周，血液贮存2周，疟疾传播就很少发生。输全血或成分血均可传播疟疾，输血传播疟疾是因为输注血液中含疟原虫裂殖体或裂殖子，引起受血者感染。输血传播疟疾较少见，排除有疟原虫感染的献血者是最有效的预防措施。

5. 梅毒 梅毒螺旋体在4℃可存活48～72小时，40℃失去传染力，100℃立即死亡。避免输注新鲜血液，主张输注4℃冷藏5天以上的血液，可以防止或减少梅毒的传播。献血者患梅毒并处于梅毒螺旋体血症阶段，可以传播梅毒，应对献血者严格进行梅毒血清学检查。

6. 其他疾病 当献血员患有EB病毒感染、黑热病、丝虫病、回归热、弓形体感染、莱姆病、人疱疹病毒6型和8型感染等，均有可能通过输血传播。

考点提示 ▶ 常见输血传播的疾病及病原体。

三、新生儿溶血病

（一）发病原因及机制

新生儿溶血性疾病（hemolytic disease of the newborn，HDN）一般指母婴血型不合而引起胎儿或新生儿的免疫性溶血性疾病，另外还有红细胞葡萄糖-6-磷酸脱氢酶缺陷、遗传性球形红细胞增多症等原因，临床上以母婴血型不合引起的最为常见，其中，以ABO血型系统不合所引起的溶血较常见，其次是Rh血型系统，其他如Kell、Duffy、Kidd等系统极为少见。

1. ABO血型不合引起的HDN 新生儿ABO溶血病远比Rh溶血病常见，90%以上发生于O型母亲孕育了A型或B型的胎儿（A型胎儿比B型更常见）。O型的母亲发病率较高，是因为自然界大量存在的类似A和B血型物质刺激，使O型人血中存在IgG型抗A、抗B和抗AB，可以通过胎盘进入胎儿体内导致HDN，因此ABO系统HDN可以在第一胎发病。这是因为，母亲在怀第一胎之前接触过类A、类B型物质，如输血、注射疫苗等，而产生了抗胎儿红细胞的抗体；胎儿的很多组织及体液均含有相当于A或B的血型物质，也可能在怀孕时进入母体，使母体产生相应的免疫性抗体。

2. Rh血型不合引起的HDN Rh不合的新生儿溶血病多见于Rh阴性的母亲孕育了Rh阳性的胎儿，一般发生在第二胎。第一胎分娩时，胎儿带有一定数量的Rh抗原阳性红细胞进入母体，即可刺激母体产生抗Rh的抗体。此抗体可以通过胎盘进入胎儿体内，与胎儿红细胞表面抗原结合引起溶血。第一胎时因产生的抗Rh抗体很少，故极少发生溶血，当第二次妊娠后，再次受到Rh阳性抗原的刺激，产生的抗体数量急剧增多，会引起严重的HDN，故Rh所致新生儿溶血多发生在第二胎。如果孕妇曾有输Rh阳性血液或第一胎妊娠前有流产史，则第一胎也可发病。

（二）临床表现

临床表现轻重取决于抗原性的强弱、个体的免疫反应、胎儿的代偿能力和产前的干预措施等。ABO血型不合一般病情较轻，可发生于第一胎；Rh血型不合病情较为严重，一般第二胎发病。

1. ABO血型不合HDN 贫血、肝脾大程度较轻，偶见胎儿水肿。血清胆红素为255～340 μmol/L（超过340 μmol/L时要警惕核黄疸）。黄疸多于出生后48小时内出现，少数重症可在24小时内出现。

2. Rh血型不合HDN　溶血导致新生儿贫血，贫血使器官组织缺氧，导致代偿性肝脾大；可出现胎儿水肿。血清胆红素常超过340μmol/L；出生后24小时内（4～5小时）开始出现黄疸并迅速加重，3～4天达高峰；重症Rh溶血有出血倾向，少数患儿可发生DIC。

考点提示　ABO血型、Rh血型不合引起的HDN区别。

（三）实验室检查

1. 常规检验　羊水中胆红素测定可预测子宫内的溶血情况，胆红素浓度越高，溶血越严重。新生儿脐血胆红素测定，可诊断新生儿病理性黄疸及程度。检测新生儿脐带血红蛋白，可以作为新生儿溶血性贫血换血治疗的依据。

2. 血型血清学检验

（1）血型鉴定　包括父母及新生儿的ABO、Rh血型鉴定，以确定父母血型是否配合，从而确定新生儿是否因父母血型不合而引起的新生儿溶血病。

（2）抗体效价测定　检查母亲血清中有无IgG性质的抗体并作效价检测。ABO-HDN是由于IgG抗A（B）引起，所以夫妇ABO血型不合时，应检测母亲血清中有无IgG性质的抗体并测定其效价，即可预测ABO-HDN是否发生。若IgG抗A（B）≥1∶64，患儿发生ABO-HDN的可能性增大。夫妇Rh血型不合时，应检测Rh（－）母亲血清中有无IgG性质的抗D抗体并测定其效价，IgG型Rh抗体为1∶（32～64），则可能发生Rh-HDN。

（3）直接抗球蛋白试验　阳性一般见于新生儿溶血病、溶血性输血反应、自身免疫性溶血性贫血。新生儿溶血病时，如果新生儿红细胞表面被母亲的IgG抗体致敏，直接抗球蛋白试验应为阳性，但由于ABO-HDN患儿红细胞上抗体往往结合得很少，导致直接抗球蛋白试验常为阴性，此时使用间接抗球蛋白试验可以提高阳性率；而Rh-HDN直接抗球蛋白试验红细胞凝集相当强，常为阳性，其凝集程度常作为区别ABO或Rh溶血的主要标志。

（4）游离抗体试验　应用抗球蛋白试验在新生儿血清中检测是否存在与红细胞结合尚未致敏红细胞的不完全抗体。

（5）红细胞抗体放散试验　阳性是诊断新生儿溶血病的主要依据。ABO-HDN抗体放散试验用加热放散法，将致敏患儿的红细胞通过37℃水浴加热，把抗体放散于水溶液中，再加入经酶处理的A、B、O红细胞做间接抗球蛋白试验。Rh-HDN抗体放散试验常用乙醚放散法。乙醚为有机溶剂，通过破坏红细胞膜使IgG抗体解离，在放散液中抗体的回收率较高。

（葛会美）

本 章 小 结

　　血型是血液成分的遗传多态性标记，是产生抗原抗体的一种遗传性状，包括红细胞血型系统、白细胞抗原系统和血小板血型系统。其中红细胞ABO和RhD血型系统与临床输血密切相关。血型一般检验是保证输血安全、防止发生输血后溶血反应的关键措施，同时对器官移植前组织配型、新生儿溶血病的早期诊断、亲子鉴定、法医鉴定等有重要价值。输血前必须选用恰当的方法进行ABO血型和D抗原鉴定、不完全抗体筛查和鉴定、交叉配血试验等。

　　二级甲等以上医院应成立输血科，根据患者需要和适应证输入相应成分血，提倡自身输血。输血可能引起输血不良反应和输血传播性疾病，因此，成分血制备前要进行严格的输血传播性疾病病原体标志物及其他检查。与血型相关的疾病主要有新生儿溶血病和自身免疫性溶血性贫血。在我国，新生儿溶血性疾病以母婴血型不合引起的最为常见，其中主要是因ABO血型系统不合所导致。

扫码"练一练"

习　题

一、单项选择题

1. ABO血型的表现型有

A. 3种　　　　　　B. 4种　　　　　　C. 5种　　　　　　D. 6种　　　　　　E. 7种

2. ABO血型系统的分型依据是

A. 遗传基因　　　　　　　　　　B. 红细胞上存在的抗原

C. 天然抗体和免疫抗体不同　　　D. 血清中存在的抗体

E. 红细胞上存在的抗原和血清中存在的抗体

3. 关于ABO血型鉴定的叙述，错误的是

A. 红细胞悬液浓度过高会导致定型错误

B. 最适温度为37℃

C. 正反定型一致才可发报告

D. 标准血清效价太低会导致定型错误

E. 溶血与红细胞凝集意义相同

4. 交叉配血时，患者的红细胞与所有人的血清均凝集，其可能的原因为

A. ABO血型鉴定错误　　　　　　B. Rh血型鉴定错误

C. 红细胞悬液过夜　　　　　　　D. 红细胞悬液过淡

E. 红细胞受到细菌污染

5. 需要在2~6℃条件下保存的血液制品是

A. 浓缩粒细胞　　　　　　　　　B. 单采血小板

C. 滤除白细胞红细胞悬液　　　　D. 冰冻血浆

E. 冷沉淀物

6. 关于新生儿同种免疫性溶血病，下列正确的是

A. 在我国Rh血型不合新生儿溶血病较ABO血型不合引起者多见

B. Rh阴性的孕母从未接受输血，胎儿为Rh阳性，则第一胎即可发生严重溶血

C. ABO溶血病较易发生核黄疸

D. ABO溶血病可发生于父为A血型，母为O血型的新生儿

E. 间接抗球蛋白试验阴性

7. 肝衰竭伴有出血倾向者，最适宜输注是

A. 全血　　　　　　　　　　　　B. 普通冷冻血浆

C. 新鲜冷冻血浆 D. 冷沉淀

E. 浓缩血小板

8. 在我国引起新生儿溶血病最主要原因是

A. Rh 血型不合 B. ABO 血型不合

C. MN 血型不合 D. P 血型不合

E. U 血型不合

9. HLA 为亲子鉴定中一个有力工具的原因为

A. HLA 系统的高度多态性 B. 受者的免疫功能常处于紊乱状态

C. 移植物供血不良 D. 受者体内已存在对移植物致敏的淋巴细胞

E. 移植物被细菌污染

10. 不属于成分输血优点的是

A. 可提高疗效 B. 减少输血反应

C. 血液使用更合理 D. 可节省血源

E. 避免输血传播疾病

11. Rh 阴性母亲，其胎儿若 Rh 阳性，胎儿生后易患

A. 血友病 B. 白血病

C. 红细胞增多症 D. 新生儿溶血病

E. 巨幼细胞贫血

12. 与新生儿溶血病相关的血型是

A. A 型血型 B. 血型不稳定

C. Rh 血型 D. 白细胞型

E. MN 血型

13. 不属于人类白细胞抗原的是

A. A、B、C B. DR C. DQ D. DP E. LW 抗原

14. 国内引起新生儿溶血病最常见的原因是

A. ABO 血型不合 B. Rh 血型不合

C. P 血型不合 D. Kidd 血型不合

E. Diego 血型不合

15. 引起 Rh 血型不合新生儿溶血病的抗体为

A. 抗 C B. 抗 c C. 抗 D D. 抗 d E. 抗 E

二、案例分析题

患者，男性，39 岁，因下楼梯摔倒致双下肢皮损、骨折入院。入院查血型为 B 型，Hb115g/L。凝血功能正常。急诊全麻下行清创、骨折复位和皮损修复术。术中输 B 型红细胞 2 单位，30 分钟后患者出现血压下降（60/40mmHg），术野出血不止，尿呈酱油色，立即停止输血，进行抢救治疗。请问：

1. 患者最可能发生的输血反应是哪一种？

2. 输血科（血库）首先应检查哪些项目？

（马菲菲　葛会美）

第五章

尿液检验

学习目标

1. **掌握** 尿液一般性状检验方法和质量控制；常用化学检验的原理、方法和评价、质量控制；干化学法检验方法和评价、质量控制；尿液有形成分的形态学特征、检验方法、质量控制和临床意义。

2. **熟悉** 尿液检验的临床应用；尿液标本采集与处理要求；尿液一般性状检验、常用化学检验的临床意义；本-周蛋白的特性、检验方法和临床意义；尿hCG测定方法和评价、临床意义；尿液分析仪的检验原理、参数。

3. **了解** 尿渗量测定；尿液分析的进展。

4. 学会尿液基本检验技术。

5. 具备运用基本检验技术开展尿液常规检验的能力，以及质量控制和生物安全意识。

📋 案例讨论

【案例】

某女，主诉头痛、腰酸痛、双下肢沉重。查体双眼睑及双下肢浮肿，面色发暗，血压155/105mmHg，排尿次数较以前减少，颜色加深。清晨空腹尿液为深咖啡色，干化学检验结果为SG1.030，pH7.0，BLD（4+），Pro（2+），Glu（-），Ket（-），BIL（-），Uro（±），NIT（-），Leu（+）。尿沉渣镜检：高倍镜下红细胞满视野（非均一性），白细胞8~10个/HPF，小圆上皮细胞1~2个/HPF；红细胞管型8~10个/LPF，透明管型1~2个/LPF，粗颗粒管型、上皮细胞管型偶见。

【讨论】

1. 该患者最可能的诊断是什么？
2. 该患者诊断的主要依据是什么？

尿液检验包括标本采集与处理，尿液一般性状检验、化学成分检验、显微镜检验、尿液分析仪检验等内容。

第一节 概　述

尿液（urine）是由水、电解质、代谢废物（主要是尿素）、细胞等成分组成的复杂混合

物，由肾脏生成，通过输尿管、膀胱及尿道排出体外。尿液的生成及排泄依赖于泌尿系统的正常结构和完善的功能，受神经–体液及内分泌系统的调节，此外还受全身其他系统功能状态的影响。通过尿液的排泄，可排出体内的代谢废物、毒物、异物等，同时调节水、电解质代谢及酸碱平衡，以维持机体内环境的相对稳定。

一、尿液的生成与排泄

（一）尿液的生成

尿液的生成包括三个紧密联系的环节：①肾小球滤过。②肾小管重吸收。③肾小管与集合管分泌（排泄）。

1. 肾小球的滤过作用　正常肾小球滤过膜对血浆成分滤过具有选择性。当血液流经肾小球时，除血细胞及大分子蛋白质不能滤出外，血浆中的水、电解质及小分子有机物都能由肾小球滤入肾小囊，形成超滤液（原尿）。

2. 肾小管和集合管的重吸收作用　由于肾小管和集合管具有选择性重吸收功能及强大的浓缩功能，以减少营养物质的丢失，排出代谢终产物。因此，虽然正常成年人每天约形成原尿180L，但排出的终尿仅1～2L。肾小管不同部位对各物质的重吸收能力各不相同，有主动吸收和被动吸收之分，近曲小管是重吸收的主要部位。同时由于髓祥降支对水的重吸收大于对溶质的重吸收，使肾小管内液的渗透压逐渐升高，形成渗透梯度进一步促进集合管对水的重吸收，从而达到尿液的稀释与浓缩。

3. 肾小管和集合管的排泌作用　肾小管能分泌K^+、H^+等，同时重吸收Na^+，故称为Na^+–K^+交换，起保Na^+排K^+作用。肾小管不断产生NH_3，与其分泌的H^+结合，生成NH_4^+，分泌入管腔以换回Na^+，这是肾保Na^+排K^+的另一种方式。

考点提示　▶　尿液的生成机制。

（二）尿液的排泄

原尿经过肾小管和集合管的重吸收、分泌及浓缩稀释后形成终尿，流经肾盂、输尿管到达膀胱贮存，通过尿道排出体外。在排尿过程中，尿液还可混入泌尿系统、生殖系统各部位的少量分泌物和/或脱落细胞。

二、尿液检验的目的

1. 泌尿系统疾病诊断与鉴别诊断　如泌尿系统炎症、结石、肿瘤、血管病变等，以及肾移植术后发生排斥反应时的诊断与鉴别诊断，还可以观察病情和治疗效果，判断预后。

2. 其他系统疾病辅助诊断与观察　如高血压、糖尿病、系统性红斑狼疮、多发性骨髓瘤、胰腺炎和急性黄疸型肝炎等疾病。动态观察可帮助及早发现并发症。

3. 安全用药的监测　庆大霉素、卡那霉素、多黏菌素B、磺胺药、抗肿瘤药物等，常可引起肾脏的损害，检测尿的改变，可及时采取措施，确保用药安全。

4. 职业病辅助诊断　检测尿中重金属如铅、镉、铋、汞等的排出量，对职业病的诊断、预防及开展劳动保护具有实用价值。

5. 健康状况评估　尿液检验是一种无创伤性检查，可用于筛查肾、肝、胆疾病和糖尿病等疾病，有助于发现亚健康人群，进行早期诊断和疾病预防。

扫码"学一学"

考点提示 尿液检验的目的。

第二节 尿液标本采集与处理

尿液标本的采集与处理是关系到尿液检验结果是否可靠的重要环节，属于分析前质量控制的主要内容。

一、标本采集与运送

（一）待检者准备

临床医护、检验人员应提前告知待检者标本采集的注意事项，如空腹、限制饮食及饮水，控制身体活动量，停用或者应用某些药物，留尿的时间、时段、尿量及记录尿量的方法等。如待检者无法自行收集标本，如婴幼儿、瘫痪及昏迷者、需要导尿者等，应按要求由医护人员或陪护人员辅助完成。

尿液标本采集前，首先应告知待检者尿液标本采集的目的，以口头和书面的形式具体指导尿液标本留取方法。尿液标本采集一般要求见表5-1。

表5-1 尿液标本采集一般要求

项目	一般要求
待检者要求	待检者正常生活饮食，采集前应处于安静状态
采集时机	用于细菌培养的尿标本在用药前用无菌容器采集，避免污染
生理状态	运动、月经期、性生活、过度空腹或吸烟、饮食、饮酒及姿势、体位等可影响某些检验结果
避免污染	清洁外生殖器、尿道口及周围皮肤，女性患者避免阴道分泌物或经血污染标本，男性患者要避免混入精液，避免化学物质（消毒剂、表面活性剂）、粪便等其他污染物混入，采集中段尿
特殊要求	采用耻骨上穿刺尿标本或导尿标本时，一般由医护人员先告知待检者及家属有关质量要求，由医护人员进行采集。采集婴幼儿尿，由儿科医护人员指导，用小儿专用尿袋收集

（二）尿液标本的收集容器

1. 留尿容器 应具备以下特点：①洁净、干燥、不渗漏、一次性使用，材料透明、不与尿液中的成分发生反应。②容积50~100ml，圆形开口且直径至少4~5cm。③底座宽能直立，有盖能防止倾翻时尿液溢出，如果尿标本需要转运，所用容器还应为安全且易于启闭的密封装置（带盖的瓶或管）。④用于细菌培养的容器应采用特制无菌容器。⑤儿科患者尿液采集应使用专用清洁柔软的聚乙烯塑料袋。

2. 信息标记 容器上应标有患者姓名、检验联号（条形码），并留有足够空间用于填写标本留取时间等信息。

考点提示 尿液标本收集容器的要求。

（三）尿液标本种类及采集方法

尿液标本类型的选择及收集方式取决于尿液检测目的（主要包括化学检验、尿有形成分显微镜检验及细菌学检验等）、待检者状况及检验要求。临床常用尿液标本类型，依据采集时间或检验项目分类如下。

1. 晨尿（first morning urine） 指清晨起床、未进食和做运动之前排出的尿液。通常晨尿在膀胱中存留时间达6~8小时，各种成分较浓缩，达到检验和培养所需浓度。可用于评价肾浓缩稀释功能、测定绒毛膜促性腺激素（hCG）和观察尿液有形成分（细胞、管型及结晶）。但由于首次晨尿在膀胱内停留的时间过长，硝酸盐及葡萄糖被分解，易造成结果的偏差。近年来，推荐采集第2次空腹晨尿，即于首次晨尿后2~4小时内，空腹、静息状态下留取第2次尿液进行检验。

2. 随机尿（random urine） 指待检者无任何准备、不受时间限制、随时排出的尿标本。若待检者摄入大量液体或剧烈运动后可能影响尿液成分，因此随机尿不能准确反映待检者实际状况。随机尿标本新鲜、易得，适合于门、急诊待检者的尿液筛检试验。

3. 计时尿（timed urine） 指采集规定时段内的尿标本，如进餐后、治疗后、白天或卧床休息后3小时、12小时或24小时内的全部尿液。计时尿常用于尿液中成分的定量检测、肌酐清除率试验及细胞学检验。

（1）3小时尿 一般收集上午6时到9时的尿液，常用于尿液有形成分检验，如1小时尿排泄率检验等。

（2）餐后尿 通常收集午餐后2小时的尿液，以利于检出病理性尿胆原（为最大分泌时间）、蛋白尿、糖尿。

（3）12小时尿 晚上8时开始到次日早晨8时终止的12小时内全部尿液，适用于尿液有形成分计数（如Addis计数）、球蛋白排泄率和微量清蛋白测定。女性留尿前要清洁外阴，气温高时则要先加40%甲醛1ml防腐。检测当天，除正常饮食外不再饮水，以利于尿液浓缩（因低渗会使部分红细胞及管型溶解）。

（4）24小时尿 待检者于上午8时排空膀胱，并弃去尿液，收集此后每次排出的尿液，直至次日上午8时最后一次排出的全部尿液。由于24小时内尿液中某些成分的排出量不同，为准确定量，故需采集24小时尿。常用于总蛋白、内生肌酐清除率、儿茶酚胺、17-羟皮质类固醇、17-酮类固醇、香草扁桃酸、电解质等化学物质的定量，以及尿结核分枝杆菌检查。

4. 特殊尿标本

（1）尿三杯试验 患者一次连续排尿，分别留取前、中、末段尿液，盛于3个尿杯中。第1、3杯各留10ml，第2杯留其余大部分尿液（尿杯容量宜大）。此试验多用于泌尿系统出血和尿道炎症的定位诊断等。

（2）培养用尿 留尿前先清洗外阴，再用0.5%碘伏消毒尿道口后，以无菌容器留取中段尿送检。中段尿（midstream urine）系在排尿过程中，弃去前、后时段排出的尿液，收集的中间时段的尿液，一般用于细菌培养。

（3）导管尿和耻骨上穿刺尿 主要用于排尿困难或尿潴留时患者的尿液标本采集（2岁以下小儿慎用），但要征得待检者或亲属的同意，以无菌术采集尿液标本。导管尿主要用于细菌培养，鉴别肾脏及膀胱感染；耻骨上穿刺尿主要用于微生物（尤其厌氧菌）培养、细胞学检验、常规筛查等。

考点提示 尿液标本的种类和要求。

（四）标本的运送

尿液标本采集后要尽快送到实验室，住院患者由专门人员统一运送，门诊患者自行运送。

二、标本接收与处理

（一）尿液标本的接收和拒收

实验室应建立标准操作规程，对合格标本和拒收标本做出严格规定。对未做明确标记或缺少下列信息者，临床实验室有权拒收。如：①患者姓名、性别、科别、床号等。②标本采集日期、时间（留尿时间超过2小时及以上）。③尿量不足、采集容器不符合要求等。

（二）尿液标本的保存

尿标本应在采集后2小时内检验完毕，对不能及时检验的标本，必须进行适当的处理或以适当的方式保存，降低因标本延时检验引起的尿液理化性状改变（表5-2）。

表5-2　尿液标本无防腐保存措施下的潜在变化

理化性质	变化及机制
颜色变化	物质还原或氧化尿色素原或其他成分分解或改变所致。如血红蛋白转变为高铁血红蛋白、尿胆原转为尿胆素、胆红素转为胆绿素
透明度	假性减低：细菌繁殖、溶质析出如结晶和无定形物质
气味	假性增加：分解尿素形成氨或细菌繁殖所致
pH	假性增加：细菌分解尿素形成氨、CO_2挥发所致
	假性减低：细菌或酵母样真菌分解葡萄糖为代谢性酸类物质所致
葡萄糖	假性减低：细胞代谢或细菌分解糖所致
酮体	假性增高：细菌将乙酰乙酸盐代谢成丙酮所致
	假性减低：丙酮挥发所致
胆红素	假性减低：光氧化作用转变为胆绿素、水解为游离胆红素
尿胆原	假性减低：氧化为尿胆素所致
亚硝酸盐	假性增加：尿标本采集后细菌污染繁殖所致
	假性减低：转变为氮所致
红/白细胞、管型	假性减低：细胞及有形成分分解，特别在稀释的碱性尿液中
细菌	假性增加：尿标本采集后细菌污染繁殖所致

1. 冷藏或冷冻　4℃冷藏是保存尿标本最简便的方法，一般可保存6小时，应注意加盖避光。在24小时内可抑制细菌生长，但会产生尿酸盐和磷酸盐沉淀影响显微镜检查。因此，不推荐对2小时内可完成检验的尿液标本进行冷藏。另外可根据检验项目采用相应的防腐剂。主要用于尿电解质、肌酐、总蛋白、清蛋白、葡萄糖、重金属、药物筛查、促卵泡激素、雌三醇等项目检查。冷冻可较好保存尿液中的酶类、激素等。但需将标本离心弃去细胞成分后密封，保存上清液。

2. 防腐　尿液常规筛查尽量不使用防腐剂，但对于定时尿标本、标本收集后2小时内无法进行检验或检验成分不稳定，可加入特定的防腐剂。

（1）甲醛（formaldehyde） 又称福尔马林（formalin）。对尿液中细胞、管型等有形成分的形态结构有较好的固定作用。每100ml尿加入40%甲醛0.5ml。因甲醛具有还原性，不适于尿糖等化学成分检查。

（2）甲苯（toluene） 当甲苯量足够时，可在尿标本表面形成一薄层，阻止尿液与空气接触，达到防腐效果。每100ml尿中加入甲苯0.5ml。常用于尿蛋白、尿糖等化学成分定性或定量分析。

（3）麝香草酚（thymol） 尿液标本中加入麝香草酚，能抑制细菌生长，起防腐作用，还能较好地保存尿液中有形成分。一般每100ml尿液中加入麝香草酚小于0.1g，用于尿标本显微镜检验，尤其是尿浓缩结核分枝杆菌检查。

（4）浓盐酸（hydrochloric acid） 用于定量测定儿茶酚胺、17-羟皮质类固醇、17-酮类固醇、钙、磷、草酸盐等成分测定的尿标本防腐，每升尿液加浓盐酸10ml。浓盐酸具有强腐蚀性，常温下易挥发，所以容器要耐腐蚀，使用时一定要收集第1次尿液后再加防腐剂。

（5）氟化钠（sodium fluoride） 氟化钠能防止尿糖酵解，适用于葡萄糖测定的尿标本防腐。

（6）硼酸（boric acid） 在24小时内可抑制细菌繁殖，但影响常规尿液筛检的酸碱度，适用于尿蛋白、尿酸等成分检验的尿标本防腐，每升尿液加10g硼酸。

（7）冰乙酸（glacial acetic acid） 用于尿5-羟色胺、醛固酮、雌激素等成分检验的尿标本防腐，24小时尿液加冰乙酸25ml。

考点提示 ▶ 尿液标本的保存，防腐剂的种类和使用。

（三）尿液标本检验后的处理

检验后的尿液标本处理，应按照《临床实验室废物处理原则》（WS/T/249—2005）规定的方法处理试验后的残余标本及所用器械，防止污染环境或造成院内交叉感染。

1. 检验后尿液 检验后尿液标本一律视为有潜在传染性生物污染源，须经过含1000mg/L有效氯消毒剂处理后才能排放入下水道内。

2. 标本容器 若所用的盛尿容器及试管等为非一次性，须在含1000mg/L有效氯消毒液中浸泡2小时，再用清水洗净。

3. 一次性尿杯 使用后先消毒再烧毁；或运送至专业医疗垃圾回收站作无害化处理，并做好记录。

三、标本采集与处理的质量控制

为保证尿液检验结果的准确性，要充分考虑并排除标本采集的影响因素。例如待检者状态、饮食、用药，尿液放置及保存的温度、时间，应严格按照标准操作规程进行尿液标本采集及处理，达到保证质量的目的。

（一）尿液标本采集的影响因素

1. 待检者生理状态和生活习惯对尿液标本的影响

（1）生理状态 在分析前质量管理过程中，待检者准备及生物学变异直接影响检验结果准确性，主要包括年龄、性别、月经、妊娠等因素，需要医师、护士、待检者共同配合方能使标本完全反映待检者的真实状态（表5-3）。

表5-3　待检者生理状态对尿液检验的影响

因素	评价
情绪	情绪激动和精神紧张可以影响神经－内分泌系统，使尿儿茶酚胺增高，严重时可出现生理性蛋白尿
年龄	不同年龄新陈代谢状态不同，检验指标也存在明显差异，因此，应调查和设定不同年龄段参考区间，消除年龄因素对结果的影响。如50岁以上人群，肌酐清除率会随肌肉量减少而减低
性别	尿液有形成分参考区间男女不一，如尿白细胞女性参考区间比男性高
月经	月经期影响尿红细胞检查
妊娠	妊娠期间因hCG含量不断变化，在前7日往往难以检出，之后开始增高。在妊娠后期，由于产道微生物代谢物污染，使尿白细胞定性检查出现假阳性

（2）生活习惯　不同生活习惯可影响尿液检验结果（表5-4）。

表5-4　生活习惯对尿液检验的影响

因素	评价
饮食	高蛋白膳食可使血尿素、尿酸增高。高核酸食物（如内脏）可导致尿酸明显增加；多食香蕉、番茄、菠萝，可增加尿5-羟吲哚乙酸的排泄，餐后尿糖可增高
饥饿	长期饥饿可以使酮体增加，尿酸增高
运动	运动使人体各种生理功能处于与静止时完全不同的状态，可导致体内许多检验指标发生改变。如长途跋涉后尿肌红蛋白可增高
饮酒	长期饮啤酒者尿中尿酸增高
诊疗	有些诊断及治疗手段可对检验结果产生影响，如外科手术、肾穿刺或活检可出现一过性的血尿

2. 尿液标本保存时间及温度对检验结果的影响　一般随着保存时间延长，尿中有形成分会有不同程度的破坏，细胞、管型将逐渐减少，而结晶、细菌逐渐增加。

3. 物理及化学因素对尿液检验结果的干扰　见表5-5。

表5-5　物理及化学因素对尿液分析的干扰

项目	假阳性	假阴性
尿蛋白	碱性尿、季胺盐	本－周蛋白、黏蛋白、大剂量青霉素
葡萄糖	过氧化氢	维生素C（750mg/L）、乙酰乙酸（400mg/L）、大剂量青霉素、长期服用左旋多巴、高比重尿（>1.020）
胆红素	大剂量氯丙嗪	阳光照射、亚硝酸盐、维生素C（250mg/L）
尿胆原	胆红素、酚噻嗪	阳光照射、服用对氨基水杨酸
酮体	苯丙酮酸尿、BSP、左旋多巴、头孢类抗生素	
红细胞	过氧化氢、肌红蛋白尿、不耐热酶	甲醛、高比重尿（>1.020）、维生素C（100mg/L）、高蛋白尿
白细胞	福尔马林、胆红素尿、呋喃妥英	高比重尿（>1.020）、庆大霉素、高浓度草酸
亚硝酸盐	长时间放置被细菌污染	维生素C

（二）尿液标本采集与处理的质量控制

尿液标本采集及处理为分析前质量控制，可影响检验结果"准确性"。分析前阶段从临床医师开医嘱开始，按时间、顺序、步骤，包括提出检验要求、待检者准备、标本收集、运送到实验室、在实验室内传送至分析检验程序启动。此过程任何环节出现差错，均会影响检验质量。

1. 尿液采集标准操作规程 临床实验室应制订尿液标本采集的标准操作程序（SOP）文件，内容包括：待检者准备、标本容器要求、留尿方式及要求、尿量、运送时间及运送要求等。相关标准操作程序文件及标本采集手册等应装订成册下发到各病区、门诊护士站、服务台，组织学习并参照执行。

2. 标本采集前待检者状态的控制

（1）告知 为保证检验结果准确，医护人员（包括实验室工作人员）应了解标本采集前对待检者状态的要求及影响结果的非疾病性因素，将相关的要求和质量控制以口述、书面等方式告知待检者，按要求采集标本，减少假阳性，保证结果准确。

（2）控制 饮食、用药、情绪、活动、月经等影响。

3. 标本采集器材 如尿杯、试管等应严格按标准采购，离心机、离心管、检验仪器应符合要求并定期严格校准，器材和工作环境保持整洁。

4. 标本采集后运送 尽量减少运送环节及缩短储存时间，标本运送要做到专人且有制度保障，以避免主、客观因素影响检验结果。轨道传送或气压管道运送标本时避免剧烈振动，防止尿液产生过多的泡沫引起细胞溶解，影响尿有形成分的检验。运送过程中要防止标本漏出或侧翻污染器材、衣物和环境。

5. 建立尿液标本的验收制度 严格执行标本验收制度，对标本标识内容与检验申请单内容不一致、申请单项目不全、标本类型错误、尿量不足、有污染、防腐剂使用不当、容器破损、标本流失等均可拒收，并及时与相关人员联系，建议其核实并重新采集标本。对采集困难的尿液标本，则可与临床协商后"让步"检验，但必须在检验报告单上注明"检验结果仅供参考"及标本不合格的情况。

考点提示 尿液标本采集的影响因素与质量控制。

第三节 尿液一般性状检验

尿液一般性状检验包括尿量、外观、比重、尿渗量、尿气味等内容。

一、尿量

尿量（urine volume）是指一定时间（一般24小时）内排出到体外尿液的总量。尿量的变化主要取决于肾小球的滤过、肾小管的重吸收及浓缩、稀释功能，还受精神因素、活动量、饮水量、环境（气温、湿度）、年龄、药物等因素的影响。即便是健康人24小时尿量变化亦很大。

（一）检验方法

尿量检测一般使用量筒或其他有刻度的容器，直接测量尿液体积。可分为累计法、直

扫码"学一学"

接测量法、计时法等。

【原理】采用有刻度的容器测量24小时内排出的全部尿液总量。

【材料】

1. 器材　有刻度的玻璃容器。

2. 标本　24小时尿液。

【操作】

1. 加尿　取有刻度的玻璃容器，加入待检者24小时排出的全部尿液。

2. 读数　读取容器与尿液凹面相切的刻度，并记录。

3. 报告方式　24小时尿量：XXml。

（二）质量控制

1. 标本留取　准确收集24小时全部排出的尿液。开始留尿时，应先排空膀胱将尿液弃去，以后所排尿液至最后一次排尿（排空膀胱）均应保存在一个固定容器，气温过高时注意防腐。

2. 量器　必须使用合格的标准量筒、量杯，或其他有精确刻度的液体容积测定器具。量具上应有清晰可见的刻度（精确至1ml），便于测定时准确读数。

3. 测量尿量　需准确，精确至毫升，读数误差不得超过20ml。

> **考点提示**　尿量测定的质量控制。

（三）参考区间

成年人：1~2L/24h；儿童按千克体重计算为成年人的3~4倍。

（四）临床意义

1. 多尿（polyuria）　成人24小时尿量>2500ml称为多尿。生理性多尿常见于饮水过多、摄入利尿性食物过多、静脉输液过多、精神紧张或癔症，也可见于服用噻嗪类利尿药、咖啡因、脱水药等。病理性多尿可见于：①代谢性疾病：如糖尿病等。②内分泌疾病：如尿崩症、原发性醛固酮增多症及甲状腺功能亢进等。③肾脏疾病：如慢性肾炎和肾盂肾炎晚期、急性肾衰竭多尿期、肾移植术后等。

2. 少尿（oliguria）　24小时尿量<400ml或每小时尿量持续<17ml（儿童少于0.8ml/kg）称为少尿。生理性少尿见于机体缺水或出汗过多时，在尚未出现脱水临床症状和体征之前可首先出现尿量减少。病理性少尿可分为以下几类。

（1）肾前性少尿　①各种原因引起的脱水，如高热、严重呕吐、腹泻、大面积烧伤引起的血液浓缩。②大量失血、休克、心功能不全等导致的血压下降、肾血流量减少、肾血管栓塞或肾动脉狭窄引起的肾缺血。③严重肝病、低蛋白血症引起的全身水肿、有效血容量降低。④严重创伤、感染等应激状态时，因交感神经兴奋、肾上腺皮质激素和抗利尿激素分泌增加，使肾小管重吸收增强引起少尿。

（2）肾性少尿　①急性肾小球肾炎时，肾小球滤过膜受损，肾内小动脉收缩，毛细血管腔变窄、阻塞、滤过率降低从而引起少尿，此种尿的特征为高渗量性尿。②各种慢性肾衰竭时，由于肾小球滤过率极度降低也会出现少尿，但此时尿液特征为低渗量性尿。③肾移植术后急性排异反应，也可导致肾小球滤过率下降而引起少尿。

（3）肾后性少尿　见于单侧或双侧上尿路梗阻性疾病，尿液积聚在肾盂不能排出，可见于尿路结石、肿瘤、损伤以及尿路先天畸形或机械性下尿路梗阻如膀胱功能障碍、前列腺肥大等。

3. 无尿（anuria）　24小时尿量<100ml或12小时内无尿液排出称为无尿，排不出尿液又称为尿闭，其发生原因与少尿相同。

考点提示　尿量及临床意义。

二、外观

尿液外观包括颜色及透明度。

（一）颜色

尿液的颜色源于尿色素及尿胆原，受饮食、药物、尿量及化学成分的影响。大量饮水、输液、精神紧张、尿崩症、糖尿病等尿液的颜色可变浅或无色。通常以肉眼观察判断尿液的颜色。

【原理】通过肉眼观察并如实描述尿液的颜色。

【材料】

1. 器材　一次性尿杯、玻璃试管。

2. 标本　新鲜尿液。

【操作】

1. 加尿液　取洁净、透明的玻璃试管，加入待检者的尿液2～5ml。

2. 肉眼观察　在自然光线下用肉眼观察尿液颜色。

3. 结果判断　根据尿液的具体颜色客观描述。

4. 报告方式　以文字描述，如红色、淡黄色、深黄色、乳白色或咖啡色等。

（二）透明度

透明度也可以用浑浊度（turbidity）表示，分别为清晰透明、轻度浑浊（雾状）、浑浊（云雾状）、明显浑浊4个等级。浑浊的程度由尿中含有的混悬物质种类和量决定。正常尿浑浊的主要原因在于含有结晶（酸碱度改变或温度改变后形成及析出）。病理性浑浊可因尿中含有白细胞、红细胞及细菌等而产生浑浊。淋巴管破裂产生的乳糜尿也可以引起浑浊。在流行性出血热低血压期，尿中可出现蛋白、红细胞、上皮细胞等混合的凝固物称为膜状物，也应报告。通常以肉眼观察判断尿液的透明度。

【原理】通过肉眼观察并如实描述报告。

【材料】同尿液颜色检查。

【操作】

1. 加尿液　取洁净、透明的玻璃试管，加入待检者的尿液2～5ml。

2. 肉眼观察　在自然光线下用肉眼观察尿液透明度。

3. 结果判断　根据尿液有无浑浊及浑浊程度判断。①清晰透明：指肉眼无可见的颗粒物质。②轻微浑浊：指有少数可见的颗粒物质，但透过尿液能看清报纸上的字。③浑浊：指有可见的颗粒物质，透过尿液见报纸上字迹模糊。④明显浑浊：指透过尿液不能看见报纸上字迹。

4. 报告方式　用清晰透明、轻微浑浊、浑浊及明显浑浊4个等级报告，若有沉淀、凝块等需用文字特别注明。

（三）质量控制

1. 容器　必须清洁、干燥、透明，无污染。

2. 标本　尿液应新鲜，采集尿标本前3天应禁服碘化物、溴化物等药品。

3. 操作　检验方法和判断标准要统一。

4. 鉴别

（1）尿液颜色　易受某些食物或药物的影响，如食入大量胡萝卜，服用呋喃唑酮、维生素B_2、大黄和黄连等，均可使尿液呈亮黄色或深黄色，但振荡后所产生的泡沫无色，而胆红素尿泡沫呈黄色；应用氨基比林或碱性尿液中有酚红、酚酞时，尿液呈亮红色，与血尿（红或暗红，浑浊而无光泽）区别不难。

（2）浑浊尿　新鲜尿液含盐类浓度过高时，如尿酸盐排出后遇冷易析出结晶，使尿液浑浊。

（四）参考区间

淡黄色、清晰透明。

（五）临床意义

1. 生理变化　①大量饮水、寒冷时尿量增多时尿色变淡；饮水减少、剧烈运动、大量出汗时尿量少而尿色变深。食用大量胡萝卜、木瓜等亦可使尿液呈深黄色，食用芦荟则使尿液呈红色。②女性经血污染可使尿液标本呈红色。③药物对尿液颜色的影响见表5-6。

表5-6　药物对尿色的影响

颜色	药物
黄色	小劈柴、米帕林、复合维生素B、维生素B_2、四环素、利福平、磺胺嘧啶、呋喃唑酮
赤黄色或棕色	呋喃妥因、伯氨喹、抗疟喹宁、磺胺类药物
红色	氨基比林、酚酞、利福平、苯妥英钠、氯丙嗪
绿色	吲哚美辛、亚甲蓝、阿米替林
暗黑色	甲硝唑、左旋多巴、甲基多巴、异烟肼、山梨醇铁
棕黑色	非那西汀

2. 病理变化

（1）血尿　尿中含有一定量的红细胞时称为血尿。由于出血量的不同可呈淡红色云雾状、淡洗肉水样及鲜血样，甚至混有血凝块。每升尿内含血量超过1ml即可出现淡红色外观，称为肉眼血尿。尿液外观变化不明显，离心沉淀后每高倍镜视野红细胞平均≥3个则为镜下血尿。血尿见于：①泌尿生殖系统疾病：如感染、结核、结石、肿瘤、外伤、多囊肾、肾小球疾病等。②血液病：如血友病、过敏性紫癜和特发性血小板减少性紫癜等。③其他：如系统性红斑狼疮、流行性出血热，某些健康人剧烈运动后出现的一过性血尿等。

（2）血红蛋白尿　是指尿液中含有游离血红蛋白。正常人血浆中游离血红蛋白低于50mg/L，与珠蛋白结合形成大分子化合物，不能从肾小球滤过。当发生血管内溶血时，游离血红蛋白超过珠蛋白的结合能力，过多的游离血红蛋白即从肾小球滤出，形成不同程度的血红蛋白尿。血红蛋白尿呈棕色、深棕红色浓茶样或棕黑色酱油样外观。常见于血型不合的输血反应、阵发性睡眠性血红蛋白尿、阵发性寒冷性血红蛋白尿、蚕豆病等溶血性疾病。

血红蛋白尿需与血尿以及卟啉尿、药物、食物引起的红色尿液鉴别（表5-7）。

表5-7 血红蛋白尿、血尿、假性血尿的鉴别

项目	血红蛋白尿	血尿	假性血尿
原因	血管内溶血	泌尿生殖系统疾病、全身性疾病或剧烈运动后一过性出现	卟啉、药物、食物
颜色	暗红色、棕红色甚至酱油色	淡红色云雾状、洗肉水样或混有血凝块	红葡萄酒色、红色
显微镜检查	无红细胞	大量红细胞	无红细胞
离心上清液	红色	清晰或微红	红色
上清液隐血试验	阳性	阴性或弱阳性	阴性
尿蛋白定性试验	阳性	弱阳性或阴性	阴性

（3）胆红素尿 尿中含有大量的结合胆红素所致，外观呈深黄色，振荡后泡沫亦呈黄色。在空气中久置可因胆红素被氧化成胆绿素而使尿液外观呈棕绿色。胆红素尿常见于阻塞性黄疸和肝细胞性黄疸。服用呋喃唑酮、核黄素后尿液亦可呈黄色，但胆红素定性试验阴性。服用较大剂量的熊胆粉、牛黄类药物时尿色呈深黄色。

（4）乳糜尿 经肠道吸收的乳糜液不能经正常的淋巴道引流入血，而逆流至泌尿系统的淋巴管中，引起该淋巴管内压力增高，淋巴管曲张、破裂，淋巴液进入尿液所致。乳糜尿可呈不同程度的乳白色浑浊。乳糜尿中有时可含有多少不等的血液，称血性乳糜尿或乳糜血尿。乳糜尿主要见于丝虫病、肿瘤、腹部创伤、肾病综合征、肾小管变性或某些原因引起的肾脏周围淋巴循环受阻。

（5）脓尿和菌尿 若尿内含有大量脓细胞或细菌等炎性渗出物时，排出的新鲜尿液即呈浑浊状态。菌尿呈云雾状，静置后不下沉。脓尿放置后可有白色絮状沉淀。通过尿三杯试验可初步了解炎症部位，协助泌尿系统感染性疾病的定位诊断。男性泌尿生殖系统感染性疾病定位的初步诊断见表5-8。

表5-8 男性尿三杯试验结果及初步诊断

第一杯	第二杯	第三杯	初步诊断
有弥散脓液	清晰	清晰	急性尿道炎，且多在前尿道
有脓丝	清晰	清晰	亚急性或者慢性尿道炎
有弥散脓液	有弥散脓液	有弥散脓液	尿道以上部位的泌尿系统感染
清晰	清晰	有弥散脓液	前列腺炎、精囊炎
有脓丝	清晰	有弥散脓液	尿道炎、前列腺炎、精囊炎

（6）浑浊尿 新鲜尿液发生浑浊，主要由尿液中增多的细胞、细菌、盐类结晶等引起。正常人尿液中由于食物代谢产生钙、磷、镁、尿酸等结晶，新鲜尿液外观可呈黄白色、灰白色或淡粉红色颗粒状浑浊，尤其是在气温寒冷时沉淀物很快析出。通过物理或化学方法

可以确定其产生浑浊的原因（图5-1）。

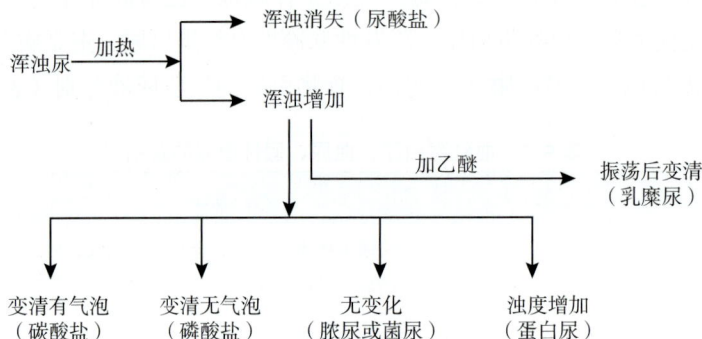

图5-1　浑浊尿的鉴别示意图

考点提示　尿液外观的检验方法、质量控制和临床意义。

三、尿比重

尿比重（specific gravity，SG）是指在4℃时尿液与同体积纯水的重量之比。因尿中含有3%～5%的固体物质，故尿比重大于纯水。尿比重高低随尿中水分、盐类及有机物含量多少而不同，与尿液溶质（氯化钠等盐类、尿素）的浓度成正比，同时受年龄、饮食和尿量的影响。病理情况下，受尿糖、尿蛋白及尿液有形成分的影响。尿比重测定是肾小管浓缩和稀释功能的一个指标。

（一）检验方法

测定尿比重方法有化学试带法、比重计法（浮标法）、折射仪法、称量法、超声波法等。目前临床上常用的是化学试带法。

1. 干化学试带法　有目测法和仪器分析法。

【原理】试带膜块中含有多聚电解质、酸碱指示剂（溴麝香草酚蓝）及缓冲物。尿液离子浓度与经过处理的多聚电解质pKa改变相关，根据颜色变化换算成尿液电解质浓度，以电解质浓度再换算成比重。

【材料】

（1）器材　一次性尿杯、一次性塑料试管、吸水纸、尿液干化学分析仪。

（2）试剂　尿液干化学试带条、标准色板、人工尿质控液、质控试带。

（3）标本　新鲜尿液（10ml）。

【操作】

（1）混匀尿液　将试管中的尿液充分混匀。

（2）浸湿试带　将干化学试带浸入试管尿液中1～2秒后取出。

（3）弃去余尿　沿试管壁沥去多余尿液，必要时用吸水纸吸除。

（4）结果判读　①目视比色：与配套尿干化学试带标准色板比对，肉眼进行定性或半定量结果判读。②仪器比色：将试带条置于检测槽中，按下测试键，仪器完成检测后，自动打印出结果（参照本章第五节）。

（5）报告方式　尿比重：1.XXX。

2. 折射仪法

【原理】入射角90°的光线进入另一种光密媒质时被折射的角度称为临界角，在终端观察时，依据临界角的大小，可见到明暗视场的改变，进而求出该媒质对空气的相对折射率。通过折射率、比重、总固体量的计算公式，将数字列成线图刻在目镜系列的适当位置，测量时直接读数。

【材料】

（1）器材　临床折射仪或手提式折射仪、一次性尿杯、滴管、乳胶吸头、吸水纸。

（2）标本　新鲜尿液。

【操作】参照仪器说明书操作。

（1）手提式折射仪　在测量玻璃板上滴加1滴尿液，将上面平板放下并紧压在液滴上，使两块玻璃板平行，避免产生气泡。手持折射仪，面对光源，使光线通过尿液和棱镜，肉眼观察目镜中的专用刻度标尺，在明暗场分界线（或蓝白分界线）处读取比重值。

（2）座式折射仪　开通光路后，按标本测定程序，用蒸馏水调整基准线位置。加尿液2滴，盖上上面的塑料盖（防止产生气泡），即可在目镜中读取相应比重值。

（3）报告方式 尿比重：1.XXX。

3. 比重计法

【原理】尿比重计是一种液体比重计，可以测定规定温度下的尿液比重。尿比重与所含溶质的量成正比，溶质越多，对浮标的浮力就越大，浸入尿液中的比重计部分则越小，尿比重越高；反之，浸入部分越大，尿比重越低。

【材料】

（1）器材　比重计1套（包括比重计浮标1支及100ml比重筒1个，比重计标示1.000~1.060刻度及标定温度，国产比重计标定温度为20℃），0~100℃水银温度计1个。

（2）标本　新鲜尿液（至少50ml）。

【操作】

（1）加尿液　取新鲜尿液，充分混匀后，斜持比重筒，将尿液沿筒壁缓缓倒入比重筒至2/3处，避免产生气泡，若有泡沫可用吸水纸或用滴管吸去。将比重筒垂直放在水平工作台上。

（2）放浮标　将比重计浮标轻轻放入比重筒内，并加以捻转，使其垂直悬浮于尿液中，勿靠近筒壁或筒底。

（3）读数　待比重计悬浮稳定后，准确读取与尿液凹面相切的刻度并记录，即为尿液比重。

（4）结果校正　测量尿标本温度，进行结果校正。

（5）报告方式　尿比重：1.XXX。

（二）质量控制

1. 标本　应新鲜，防止尿素分解导致比重下降。尿量要足，尿量过少时比重计法不能浮起比重计浮标，影响测定。因低温所致的尿酸或其他盐类沉淀可水浴（37℃）使其溶解，待尿液温度降至室温后再测定；细胞等有形成分增多时，应离心后测定上清液。

2. 干化学试带法

（1）试带　试带法对比重过高或过低的标本均不敏感，以折射仪法为参考。应使用与仪器配套、合格、有效期内的试带。

（2）测定过程　每天进行定标校准。

（3）结果校正　如尿液pH>7.0，测定值则应增高0.005。

3. 折射仪法

（1）折射仪　入射光和温度影响折射率，手提式折射仪有补偿装置；临床折射仪用调整基线的方法来减少温度的影响。

（2）结果校正　糖尿和蛋白尿对尿比重有影响，尿葡萄糖每增高10g/L，需将测得结果减去0.004；尿蛋白每增高10g/L，需将测得结果减去0.005。

4. 比重计法

（1）校准比重计　尿比重计校正后才能使用。新购买比重计用纯水在规定的温度下观察其准确性，在15.5℃时蒸馏水比重为1.000，8.5g/L NaCl为1.006，50g/L NaCl为1.035。

（2）测定过程　尿液面应消除泡沫；比重计浮标要垂直悬浮于尿液中；读取比重值要准确。

（3）结果校正　要进行蛋白尿、糖尿和温度的校正。尿蛋白每增高10g/L，需将结果减去0.003；尿葡萄糖每增高10g/L，需将结果减去0.004。如果测定时尿液温度与比重计上所标定的温度不一致，每增高3℃，测定结果应加0.001；如低于所标温度，需将尿液加温至所标温度后再测定，不提倡机械地减去相对于增高温度时的校正值。尿液含造影剂，可使比重>1.050。

（4）清洁比重计　浮标上若有蛋白质及盐类物质沉积时，结果的准确性会受到影响，故每次测定完毕都需用纯净水冲洗比重计，若有上述物质附着，需用清洁液洗净后使用。

（三）方法学评价

1. 化学试带法　简便，不受高尿糖、尿素、造影剂等影响，但易受强酸、强碱及尿蛋白影响。近年来已用于尿液分析仪的测定，但测定范围较窄，实验影响因素多，精度差，只适用于筛查实验，不能作为评价肾脏浓缩稀释功能的指标。

2. 折射仪法　标本用量少，重复性好，易于标准化，适合少尿及儿科患者。测定结果一般较比重计法低0.002。为美国临床实验室标准化研究所（Clinical and Laboratory Standards Institute，CLSI）和中国临床实验室标准化委员会（China Committee of Clinical Laboratory Standards，CCCLS）推荐的参考方法。

3. 比重计法　操作简单，标本用量大，易受温度、蛋白、尿糖、尿素、放射性造影剂的影响，准确性低。CLSI建议不再使用本法。

此外，称重法最为准确，曾作为参考方法，但操作繁琐，不适用于临床标本检测。超声波法虽然易于自动化、标准化，但也需专门仪器测定。

（四）参考区间

成人：晨尿>1.020；随机尿1.003～1.030。

新生儿：1.002～1.004。

（五）临床意义

1. 比重增高　见于心力衰竭、周围循环衰竭、急性肾小球性肾炎、脱水及大量出汗者，尿量少、比重高；糖尿病、使用造影剂和脱水剂后，尿量多、比重高；造影剂、右旋糖酐、蔗糖等可引起尿比重增高。

2. 比重降低　尿液比重<1.015时，称为低比重尿或低渗尿。见于慢性肾炎、慢性肾盂肾炎、急性肾衰竭多尿期、尿崩症、低蛋白血症等。如尿液比重固定在（1.010±0.003）时，称为等渗尿，提示肾脏浓缩和稀释功能严重受损。锂、甲氧氟烷、氨基糖苷类药物可使尿比重减低。

> **考点提示**　尿比重的概念及检验原理、质量控制、方法学评价和临床意义。

四、尿渗量

尿渗量（osmolality，Osm）又称为尿液渗透浓度（osmotic concentration），是指尿中具有渗透活性全部溶质微粒的总数量，主要与尿液中溶质颗粒数量有关，与颗粒大小及所带电荷无关，反映了溶质和水的相对排出速度，蛋白质及葡萄糖等大分子物质对其影响较小。尿渗量以质量毫渗摩尔量［mmol/kg·H_2O（mOsm/kg·H_2O）］表示，是评价肾脏浓缩功能较好的指标。

尿渗量测定可采用：①半透膜法：主要利用半透膜的通透性，但制作人工半透膜非常困难。②非半透膜法：主要是利用电解质使溶液的沸点、冰点升高或下降的特性而设计，分为蒸汽压降低法、沸点升高法和冰点下降法等几种。目前广泛用于临床及科研的测定方法多为冰点下降法，有专用的冰点渗透压计。

（一）冰点下降法

【原理】利用溶液冰点下降温度（ΔT）计算尿渗量，根据1渗量的溶质颗粒可使1kg水的冰点下降1.858℃的原理测定，其计算公式为：mmol/kg·H_2O＝ΔT/1.858。

【材料】

1. 器材　一次性尿杯、冰点渗量计、滴管、乳胶吸头、特制试管、离心机、肝素。

2. 标本　尿液（若要进行对照则需要新鲜血液）。

【操作】严格按使用说明书进行。

1. 仪器调试及标化　一般先接通标本冷却室的循环水（目前新型冰点渗量计已不用循环水冷却），继而注入不冻液，调试并且保持不冻液温度为-（7~8）℃后，再开始标化及测定标本。

2. 标记　先用纯水调零，再用基准氯化钠配制的标准液（12.687g/kg·H_2O）校准出400mOsm/kg·H_2O（mmol/kg·H_2O）读数。

3. 测定　将处理好的尿液进行渗量测定，必要时可同时检测血浆标本的渗量。

4. 计算　尿渗量（mmol/kg·H_2O）＝测得溶液冰点下降度（℃）/1.858。

5. 报告方式　尿渗量：XXXmmol/kg·H_2O；尿渗量与血浆渗量之比值：X∶X。

（二）质量控制

1. 仪器校准　冰点渗量压计的校准最好采用与仪器配套的渗透量标准品。也可用AR级氯化钠配制标准溶液，称量前200℃过夜、干燥。严格按说明书操作，将仪器标定在标准品±2mOsm/kg·H_2O以内。

2. 标本　尿液应收集在清洁干燥容器内，不加防腐剂。测定前标本要预温，使析出的盐类结晶溶解，离心除去不溶性颗粒及尿中有形成分。测定血浆（或血清）渗量作比较时，要用肝素化血浆，不能用草酸钙或枸橼酸钠等做抗凝剂。

3. 测定　加入样品杯中的尿量要准确。在测定过程中要保持搅动探针的适当振幅，振幅太大可使标本出现早冻现象，应以强振时探针能触碰到试管壁为宜；如触碰不到，则有可能出现不冻现象。

（三）方法学评价

半透膜式测定方法仅能测定大分子物质如蛋白质等溶液的胶体渗透压。冰点渗量计测定法准确性高，既不受温度的影响，也不受标本中含有挥发性物质的影响。

（四）参考区间

1. 尿渗量　$600\sim1000mOsm/kg \cdot H_2O$（相当于尿比重 $1.015\sim1.025$）；24小时内最大范围：$40\sim1400mOsm/kg \cdot H_2O$。

2. 尿渗量（Uosm）/血浆渗量（Posm）　$(3.0\sim4.7)：1.0$。

（五）临床意义

1. 评价肾脏浓缩稀释功能　健康人禁水12小时后，$Uosm>800mOsm/kg \cdot H_2O$，$Uosm/Posm>3$，如果低于此值，提示肾脏浓缩功能障碍。若 $Uosm/Posm$ 等于或接近于1，称等渗尿，为肾实质功能严重受损，见于慢性肾盂肾炎、慢性肾小球肾炎、多囊肾、尿酸性肾病等慢性间质性病变等。

2. 鉴别肾前性和肾性少尿　肾前性少尿时肾小管浓缩功能完好，故尿渗量较高，常 $>450mOsm/kg \cdot H_2O$；肾小管坏死致肾性少尿时，尿渗量降低，常 $<350mOsm/kg \cdot H_2O$。

> **考点提示**　尿渗量的概念及检验原理、临床意义。

五、气味

正常尿液的气味由尿液中的酯类和挥发性酸共同产生，新鲜尿具有微弱芳香气味。若尿液久置，因细菌污染繁殖，尿素分解，可出现氨臭味。尿液气味受食物和某些药物的影响，如进食葱、韭菜、蒜、咖喱、过多饮酒，以及服用某些药物后尿液可出现各自相应的特殊气味。

新鲜尿液即出现异常气味的原因见表5-9。

表5-9　新鲜尿液出现异常气味的原因

气味	原因
氨味	慢性尿潴留、慢性膀胱炎
烂苹果样气味	糖尿病酮症酸中毒
腐臭味	晚期膀胱癌、泌尿系感染
大蒜臭味	有机磷中毒
鼠臭味	苯丙酮尿症

（狄　敏）

第四节　尿液化学成分检验

尿液化学成分检验包括尿液pH、蛋白质、葡萄糖、酮体、胆红素、尿胆原、亚硝酸盐、血红蛋白、白细胞酯酶、维生素C和本-周蛋白等尿液常规项目。主要介绍每种化学成分的检验方法、质量控制、方法学评价、参考区间和临床意义。

尿液化学成分检验方法分为湿化学与干化学两大类，二者的特点见表5-10。

表5-10　尿液湿化学与干化学方法比较

	湿化学	干化学
反应载体	试管等容器	塑料支持带
反应介质	标本中待测成分与液体试剂发生反应	标本中待测成分与固定在支持带上的干化学试剂发生反应
反应原理及现象	形成沉淀或发生颜色变化	颜色变化
检验手段及参数	肉眼观察或仪器测定，检测透射光强度	肉眼观察或仪器测定，检测反射光强度
优点	个别项目准确度高，为验证性试验	操作简便、快速，项目多、重复性好，可以自动化，也可POCT，准确度较高，适用于大批量尿标本筛检
缺点	操作繁琐，个别项目干扰因素多，逐渐被取代	个别项目灵敏度低、检测范围窄，易受药物、外源性物质和人为因素干扰，不能检查尿球蛋白和非亚硝酸盐还原酶的细菌

一、尿液pH测定

肾脏是调节体内酸碱平衡的重要器官，肾小管主要通过分泌H^+（使尿液呈酸性），同时重吸收HCO_3^-以维持体内酸碱平衡。测定尿液pH是反映肾脏调节机体内环境体液酸碱平衡能力的重要指标之一，可间接反映肾小管的功能。尿液pH取决于尿中酸性磷酸盐（主要是$H_2PO_4^-$）和碱性磷酸盐（主要是HPO_4^-）的相对含量，受饮食、运动、药物和疾病种类影响。尿液酸度分两种：可滴定酸度和真正酸度；前者可用酸碱滴定法进行滴定，相当于尿液酸度总量，后者是指液中所有能离解的氢离子浓度，通常用pH表示。

（一）检验方法

1. 精密pH试纸法

【原理】pH试纸是多种指示剂混合的试带，灵敏度约为pH 0.05，显色范围为棕红至深黑色，试带显色后与标准色板比较，即可测得尿液pH近似值。

【材料】

（1）器材　洁净试管或尿杯。

（2）试剂　pH试纸1套（包括试带和标准色板）。

（3）标本　新鲜尿液。

【操作】

（1）操作　按说明书操作。将pH试纸一端浸入尿液约1秒取出，立即与标准色板比较，

读取尿液pH，记录报告。

（2）结果判断与报告　根据比对结果判定读数，报告为尿pH：X.X。

2. 干化学试带法

【原理】采用双指示剂法。干化学试带的测试膜块区含有甲基红（pH4.4～6.2）和溴麝香草酚蓝（pH6.0～7.6），两种酸碱指示剂适量配合可测试尿液pH。当与待测标本接触后，试带即发生颜色变化，检验结果多由仪器判读，也可肉眼目测，对照标准色板进行判断。

【材料】

（1）器材　洁净试管或尿杯、标准色板、尿液干化学分析仪。

（2）试剂　多联化学试带。

（3）标本　新鲜尿液。

【操作】

（1）按说明书操作　手工操作时，将试带一端浸入尿中，按规定时间取出，与标准色板颜色对比，记录报告；或使用尿液干化学分析仪，按照仪器说明书进行操作。

（2）结果判断与报告　根据比对结果或仪器显示结果读取读数，报告尿pH：X.X。

3. 其他方法　有广泛pH试纸法、指示剂法、滴定法和pH计法（电极法）。

（二）质量控制

1. 标本与容器　标本宜新鲜，及时测定，防止细菌污染。放置过久因挥发性酸丧失或细菌生长分解尿素产生氨，使尿pH偏高。容器应清洁，避免污染。

2. 试带　应避光、密封、干燥保存，远离酸和碱性物质，有效期内使用，使用与仪器配套的试带，定期用标准质控带或标准质控液进行检测。

3. 操作　试带测试区应全部浸入尿液中；按试带说明书严格控制试带与尿液反应时间。

4. 其他　尿液pH可作为其他检验项目的质控指标，若pH<3或>9均会影响其他检验结果，如蛋白质、比重等。

（三）方法学评价

1. 干化学试带（多联）法　简便、快速，为临床上的常规检验方法。

2. pH试纸法　精密pH试纸法优于广泛试纸法，使用方便，但试纸易受潮失效。

3. 其他方法　①指示剂法：常用的指示剂有溴麝香草酚蓝、石蕊和酚红等，试剂不便于保存及运输，且易受黄疸尿、血尿的干扰而影响结果判断。②pH计法：精密度及准确性高，但需专用仪器，不适用于临床测定。③滴定法：可测定尿中酸度的总量，进行pH动态监测，但方法繁琐，已很少应用。

（四）参考区间

在正常饮食条件下，晨尿多偏弱酸性，多数尿标本pH5.5～6.5，平均pH6.0。随机尿pH4.6～8.0。

（五）临床意义

尿液pH检验结果受饮食、运动、生理状况和药物的影响较大。如：①餐后尿pH一过性增高。②肉食使尿pH减低；素食使尿pH增高。③剧烈运动、出汗等，夜间入睡后，体内酸性代谢产物增多，尿pH减低。④服用氯化铵等药物尿pH降低，应用利尿药及碳酸氢钠等药物尿pH增高。

1. 尿pH降低　见于代谢性酸中毒、低钾代谢性碱中毒、痛风、糖尿病、白血病或服用氯化铵等药物。

2. 尿pH增高　碱中毒、肾小管酸中毒、泌尿系统感染、严重呕吐（胃酸丢失过多）、应用利尿剂及碳酸氢钠等药物等。

3. 泌尿系统感染的辅助诊断　某些细菌（如变形杆菌、铜绿假单胞菌等）能分解尿素，使感染者的尿液呈碱性。

4. 判断泌尿系统结石种类及指导临床用药　草酸盐、磷酸盐、碳酸盐结石多见于碱性尿；尿酸盐、胱氨酸结石多见于酸性尿。临床常通过改善尿液的酸碱度，增加某些结晶的排泄率，预防泌尿系统结石的发生。

> **考点提示**　尿pH的检验方法、质量控制、随机尿pH的参考区间和临床意义。

二、尿液蛋白质定性检验

正常情况下，由于肾小球滤过膜的孔径屏障和电荷屏障作用，分子量在7万以上的蛋白质（protein, pro）不能通过肾小球滤过膜；相对分子质量小的蛋白质则可以自由通过滤过膜，但其滤过量低，95%又在近曲小管中被重吸收。因此，终尿中的蛋白质含量很少，仅为30～130mg/24h，其中2/3来自血浆蛋白，分子量为4～7万，以清蛋白为主，还有少量来自肾小管、尿路及生殖道的分泌性蛋白。随机尿中蛋白质为0～80mg/L，尿蛋白定性试验阴性。

当尿液中的蛋白质>150mg/24h或尿中蛋白浓度>100mg/L时，常规化学定性检验呈阳性，称为蛋白尿（proteinuria）。尿蛋白质定性检验常用的方法有：加热乙酸法、磺基水杨酸法和干化学试带法。

（一）检验方法

1. 加热乙酸法

【原理】加热可使蛋白质变性凝固（但本-周蛋白反而溶解），加稀乙酸使尿液pH减低并接近蛋白质等电点（pH4.7），促使变性凝固的蛋白质进一步沉淀。同时加酸还可消除因磷酸盐或碳酸盐析出造成的浑浊。

【材料】

（1）器材　酒精灯、玻璃试管（12mm×100mm）、试管夹、滴管及广泛pH试纸。

（2）试剂　5%乙酸溶液：冰乙酸5ml，加蒸馏水至100ml，密闭保存。

（3）标本　新鲜尿液。

【操作】

（1）加尿液　取试管1支，加清晰尿液约5ml或至试管高度2/3处。

（2）加热　用试管夹夹持试管下端，斜置试管，在酒精灯上加热尿液上1/3段，煮沸即止。

（3）观察　轻轻直立试管，在黑色背景下观察煮沸部分有无浑浊。

（4）加酸后再加热　滴加5%乙酸溶液2～4滴，再煮沸后立即观察结果。

（5）结果判断与报告方式　见表5-11。尿蛋白定性：阴性或阳性（加热乙酸法），阳性程度：±～4+。

表5–11　加热乙酸法尿蛋白定性试验结果判断及报告方式

反应现象	报告方式	相对蛋白质含量（g/L）
清晰透明	–	<0.1
黑色背景下轻微浑浊	± 或微量	0.1~0.2
白色浑浊，无颗粒或絮状沉淀	1+	0.2~0.5
浑浊，有颗粒	2+	0.5~2.0
大量絮状沉淀	3+	2.0~5.0
立即出现凝块并有大量絮状沉淀	4+	>5.0

2. 磺基水杨酸法

【原理】磺基水杨酸（磺柳酸）是一种生物碱。在略低于蛋白质等电点的酸性条件下，其酸根阴离子与蛋白质氨基阳离子结合，形成不溶性的蛋白盐而沉淀。沉淀生成的程度可反映蛋白质含量。

【材料】

（1）器材　玻璃试管（12mm×10mm）、滴管、吸管、黑色衬纸及广泛pH试纸。

（2）试剂　200g/L磺基水杨酸溶液：20.0g磺基水杨酸溶于100ml蒸馏水中。

（3）标本　新鲜尿液。

【操作】

（1）加尿液　取试管2支，各加清晰尿液1ml。

（2）加试剂　于第1支试管内滴加磺基水杨酸溶液2滴，轻轻混匀；另1支试管不加试剂作空白对照，待1分钟时观察结果。

（3）结果判断与报告方式　见表5–12。尿蛋白定性：阴性或阳性（磺基水杨酸法），阳性程度：±~4+。

表5–12　磺基水杨酸法尿蛋白定性试验结果判断与报告方式

反应现象	报告方式	相当蛋白质含量（g/L）
清晰透明	–	<0.05
黑色背景下轻微浑浊	极微量	0.05~0.1
不需黑色背景即见轻度浑浊	±	0.1~0.5
白色浑浊，但无颗粒出现	1+	0.5~1.0
浑浊并出现颗粒	2+	1.0~2.0
明显浑浊呈絮状	3+	2.0~5.0
絮状浑浊，有大凝块	4+	>5.0

3. 干化学试带法

【原理】用酸碱指示剂检测溶液pH时，溶液中如果含有清蛋白，可出现正误差，称为蛋白质误差（protein error）。干化学试带法利用酸碱指示剂的蛋白质误差原理检测蛋白质。膜块中主要含有酸碱指示剂——溴酚蓝（pH阈值为3.0~4.6）、枸橼酸缓冲系统，在pH3.2时，溴酚蓝产生阴离子，蛋白质（清蛋白）产生阳离子，二者结合后发生颜色变化，由淡黄色渐呈绿色乃至蓝色。颜色的变化程度与蛋白质含量成正比。

【材料】

（1）器材 尿液干化学分析仪，三联或多联干化学试带，广泛pH试纸（附标准色板）。

（2）标本 新鲜尿液。

【操作】

（1）测定尿液pH 如尿液pH<3或>8应调至5～6。

（2）按说明书要求操作 将试带浸入待测尿液1～2秒，取出后沿试管壁沥去多余尿液，与标准色板比色，在规定时间内，按所用试带说明书进行结果判断。以溴酚蓝试带为例：结果判断见表5-4。或在尿液干化学分析仪上检测并打印结果。

（3）结果判断与报告方式 见表5-13。尿蛋白定性：阴性或阳性（干化学试带法），阳性程度：±～4+。

表5-13 溴酚蓝试带法结果判断与报告

试带反应颜色	报告方式	相当蛋白质含量（g/L）
淡黄色	−	<0.1
淡黄绿色	±	0.1～0.3
黄绿色	1+	0.3～1.0
绿 色	2+	1.0～3.0
灰绿色	3+	3.0～8.0
灰蓝色	4+	>8.0

考点提示 尿蛋白的检验方法。

（二）质量控制

1. 方法选择 对于进行现场快速检验，或初次就诊的门诊患者，可采用简便的干化学试带法或磺基水杨酸法；但在疾病确诊之后，需要进行疗效观察或预后判断时，则需配合加热乙酸法；尤其是干化学试带法和磺基水杨酸法所测结果有疑问时，可通过加热乙酸法进行确证，必要时需进行尿中总蛋白质定量和特殊蛋白质分析。

2. 干扰因素的控制与分析

（1）pH 尿液偏碱（pH>9）时，干化学试带法可呈假阳性；加热乙酸法和磺基水杨酸法可呈假阴性。尿液偏酸（pH<3）时，干化学试带法、加热乙酸法均呈假阴性。

（2）尿液离子强度 低离子强度尿液可使加热乙酸法呈假阴性。因此，对于限盐或无盐饮食的患者，需在标本中滴加饱和氯化钠溶液1～2滴后再进行检验。

（3）药物 大剂量青霉素钾盐、磺胺、对氨基水杨酸、含碘造影剂，可使磺基水杨酸法出现假阳性，应用大剂量青霉素钾盐可使化学试带法呈假阴性。

3. 遵守操作规程

（1）加热乙酸法 按照加热→加酸→再加热的程序，以避免因盐类析出所致假性浑浊并检出微量蛋白质；加热试管上段的尿液，以便与下段尿液形成对照；再次加热后立即观察并判断结果。

（2）磺基水杨酸法　准时观察并判断结果，延时观察会使阳性程度增高。尿内含尿酸或尿酸盐过多，可出现假阳性，但反应较为缓慢，15秒后出现浑浊，由弱渐强；或于加试剂1分钟后渐呈蛛丝状浑浊，缓慢扩散，覆盖于尿液的表面，加热或加碱可消失。

（3）干化学试带法　按说明书操作。试带要充分浸湿，但不宜长时间浸泡。时间过短、标本不足、反应不完全可使结果偏低；时间太长使试带上包埋的药物洗脱至尿中，则会导致结果偏低。浑浊尿不影响比色，但尿液颜色异常，如血尿、血红蛋白尿、胆红素尿等可影响结果的肉眼观察，用仪器测定时可得到一定程度的修正。在规定时间观察结果。不同厂家不同批号的试带显色有差异，故强调使用严格标准化的试带，保证试剂（带）的质量。试带应干燥、避光保存，远离酸性和碱性物质。避免用手触摸试带的试剂垫部分，以防试带污染失效。

4. 质控液的使用　低浓度质控液（蛋白质 0.5g/L）蛋白定性应为"1+"；高浓度质控液（10g/L）蛋白定性为"4+"。

> **考点提示**　尿蛋白检验的质量控制。

（三）方法学评价

上述方法均具有蛋白质半定量作用。但因检验原理不同，定性结果与蛋白定量之间缺乏可比性；对不同蛋白质定性反应能力的差异，使其临床应用具有一定的局限性（表5-14）。

表5-14　蛋白质定性方法学评价

方法	评价
干化学试带法	简便、快速，广泛用于健康普查和肾病筛查，但结果受尿液 pH 影响。对清蛋白敏感度高，对球蛋白灵敏度仅为清蛋白的 1/100～1/50，与血红蛋白、肌红蛋白、黏蛋白、Tamm-Horsfall 蛋白（T-H 蛋白）及本-周蛋白等基本不反应
加热乙酸法	经典方法，操作较繁琐，灵敏度为150mg/L。与清蛋白、球蛋白均能发生反应，检测尿蛋白特异性强、干扰因素少
磺基水杨酸法	操作简便，快速，灵敏度高（50～100mg/L）。与清蛋白、球蛋白、本-周蛋白可发生反应，特别适用于蛋白尿的筛检，被 CLSI 作为干化学法检验尿蛋白的参考方法。但干扰因素多，易出现假阳性

> **考点提示**　尿蛋白检验的方法学评价。

（四）参考区间

阴性。

（五）临床意义

1. 生理性蛋白尿

（1）功能性蛋白尿　指由于发热、剧烈运动、精神紧张等应激状态导致的蛋白尿。多见于青少年，呈一过性，蛋白定性在"1+"以下。摄入蛋白质过多时，也可出现暂时性蛋白尿。

（2）体位性蛋白尿　又称直立性蛋白尿。多见于瘦长体型的青少年。待检者在卧床休息时蛋白定性阴性；而站立活动时因脊柱前凸对肾的压迫，则出现蛋白尿，无自觉症状。

2. 病理性蛋白尿 根据发生机制可分为以下6类。

（1）肾小球性蛋白尿 某些炎症、免疫和代谢等因素使肾小球滤过膜孔径增加，电荷屏障遭到破坏，血浆的中分子及大分子量的蛋白出现在原尿中，超过肾小管重吸收能力，形成的蛋白尿称为肾小球性蛋白尿，以清蛋白为主。见于急性肾小球肾炎、肾病综合征、紫癜性肾病等，还见于糖尿病、高血压、系统性红斑狼疮等所致的肾小球病变。尿蛋白多在"1+～2+"，很少超过"3+"；肾病综合征患者多在"2+"以上。根据滤过膜损伤程度及尿蛋白的组分，肾小球性蛋白尿又分为选择性蛋白尿和非选择性蛋白尿（表5-15）。

表5-15 选择性蛋白尿和非选择性蛋白尿的鉴别

鉴别点	选择性蛋白尿	非选择性蛋白尿
原因	肾小球损伤较轻，如肾病综合征	肾小球毛细血管壁有严重破裂和损伤，如原发性和继发性肾小球疾病
相对分子质量	4万～9万	相对大分子质量、相对中分子质量
蛋白质种类	清蛋白，抗凝血酶、转铁蛋白、糖蛋白、Fc片段等	IgG、IgA、IgM和补体C3等
尿蛋白定性	3+～4+	1+～4+
尿蛋白定量（g/24h）	>3.5	0.5～3.0
Ig/Alb清除率	<0.1	>0.5

（2）肾小管性蛋白尿 炎症或中毒使肾小管对低分子量蛋白质的重吸收能力降低而导致的蛋白尿称肾小管性蛋白尿，以 β_2-微球蛋白、α_1-微球蛋白、酶类和其他小分子蛋白质为主。常见于肾盂肾炎、间质性肾炎和肾小管性酸中毒，氨基糖苷类抗生素、解热镇痛药、重金属盐、中药（关木通、马兜铃）等引起的肾小管损伤，肾移植术后排斥反应等。蛋白定性大致"±～1+"，很少超过"2+"。

（3）混合性蛋白尿 肾脏病变相继累及肾小球和肾小管产生的蛋白尿为混合性蛋白尿。常见于慢性肾炎、慢性肾盂肾炎、高血压、糖尿病、红斑狼疮性肾炎、肾淀粉样变性等。尿中清蛋白、球蛋白和 β_2-微球蛋白同时增多，尿蛋白阳性程度视病情而定。

（4）组织性蛋白尿 由于炎症或药物刺激，肾组织破坏、泌尿系统分泌蛋白质（黏蛋白、T-H蛋白、分泌型IgA）和酶，或因病变细胞的内容物释放增多所致，称组织蛋白尿。其中T-H蛋白是形成管型的核心。常见于尿路感染，蛋白定性多在"±"或"1+"之内，很少超过"2+"。此时进行单项蛋白成分测定有利于病变的定位。

（5）溢出性蛋白尿 血液中某些低分子量蛋白质增多，经肾小球滤出，超过肾小管重吸收能力形成的蛋白尿称溢出性蛋白尿或肾前性蛋白尿。如血红蛋白尿、肌红蛋白尿、本-周蛋白尿、溶菌酶尿等。

（6）偶然性蛋白尿 也称假性蛋白尿。尿中混有多量血、脓、黏液等成分，导致蛋白质定性试验阳性称假性蛋白尿。主要见于泌尿道炎症、出血及尿中混入生殖道分泌物等，可提示下尿路及生殖道炎症。

3. 根据蛋白尿发生的部位对病理性蛋白尿进行分类 根据病理性蛋白尿发生的部位，分为肾前性、肾性和肾后性蛋白尿。其中溢出性蛋白尿属于肾前性蛋白尿，肾小球性、肾小管性、混合性及组织性蛋白尿属于肾性蛋白尿，而由于尿中混有血、脓、黏液等所致的偶然性蛋白尿则属于肾后性蛋白尿。

病理性蛋白尿的阳性程度并不完全代表病情的轻重，后者主要取决于肾及泌尿系统所发生的病理损伤的类型，而尿蛋白的种类则在一定程度上反映疾病的种类及进展情况。限于检验方法的灵敏度，蛋白定性阴性也不能绝对排除肾及泌尿系统的疾患。因此，进行24小时尿蛋白定量及分类测定，更有利于早期诊断、疗效观察和预后判断。

> **考点提示** 尿蛋白检验的临床意义。

三、尿液葡萄糖定性检验

生理情况下，葡萄糖可经肾小球自由滤出，在肾近曲小管几乎全部被主动重吸收，终尿内葡萄糖<2.8mmol/24h，定性试验为阴性。当血浆葡萄糖含量超过肾糖阈（8.88mmol/L），或肾小管的重吸收能力下降时，尿液葡萄糖即可增加，定性试验为阳性，称为糖尿（glucosuria）。

（一）检验方法

1. 班氏尿糖定性试验

【原理】在高热、碱性溶液中，葡萄糖或其他还原性糖的醛基，将班氏试剂的蓝色硫酸铜还原形成黄色的氢氧化亚铜沉淀，后者在空气中氧化为红色的氧化亚铜沉淀。

【材料】

（1）器材　试管架、大试管、滴管、试管夹、酒精灯。

（2）试剂　班氏试剂。

甲液：枸橼酸钠（$Na_3C_6H_5O_7 \cdot 2H_2O$）42.5g，无水碳酸钠25g，蒸馏水700ml，加热助溶。加入枸橼酸钠是为了保持硫酸铜的稳定性，防止生成$Cu(OH)_2$沉淀。

乙液：硫酸铜（$CuSO_4 \cdot 5H_2O$，氧化剂）10g，蒸馏水100ml，加热助溶。冷却后，将乙液缓慢加入甲液中，不断混匀，最后补充蒸馏水至1000ml。溶液应呈透明蓝色（煮沸后出现沉淀或变色则不能使用）。

（3）标本　新鲜尿液。

【操作】

（1）加试剂　取试管1支，加入班氏试剂1.0ml，摇动试管徐徐加热至沸腾，观察试剂有无颜色及性状变化。

（2）加尿液　若试剂仍为透明蓝色，则向班氏试剂中加离心后的尿液0.1ml（约2滴），混匀。继续煮沸1~2分钟，或置沸水浴5分钟，自然冷却。

（3）结果判断与报告方式　见表5-16。尿糖定性：阴性或阳性（班氏法），阳性程度：±~4+。

表5-16　Benidict糖定性试验结果判断

反应现象	报告方式	相当葡萄糖含量（mmol/L）
蓝色不变	−	<5.6
蓝色中略带绿色，但无沉淀	±	5.6~11.2
绿色，伴少许黄绿色沉淀	1+	11.2~27.9
较多黄绿色沉淀，以黄为主	2+	28~56
土黄色浑浊，有大量沉淀	3+	57~112
大量棕红色或砖红色沉淀	4+	>112

2. 干化学试带法

【原理】试带膜块内含有葡萄糖氧化酶、过氧化物酶及色原等。尿中葡萄糖在膜块内葡萄糖氧化酶催化下，与O_2反应生成葡萄糖酸内酯及过氧化氢，后者在过氧化物酶催化下氧化色原（邻联甲苯胺或碘化钾等）而显色，颜色深浅与葡萄糖含量成正比。

【材料】

（1）器材　单联或多联干化学试带（附标准色板）、尿液干化学分析仪。

（2）标本　新鲜尿液。

【操作】

（1）操作　按说明书要求操作。

（2）结果判断与报告方式　见表5–17。尿糖定性：阴性或阳性（干化学试带法），阳性程度：±～4+。

表5–17　试带法葡萄糖定性试验结果判断

反应现象	报告方式	相当葡萄糖含量（mmol/L）
蓝色不变	–	<2.2
浅灰色	1+	5.5
灰色	2+	14
灰蓝色	3+	28
紫蓝色	4+	122

考点提示　尿糖的定义及检验方法。

（二）质量控制

1. 容器　清洁，不含氧化性和还原性物质。

2. 标本　及时测定，防止细菌繁殖消耗葡萄糖，造成假阴性。检验糖尿病患者尿液中葡萄糖，应空腹或餐后2小时留取尿标本。

3. 排除下列干扰

（1）药物　①维生素C可使班氏法呈假阳性而干化学试带法结果减低或呈假阴性，因此注射大剂量维生素C后5小时内不宜做尿糖定性，或先将尿液煮沸几分钟后再进行测定。也可采用含抗维生素C（如过碘酸盐）试剂的试带进行检测。②高剂量水合氯醛、水杨酸类、链霉素、异烟肼等，可使班氏法呈假阳性反应，应停药3天后再行检查。

（2）大量盐类物质　尿酸盐在班氏法尿糖定性煮沸后也呈浑浊并带绿色，但久置后不会出现黄色沉淀，故必须于冷却后观察结果（或取尿液上清液再做）。铵盐可抑制氧化亚铜沉淀的生成，应加碱煮沸除去。上述物质也可降低试带法的敏感性。

（3）大量蛋白尿　蛋白质既可影响班氏法铜盐的沉淀，也会降低试带法的敏感性，需用加热乙酸法除去。

（4）高比重尿及高酮体（>0.4g/L）尿　可降低试带的敏感性，必要时可用班氏法辅助确证阳性程度。

（5）黄疸尿　可干扰反应的颜色。

（6）其他还原性糖类　可使班氏法定性结果高于试带法。应采用试带法检测、报告，并查找尿糖来源。

4. 按要求操作

（1）班氏法　①试剂与尿液的比例为10：1。②煮沸时应不时摇动试管以防爆沸喷出，试管口应朝向无人处。③在酒精灯上加热煮沸时间不少于1分钟。④待冷却后观察结果。

（2）干化学法　操作及结果观察时间要求同尿蛋白定性。

5. 阳性质控液的使用　低浓度质控液（葡萄糖3g/L）定性为"1+"，高浓度质控液（葡萄糖15g/L）定性为"3+"。

（三）方法学评价

尿糖定性结果可作为葡萄糖半定量的参考，其方法学评价见表5-18。

表5-18　葡萄糖定性试验方法学评价

方法	评价
干化学试带法	敏感度高（2.0～5.0mmol/L），特异性好，只与葡萄糖反应，极少出现假阳性；操作简便、快速，检测范围为1.67～112g/L。大剂量维生素C、高浓度酮体、高比重尿易降低反映敏感度而出现假阴性。目前，已广泛普及
班氏法	敏感度低，特异性差，操作繁琐，但稳定性好，检测范围为5.5～112g/L，可检出所有还原性糖。大剂量维生素C、肌酐、尿酸可引起假阳性。目前已逐渐被葡萄糖氧化酶试带法取代
薄层层析法	是鉴别、确证尿糖种类的特异试验，但操作繁琐，不适合临床常规标本的测定

考点提示　尿糖检验的质量控制和方法学评价。

（四）参考区间

清晨空腹尿及餐后2小时尿：阴性。

（五）临床意义

1. 血糖增高性糖尿　见于：①糖尿病性糖尿：空腹尿糖定性阳性是诊断糖尿病的重要依据，也可指导临床用药。当患者血糖得到良好控制且无肾损害时，尿糖可暂时转阴。②其他内分泌性疾病：甲状腺功能亢进（甲状腺素增加）、库欣综合征（糖皮质激素增加）、肢端肥大症（生长激素增加）、嗜铬细胞瘤（肾上腺素、去甲肾上腺素增加）等。③应激状态：颅脑损伤、脑血管意外、突然情绪紧张或激动可使血糖一过性升高，尿糖阳性。④妊娠高血压综合征：少数孕妇尿中也可出现葡萄糖，但口服葡萄糖耐量正常。⑤饮食因素：健康人一次性摄入大量糖（200g以上）或含糖食物，也可使血糖暂时性增加，尿糖阳性。

2. 血糖正常性糖尿　血糖正常，但肾小管对葡萄糖吸收功能减退、即肾糖阈降低所致的糖尿，也称为肾性糖尿。见于慢性肾小球肾炎、肾病综合征、间质性肾炎、家族性糖尿及新生儿糖尿等。

3. 其他糖尿　尿中除葡萄糖外还可出现乳糖、半乳糖、果糖、戊糖等，除与膳食种类有关外，哺乳期妇女、肝功能障碍可发生果糖尿、乳糖尿或半乳糖尿；某些遗传代谢性疾病如半乳糖血症、糖原贮积症、黏多糖沉积病和果糖尿症等也会在尿中出现相应的还原性糖。

　尿糖检验的临床意义。

四、尿液酮体定性检验

酮体（ketone body，KET）是脂肪代谢的中间产物，包括乙酰乙酸、β-羟丁酸和丙酮。正常生理状态下，肝脏合成的酮体大部分被其他组织利用，血浆中含量仅为2.0～4.0mg/L，其中乙酰乙酸、β-羟丁酸和丙酮分别占20%、78%和2%。因β-羟丁酸肾阈较高，丙酮大部分经呼吸道排出，故24小时尿中酮体含量仅为：乙酰乙酸<25mg，β-羟丁酸<9mg，丙酮<3mg，用常规化学定性方法测定阴性。当体内脂肪代谢加速，生成的大量酮体在血中蓄积称为酮血症（ketonemia），酮体血浓度一旦越过肾阈值，从尿中排出形成酮尿（ketonuria）。

　血中乙酰乙酸、β-羟丁酸和丙酮的比例。

（一）检验方法

1. 改良Rothera法（酮体粉法或粉剂法）

【原理】在碱性环境中，亚硝基铁氰化钠（硝普钠）与尿中的酮体（乙酰乙酸、丙酮）反应，生成紫红色化合物。

【材料】

（1）器材　凹玻片或试管、药匙、滴管。

（2）试剂　酮体粉试剂：亚硝基铁氰化钠（AR）0.5g，无水碳酸钠（AR）10g，硫酸铵（AR）10g，配制前分别将各种试剂烘干、称量并研磨混匀。密闭存于棕色磨口瓶内，防止受潮。

（3）标本　新鲜尿液。

【操作】

（1）操作　于凹玻片的凹孔内（或试管内），加入1小勺酮体粉，然后滴加新鲜尿液于酮体粉上，至完全将酮体粉浸湿。观察酮体粉的颜色变化。

（2）结果判断与报告方式　见表5-19。

表5-19　改良Rothera法尿酮体定性试验结果判断

反应现象	结果判断	报告方式
5分钟内无紫色出现	阴性	−
逐渐呈现淡紫色	弱阳性	1+
立即呈现淡紫色而后转为深紫色	阳性	2+
立即出现深紫色	强阳性	3+～4+

2. 干化学试带法

【原理】采用亚硝基铁氰化钠法。在碱性条件下，亚硝基铁氰化钠与尿液中的乙酰乙酸、丙酮起反应生成紫红色化合物。

【材料】

（1）器材　多联干化学试带及标准色板、尿液干化学分析仪。

（2）标本　新鲜尿液。

【操作】

（1）操作　按说明书要求进行。

（2）结果判断与报告方式　不变色为"–"，棕色为"1+"，棕红色为"2+"，紫栗色为"3+"。

3. 其他方法　Lange法（朗格法）和Gerhardt法。

（二）质量控制

1. 试剂（带）　应干燥保存，以防受潮失效。

2. 标本　新鲜，大量细菌繁殖将使乙酰乙酸转变为丙酮，丙酮易挥发，造成假阴性。

3. 影响因素　尿内有大量非晶形尿酸盐时，可出现橙色反应，应离心除去。高色素尿、尿中存在大量肌酐、肌酸、酚酞、苯丙酮、左旋多巴代谢产物等，均可导致尿酮体定性呈假阳性。

4. 操作　粉剂法测定时，需要试剂与尿液接触反应时产热释放出氨，因此冬季最好放置在30℃左右的水浴中进行。

5. 阳性质控液　低浓度质控液（无丙酮）定性阴性，高浓度质控液（丙酮1.6g/L）定性阳性。

（三）方法学评价

酮体检验方法对乙酰乙酸和丙酮的敏感度不同（见表5–20），在不同的病程内所出现的酮体种类也存在差异，因此各结果之间缺乏可比性。Lange法（朗格法）和Gerhardt法是最初创建的尿酮体定性方法，灵敏度低，操作繁琐，现已较少应用。

表5–20　尿酮体不同检测方法灵敏度比较

酮体	Lange 法（mg/L）	改良 Rothea 法（mg/L）	试带法（mg/L）
乙酰乙酸	50	80	50~100
丙酮	200	100	400~700
β–羟丁酸	不反应	不反应	不反应

（四）参考区间

阴性。

（五）临床意义

尿酮体检验常被用于糖代谢障碍和脂肪不完全氧化性疾病或状态的辅助诊断。强阳性结果具有医学决定价值。尿酮体阳性见于以下情况。

1. 糖尿病酮症酸中毒　酮尿是糖尿病性昏迷的前期指标，多伴有高血糖和糖尿。但若患者正在接受双胍类降糖药如盐酸苯双胍等药物治疗可出现血糖、尿糖正常，尿酮体阳性的情况。应注意在酮血症早期主要为β–羟丁酸，由于该物质肾阈高，常规的酮体定性方法对此并不敏感，将对病情估计不足，此时最好测定血D-3羟丁酸（即β–羟丁酸），有利于酮症酸中毒的早期诊断；而当酮症酸中毒病情缓解时，β–羟丁酸已转化为乙酰乙酸，又会造成结果偏高，对病情估计过重，出现尿酮体检验结果与病情分离，因此分析结果时应密切结合临床。

2. 其他　饥饿、过分节食、剧烈呕吐或腹泻、全身麻醉、长时间空腹运动及寒冷刺激等尿酮体可呈阳性；妊娠妇女可因严重妊娠反应、剧烈呕吐、重症子痫出现酮尿；酒精性肝炎、肝硬化也可出现酮尿。

考点提示　酮体、酮尿及尿酮体检验方法、质量控制和临床意义。

知识链接

糖尿病酮症酸中毒

　　糖尿病酮症酸中毒（diabetic ketoacidosis，DKA）是糖尿病最常见的急性并发症之一，是体内胰岛素严重缺乏引起的高血糖、高血酮、酸中毒的一组临床综合征。最常发生于1型糖尿病患者，2型糖尿病患者在某些情况下亦可发生。临床表现以发病急、病情重、变化快为其特点。本症主要是由于糖代谢紊乱，体内酮体产生过多，导致血中HCO_3^-浓度减少，失代偿时，则血液pH下降，引起酸中毒症。

五、尿液胆红素定性检验

　　血浆中有3种胆红素（bilirubin，Bil），分别是非结合胆红素（unconjugated bilirubin，UCB）、结合胆红素（conjugated bilirubin，CB）和 δ–胆红素（ δ –Bil），主要以前两种为主。成人每日产生的胆红素约75%来自衰老红细胞中血红蛋白的分解，25%来自骨髓内未成熟红细胞的分解及其他非血红蛋白的血红素分解产物。UCB不溶于水，在血中与蛋白质结合不能通过肾小球滤过膜，故健康人尿中胆红素定性为阴性。UCB入肝后在葡萄糖醛酸转移酶作用下形成胆红素葡萄糖醛酸，即为CB，CB相对分子质量小，溶解度高，可通过肾小球滤过膜由尿中排出，当血中CB水平升高超过肾阈值时，胆红素即可经尿液滤出，导致胆红素定性阳性，称为胆红素尿（bilirubinuria）或黄疸尿。尿胆红素测定有氧化法（如Harrison法）与偶氮法两大类。

（一）检验方法

1. Harrison法

【原理】用硫酸钡或磷酸钡吸附尿液中的胆红素并浓缩，胆红素与三价铁（Fe^{3+}）反应，被氧化为胆青素、胆绿素和胆黄素的复合物，可显蓝绿色、绿色或黄绿色，呈色快慢和深浅与胆红素含量成正比。

【材料】

（1）器材　离心机、试管或离心管、5ml刻度吸管。

（2）试剂　①100g/L氯化钡溶液：氯化钡（$BaCl_2 \cdot 2H_2O$）10.0g，溶解于100ml蒸馏水中。②三氯化铁溶液（Fouchet试剂）：100g/L三氯化铁溶液10ml与250g/L三氯乙酸溶液90ml充分混合。

（3）标本　新鲜尿液。

【操作】

（1）浓缩胆红素　于离心管中加入尿液5ml，再加100g/L氯化钡溶液2.5ml（此时出现白色钡盐沉淀），混匀（若沉淀不多，可滴加硫酸铵试剂1~2滴）。离心沉淀3~5分钟，弃去上清液。

（2）加试剂　向沉淀表面加Fouchet试剂2～3滴，放置片刻，观察沉淀颜色的变化。

（3）结果判断与报告方式　见表5-21。尿胆红素测定：阴性或阳性（Harrison法），阳性程度：1+～3+。

表5-21　Harrison法尿胆红素试验结果判断

反应现象	结果判断	报告方式
长时间不变色	阴性	–
沉淀逐渐变为淡绿色	弱阳性	1+
沉淀变为绿色	阳性	2+
沉淀即刻变为蓝绿色	强阳性	3+

2. 干化学试带法

【原理】通常采用偶氮法。胆红素测定模块中含有2，4-二氯苯胺（或二氯重氮氟化硼酸盐）和强酸介质。结合胆红素在强酸性介质中，与重氮盐发生偶联反应，生成红色偶氮化合物。

【材料】

（1）器材　单联或多联干化学试带（附标准色板）、尿液干化学分析仪。

（2）标本　新鲜尿液。

【操作】

（1）操作　同其他干化学项目测定。

（2）结果判断与报告方式　见表5-22。尿胆红素测定：阴性或阳性（干化学试带法），阳性程度：±～3+。

表5-22　试带法胆红素定性检验结果判断

颜色反应	结果判断	报告方式	半定量（mg/L）
不变色	阴性	–	≤ 1.0
浅棕色	可疑	±	1.5
黄棕色	弱阳性	1+	2
红棕色	阳性	2+	4
深棕色	强阳性	3+	≥ 8.0

（二）质量控制

1. 准备　避免服用牛黄、熊胆粉、水杨酸类药物和大剂量维生素C，防止产生假阳性及假阴性。

2. 标本　新鲜、避光，防止胆红素被破坏，造成假阴性。

3. 保证合适的pH和硫酸盐浓度　如尿液呈碱性，可减低Harrison法胆红素测定的灵敏度，应加冰乙酸调至酸性。加入氯化钡溶液后，如果沉淀不多，可滴加硫酸铵试剂1～2滴，以促使沉淀形成，保证胆红素最大限度被吸附。同时要控制Fouchet试剂的用量，过多会使胆红素氧化过度，生成胆黄素，而不显绿色，导致假阴性。

4. 对试带法的影响 ①维生素C：含量>0.5g/L或1.42mmol/L时，能抑制偶氮反应而使试带法呈假阴性。②大剂量氯丙嗪和高浓度盐酸苯偶氮吡啶的代谢产物在酸性条件下可使试带法呈假阳性。③尿路感染的某些细菌产生亚硝酸盐，能抑制偶氮反应而使试带法呈假阴性。

5. 试剂、试带 试剂要新配制，试带避光、干燥、室温保存。

（三）方法学评价

1. Harrison法 敏感度高（$0.9\mu mol/L$或0.5mg/L），准确性高，可作为胆红素的验证试验，但操作繁琐，且受牛黄、熊胆粉和水杨酸类药物干扰，与Fouchet试剂反应生成紫红色化合物，造成假阳性。

2. 干化学试带法 本法敏感度不高（$7\sim14\mu mol/L$或$2\sim10mg/L$），但操作简便、快速，具有半定量作用，目视和仪器检测均适用，已在临床广泛应用。大量维生素C（>0.5g/L或1.42mmol/L）和亚硝酸盐可抑制偶氮反应，产生假阴性；大剂量氯丙嗪和高浓度的盐酸苯偶氮吡啶（泌尿道止痛药）的代谢产物，在酸性条件下则使试带法呈假阳性。

（四）参考区间

阴性。

（五）临床意义

尿液胆红素检验结果，通常与尿胆原、粪便粪胆素原和血清胆红素测定结果综合判断，用于黄疸的诊断和鉴别诊断。尿液胆红素阳性见于胆汁淤积性黄疸、肝细胞性黄疸，而溶血性黄疸为阴性。另外Rotor综合征、Dubin-Johnson综合征等先天性高胆红素血症，患者也可出现胆红素尿。

考点提示 尿胆红素定性检验方法、质量控制和临床意义。

六、尿液尿胆原定性检验

结合胆红素经胆管排泄至肠道后，在肠道细菌的作用下生成尿胆原（urobilinogen，Uro），其中大部分又经肠肝循环被肝细胞摄取转化成结合胆红素再排入肠腔。少部分尿胆原（$0.5\sim4.0mg$）进入血液由尿中排出，还有一部分随粪便排出体外。无色尿胆原经空气氧化及光线照射后转变成黄色的尿胆素。当尿胆原生成增加或肝细胞摄取、转化尿胆原的能力下降时，尿中尿胆原排出增加；胆管阻塞时，胆红素不能排入肠道，则无尿胆原生成，尿中尿胆原减少甚至阴性。尿胆红素、尿胆原及尿胆素，俗称"尿三胆"。由于送检的标本多为新鲜尿标本，尿胆原尚未氧化成尿胆素，故一般检查胆红素和尿胆原，俗称"尿二胆"。

考点提示 尿三胆和尿二胆。

（一）检验方法

尿胆原检验通常采用改良Ehrlich法和干化学试带法。

1. 改良Ehrlich法

【原理】尿胆原在酸性环境中与对二甲氨基苯甲醛反应生成樱红色化合物，颜色的深浅可反映尿胆原的含量。

【材料】

（1）器材　中试管（10mm×150mm），白色衬纸，离心机，刻度吸管等。

（2）试剂　①对二甲氨基苯甲醛溶液（Ehrlich试剂）：对二甲氨基苯甲醛2.0g，溶于80ml蒸馏水中，逐滴缓慢加入浓盐酸20ml，边加边摇，直至完全溶解，贮存于棕色瓶中保存备用。②100g/L氯化钡（BaCl$_2$）溶液：氯化钡（BaCl$_2$·2H$_2$O）10.0g，溶解于100ml蒸馏水中。

（3）标本　新鲜尿液。

【操作】

（1）去除"可疑胆红素"　取尿液4ml，加氯化钡溶液1ml，混合后过滤（或离心2~3分钟），取滤液（或上清液）备用。

（2）加Ehrlich试剂　取滤液或上清液5ml，按10：1的比例加入Ehrlich试剂0.5ml，混合，室温下静置10分钟。

（3）结果观察　立即在白色背景下从管口向管底观察颜色变化。结果判断见表5-23。如为阳性，则另取去除胆红素尿液，以蒸馏水分别稀释为1：10、1：20、1：40、1：80和1：160，按上述操作步骤（第2和第3步）重新检查，以最高稀释倍数阳性报告。如稀释1：160仍为阳性则不再稀释。

表5-23　改良Ehrlich法尿胆原定性试验结果判断

颜色反应	结果判断	报告方式
不变色，加温后仍无反应	阴性	–
10分钟后呈微红色	弱阳性	1+
10分钟后呈樱红色	阳性	2+
立即呈深红色	强阳性	3+

（4）报告方式　尿胆原：阴性或阳性（改良Ehrlich法）；阳性程度："1+~3+"或报告阳性稀释度。

2. 干化学试带法

【原理】试带有两种，一种是以Ehrlich反应为基础的试带，试带成分、作用及测定原理同Ehrlich法；另一种是采用偶氮法，在强酸性条件下，对-四氧基苯重氮四氟化硼与尿胆原发生偶联反应，根据产生红色的深浅判断尿胆原含量。

【材料】

（1）器材　干化学试带与标准色板、尿液干化学分析仪。

（2）标本　新鲜尿液。

【操作】

（1）按说明书操作。

（2）报告方式　尿胆原：阴性或阳性（干化学试带法），或报告阳性稀释度。

（二）质量控制

1. 标本采集与送检　尿胆原在午后排泄迅速增加（2~4小时达到最高峰），碱性条件下（pH8.0）排泄率更高。测试前可嘱患者口服少量NaHCO$_3$使尿液碱化，留取午餐后2~4小时内的尿液，以冰乙酸先调节尿液pH至弱酸性后做尿胆原定性。

2. 测定　标本要及时测定、避光保存，尿中如含有胆红素应先除去。

3. 药物干扰　①维生素C、甲醛和乌洛托品：对醛反应具有抑制作用，可使尿胆原定性呈假阴性，需加做尿胆素定性试验予以验证。②磺胺和对氨基水杨酸钠（PAS）：使醛反应试带呈黄色，Ehrlich法尿液产生黄红色浑浊。③氯丙嗪：使尿液接触醛反应试剂（带）时呈紫色反应。

4. 其他干扰因素　①吲哚类物质和卟胆原尿也使醛试剂显红色，鉴别方法如下：由尿胆原产生的樱红色化合物可采用三氯甲烷萃取；吲哚类化合物采用正丁醇提取；均不被提取的物质是卟胆原。②吡啶、酮体也使反应出现假阳性，可加入戊醇进行鉴别。其中真阳性加戊醇后仍呈红色；由酮体等造成的假阳性遇戊醇后变成淡绿色。

5. 温度　显色速度受温度影响较大，一般要求在20℃左右，室温过低时需加温。

6. 结果观察　由于醛反应快速，应在规定时间内，按标准判读结果。

（三）方法学评价

1. 改良Ehrlich法　操作简便，但结果受胆红素、卟胆原、酮体以及某些药物的干扰，目前临床上少用。

2. 干化学试带法　该法操作简便，可以半定量（敏感度1～4mg/L），基于偶联反应原理的试带法对尿胆原较为特异，不受与Ehrlich反应的物质的影响。但大多数试带未设置尿胆原阴性判断标准，因此不适用于尿胆原阴性者。目前临床上常用。

3. 维生素C影响　醛反应法和偶联反应试带法尿胆原定性结果均受维生素C抑制。

（四）参考区间

弱阳性；尿液1∶20稀释后阴性。

（五）临床意义

1. 黄疸鉴别　结合尿液胆红素定性、血清胆红素定量及粪便颜色的改变，用于黄疸类型鉴别。溶血性黄疸时尿胆原生成及排出明显增加；肝细胞性黄疸时尿胆原排出增加；完全阻塞性黄疸时尿胆原阴性。

2. 反映肝细胞损伤　急性黄疸性肝炎时，尿胆原排泄量首先增加，早于黄疸症状出现之前。

3. 其他　长时间大剂量应用抗生素可抑制肠道菌群，使尿胆原合成减少，造成尿胆原阴性；长时间便秘易使尿胆原阳性程度增加。分析检验结果时应结合患者用药史和病史。

七、尿液亚硝酸盐定性检验

尿液中存在病原微生物增殖，且尿液在膀胱中存留足够长时间，某些含有硝酸盐还原酶的病原菌可将硝酸盐（nitrate）还原为亚硝酸盐（nitrite，NIT）。常见的细菌有：大肠埃希菌、克雷伯杆菌、变形杆菌、葡萄球菌、假单孢菌属等。此外产气杆菌、某些厌氧菌及真菌也富含硝酸盐还原酶。

（一）检验方法

1. 干化学试带法

【原理】采用Griess法，NIT先与对氨基苯磺酸或氨基苯磺酰胺反应形成重氮盐，再与α–萘胺结合形成红色偶氮化合物。

【材料】

（1）器材　干化学试带与标准色板（试带模块中主要有对氨基苯磺酸或氨基苯磺酰胺、

223

2. 干化学试带法

【原理】同湿化学法。

【材料】

（1）器材　尿液干化学分析仪，干化学试带，比色板。

（2）试剂　试带模块主要含有：①2，5－二甲基－2，5－二过氧化氢乙烷：为过氧化氢物质。②色原：主要有氨基比林、邻联甲苯胺、联苯胺或其衍生物。

（3）标本　新鲜尿液。

【操作】基本同尿蛋白干化学试带法测定。目测法结果判断标准见标准色板；干化学分析仪自动打印结果。

3. 单克隆抗体免疫胶体金法　见粪便隐血试验。

（二）质量控制

1. 标本　必须新鲜。测试前标本必须混匀。留尿后2小时内完成试验，以免因红细胞破坏，导致干化学试带法与显微镜检查不符。

2. 器材　清洁、干燥，防止被血、脓、铁剂、硝酸、铜、锌、铋、碘化物等氧化性或还原性物质污染而产生假阳性或假阴性结果。

3. 试剂

（1）3%过氧化氢　过氧化氢易分解，应贮于棕色密闭滴瓶中，用前应用血膜发泡试验检查是否有效，并应进行阳性对照试验。血膜发泡试验方法：取1滴3%过氧化氢试剂滴于新鲜干血膜上，如产生小气泡为有效，否则重新配制。

（2）试带　妥善保存，注意有效期并避免污染。试带法检测血红蛋白的灵敏度约为0.3mg/L，相当于红细胞数量为（5～10）个/μl。

4. 维生素C等物质干扰　尿中维生素C含量>100mg/L，可竞争过氧化氢中的氧而使反应的阳性程度减弱甚至假阴性，故检验前一天患者不得服用大剂量维生素C。当尿液被漂白粉等强氧化剂污染或含有大量白细胞、细菌时则产生假阳性。疑有白细胞、细菌增多时，检验前应将尿液煮沸2分钟，以除去易热酶。近年来，部分品牌试带因添加了碘酯盐清洁剂，避免了维生素C的干扰；单克隆胶体金技术的隐血试纸条可排除肌红蛋白、维生素C的干扰。

5. 结果综合分析　①试带上出现绿色斑点提示为完整红细胞所致。②血尿、肌红蛋白尿也呈阳性反应，但试带法血尿呈现的阳性程度与显微镜下红细胞数量并不成正比。③尿路感染时，由于细菌产生过氧化氢酶而引起假阳性。④浓缩尿、高蛋白尿可降低试带反应的灵敏度。

6. 肌红蛋白尿干扰　若尿液中含有肌红蛋白（myoglobin，Mb），可致试验呈阳性反应，应注意鉴别。

（三）方法学评价

1. 干（湿）化学法　简便、快速，敏感度高（150～300μg/L），除与游离的血红蛋白反应外，也与完整的红细胞反应，可作为尿血红蛋白检查的筛检试验。但尿液被细菌（产生对热不稳定酶）、氧化剂、铁剂污染或尿路感染（某些细菌产生过氧化物酶）时，可致结果呈假阳性；大剂量维生素C等其他还原性物质可抑制酶活性，使结果呈假阴性。

2. 单克隆抗体免疫胶体金法　简便、快速、敏感度更高（0.2μg/L，2个RBC/HPF）；与其他动物血不起反应，干扰因素少，特异性强，不需要特殊设备和试剂，结果判断直观。但尿液标本中游离血红蛋白过高时，可因抗原过剩的"后带现象"出现假阴性。

（四）参考区间

阴性。

（五）临床意义

同本章第三节"血红蛋白尿"。尿液血红蛋白定性检验应用如下。

1. 辅助诊断泌尿系统疾病　任何泌尿系统疾病引起的出血都可导致隐血试验阳性。尤其是隐匿性肾炎，当尿中红细胞破坏时，可能表现为红细胞数与隐血试验结果不一致，应注意分析。各种病毒感染、链球菌败血症、疟疾、大面积烧伤、体外循环、肾透析、手术后所致的红细胞大量破坏等隐血试验呈阳性。

2. 辅助诊断血管内溶血性疾病　阵发性睡眠性血红蛋白尿、阵发性寒冷性血红蛋白尿、行军性血红蛋白尿、自身免疫性溶血性贫血、血型不合输血等，尿隐血试验均可呈阳性。

考点提示　尿血红蛋白测定的质量控制、方法学评价和临床意义。

九、尿液白细胞酯酶定性检验

白细胞酯酶是人体白细胞内含有的一种特异性酶，临床常用这种酶来检测标本中白细胞的存在，但该酶主要存在于中性粒细胞中，其他白细胞中则少或没有。

（一）检验方法

采用干化学试带法。

【原理】中性粒细胞的胞质中含有酯酶，能水解吲哚酚酯生成吲哚酚和有机酸，吲哚酚与重氮盐反应，生成紫红色缩合物，颜色深浅与粒细胞数量成正比。

【材料】

1. 器材　尿液干化学分析仪。

2. 试剂　试带模块中主要含有：①吲哚酚酯：为酯酶的作用底物。②重氮盐：与吲哚酚酯的酶解产物发生重氮反应。

3. 标本　新鲜尿液。

【操作】基本同尿蛋白干化学试带法测定，干化学分析仪自动打印结果。

（二）质量控制

1. 标本　①标本应新鲜，防止因中性粒细胞破坏，引起白细胞检测化学法与镜检法结果不一致的现象。②女性留中段尿，避免阴道分泌物污染引起假阳性。

2. 干扰物对白细胞测定的影响　①干化学法检查是基于细胞质含嗜苯胺蓝颗粒的细胞，如中性粒细胞、嗜酸性粒细胞、嗜碱性粒细胞、单核细胞和巨噬细胞均有白细胞酯酶，作用于试剂模块中的吲哚酚酯呈现阳性反应，而淋巴细胞中不含白细胞酯酶，故呈阴性反应。②尿液中污染甲醛或高浓度胆红素或使用某些药物（如呋喃妥英）时，可产生假阳性；尿蛋白>5g/L，或尿液中含有大剂量头孢氨苄、庆大霉素等药物时，可使结果偏低或出现假阴性；较高的葡萄糖浓度（160mmol/L）或高比重尿也可使结果偏低。

3. 结果综合分析 由于尿液在膀胱贮存时间太长或标本放置时间延长，导致白细胞破坏，酯酶释放到尿液中，造成干化学法阳性，镜检阴性的所谓"假阳性"现象。在肾移植患者发生排斥反应时尿中淋巴细胞显著增多，此时出现干化学法阴性，镜检阳性的所谓"假阴性"现象。因此当显微镜检验结果与干化学法结果不相符时，要结合临床综合分析，或进行动态观察。

（三）方法学评价

1. 干化学法 简单、快速，既能测定完整的白细胞，又能测定细胞被破坏释放出的胞质内涵物，其灵敏度为WBC10～25个/μl或5～15个/HPF。但影响因素较多。

2. 干化学与显微镜检测 二者原理不同，报告方式也不同，两者没有直接的换算方式。因此尿液干化学分析仪白细胞检测只是一种筛选试验，无法替代显微镜检查。

（四）参考区间

阴性。

（五）临床意义

阳性见于泌尿系统感染等引起白细胞增多时。如镜检法与化学法结果不一致时，应结合临床资料及NIT结果进行综合判断。

考点提示 尿白细胞酯酶测定的质量控制、方法学评价和临床意义。

十、尿液维生素C定性检验

维生素C（VitC）又称抗坏血酸，作为还原剂参与体内氧化还原反应。检测维生素C的主要目的在于对其他检验项目的干扰进行评估。用试带法可检测尿中维生素C含量。

（一）检验方法

1. 还原钼蓝法

【原理】维生素C的1，2-烯二醇基团具有强还原性，可将磷钼酸还原为钼蓝，颜色由黄色变成亮蓝色或蓝紫色，颜色深浅与尿液中维生素C含量呈正比。

【材料】

（1）器材 尿液干化学分析仪。

（2）试剂 试带成分：磷钼酸缓冲液（pH 3～5），含有偏磷酸、乙酸和钼酸铵。其中磷钼酸既是氧化剂，又作为色原物质。

（3）标本 新鲜尿液。

【操作】基本同尿蛋白干化学试带法测定，干化学分析仪自动打印结果。

2. 2，6-二氯酚靛酚钠还原法

【原理】维生素C含有1，2-烯二醇还原性基团，在碱性及中性条件下，将氧化态蓝色2，6-二氯酚靛酚染料还原成无色2，6-二氯二对酚胺（酚亚胺），试带颜色由深蓝色（或绿色）变成无色或淡黄色，颜色变化程度与尿液中维生素C含量呈正比。

【材料】

（1）器材 尿液干化学分析仪。

（2）试剂 试带模块中含有：①2，6-二氯酚靛酚钠：氧化剂及显色剂，在碱性及中性条件下处于氧化态，显示蓝色。在酸性环境中则呈粉红色。②亚甲基绿：指示剂。在碱性环境中为蓝绿色，在酸性环境中则为无色或黄色。③中性红：指示剂。在酸性及中性环境中为红色，在碱性中为无色或黄色。④磷酸二氢钠（或磷酸三氢钠）和磷酸氢二钠缓冲液。

（3）标本　新鲜尿液。

【操作】同还原钼蓝法测定。

（二）质量控制

1. 标本　新鲜，以防止维生素C被细菌破坏。由于维生素C在碱性尿中极不稳定，故应及时检验，以免结果偏低。

2. 影响因素　若尿标本中含有氧化剂，如高锰酸钾、次氯酸盐，可干扰本实验，导致灵敏度降低。当尿中有其他还原剂，如胱氨酸、硫代硫酸钠等时，可使维生素C检验结果偏高。

3. 维生素C对其他指标干扰　尿中含高浓度维生素C可使试带法葡萄糖、隐血、胆红素、亚硝酸盐和白细胞酯酶的检验结果呈假阴性（表5-25），也可降低酮体和尿胆原（醛反应法）的敏感性。因此，目前多数临床实验室都采用含维生素C检验的干化学试带用于尿液分析，便于对其他检验结果进行正确分析。还有部分干化学试带的相关检查模块上加入了抗维生素C的试剂如过碘酸盐等，可破坏尿中的维生素C，以消除上述干扰。

表5-25　维生素C对尿液干试带法相关检验项目的干扰作用

项目	产生干扰的 VitC 浓度	反应机制
隐血	≥ 90mg/L	与试带上过氧化氢竞争性反应
胆红素	≥ 250mg/L	与试带上重氮盐竞争性反应
亚硝酸盐	≥ 250mg/L	先与试带上重氮盐产物反应
葡萄糖	≥ 500mg/L	先与试带上过氧化氢产物反应

（三）方法学评价

试带法操作简便、快速，VitC检测的灵敏度为50~100mg/L，不同试带可能有所差异。本法既可定性，又可定量，已广泛应用于临床。

（四）参考区间

阴性或阳性。

（五）临床意义

检测尿维生素C主要用于提示尿液隐血、胆红素、亚硝酸盐和葡萄糖检验结果是否准确，防止出现上述项目的假阴性结果。

考点提示　尿维生素C测定的质量控制、方法学评价和临床意义。

十一、尿液本-周蛋白定性检验

本-周蛋白（Bence-Jones protein，BJP）是免疫球蛋白分子的轻链（L链），属于不完全抗体球蛋白，通常出现于尿中的BJP是L链的二聚体，能自由通过肾小球滤过膜，当浓度增高超过近曲小管重吸收阈值时，可从尿中排出。BJP单体分子量为2.3万，二聚体相对分子量4.6万，乙酸纤维素膜电泳可出现"M"带，多位于α_2和γ区带之间。BJP在pH 4.5～5.5条件下，加热至40～60℃（通常为56℃）时发生凝固，继续加热至90～100℃时溶解，而温度下降到56℃时又出现凝固，因此又称为凝溶蛋白。

（一）检验方法

1. 热沉淀法

【原理】BJP在pH 4.5～5.5条件下，加热至40～60℃（通常为56℃）时沉淀，继续加热至90～100℃时沉淀消失，当温度下降至60～40℃时又变浑浊。据此可初步验证其存在。

【材料】

（1）器材　大玻璃试管、试管夹、试管架、2ml和10ml刻度吸管各1支、滴管、洗耳球、漏斗、玻璃棒、滤纸、广泛pH试纸、定时器、离心机、恒温水浴箱等。

（2）试剂　①200g/L磺基水杨酸溶液。②2mol/L乙酸盐缓冲液（pH 4.8～5.0）：取乙酸钠（$CH_3COONa \cdot 3H_2O$）17.5g，加冰乙酸4.1ml，再加蒸馏水至100ml，调pH至4.9。

（3）标本　新鲜尿液。

【操作】

（1）尿蛋白定性　先将尿液离心后取上清液，用磺基水杨酸法作蛋白定性，如呈阴性反应，可认为BJP定性为阴性；如呈阳性，继续以下操作。

（2）测定尿液pH　用广泛pH试纸检测尿液pH，如尿液pH<4.0，应调节至pH4.5～5.5。

（3）热沉淀反应　①于大玻璃试管中加入尿液4ml。②加2mol/L乙酸缓冲液1ml，充分混匀。③将试管置于56℃水浴箱15分钟，观察有无沉淀。如果出现浑浊或沉淀，则将试管置于沸水中3分钟，若浑浊减轻、变清或沉淀减少，视为BJP阳性；若浑浊无变化或沉淀增加视为BJP阴性。

（4）BJP阳性验证　将沸水中的尿液趁热过滤，然后静置，如果滤液在温度降至40～60℃时，又出现浑浊，则证实BJP为阳性。或在滤液中加入浓硝酸（注意沿试管壁缓缓加入），切勿混匀，使之形成两液体界面，如接触界面处形成白色沉淀环，则为BJP阳性。

2. 对-甲苯磺酸法

【原理】对-甲苯磺酸能使分子质量较小的BJP发生沉淀，而与清蛋白和球蛋白等分子质量较大的蛋白质不发生反应。

【材料】

（1）器材　大玻璃试管、试管夹、试管架、2ml刻度吸管、洗耳球、离心机。

（2）试剂　①120g/L对甲-苯磺酸溶液：对-甲苯磺酸12g溶于100ml蒸馏水中。②冰乙酸。

（3）标本　新鲜尿液。

【操作】

（1）对照管　于试管中加尿液1ml，再加冰乙酸0.5ml，轻轻混匀，静置5分钟。

（2）测定管　试管中加尿液1ml，再加120g/L对-甲苯磺酸溶液0.5ml，轻轻混匀，静置5分钟。

（3）结果观察　测定管清晰透明，或与对照管相似，为BJP阴性；若测定管浑浊加重或有沉淀，对照管清晰透明或轻度浑浊，则为BJP阳性。

3. 蛋白电泳分离法

【原理】尿液中的蛋白在载体上电泳，在 α_2 至 γ 球蛋白区带间出现"M"带即为BJP。

【材料】电泳载体：包括乙酸纤维素薄膜、聚丙烯酰胺凝胶、十二烷基磺酸钠-琼脂糖凝胶等。

【操作】与生化检验血清蛋白电泳基本相同。

（二）质量控制

1. 标本　①标本要新鲜，否则清蛋白、球蛋白分解变性会导致热沉淀法呈假阳性；标本在室温放置过久有细菌生长，可使BJP凝溶特性消失致假阴性。②浑浊尿液应在离心后取上清尿液进行试验。

2. 热沉淀法

（1）pH　严格控制pH。热沉淀法最适pH为4.5～5.5，低于pH4.0时，分子聚合受到抑制而呈假阴性。

（2）操作　①为便于观察，要使用透明度好的试管，在明亮的光线下肉眼仔细观察。②沸水中的尿液趁热过滤时，动作要迅速，保持高温，不要振荡，防止BJP夹杂于其他蛋白中被过滤除掉而造成假阴性。③过多的BJP在90℃以上不易完全溶解，故需与对照管比较，也可将尿液稀释后再检测。

3. 对-甲苯磺酸沉淀法　当尿液中的其他球蛋白>5g/L时可出现假阳性，需要用其他特异性高的方法（如免疫电泳）进行验证。

4. 其他　服用利福平类抗结核药物的患者BJP可出现假阳性。

（三）方法学评价

BJP测定方法较多，其评价见表5-26。

表5-26　BJP测定方法学评价

方法	评价
热沉淀法	特异性较高，无须特殊仪器和试剂，但操作费时，敏感度低（0.3～2.0g/L），假阴性率高，所需标本量大。本法曾作为BJP检查的基本方法，目前已不常用
对-甲苯磺酸法	操作简便，灵敏度较高（BJP3mg/L），不与清蛋白反应，为本-周蛋白的过筛试验；但球蛋白>5g/L时，可出现假阳性
蛋白电泳分离法	灵敏度高，对BJP的阳性检出率可高达97%；但肌红蛋白、溶菌酶、转铁蛋白或多量细菌的沉淀物也可在电泳时出现类似于M的区带
免疫（固定）电泳法	分辨率高，特异性强，标本用量少，简单易行，可区分轻链的类型，检验结果可靠。为BJP的确证试验；但作为常规操作费时、繁琐

（四）参考区间

阴性。

（五）临床意义

1. 疾病诊断　浆细胞性疾病中50%～70%多发性骨髓瘤患者及15%巨球蛋白血症患者出现BJP尿，为诊断的重要依据之一。另外，慢性淋巴细胞白血病、淋巴瘤及肾淀粉样变等患者也可出现BJP尿。

2. 预后观察　当尿中排出大量BJP，同时伴有清蛋白和其他球蛋白时，提示易发生肾功能不全。尿中仅排出少量的BJP而没有其他蛋白时，发生肾功能不全者较少见。

3. 指导临床治疗　当肾功能正常时，尿中BJP含量的变化基本上反映全身骨髓瘤细胞数量的动态改变，因此BJP检查对骨髓瘤病程观察和判断化疗效果有一定的意义。

4. M蛋白　多发性骨髓瘤、巨球蛋白血症、淋巴瘤患者，血或尿中可出现M蛋白。因此，M蛋白对于多发性骨髓瘤诊断有重要的临床意义。

5. 药物　在使用利福平类抗结核药物时，部分患者可出现BJP尿。

考点提示　本-周蛋白的特性和测定的质量控制、方法学评价和临床意义。

十二、尿液肌红蛋白定性检验

肌红蛋白（myoglobin，Mb）是存在于骨骼肌、心肌和平滑肌中的一种色素蛋白，由一条珠蛋白肽链和一个亚铁血红素组成，约为Hb分子量的1/4，有种属特异性，与氧可逆性结合，为肌肉组织供能。肌红蛋白分子量小，可自由滤出肾小球，形成肌红蛋白尿（myoglobinuria）。

（一）检验方法

临床上主要采用80%饱和硫酸铵沉淀法进行Mb尿测定。

【原理】肌红蛋白（Mb）与血红蛋白（Hb）的结构相似，分子中的血红素基团具有过氧化物酶的活性，能催化底物供氢（电子）体邻联甲苯胺脱氢，同时使H_2O_2还原为H_2O，邻联甲苯胺脱氢后，其分子结构发生了改变，从而出现了色基而显蓝色。肌红蛋白可溶于饱和度为80%的硫酸铵溶液中，而血红蛋白则发生沉淀，借此分离与鉴别。

【材料】

1. 器材　大试管、小试管、试管架、吸管、洗耳球、微量吸管、滤纸、离心机等。

2. 试剂　①10g/L邻联甲苯胺溶液。②3%过氧化氢溶液。③硫酸铵（CR）粉末。④200g/L磺基水杨酸。

3. 标本　新鲜尿液。

【操作】

1. 尿蛋白定性　用磺基水杨酸法作蛋白定性，如呈阴性反应，可认为Hb和Mb定性为阴性。如呈阳性反应，继续以下操作。

2. Hb和Mb定性试验　向小试管中加新鲜尿液4滴，10g/L邻联甲苯胺溶液2滴，混匀后，加3%过氧化氢溶液3滴，如变蓝色或蓝绿色，表明尿液中有Hb或（和）Mb存在。如呈阳性反应，继续以下操作。

3. 硫酸铵沉淀Hb　将待测尿液过滤或离心后，取5ml上清液加入大试管，加硫酸铵粉末2.8g，使之溶解混合，饱和度约为80%，静置5分钟，用滤纸过滤或离心。

4. 肌红蛋白定性　于上清液（滤液）中分别加入10g/L邻联甲苯胺溶液2滴，3%过氧化氢溶液3滴，如出现蓝色或蓝绿色，表示有肌红蛋白存在。

5. 结果判断　通过上清液和沉淀的邻联甲联苯胺隐血试验，可以初步判断两种蛋白尿类型，见表5-27。

表5-27 硫酸铵法鉴别血红蛋白和肌红蛋白结果判断

蛋白类型	上清液蓝色	沉淀蓝色
血红蛋白	不出现	出现
肌红蛋白	出现	不出现
血红蛋白＋肌红蛋白	出现	出现

（二）质量控制

1. 标本 ①标本必须新鲜，以免肌红蛋白被还原或变性，导致假阴性结果。②有些尿液标本虽颜色很深，但主要是卟啉、尿黑酸、药物及染料等所致，它们不被磺基水杨酸沉淀，因此可直接判定为肌红蛋白阴性。③肌红蛋白在酸性环境中不稳定，在碱性（pH8～9）条件下4℃可稳定至少1周，因此如需保存，标本宜碱化后冷藏。

2. 操作 ①加入硫酸铵粉末时，动作要缓慢，轻微振荡使其溶解，防止局部浓度过高沉淀肌红蛋白（肌红蛋白可被100%饱和硫酸铵所沉淀）引起假阴性。②为了达到完全沉淀的目的，可用NaOH溶液将尿液pH调节为7.0～7.5。

3. 鉴别 在少部分正常人中可出现假阳性，可进一步用超滤检查法、电泳法、分光光度检查法和免疫化学鉴定法等加以鉴别。

（三）方法学评价

化学法测Mb简便、经济，可用于过筛试验，但敏感性不高。其他如分光光度法（光谱法）灵敏度低，酶联免疫、放射免疫及免疫胶体金试带等单克隆抗体免疫法方便、快速、灵敏、特异，已成为测定Mb的主要方法。

（四）参考区间

阴性。

（五）临床意义

阳性见于以下情况。

1. 创伤 挤压综合征、电击伤、烧伤、手术创伤等，大量肌红蛋白出现于尿中，可使尿液发生肉眼可见的颜色变化。

2. 缺氧、缺血 局部缺血可使肌肉组织破坏，如心肌梗死时，尿中可查到Mb，但不能独立作为确诊依据，应同时检测其他心肌损伤标志物进行综合分析。各种中毒、全身感染、恶性高热和低钾血症导致全身性缺氧与微循环障碍时，也会出现不同程度的肌红蛋白尿。

3. 阵发性肌红蛋白尿 见于剧烈运动如马拉松长跑后。

4. 其他 原发性肌红蛋白尿症和家族性肌病、肌炎综合征（多发性肌炎、皮肌炎、系统性红斑狼疮等）、进行性肌营养不良等也可出现肌红蛋白尿。

> **考点提示** ▶ 肌红蛋白的特性和测定的质量控制、方法学评价。

十三、尿液微量清蛋白定量检验

微量清蛋白尿是指尿液中清蛋白超过正常水平，但低于常规试带法可检出的范围。清蛋白（albumin，Alb）是血浆蛋白的主要成分，分子量66458。正常情况下清蛋白不容易从肾小球滤过，滤过的少量清蛋白又由近曲肾小管几乎被全部重吸收，尿中含量极微（5~30mg/24h）。肾小球病变早期，尿中清蛋白含量超过正常水平，但因未达到100mg/L或150mg/24h，常规定性方法不能检出，只有通过更为敏感的方法才可检出尿中清蛋白含量。Viberti于1982年将其命名为微量清蛋白（micro-albumin，MAlb），以区别于传统意义上的尿蛋白。MAlb的变化能更加敏感地反映肾小球功能的早期损害情况，可用于糖尿病肾病的早期临床诊断。

（一）检验方法

有免疫比浊法、酶联免疫法（ELISA）、放射免疫分析法（RIA）及化学定量法（溴甲酚绿法）等，其中免疫比浊法是临床常用方法。具体测定方法的原理、材料、操作等参考《生物化学检验》和《免疫学检验》教材相关章节。

（二）质量控制

1. 待检者 剧烈运动后尿中清蛋白排出量可增高，宜在清晨或安静状态下收集尿液。

2. 标本和报告方式 ①晨尿法：报告每升尿排出量（mg/L）。②定时留尿法：计算单位时间内的排泄率（μg/min或mg/24h），推荐以24小时尿清蛋白总量，即尿清蛋白排泄率（UAE）。③随机尿法：采用随机尿测定MAlb，同时测定尿肌酐，用肌酐比值报告排出率（mg/mmol·Cr或mg/g·Cr）。

3. 操作 ①检测前需离心，以除去尿中有形成分及不溶性杂质。②先进行蛋白定性或半定量，或利用仪器的自检功能对蛋白含量较高者给予适当稀释。③抗血清宜在4℃密封保存，不可反复冻融。④注意试剂的有效期，每次更换试剂后应重新制作标准曲线。

（三）方法学评价

1. 免疫比浊法 操作简便，敏感度及特异性较高，有商品试剂盒，在紫外分光光度计、特种蛋白仪及普通光度计的紫外线区均可测定。但受尿中其他浑浊性杂质的干扰，并且当清蛋白浓度超过抗血清抗体浓度时不易得到可靠结果。本法是目前临床常用方法。

2. 其他方法 酶联免疫法和放射免疫法敏感度及准确度较高，但放射免疫法受实验室条件限制，且有放射污染，已逐渐被免疫比浊及酶联免疫法取代。化学定量法操作简单，试剂易得，但敏感度及特异性均较低，线性范围窄，不利于检出MAlb，目前已很少应用。

（四）参考区间

晨尿：（6.5±5.1）mg/L；随机尿：（1.27±0.78）mg/mmol·Cr或（11.21±6.93）mg/g·Cr。

（五）临床意义

1. 早期肾损害的筛检 ①高血压、糖尿病、重金属及药物中毒性肾病，过敏性紫癜和系统性红斑狼疮的早期肾损害等，清蛋白排泄率的增加可出现于其他指标变化之前，故定期检测有助于早期发现肾损害。②目前清蛋白排泄率已作为糖尿病患者的常规检测指标，当持续出现微量清蛋白尿时，提示患者处于糖尿病肾病的早期，如及时治疗，可延缓疾病的进展；当排泄量持续大于300mg/24h后，可诊断为糖尿病肾病。

2. 其他 ①尿路感染时，尿清蛋白排泄率轻度升高。②肥胖、吸烟、高脂血症、剧烈运动与饮酒也可出现微量清蛋白尿。③某些特发性水肿患者尿清蛋白排泄率高于健康人。

考点提示　尿微量蛋白的概念和测定的临床意义。

十四、乳糜尿定性检验

尿液中混入淋巴液，乳糜微粒与蛋白质混合，使尿液外观呈乳白色牛奶状，故称为乳糜尿（chyluria）。乳糜尿主要含卵磷脂、胆固醇、脂肪酸盐及少量纤维蛋白原、清蛋白等。如含有血液时，呈粉红色，称乳糜血尿；若合并泌尿道感染，可出现乳糜脓尿。乳糜尿的程度与患者摄入脂肪量、淋巴管破裂程度和运动强度等有关。

（一）检验方法

主要为有机溶剂（乙醚）萃取染色的定性试验。

【原理】乳糜尿中的乳糜微粒或脂肪小滴溶解于脂溶性有机溶剂（乙醚、三氯甲烷），可被脂溶性染料（苏丹Ⅲ）染成橘红色。

【材料】

1. 器材　一次性尿杯、洁净带塞10ml容量试管、试管架、5ml吸管、洗耳球、玻璃棒、水浴箱、离心机、蒸发皿、显微镜等。

2. 试剂　①乙醚（AR）。②苏丹Ⅲ染液：95%乙醇10ml，加入冰乙酸90ml，混合；再加入1药匙苏丹Ⅲ粉末，充分混匀，使苏丹Ⅲ达到饱和。

3. 标本　新鲜尿液。

【操作】

1. 萃取　取5~10ml尿液于试管内，加乙醚2~3ml，加塞后用力振摇5~8分钟，使脂肪完全溶解于乙醚中，静置数分钟。

2. 离心　以2000r/min（RCF550g）离心5分钟。

3. 蒸发　取乙醚与尿液的界面层，平铺在蒸发皿表面，放置水浴箱中蒸干，观察蒸发皿表面有无油状或蜡状残留物。

4. 染色、显微镜观察　向残留物中滴加苏丹Ⅲ染液1滴，将蒸发皿放置低倍镜下观察，如发现有圆形、大小不等、橘红色或红色的球形小体，即为脂肪颗粒，必要时可用高倍镜确认。

5. 结果判断　如浑浊尿液加乙醚振摇，分层后，尿液较前澄清，镜下发现红色脂肪颗粒，即为尿乳糜定性试验阳性。

6. 结果报告　尿乳糜定性试验：阴性或阳性。

（二）质量控制

1. 标本　尿液应新鲜，女性应避免混入阴道分泌物。

2. 操作

（1）萃取　提取脂肪颗粒时振摇要充分，使尿液中的乳糜微粒完全溶解于乙醚层；在尿液中加少量饱和氢氧化钠，再加乙醚，有助于澄清。

（2）蒸干　将分离的乙醚层隔水蒸干，若留有油状沉淀，也可加苏丹Ⅲ，镜检证实有无脂肪小滴。

3. 其他　①当定性检查阳性时，应在显微镜下查找微丝蚴。②乳糜尿、过多的盐类结晶尿、脓尿在尿液外观上容易混淆，应注意鉴别。

4. 乳糜尿与脂肪尿的区别 二者的形成机制不同，乳糜尿中主要混有淋巴液，静置后自上而下依次分为脂肪层、乳白色或色泽较清的液体、沉淀物（如细胞、微丝蚴等有形成分）3层；脂肪尿主要含有来自血液中的甘油三酯和胆固醇。二者经苏丹Ⅲ染色后，在显微镜下均可见圆形、大小不等、橘红色或红色的球形小体。

（三）方法学评价

本法操作简便，灵敏度与准确性均较直接对尿液染色的方法高。过小的脂滴着色后肉眼不易观察，可在显微镜下观察。

（四）参考区间

阴性。

（五）临床意义

乳糜尿阳性可见于以下疾病。

1. 累及淋巴循环的疾病 如先天性淋巴管畸形、肿瘤压迫、腹腔结核等导致腹腔淋巴管或胸导管阻塞。

2. 丝虫病 因丝虫原因阻塞淋巴管，导致肾淋巴管破裂出现的乳糜尿多为间歇性，可间歇数周、数月或数年发作一次，个别病例可呈持续阳性，劳累过度、妊娠等常为诱发因素。丝虫病患者的乳糜尿沉渣中常见红细胞及大量淋巴细胞，并可找到微丝蚴。

> **考点提示** 乳糜尿测定的方法、质量控制和临床意义。

十五、尿液含铁血黄素定性检验

含铁血黄素（hemosiderin）是一种颗粒状、暗黄色、不稳定的铁蛋白聚合物。血管内溶血时，大部分游离血红蛋白随尿排出，形成血红蛋白尿；小部分被肾小管上皮细胞摄取并分解为含铁血黄素，当细胞脱落时随尿排出。

（一）检验方法

尿液含铁血黄素定性检查一般采用普鲁士蓝反应，即Rous试验。

【原理】含铁血黄素中的高铁离子（Fe^{3+}）在酸性环境中与亚铁氰化钾作用，产生蓝色的亚铁氰化铁沉淀，称为普鲁士蓝反应（Rous试验），显微镜下可见蓝色闪光颗粒。

【材料】

1. 器材 试管、试管架、离心机、载玻片、盖玻片、显微镜等。

2. 试剂 ①20g/L亚铁氰化钾溶液：取亚铁氰化钾2g，溶于100ml蒸馏水中，加热助溶，使用时配制。②3%盐酸（V/V）。

3. 标本 新鲜尿液。

【操作】

1. 标本预处理 取混匀新鲜尿液5～10ml于试管内，以2000r/min离心5分钟，倾去上清液。

2. 加试剂 在沉渣中加入新鲜配制的20g/L亚铁氰化钾溶液及3%盐酸各1～2ml，充分混匀，室温静置10分钟。

3. 离心 以2000r/min离心5分钟，倾去上清液。

4. 显微镜检查 取沉淀物涂片，加盖玻片后用高倍镜（必要时用油镜）观察有无游离的蓝色颗粒，或含蓝色颗粒的细胞。

5. 结果判断 显微镜下见有分散或成堆蓝色闪光颗粒（直径1~3 μm），或出现在肾小管上皮细胞内即为阳性。

（二）质量控制

1. 标本 最好留取清晨第一次尿并将全部尿液自然沉淀，再取沉淀物离心，以提高阳性率。

2. 器材 所有试管、玻片、试剂均应防止铁剂污染，否则易出现假阳性。

3. 试剂 ①亚铁氰化钾在中性溶液中会水解，因此试剂要新鲜配制，以免出现假阴性。②试验时盐酸过少，易出现假阴性，有时可加1~2滴浓盐酸，以提高检出率。

4. 阴性对照 如亚铁氰化钾与盐酸混后即显蓝色，表示试剂已污染高铁离子，不宜再用，应重新配制。

（三）方法学评价

本试验无需特殊仪器设备，操作简便。但可能因含铁血黄素颗粒太小（<1 μm），用普通光学显微镜无法看到，可引起假阴性。因此，当检验结果阴性时，也不能完全排除血管内溶血。

（四）参考区间

阴性。

（五）临床意义

阵发性睡眠性血红蛋白尿症和其他血管内溶血所致的慢性血管内溶血患者可出现含铁血黄素尿。但在溶血初期，虽然有血红蛋白尿，由于血红蛋白尚未被肾上皮细胞所吸收，未形成含铁血黄素排出，该试验可呈阴性，而隐血试验可呈阳性。但有时血红蛋白含量少，隐血试验可为阴性，而本试验为阳性。

考点提示 尿含铁血黄素定性测定的方法和质量控制。

十六、尿液人绒毛膜促性腺激素定性检验

人绒毛膜促性腺激素（human chorionic gonadotropin，hCG）是由受孕女性胎盘滋养层细胞分泌产生的一种可促进性腺发育的糖蛋白激素。hCG由 α 和 β 两条多肽链组成，其 α 多肽链与黄体生成素（LH）、促卵胞生成素（FSH）及促甲状腺素（TSH）等其他激素的 α 链相似，而 β – 多肽链为hCG特有。因此，临床上常通过检测 β –hCG来反映hCG的变化。

hCG主要存在于孕妇的尿液、血液、羊水、初乳和胎儿的体内。在受孕1周后血清中的hCG大约50IU/L，7~14天尿液中即可检出。妊娠22~24天尿液中超过1000 IU/L、60~70天达到8000~320000 IU/L，以后逐渐降低。120天后至分娩维持在5000~20000IU/L（hCG 1IU/L=0.8 μg/L）。血清中的hCG略高于尿液。

（一）检验方法

hCG的检验方法较多，有酶联免疫吸附试验、电化学发光免疫法、微粒子化学发光免疫法、放射免疫法、检孕卡法和胶乳凝集抑制试验等。目前临床常用单克隆抗体胶体金标

记免疫层析定性检查，以下主要介绍该试验。

【原理】试带中含有羊抗鼠IgG抗体、羊抗人hCG多克隆抗体，试带浸入尿液一定时间后，通过层析作用，尿中hCG先与鼠抗人β-hCG单抗结合，移行至检测区，被羊抗人hCG抗体捕获，形成金标记鼠抗人β-hCG单抗-β-hCG-羊抗人hCG多抗复合物，局部出现紫红色区带。同时金标记鼠IgG随尿上行至质控区，被羊抗鼠IgG抗体捕获，形成金标记鼠IgG抗原-羊抗鼠IgG抗体复合物，出现紫红色区带。

【材料】

1. 器材　一次性尿杯。

2. 试剂　hCG商品试剂。试带依次由胶体金颗粒标记区、检测区和质控区组成。①胶体金颗粒标记区：位于试带的标本接触端。均匀吸附了胶体金（氯化亚金）标记的鼠抗人β-hCG单克隆抗体（单抗）和胶体金标记的鼠IgG（抗原）。②检测区：位于质控区下方。包被有羊抗人hCG多克隆抗体（多抗）。③质控区：位于试带手柄端，并与检测区平行排列，包被羊抗鼠IgG抗体。

3. 标本　新鲜晨尿。

【操作】

1. 浸湿试条　将测试条有箭头指示的一端插入尿液中，但不能超过标记线（MAX线），3秒后取出平放。

2. 结果观察　5分钟内肉眼观察测试条指示端相应位置有无红色反应线出现。

3. 结果判断

（1）阳性　在检测线和控制线处均出现一条紫红色反应线。

（2）阴性　仅在控制线处出现一条紫红色反应线。

（3）无效　无紫红色反应线出现；或仅在检测线处出现一条紫红色反应线，控制线不显色。

4. 结果报告　尿hCG定性试验（胶体金法）：阴性或阳性。

（二）质量控制

1. 标本　①新鲜，以晨尿最好，必要时离心取上清液进行试验。②标本不能及时检验时，应于2~8℃贮存，但贮存时间不应超过48小时。③严重的蛋白尿、血尿、菌尿标本对结果有干扰，应禁止使用。

2. 试带　①室温、避光、避热、干燥处贮存，若低温保存试条，使用前要恢复至室温后方可开试条袋使用。②不同厂家生产的试剂盒方法上有差异，以说明书为准。但均要在效期内使用。

3. 操作　①注意试纸带浸入尿液时，液面要低于两抗体检测线，并按规定时间后取出（3秒）。②每次试验应做阴性和阳性对照。③按规定时间观察结果，无红色反应线出现，或仅在检测线处出现一条红色反应线，提示可能试带失效，试验无效。④当hCG浓度较高时检测线明显，对照线可能相对较弱，为正常现象。

（三）方法学评价

检验hCG的方法较多，各种检验的方法学评价见表5-28。

表5-28 尿液hCG检验方法的评价

方法	评价
胶体金标免疫法	灵敏度高（10~25 U/L），操作简便，可半定量，受精后7~10天即可作出判断，应用广泛
酶联免疫法	灵敏度高（20~50 U/L），特异性强，可半定量。但操作复杂、检测时间长，适合批量检测
检孕卡法	灵敏度低（100~500 U/L），可用于早孕诊断
胶乳凝集抑制试验	灵敏度低（100~500 U/L），操作简便，试剂易得，价格便宜，检验时间短；因灵敏度低，目前已很少用

（四）参考区间

阴性。

（五）临床意义

1. 诊断早期妊娠　受孕7~10天即能采用单克隆抗体胶体金标记免疫层析法从尿中检出。正常妊娠期间，尿液hCG定性检验持续阳性，分娩5~6天后变为阴性。

2. 诊断滋养层细胞肿瘤及判断预后　绒毛膜上皮细胞癌、葡萄胎及男性睾丸畸胎瘤患者的尿中hCG含量显著增高，可用稀释后的尿液进行hCG定性检测。葡萄胎1：200稀释阳性，绒毛膜上皮癌1：500稀释后仍呈阳性反应。滋养层细胞肿瘤患者术后3周hCG应低于50U/L，8~12周转为阴性，如仍呈阳性反应，提示可能有残存瘤组织，具有潜在复发的可能。

3. 协助诊断异位妊娠（宫外孕）及流产　①在宫外孕流产或破裂前，hCG低于正常妊娠，阳性率在60%以上。宫外孕流产或破裂后大部分转阴，此方法有助于和其他急腹症相鉴别。②不完全流产者的子宫内尚有胎盘组织残留，本试验仍可为阳性。完全流产或死胎，则由阳性转为阴性。在保胎治疗过程中，尿hCG不断下降说明保胎无效；反之，明显上升表示保胎成功。

4. 其他　脑垂体疾病、甲亢、卵巢囊肿、子宫颈癌、子宫内膜增生等疾病hCG也可增高呈阳性。

考点提示　尿hCG测定的方法、质量控制和临床意义。

（苏小丽）

第五节　尿液显微镜检验

利用显微镜对尿液中的细胞、管型、结晶及感染的微生物、寄生虫等有形成分进行识别和计数，结合尿液一般性状检验和化学检验结果，对泌尿系统疾病的诊断、鉴别诊断、病情观察及预后判断等均有重要意义。目前，标准化尿液显微镜检验被认为是尿液有形成分检验的"金标准"。

一、检验方法

尿液有形成分显微镜检验方法分为未离心尿和离心尿两类，其中又分为染色与未染色

扫码"学一学"

239

4. 弃上层液　弃去上层尿液9ml，留取离心管底部尿沉淀物1ml。

5. 充池、计数　取混匀的尿沉淀物1滴充入改良牛鲍计数池中，静置片刻待有形成分下沉后，高倍镜下计数10个大方格中的各种细胞数，低倍镜下计数20个大方格的管型数。

6. 结果计算　按下列公式计算1小时细胞（管型）排泄率。

$$1\text{小时细胞数} = 10\text{大格内细胞总数} \times \frac{1000}{10} \times \frac{3\text{小时尿总量（ml）}}{3}$$

$$1\text{小时管型数} = \frac{20\text{大格内管型总数}}{2} \times \frac{1000}{10} \times \frac{3\text{小时尿总量（ml）}}{3}$$

式中，1000：将 μl 换算成 ml；10：尿液浓缩倍数。

> **📋 知识链接**
>
> ## Addis 计数
>
> 　　Addis计数即12小时尿有形成分定量计数，是1948年由Addis提出。通过计数夜间12小时内浓缩尿液中有形沉淀物的数量，以了解肾脏损害的程度。检测人群主要包括尿路感染、前列腺炎、肾炎、肾盂肾炎等疾病患者。尿路感染及前列腺炎等白细胞显著增多；肾炎时红细胞和管型显著增多。其检验方法及临床意义与1小时尿细胞（管型）排泄率测定非常相似，但较后者费时且误差大，故临床上现已很少应用。

（五）染色检查法

当直接镜检有形成分辨认困难时，为防止某些病理成分遗漏和误认，确定某些特殊成分如肿瘤细胞和判断异形细胞，以及制备永久性标本等，可将尿液标本染色后进行显微镜检验。尿液有形成分染色分为单染法、复合染色法、活体染色法、固定染色等。

1. 结晶紫-沙黄（Sternheimer-Malbin，S-M）染色法

【原理】S-M染液的主要染料有结晶紫和沙黄，两者均为碱性染料。尿液细胞、管型等有形成分的内容物化学性质不同，对染料的着色能力也不同，经S-M对比染色后呈现特定的颜色，且形态清晰、易于识别。

【材料】

（1）器材　同未染色显微镜检验法。

（2）试剂　①S-M染色贮存液。A液：结晶紫3.0g、草酸铵0.8g，先溶于95%（V/V）乙醇20.0ml中，再加蒸馏水80.0ml，冷藏保存。B液：沙黄（safranin)0.25g，先溶于95%（V/V）乙醇10.0ml中，再加蒸馏水100ml。②S-M染色应用液。A液与B液按3∶97的比例混合，过滤后贮存于棕色瓶中，室温下可保存3个月。

（3）标本　新鲜尿液。

【操作】

（1）离心　取混匀尿液10ml于刻度离心管中，采用水平式离心机RCF 400g（1500r/min），离心5分钟。

（2）弃上层液　将离心后的上层尿液弃去，留沉淀物0.2ml。

（3）染色　取S-M染色应用液50μl，加入0.2ml混匀的沉淀液中，染色3分钟。

（4）涂片、镜检　混匀染色后的沉淀物，取1滴涂片、镜检。也可将染色的沉淀物充入尿液有形成分定量计数板，进行定量计数。

（5）其他　若标本中有形成分含量较多，也可采用未离心尿标本直接染色。

（6）染色结果　①红细胞：呈淡紫色，细胞轮廓清晰，便于识别。②多形核白细胞：多形核白细胞核染成橙红色，胞质内可见颗粒。在比重不同的尿液中，多形核白细胞大小、形态及染色情况有所差异。根据着色深浅及细胞内颗粒的运动情况，可分辨出浓染细胞、淡染细胞和闪光细胞。③上皮细胞：胞核染紫红色，胞质淡染。④管型：透明管型染淡红色或淡紫色，颗粒管型染淡紫色或紫蓝色，细胞管型为深紫色。⑤其他：滴虫染蓝色或紫色。

（7）报告方式　同未染色显微镜检验法。

2. Sternheimer 活体染色法（Sternheimer，S染色）

【原理】阿利新蓝可将细胞核和管型基质染成蓝色，哌若宁能将胞质及核糖核酸染成红色。染色后的红细胞、白细胞和上皮细胞结构清晰，管型结构容易辨认和鉴别，有助于管型分类和细胞（如白细胞和肾小管上皮细胞）鉴别。

【材料】

（1）器材　同未染色显微镜检验法。

（2）试剂　A液：2%阿利新蓝水溶液；B液：1.5%哌若宁水溶液。将A、B两液分别过滤后，按2∶1比例混合配成应用液，可存用数月。

（3）标本　新鲜尿液。

【操作】

（1）离心　取混匀尿液10ml于刻度离心管中，采用水平式离心机RCF 400g（1500r/min），离心5分钟。

（2）弃上层液　将离心后的上层尿液弃去，留沉淀物0.2ml。

（3）加染液　在0.2ml沉渣中加入1~2滴S染色应用液。

（4）镜检　混合5~10分钟后镜检。或在2滴沉渣中加入1滴S染色应用液混合后镜检。

（5）染色结果　①红细胞：粉红或红色，有时不着色。②多形核白细胞：胞核呈蓝色，胞质呈红色。可分辨出浓染细胞、淡染细胞和闪光细胞。③管型：管型的基面染蓝色。透明管型中只有少许红色颗粒；颗粒管型有粗大的紫红色颗粒；细胞管型中胞核染成淡蓝色或深蓝色，胞质染红色；蜡样管型呈红色或紫色；脂肪管型为无色或黄色。④其他：鳞状上皮细胞染成淡粉红色或紫红色，移行上皮细胞、肾小管上皮细胞染成紫红色。

（6）报告方式　同未染色显微镜检验法。

3. 固定染色法　将尿沉渣制成薄涂片后，先固定再染色检查，常用的方法有瑞－吉染色法、HE染色法、巴氏染色法、苏丹Ⅲ染色法等。

二、质量控制

由于尿液分析的方法尚未统一，各医院的检验结果可比性较低，临床漏诊、误诊的情况时有发生。为保证尿液有形成分检验结果的准确可靠，必须做好尿液有形成分检验前、检验中和检验后的质量控制。

（一）检验前质量控制

1. 标本采集　尽量采集晨尿标本，因尿液在体内经过浓缩，且偏酸，特别在泌尿系统感染的情况下，细菌在膀胱停留时间长，白细胞、管型等有形成分形态较为完整。

2. 检验申请单 应包含患者的各种资料信息，如姓名、性别、年龄、科别、床号、病案号、住院号、标本类型、临床诊断或主要症状、采集标本时间、实验室接收时间、申请检查的检验项目等。

3. 器材 应用一次性清洁干燥的尿杯、标准的离心管，统一离心条件，使用尿液有形成分定量分析板等。

4. 标本处理 标本采集后应立即送检，应在2小时内完成检验，否则选用合适的防腐剂并冷藏保存。形态学检验一般采用1升尿液加400g/L甲醛5ml进行防腐。

5. 正确离心标本 尿液有形成分经离心后，尿液有形成分可有不同程度的破坏。同时，重新混悬等处理环节对尿液有形成分也有不同程度的破坏。因此，应准确控制离心力、离心时间、离心温度和离心后沉渣物的体积。

（二）检验中的质量控制

1. 操作 严格按操作步骤进行检验。

2. 质控 在分析仪全面检查和定期校正的基础上，每次使用前均以"正常"和"异常"2种浓度质控物进行检查，同一天内使用同一份质控物标本，测定结果应在允许的范围内变化，否则视为失控，应查找原因。

3. 综合分析检验结果 将显微镜检验结果与尿液干化学分析结果和各种细胞化学、免疫化学染色技术检查的结果对比综合分析。不能一概否定或肯定仪器检验结果，更不能随意调节或改变仪器的灵敏度。

（三）检验后质量控制

1. 核对 填报检验报告时，应认真核对患者的各种资料、检验编号及结果是否相符，有无缺项漏报现象。

2. 沟通、反馈 特别异常的检验结果，应加强与临床科室联系，取得患者的有关资料，进一步分析检验结果的可靠性。

3. 记录 做好各项记录。

三、方法学评价

尿液有形成分显微镜检验的方法学评价见表5-30，不同染色的方法学评价见表5-31。

表5-30 尿液有形成分显微镜检验方法学评价

方法	评价
未离心直接涂片镜检法	标本用量少，细胞形态破坏少，适用于有形成分较多的标本。但阳性检出率低，易漏诊
离心直接涂片镜检法	阳性检出率高，重复性好，适用于有形成分较少的标本。但操作繁琐、费时，离心速度过快可能破坏有形成分
标准化定量计数板法	操作繁琐、耗时，但能达到尿液有形成分检验规范化、标准化，符合美国临床实验室标准化委员会（NCCLS）和中国临床实验室标准化委员会（CCCLS）的要求，是目前推荐的尿液有形成分定量检验方法
1小时尿细胞（管型）排泄率测定	由于时间短，不加防腐剂对有形成分影响小且不受饮食限制，影响因素较少，适用于门诊患者及住院患者的连续检查

考点提示 尿液有形成分显微镜检验方法学评价。

表5-31　尿液有形成分染色的方法学评价

方法	评价
S-M 染色法	染色后尿中有形成分形态清晰而易于识别，是常用的方法
S 染色法	弥补 S-M 染色法染料易沉淀而致染色过深的缺陷，常用于常规尿液有形成分检验
瑞-吉染色法	有利于鉴别中性粒细胞、嗜酸性粒细胞、淋巴细胞和单核细胞
巴氏染色法	能识别肾小管上皮细胞、异常上皮细胞等，对肿瘤细胞和肾移植排斥反应诊断具有临床意义
苏丹Ⅲ染色法	对脂肪管型、脂肪球等染色效果好
过氧化物酶染色法	用于识别不典型的白细胞，区别白细胞管型与肾小管上皮细胞管型

四、参考区间

尿液有形成分检验的参考区间见表5-32。

表5-32　尿液有形成分检验的参考区间

方法	红细胞	白细胞	透明管型	上皮细胞
未离心直接涂片法	0~偶见 /HPF	0~3 个 /HPF	0~偶见 /LPF	少见
离心直接涂片法	0~3 个 /HPF	0~5 个 /HPF	0~1 个 /LPF	少见
标准化定量计数板法	男：0~4 个 /μl	男：0~5 个 /μl	–	–
	女：0~9 个 /μl	女：0~12 个 /μl	–	–
1 小时尿细胞（管型）排泄率测定	男 <30000/h	男 <70000/h	<3400/h	–
	女 <40000/h	女 <140000/h	<3400/h	–

考点提示 尿液有形成分检验的参考区间。

五、尿液有形成分形态及临床意义

（一）细胞

1. 红细胞　尿液中未染色的红细胞为双凹圆盘型，浅黄色，直径约7~8μm。其形态与尿液渗透压、pH、在体外放置的时间等有关。如在高渗尿液中可见皱缩红细胞；在低渗尿液中红细胞胀大，甚至使血红蛋白溢出，形成大小不等的空环形，称为红细胞淡影（blood shadow）或影红细胞（ghost cell）。尿液异常红细胞的类型与特点见表5-33。

表5-33　尿液异常红细胞的类型与特点

类型	特点
大红细胞	细胞体积增大，直径 >10μm
小红细胞	细胞体积缩小，直径 <6μm，且常大小不等
棘形红细胞（皱缩红细胞）	细胞胞质常向一侧或多侧伸出，胞膜突起，如生芽样

续表

类型	特点
面包圈形红细胞（环形红细胞）	因血红蛋白从细胞内流失或胞质凝聚于胞膜周围，形成形似面包圈形的空心环
新月形红细胞	红细胞形状如半月形
颗粒形红细胞	红细胞胞质内有颗粒状的沉积，血红蛋白丢失

考点提示 在高渗或低渗尿液中红细胞形态变化。

根据尿液红细胞的形态可将血尿分为3种。

（1）非均一性红细胞血尿（dysmorphic erythrocyte hematuria） 多为肾小球性血尿，即变形红细胞性血尿（metamorphotic erythrocyte hematuria）。其红细胞大小不一，体积可相差3～4倍，呈2种以上的形态变化，可见大红细胞、小红细胞、棘形红细胞、皱缩红细胞、面包圈形红细胞、新月形红细胞和颗粒形红细胞等，其血红蛋白含量不一（图5-3）。

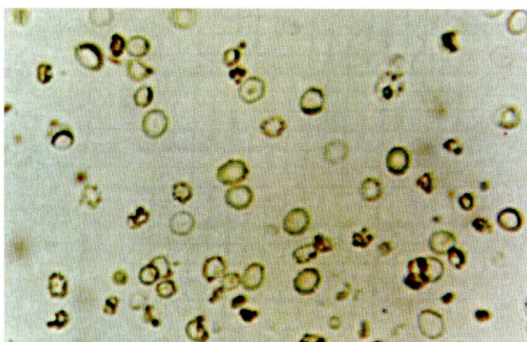

图5-3 尿中非均一性红细胞（未染色）

非均一性红细胞血尿的红细胞形态变化与病理改变的肾小球基底膜对红细胞的挤压损伤、不同的pH和不断变化的渗透压的影响、介质张力、各种代谢产物对红细胞的作用有关。

（2）均一性红细胞血尿（isomorplic erythrocyte hematuria） 多为非肾小球性血尿。红细胞外形及大小正常，血红蛋白含量一致，淡黄色，细胞膜较完整（图5-4）。但也偶见丢失血红蛋白的红细胞淡影或外形轻微改变的棘细胞，但细胞形态较一致。

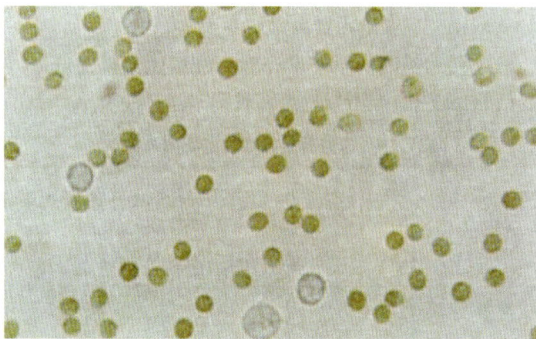

图5-4 尿中均一性红细胞（未染色）

均一性红细胞血尿主要是肾小球以下部位和尿道毛细血管破裂出血，红细胞未受到肾小球基底膜挤压损伤，因而其形态正常。来自肾小管的红细胞虽可受pH及渗透压变化的作用，但因时间短暂，变化轻微，故呈均一性血尿。

（3）混合性血尿（mixture hematuria） 尿液中含有均一性红细胞和非均一性红细胞，依据其中某一类红细胞超过50%，又可分为以非均一性红细胞为主和以均一性红细胞为主的2种。非均一性与均一性红细胞血尿鉴别见表5-34。

表5-34 非均一性与均一性红细胞血尿的鉴别

指标	均一性血尿	非均一性血尿
多形性红细胞数	<50%	≥80%
棘红细胞数	<5%	≥5%
红细胞体积曲线	呈对称曲线	呈不对称曲线
红细胞来源	非肾小球性血尿	肾小球性血尿

考点提示 均一性红细胞血尿及非均一性红细胞血尿的判断标准。

正常尿液中不见或偶见红细胞。非均一性红细胞血尿常伴有尿蛋白质增多和颗粒管型、红细胞管型等，见于急性或慢性肾小球肾炎、肾盂肾炎、红斑狼疮性肾炎和肾病综合征。均一性红细胞血尿以红细胞增多为主，尿液蛋白质不增多或增多不明显。

观察尿液中的红细胞应注意与酵母菌、脂肪球、球形草酸钙结晶的鉴别（表5-35）。

表5-35 尿中红细胞与类似沉淀物的鉴别

鉴别内容	红细胞	酵母菌	脂肪球	球形草酸钙结晶
形态	淡红色，圆盘状	无色，椭圆形	无色，正圆形	圆或椭圆形
折光性	弱	强	强	强
大小	一致	不一致	明显不一致	不一致
排列	无规律	芽状，单个或链状	散在	常与典型信封样草酸钙结晶并存
加蒸馏水*	破坏	不破坏	不破坏	不破坏
化学试验	潜血试验（+）	潜血试验（−）	苏丹III染色（+）	潜血试验（−）

注：*加5倍量以上，与尿混匀振荡15分钟，再离心沉淀镜检。

考点提示 血尿的临床意义。

2. 白细胞 健康成人24小时随尿液排出的白细胞小于200万个，新鲜尿液白细胞主要为中性粒细胞，也可出现淋巴细胞和单核细胞。活的中性粒细胞在尿液中有运动和吞噬能力，能吞噬细菌、真菌、红细胞、胆红素结晶等。

尿液白细胞呈圆球形，直径10~14μm，较红细胞大，不染色时的细胞核较模糊，胞质内颗粒清晰可见，多数无明显退变，常分散存在，外形完整。加入1%乙酸处理后，细胞核清晰可见，染色后粒细胞的胞核呈紫红色，细胞质中可见紫色颗粒（图5-5）。在低渗尿液及碱性尿液中，胞体常胀大，直径可达18μm左右，约半数可在2小时内溶解，细胞核着色较淡。在低渗条件下可见到中性粒细胞胞质内颗粒呈布朗运动，由于光折射在显微镜下可见灰蓝色发光现象，因其运动似星状闪光，故称为闪光细胞（glitter cell），多见于急性肾盂肾炎、膀胱炎。在高渗尿液及酸性尿液中白细胞常皱缩，直径多为8~10μm。

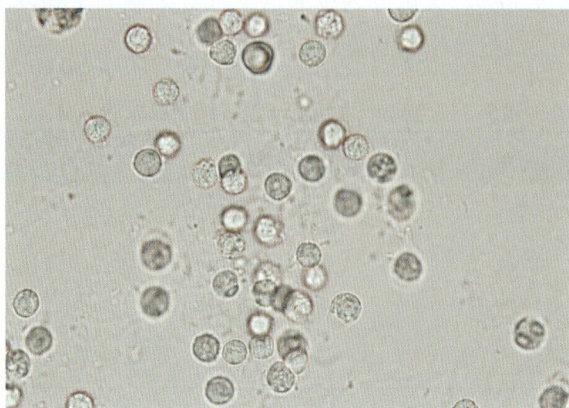

图5-5　尿中白细胞（未染色）

考点提示　闪光细胞形态特点及其临床意义。

脓细胞（pus cell）是由炎症过程中被破坏、变性或死亡的中性粒细胞形成。其外形多变、不规则，胞质内充满颗粒，胞核模糊不清，常聚集成团，边界不清，此种细胞为死亡的中性粒细胞，称为脓细胞。脓细胞与白细胞并无本质上的区别，两者常相伴增多，而其数量多少则更为重要。如尿液白细胞大于5个/HPF，称镜下脓尿（microscopic pyuria）。如尿液含大量的白细胞，呈乳白色，甚至出现块状，称为肉眼脓尿（macroscopic pyuria）。

尿液白细胞参考区间见表5-32。尿液白细胞增多主要见于泌尿系统炎症：①肾盂肾炎、膀胱炎、尿道炎等疾病的急性期。②肾移植术后、慢性炎症、新月形肾小球肾炎、应用抗生素和抗癌药物引起的间质性肾炎以淋巴细胞、单核细胞为主。③超敏性炎症、变态反应性疾病引起的泌尿系统炎症可见嗜酸性粒细胞增多，急性肾小管坏死时单核细胞减少或消失。④女性生殖系统炎症分泌物污染尿液时，也可见白细胞增多。泌尿系统感染的尿液变化特点见表5-36。

表5-36　泌尿系统感染尿液变化特点

疾病	尿液变化特点
肾盂肾炎	尿液细菌培养为阳性。17%的肾盂肾炎患者的首发症状为镜下血尿，少数可见肉眼血尿，尿液白细胞明显增多，约2/3患者伴有白细胞管型，还可见小圆上皮细胞、闪光细胞、肾小管上皮细胞或尾状上皮细胞增多
膀胱炎	无管型和蛋白质，尿白细胞增多，常伴有脓尿，急性期可有明显的肉眼脓尿。伴有小圆上皮细胞或大圆上皮细胞增多，也可见有闪光细胞
急性间质性肾炎	尿液嗜酸性粒细胞增多，药物所致变态反应、泌尿系统非特异性炎症时也可出现嗜酸性粒细胞增多

考点提示　尿液中白细胞形态变化及临床意义。

3. 上皮细胞　尿液的上皮细胞来源于肾小管、肾盂、肾盏、输尿管、膀胱和尿道等，可按组织学和形态学进行分类，对泌尿系统病变的定位诊断有重要的意义。

（1）肾小管上皮细胞（renal tubular epithelium） 来自远曲小管和近曲小管，其形态与白细胞相似，但较中性粒细胞大1.5倍，一般不超过15μm，含1个较大的圆形细胞核，核膜厚。在尿液中易变形，呈不规则的钝角，常为多边形，故又称多边细胞。胞质中有小空泡、颗粒或脂肪小滴，颗粒分布不规则，颗粒多少不定，有时较多，甚至看不清细胞核。肾小管上皮细胞可发生脂肪变性，胞质内有较多的脂肪颗粒，称脂肪颗粒细胞（fatty granular cell）。若其颗粒较多，甚至覆盖于核上，又称复粒细胞（compound granular cell）。

（2）移行上皮细胞（transitional epithelium） 来自肾盂、输尿管、膀胱等处，尿液中单独出现少量的移行上皮细胞，无明显的临床意义。

表层移行上皮细胞：因胞体较大又称为大圆上皮细胞，其体积、形态可随着器官胀缩状态的不同而变化较大。若在器官充盈时脱落细胞体积为白细胞的4~5倍，多呈不规则圆形，核较小，常居中；如在器官收缩时脱落，则胞体较小，为白细胞的2~3倍，形态较圆。正常尿液偶见，膀胱炎时可大量成片脱落。

中层移行上皮细胞：又名尾形上皮细胞或纺锤状上皮细胞，体积大小不一，常呈梨形、纺锤形或带尾形，核较大，呈圆形或椭圆形（图5-6）。由于其多来自于肾盂，故又称之为肾盂上皮细胞；有时亦可来自输尿管及膀胱颈部。

底层移行上皮细胞：形态较圆，与肾小管上皮细胞统称为小圆上皮细胞（图5-7）。但两者也有差别，底层移行上皮细胞体积较大，而核较小；肾小管上皮细胞体积较小，而胞核较大。

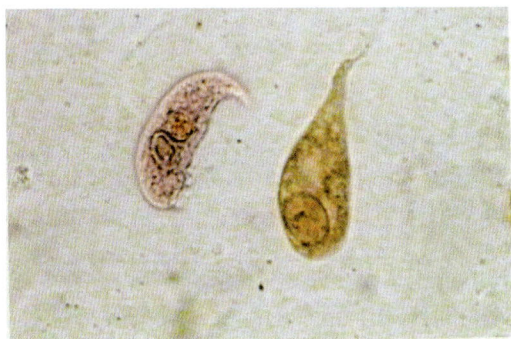

图5-6 尿中尾形上皮细胞（未染色）　　　图5-7 尿中小圆上皮细胞（未染色）

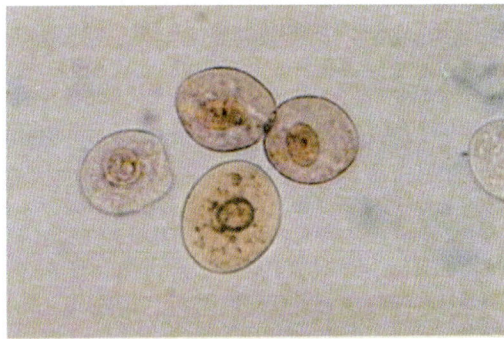

（3）鳞状上皮细胞（squamous epithelial cell） 来自于输尿管下部、膀胱、尿道和阴道的表层。鳞状上皮细胞为尿液中最大的上皮细胞，形状不规则，多边多角，边缘常卷曲，胞核很小，呈圆形或卵圆形，有时可有2个以上小核，全角化者核更小，甚至看不见（图5-8）。这种似鱼鳞细胞的形体扁平而薄，又称扁平上皮细胞（pavement epithelial cell）。

正常尿液中无肾小管上皮细胞，偶见移行上皮细胞，可见少量鳞状上皮细胞。尿液出现肾小管上皮细胞多见于肾小管病变，成堆出现提示肾小管有急性坏死性病变。肾移植术后大约1周，尿液出现较多的肾小管上皮细胞，随后逐渐减少至恢复正常。当发生排斥反应时尿液中可再度大量出现肾小管上皮细胞，并可见上皮细胞管型。移行上皮细胞增多提示相应部位的病变，如膀胱炎时可见大量的大圆上皮细胞；肾盂肾炎时可见大量尾形上皮细胞。鳞状上皮细胞大量增多并伴有白细胞增多，则提示有炎症。女性患者则应排除阴道分泌物混入的位于阴道表层的扁平上皮细胞。

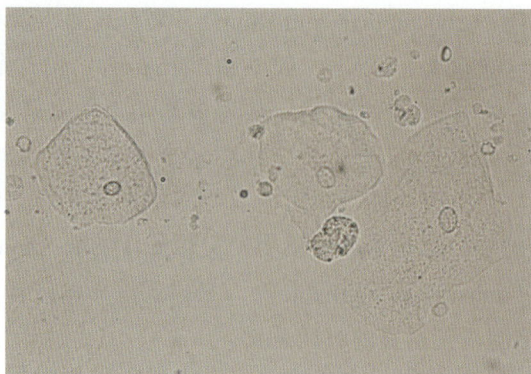

图5-8　尿中鳞状上皮细胞（未染色）

考点提示　尿液中各种上皮细胞形态特点及临床意义。

4. 吞噬细胞（phagocyte）　分为小吞噬细胞和大吞噬细胞，比白细胞大，为白细胞的2～3倍。前者来自中性粒细胞，多吞噬细菌等微小物体；后者来自组织细胞，边缘不整，胞核呈肾形或类圆形，结构细致，稍偏位；胞质丰富，胞质中噬入的物体很多，如红细胞、白细胞碎片、脂肪滴、颗粒状物体以及其他不易识别的成分。胞质中常有空泡及阿米巴样伪足，在新鲜尿液中还可见活动的伪足。

正常尿液中无吞噬细胞。尿液出现吞噬细胞见于泌尿系统的急性炎症，如急性肾盂肾炎、膀胱炎、尿道炎等，且常伴白细胞增多，并伴有脓细胞和细菌。尿液吞噬细胞的多少常与炎症程度有密切关系。

5. 其他细胞

（1）柱状上皮细胞（columnar epithelial cell）　大小为15～30μm，大多呈圆柱形，有的上宽下窄。核稍偏于一侧，位于中下或近底部。来自前列腺、尿道中段、尿道腺、精囊、子宫颈的一部分及子宫体部等处。

正常尿液一般无柱状上皮细胞。在自然排尿情况下，柱状上皮细胞增多提示慢性尿道炎或慢性腺性膀胱炎，后者是膀胱移行上皮在炎症的作用下化生为腺上皮。如有导尿插管或其他机械性刺激时，则可见柱状上皮细胞大量增多或成片脱落。

（2）多核巨细胞（multinuclear giant cell）　来源于尿道移行上皮细胞，主要是多角形细胞，其大小可相差10倍，为20～35μm或150～200μm。有数个到数十个椭圆形的细胞核，胞核及胞质内有时可见到嗜酸性或嗜碱性包涵体。

（3）病毒感染细胞及其包涵体　包涵体是某些病毒在易感细胞的胞质或胞核内进行增殖、复制时聚集而成的小体，细胞内包涵体常作为病毒感染诊断的依据。通常多采用瑞－吉染色法显微镜检查，可获得一定的阳性率。尿液细胞中可见到的包涵体有人巨细胞病毒包涵体、麻疹病毒包涵体、人乳头瘤病毒包涵体、人多瘤病毒包涵体和单纯性疱疹病毒包涵体等。

（二）管型

管型（cast）是蛋白质、细胞及其崩解产物在肾小管、集合管内凝固而成的圆柱形聚体。构成管型的主要成分包括由肾小管分泌的Tamm-Horsfall蛋白（T-H蛋白）、血浆蛋白、各种细胞及其变性的产物等。管型是尿液有形成分中最有诊断价值的病理性成分。由于组成管型的成分不同，尿液中可见到形态各异的管型，管型类型、性质对各种肾炎的判断有重要的参考意义。管型的体积越大、越宽，表明肾脏损伤越严重。但是，当肾脏疾病发展到后期，可供交替使用的肾单位、肾小管和集合管的浓缩稀释功能完全丧失后，管型则不能形成。所以，管型的消失是否预示病情的好转或恶化，应结合临床综合分析。

管型的形成具有4个条件：原尿中有清蛋白和T-H蛋白、肾小管有浓缩和酸化尿液的能力、尿流缓慢且有局部性尿液淤积、具有可供交替使用的肾单位。

考点提示　管型及其形成的条件。

1. 透明管型　透明管型（hyaline cast）主要由T-H蛋白构成，也有清蛋白及氯化钠参与，在碱性尿液中或稀释时可溶解消失。透明管型呈无色透明或半透明，质地菲薄，表面较光滑，折光性较弱，适合较暗视野观察。其形状呈规则的圆柱体状，但大小、长短很不一致，通常两边平行，两端钝圆（图5-9），偶可有少量颗粒和细胞。

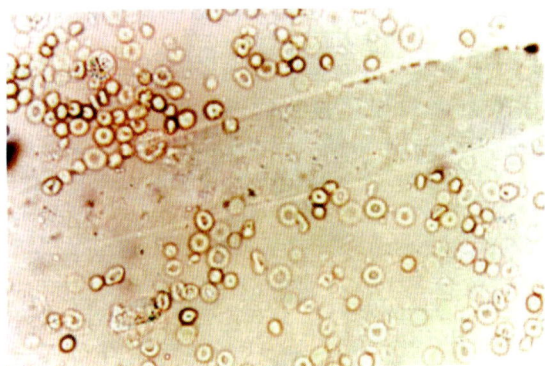

图5-9　透明管型（未染色）

健康成人浓缩尿偶见透明管型（0~1个/LPF）。剧烈运动后或老年人发热、麻醉、心功能不全时和肾脏受到刺激后尿液中可少量出现。如果尿液持续出现大量透明管型，同时有异常粗大的透明管型和红细胞，表示肾小管上皮细胞有剥落现象，说明肾脏有严重的病变。见于急性和慢性肾小球肾炎、慢性进行性肾衰竭、急性肾盂肾炎、肾淤血、恶性高血压、充血性心力衰竭、肾动脉硬化和肾病综合征等。

2. 颗粒管型　管型基质内含大小不等的颗粒物，颗粒含量超过管型体积的1/3以上时称为颗粒管型（granular cast）。颗粒来自崩解变性的细胞残渣、血浆蛋白及其他物质，直接聚集于T-H蛋白基质中而形成颗粒管型。其外形常较透明管型短而宽大，易折断，可有不规则的断端，呈灰色、淡黄褐色或棕色，其颗粒轮廓清晰。按颗粒的粗细又分为细颗粒管型和粗颗粒管型（图5-10），前者含许多微细颗粒，不透明，呈灰色或微黄色；后者充满粗大颗粒，常呈暗褐色。

正常人尿中不见颗粒管型，运动后、脱水和发热时偶见。颗粒管型的出现和增多提示肾脏有实质性病变。多见于急性或慢性肾小球肾炎、肾病综合征、肾小管硬化症、肾盂肾炎、慢性铅中毒、肾移植、急性排斥反应和药物中毒损伤肾小管等。

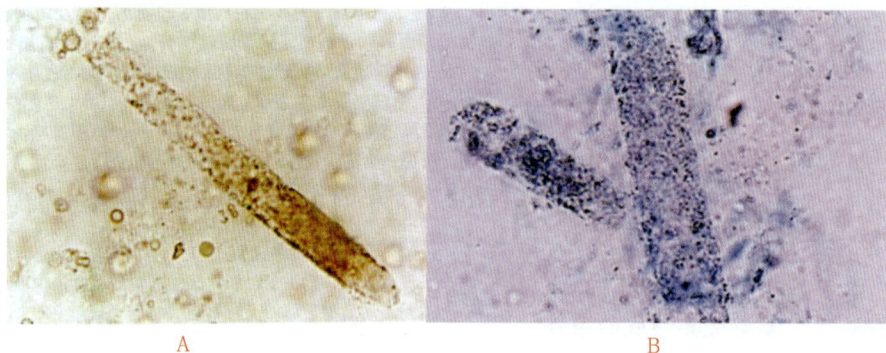

图5-10　颗粒管型（未染色）

A.细颗粒管型；B.粗颗粒管型

3. 细胞管型　管型基质中含有细胞的量占管型体积的1/3以上称为细胞管型（cellular cast）。按细胞类别可分为红细胞管型、白细胞管型及上皮细胞管型。

（1）红细胞管型（erythrocyte cast）　为管型基质中含有红细胞所致。当红细胞形态完整时接近正常，清晰易于识别，有时可因溶血在染色后仅见红细胞残影，可用活体染色或固定染色等方法加以区别。肾单位发生梗死时，红细胞管型可发生变性，在尿液中呈棕色的颗粒管型。有时红细胞溶解破坏为颗粒物而形成红褐色的血液管型或均质化的血红蛋白管型。

（2）白细胞管型（leukocyte cast）　为管型基质中充满白细胞（或脓细胞），且多为退化变性坏死的白细胞。其可单独存在，或与上皮细胞管型、红细胞管型并存。染色标本可观察到胞核及胞质形态特点，或在加酸后可见中性粒细胞核分叶情况，过氧化物酶（POX）染色中性粒细胞管型呈阳性反应（图5-11）。

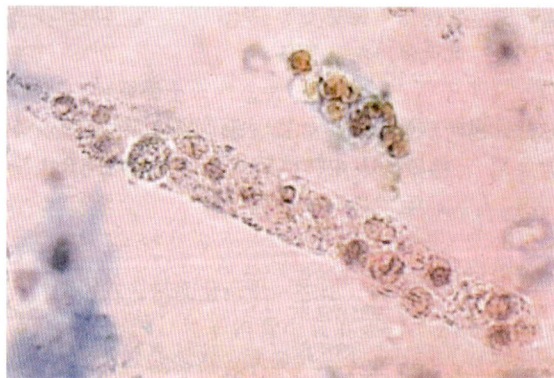

图5-11　白细胞管型（未染色）

（3）肾上皮细胞管型（renal epithelial cast）　或称上皮细胞管型，管型基质中嵌有肾小管上皮细胞（图5-12）。典型的上皮细胞呈瓦片状排列，可充满管型，细胞大小不等，胞核模糊，有时呈浅黄色，肾上皮细胞较白细胞大，且形态变化较白细胞复杂，可用加酸法显现细胞核。酯酶染色呈阳性，过氧化物酶染色呈阴性。

正常人尿中不出现细胞管型。出现红细胞管型提示肾小球或肾小管内有出血，可见于急性肾小球肾炎、慢性肾炎急性发作、肾充血、肾出血、急性肾小管坏死、肾梗死、肾移植排斥反应、肾静脉血栓形成、恶性高血压等，亦可见于红斑狼疮肾炎、亚急性心内膜炎、

IgA肾病等。出现白细胞管型表明肾脏有中性粒细胞渗出，提示肾实质有细菌感染性病变，如急性肾盂肾炎、肾脓肿、间质性肾炎、急性肾小球肾炎等，也可见于非感染性炎症的肾病综合征、红斑狼疮肾炎；肾移植排斥反应时可见淋巴细胞管型。出现肾上皮细胞管型常见于肾小管病变，如急性肾小管坏死、间质性肾炎、肾病综合征、肾淀粉样变性、慢性肾炎的晚期、重金属（如镉、汞、铋等）及其他化学物质、药物中毒（如乙烯乙二醇、水杨酸盐等）；肾移植患者在移植后3天内尿液出现肾上皮细胞管型为排异反应的可靠指标之一。

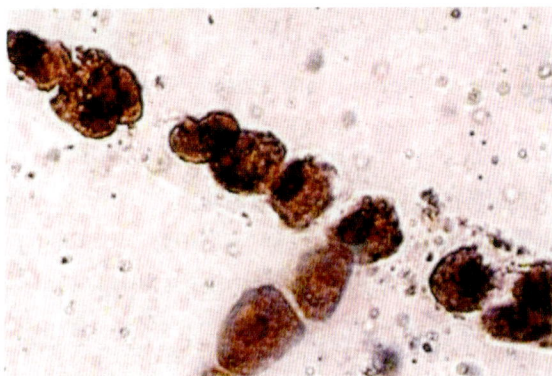

图5-12　肾上皮细胞管型（未染色）

4. 蜡样管型　蜡样管型（waxy cast）是由细颗粒管型进一步衍化而来，或因淀粉样变性的上皮细胞溶解后逐渐形成的管型，也可能是透明管型在肾小管内停留时间较长演变而成。其外形似透明管型，为蜡烛样浅灰色或淡黄色，折光性强、质地厚、易折断、有切迹或泡沫状，较短而粗，一般略有弯曲，末端常不整齐（图5-13）。在低渗溶液、水和不同pH的介质内均不溶解，免疫荧光染色检查无T-H蛋白。

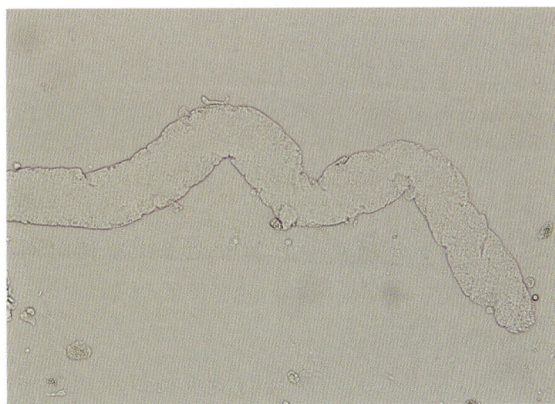

图5-13　蜡样管型（未染色）

正常人尿中不出现蜡样管型，出现蜡样管型并增多提示肾小管有严重病变，预后差。蜡样管型可见于慢性肾小球肾炎晚期、长期无尿和少尿、尿毒症、肾病综合征、肾功能不全和肾淀粉样变性，亦可见于肾小管炎症和变性、肾移植慢性排异反应和重症肝病。

5. 脂肪管型　脂肪管型是由肾小管上皮细胞脂肪变性、崩解，大量的脂肪滴进入管型内而形成，当管型中脂肪滴含量占管型面积的1/3以上时称为脂肪管型（fatty cast）。管型内可见大小不等的折光性很强的脂肪滴（图5-14）。

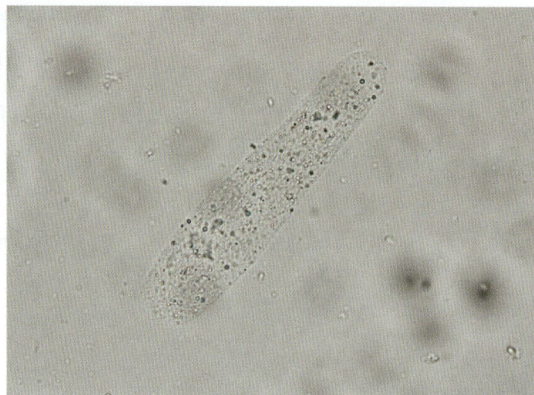

图5-14　脂肪管型（未染色）

正常人尿中不出现脂肪管型，出现脂肪管型并增多提示肾小管损伤、肾小管上皮细胞发生脂肪变性，多见于肾病综合征，也可见于亚急性肾小球肾炎、慢性肾小球肾炎等。

6. 宽幅管型　宽幅管型（broad cast）也称为肾衰竭管型（renal failure cast），是来自破损扩张的肾小管、集合管或乳头管，多数宽幅管型由颗粒管型和蜡样管型演变而来，但也可由其他管型演变面成。其宽度可达50μm以上，是一般管型的2～6倍，形态不规则，易折断，可呈扭曲状（图5-15）。

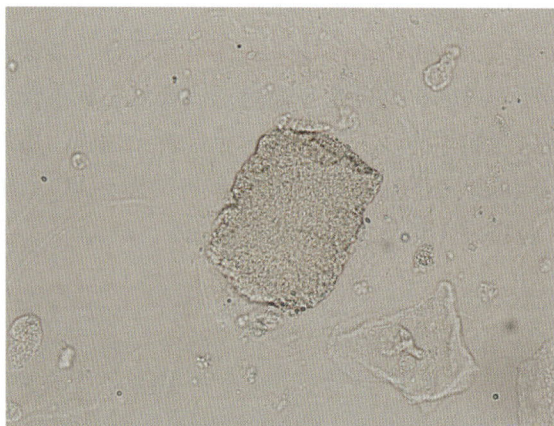

图5-15　宽幅管型（未染色）

正常人尿中不出现宽幅管型，出现宽幅管型并增多提示肾脏病变严重。急性肾衰竭患者多尿早期可出现大量宽幅管型，随着肾功能的改善而逐渐减少、消失。宽幅管型出现于慢性肾炎晚期尿毒症时，常提示预后不良。

7. 其他管型和类管型相似物　在某些病理的情况下，尿液中还可见到一些少见的管型和一些类管型物质。

（1）其他管型　①血红蛋白管型：血管内溶血时，大量血红蛋白进入肾小管而形成，见于急性血管内溶血。②细菌管型：管型中充满细菌，表示肾实质受细菌感染，常见于肾化脓性感染。③真菌管型：管型中含有多量的真菌孢子及菌丝，如念珠菌等，表示肾脏受真菌感染。

（2）类似管型和易误认为管型的物体　①黏液丝：似透明管型，多为长线条状，不规则，粗组不等，边缘不清晰，末端尖细卷曲、分支。可见于健康人尿中，尤其女性尿中多见，大量出现表示尿道受刺激或有炎症反应。②类圆柱体：形似透明管型，一端或两端尖细呈螺旋形卷曲，可能是集合管产生的黏液丝，也可能是尚未完全形成的透明管型，常和透明管型同时存在，多见于肾血液循环障碍或肾受刺激时。③假管型：黏液性纤维状物附着非晶性尿酸盐、磷酸盐等，形成圆柱体，外形似颗粒管型，但看不到基质，边缘不齐，粗细不等，两端破碎，颗粒密集，色泽发暗。区别方法：加温、加酸、加碱后，假管型消失，真管型不变。④混合细胞团：红细胞、白细胞、肾小管上皮细胞或细菌堆积在一起，有时亦类似管型，但一般排列较松散，边缘不整齐，两端不圆。⑤标本污染：丝、麻、毛棉等各种纤维污染标本时，亦可误认为管型，根据两边不平行，两端不圆，无内容物等特征加以区别。

考点提示 ▶ 尿液中各种管型形态特点、形成原因及临床意义。

（三）结晶

尿液中有结晶析出，与尿液中该物质浓度、饱和度、尿液pH、温度和保护性胶体物质（主要是黏蛋白）的浓度有关。结晶是机体进食各种食物及代谢过程中产生的各种酸性产物与钙、镁、铵等离子结合生成的各种无机盐及有机盐，再通过肾小球滤过、肾小管重吸收及分泌，排入尿液中的物质。尿液中有大量盐类结晶时，肉眼可见尿液浑浊或沉淀，部分结晶经加温、加酸、加有机溶剂等处理后变清。

1. 生理性结晶 生理性结晶多来自食物及机体正常的代谢，又称为代谢性盐类结晶。一般无临床意义，但有些生理性结晶大量持续出现时提示可能有尿路结石。

（1）草酸钙结晶 草酸钙结晶（calcium oxalate crystals）为无色、方形折光性强的八面体或信封样，有2条对角线互相交叉，有时呈菱形，还可呈哑铃形或饼状（图5-16），结晶溶于盐酸，但不溶于冰乙酸和氢氧化钠。若新鲜尿液有大量草酸钙结晶并伴有红细胞，多提示有肾或膀胱结石的征兆。

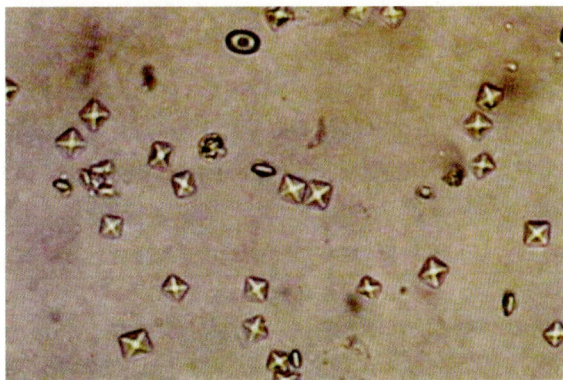

图5-16 草酸钙结晶（未染色）

（2）尿酸结晶 尿酸结晶（uric acid crystals）呈黄色、暗棕色，有时被黏液黏附在一起形成类似管型，其形状为三棱形、哑铃形、蝴蝶形或不规则形（图5-17）。尿酸结晶溶解于氢氧化钠，而不溶于冰乙酸或盐酸。大量尿酸结石见于高尿酸肾病及尿酸结石，亦可见于急性痛风症、儿童急性发热和慢性间质性肾炎等。

（3）非结晶性尿酸盐 非结晶性尿酸盐（non-crystals urate）主要是尿酸钠、尿酸钾和尿酸钙等的混合物，外观呈黄色的非晶形颗粒状。在淡色尿液中无色，在低温、浓缩或酸性较强的尿液中容易析出沉淀，加热可溶解，或溶解于冰乙酸、盐酸溶液。

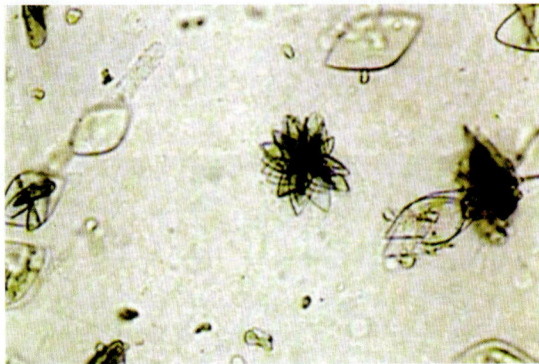

图5-17　尿酸结晶（未染色）

（4）磷酸盐类结晶　磷酸盐类结晶（phosphate crystals）包括非晶型磷酸盐、磷酸铵镁、磷酸钙等。无色，呈非晶形、颗粒状、三棱形，排列呈星状或束状，可溶于冰乙酸。如果长期见到大量磷酸钙结晶，则应排除甲状旁腺功能亢进、肾小管性酸中毒，或因长期卧床的骨质脱钙等。感染引起结石时，常出现磷酸铵镁结晶（图5-18）。

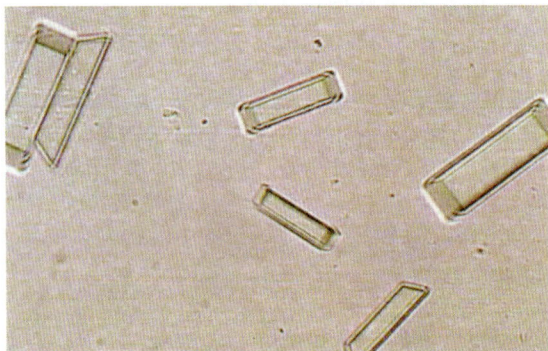

图5-18　磷酸铵镁结晶（未染色）

2. 病理性结晶　是由于各种疾病因素，或由于某种药物在体内代谢异常而出现的结晶。

（1）胆红素结晶　胆红素结晶（bilirubin crystals）为成束的针状或小块状，黄褐色结晶（图5-19）。由于氧化时可呈非结晶体色素颗粒，加硝酸后因被氧化成胆绿素而呈绿色，可溶于氢氧化钠或氯仿中。多见于黄疸、急性重症肝炎、肝硬化、急性磷中毒等。

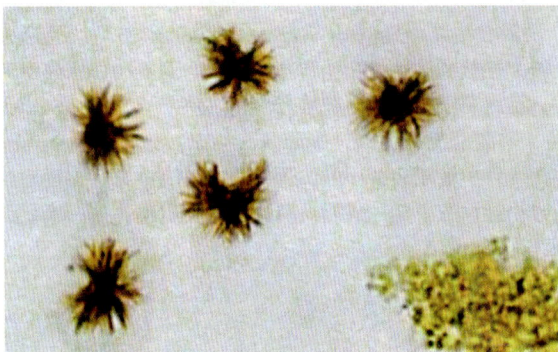

图5-19　胆红素结晶（未染色）

（2）胱氨酸结晶　胱氨酸结晶（cystine crystals）为无色、六边形，边缘清晰、折光性强的薄片状结晶（图5-20），其特点为不溶于冰乙酸而溶于盐酸，并能迅速溶解于氨水中，再加冰乙酸后结晶可重新出现。若大量出现是肾或膀胱结石的先兆。

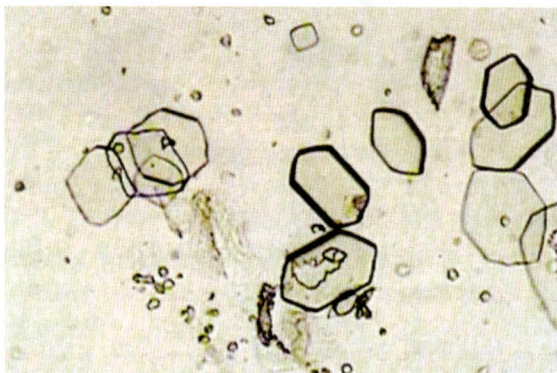

图5-20　胱氨酸结晶（未染色）

（3）亮氨酸结晶　亮氨酸结晶（leucine crystals）呈淡黄色或褐色小球形或油滴状，并有密集辐射状条纹，折光性强，其特性为不溶于盐酸而溶于冰乙酸，亮氨酸试验呈蓝色反应，且加热也不还原。正常情况下亮氨酸结晶少见，常与酪氨酸结晶同时出现，其增多见于急性肝萎缩、急性磷中毒。

（4）酪氨酸结晶　酪氨酸结晶（tyrosine crystals）为略带黑色的细针状结晶，成束状或羽毛状（图5-21），可溶于氢氧化铵而不溶于乙酸。增多见于严重的肝脏疾病、组织大量坏死及代谢紊乱性疾病。

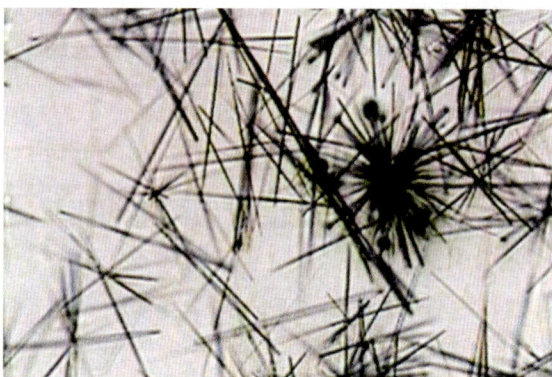

图5-21　酪氨酸结晶（未染色）

（5）胆固醇结晶　胆固醇结晶（cholesterol crystals）外形为缺角的长方形或方形，常浮于尿液的表面，成薄片状，无色透明，可溶于氯仿、乙醚。健康人尿液中少见，增多可见于膀胱炎、肾盂肾炎、乳糜尿、严重的尿路感染及肾病综合征患者。

（6）药物结晶　随着化学药物治疗的发展，尿液中可见的药物结晶（drug crystals）日益增多，常见的有乙酰基磺胺嘧啶结晶、磺胺甲噁唑结晶（图5-22）、乙酰基磺胺吡啶结晶、氨苯磺胺结晶、解热镇痛药结晶、放射造影剂结晶等。

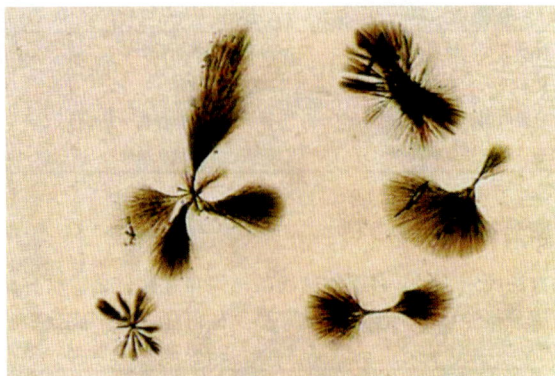

图5-22 磺胺药物结晶（未染色）

考点提示 尿液中各种结晶形态特点、形成原因及临床意义。

（四）其他成分

在标本采集过程中，若标本被污染，还可查见细菌、真菌、寄生虫、精子和磷脂酰胆碱小体等。

1. 细菌 尿液中的细菌有革兰阴性杆菌和革兰阳性球菌，以大肠埃希菌、葡萄球菌、链球菌、变形杆菌等多见。健康人的尿液中检出革兰阴性杆菌其菌落计数小于10^4/ml时，多数为污染，无临床意义，若大于10^5/ml时可考虑为尿路感染。当革兰阳性球菌的菌落计数≥10^4/ml时，有诊断价值。其中膀胱炎、肾盂肾炎以革兰阴性杆菌为主要病原菌。

2. 真菌 大小为2.5~5μm，椭圆形或短圆柱形，有时因芽生孢子而集群，如由阴道分泌物污染而来，多数为白色假丝酵母菌。如为假丝酵母菌还可见到假菌丝，革兰染色油镜下可见革兰阳性孢子或与出芽细胞相连接的菌丝。多见于糖尿病患者、女性尿液及碱性尿液中。

第六节 尿液分析仪检验

应用于临床的尿液分析仪有两类——尿液干化学分析仪和尿液有形成分分析仪。采用仪器的方法对尿液理学、一般化学和有形成分进行检验，对于一些传统的手工操作为主的检验项目，如颜色、透明度、比重、尿糖、尿蛋白、尿酮体、白细胞、红细胞和管型等，可通过仪器快速、自动检测。目前，尿液分析仪已成为临床实验室最常用和最重要的检测仪器，具有操作简便、检测迅速、精密度高、结果偏差少和使用安全等特点。但由于仪器分析方法具有一定的局限性，尚不能取代或替代传统方法，尤其是尿液显微镜检验。

一、尿液干化学分析仪检验

尿液干化学分析仪分为半自动和全自动两类，主要采用干化学法检测尿液中的化学成分。1850年，法国化学家Maumene采用羊毛纤维作为试剂带检测尿液葡萄糖。1956年Commer和Free用单试纸条检测尿蛋白和葡萄糖。20世纪80年代，由于计算机技术的发展和应用，尿液干化学分析技术在美国、德国和日本等国家迅速发展并广泛应用于临床。20

扫码"学一学"

扫码"看一看"

世纪90年代出现了专用的试剂带及尿液10项分析仪。目前，尿液干化学分析仪已能够在1条试剂带上同时测定8~13个项目，检测速度更快（每小时检测标本量可超过140个），并且结果准确性也不断提高。

（一）尿液干化学分析仪检验原理

1. 尿液干化学分析仪试剂带结构及组成 单项试剂带是尿液干化学分析试剂带的基本结构形式，也是干化学发展初期的结构形式。多联试剂带组合了临床常用的多个检验项目，将各检验项目的试剂块按一定顺序、间隔固定在同一条带上，间隔的作用是防止各试剂块之间相互渗漏。某些试剂带上的试剂块要比实际测试项目多1个空白块，以消除尿液本身的颜色在试剂块上所产生的检验误差。

多联试剂带制作采用了多层膜结构（图5-23）。

（1）第一层 尼龙膜，起保护作用，防止大分子物质对反应的污染。

（2）第二层 绒制层，包括试剂层和碘酸盐层，试剂层含有试剂成分，主要与尿液中所检测物质发生化学反应，产生颜色变化。碘酸盐层可破坏维生素C等干扰物质，有些试剂带无碘酸盐层，但增加了一块检测维生素C的试剂块，以校正维生素C对某些项目的干扰。

（3）第三层 吸水层，可使尿液快速均匀地浸入，并能抑制尿液渗透到相邻的反应区。

（4）第四层 支持体，即尿液不浸润的塑料片。

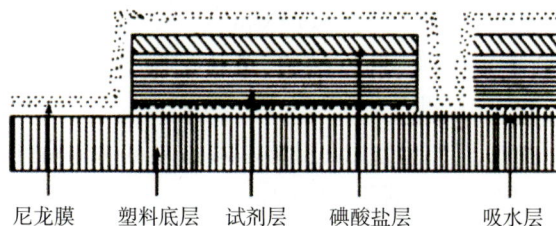

图5-23 尿试剂带结构示意图

2. 尿液干化学分析仪组成 一般由机械系统、光学系统、电路系统组成。

（1）机械系统 主要功能是传输试剂带，先将待检的试剂带传输到检测位置，然后将检测后的试剂带排送到废物盒。不同型号的仪器可能采取不同的机械装置，如齿轮、胶带、机械臂、吸样针、标本混匀器等。

（2）光学系统 主要包括光源、单色处理、光电转换。光线照射到反应区表面产生反射光，反射光的强度与各试剂块的反应颜色成比例。不同强度的反射光再经光电转换器转换为电信号。不同型号的仪器可采用不同的光学器件，主要有4种：卤钨灯滤光片分光检测系统、发光二极管（light emitting diode，LED）检测系统、电荷耦合器件（charge coupled device，CCD）检测系统和冷光源检测系统。发光二极管具有工作电压低、耗电量少、性能稳定、寿命长、颜色一致且稳定等优点。CCD器件具有良好的光电转换特性，光电转换因子可达99.7%，其光谱响应范围宽，涵盖可见光和近红外光。冷光源是继白炽灯、LED光源产品之后的高科技新型光源，是通过在电场作用下，电子碰撞激发荧光材料而产生的发光。卤钨灯滤光片系统光电检验原理见图5-24。

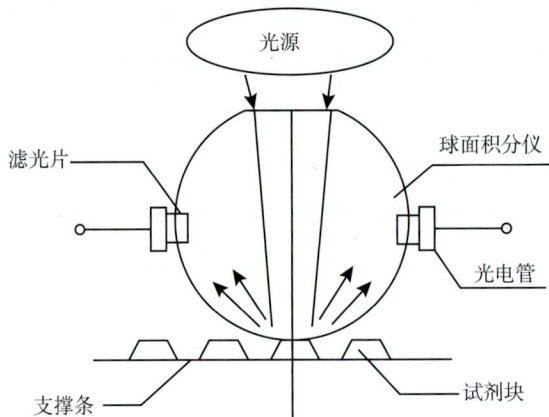

图 5-24 光电系统检验原理示意图

（3）**电路系统**　包括 I/V 转换器（电流/电压转换器）、CPU（中央处理器）、显示器、打印机、操作面板等。仪器将从光学系统传送来的电信号经过一系列处理后，得出分析结果。

3. 试剂带检测原理　试剂带上各检测试剂块与尿液相应成分发生化学反应而产生颜色，颜色深浅与光的吸收和反射相关，也与尿液中相应被检验成分的浓度成比例关系。吸收光值越大，反射光值越小，反射率越低，被检成分浓度越高。反射率计算公式：

$$R(\%) = \frac{Tm \cdot Cs}{Ts \cdot Cm} \times 100\%$$

式中：R 为反射率；Tm 为测量波长反射强度；Ts 为参考波长反射强度；Cm 为标准块对测定波长的反射强度；Cs 为标准块对参考波长的反射强度。

尿液干化学分析仪通过计算各测试块的反射率，并与预先设置的标准曲线进行比较，得出定性或半定量结果。尿液本底颜色会影响试剂块的呈色，因而在试剂带上设置了空白试剂块，以扣除本底颜色的干扰。为了消除背景光和其他杂散光的影响，一般采用双波长（测定波长和参考波长）来检测试剂块的颜色变化。测定波长是被检测试剂块的灵敏特征波长，不同项目试剂块有其相应的测定波长，如蛋白质、葡萄糖、pH、维生素C、隐血的测定波长为 620nm，胆红素、尿胆原、亚硝酸盐、酮体的测定波长为 550nm。各试剂块的参考波长均为 720nm。

常用尿液干化学试剂带检验项目的方法见表 5-37。

表 5-37　常用尿液干化学试带检验项目的方法

项目	英文缩写	检验方法
尿胆原	URO	醛反应、重氮反应法
胆红素	BIL	偶氮反应法
酮体	KET	亚硝基铁氰化钠法
亚硝酸盐	NIT	亚硝酸盐还原法
隐血或红细胞	BLD	过氧化物酶法
白细胞	LEU	酯酶法
蛋白质	PRO	pH 指示剂蛋白质误差法

续表

项目	英文缩写	检验方法
葡萄糖	GLU	葡萄糖氧化酶法
pH	pH	酸碱指示剂法
比重	SG	多聚电解质离子解离法
维生素 C	VitC	吲哚酶法

（二）尿液干化学分析仪检验的质量控制

尿液干化学分析仪以其简便、快速、重复性好、一次检验可以得到多个项目结果等优势，在临床上广泛应用。但是，其缺陷和不足也较为明显，如结果为定性或半定量、灵敏度和特异性不高等问题。另外，由于各项目的检验原理是依据对应试剂块化学反应后颜色变化，任何外源性物质或人为因素、试剂因素、环境因素等对尿液标本、试剂块的干扰，均可引起检验结果的偏差或错误，出现假阳性或假阴性。因此，质量控制应贯穿于检验前、检验中和检验后的全过程，尽可能减少和消除可能引起的结果偏差。

1. 标本采集 正确采集尿液标本是检验前质量控制的重要内容，除了包括正确的采集方法、有效的标本标记与识别、适宜的防腐或冷藏保存、规定时限内完成检验外，还有必要注意如下事项。

（1）患者准备 告知患者可能影响尿液化学检验的饮食、用药等。

（2）正确采集标本 非正确采集方法对检验结果的影响：①尿液标本混入了生殖系统分泌物，可使蛋白质呈假阳性。②尿液标本混入脓性分泌物，则同时引起蛋白质和白细胞结果假阳性。

（3）尽快检验 尿液标本必须新鲜采集后尽快送检，2 小时内完成检验，否则需将标本进行冷藏保存。以尿糖为例，尿液在未加稳定剂的情况下，24 小时内葡萄糖的损失约为40%，若为细菌尿、白细胞尿或血尿，则尿液葡萄糖浓度下降速度会更快。

尿液标本放置时间过长对检验项目的影响见表 5-38。

表5-38 尿液标本放置过久对尿液干化学分析仪检验结果的影响

项目	结果	原因
pH	升高	细菌繁殖产氨
葡萄糖	降低	细菌繁殖分解利用糖
酮体	假阴性	酮体挥发
胆红素、尿胆原	假阴性	胆红素阳光照射变为胆绿素；尿胆原氧化成尿胆素
亚硝酸盐	假阳性	体外细菌繁殖
蛋白质	假阳性或假阴性	尿液 pH 改变使尿液过碱或过酸
隐血	假阴性	过氧化物酶样活性减弱
	试剂带阳性而显微镜检验阴性	红细胞破坏
白细胞	假阴性	白细胞酯酶失活
	试剂带阳性而显微镜检验阴性	粒细胞破坏，特异性酯酶释放入尿液

2. 尿液干化学分析仪室内质量控制 正确使用尿液干化学分析仪和试剂带，是检验中质量控制的重要内容。

（1）了解试剂带的性能 操作前仔细阅读仪器操作说明书和了解试剂带性能，各类尿液分析仪的性能指标存在较大差异，不同厂家生产的试剂带在检验量级上也有差异。干化学法只是半定量检验，参考区间仅是一个大致范围，不能单独以符号代码来解释结果，必要时应与临床医生沟通并进行综合分析。

（2）规范操作 严格按尿液分析仪标准化操作规程进行操作。半自动化分析仪操作时，应将试剂带迅速全部浸入尿液标本，取出时用吸水纸去除多余尿液。

（3）进行质控物室内质量控制 在尿液分析仪全面鉴定和定期校正的基础上，每天用高值、低值或"正常"、"异常"2种质控物尿液进行质量控制监测，也可采用商品化或人工配制的质控物。任意一个试剂块的检验结果与质控物期望"靶值"允许有1个定性等级的差异，超过或结果在"正常"与"异常"之间波动均视为失控。出现异常结果时，应按实验室建立的质量控制程序及时查找和排除引起异常的原因。

（4）注意试剂带有效期和批号 所用试剂带必须优质稳定，在有效期内使用。①不同类型的尿液干化学分析仪使用其配套试剂带，不可混用。②试剂带需避光、防潮、干燥保存。③使用时1次只取出所需要的试剂带，并立即盖紧瓶盖，不可将各种试剂带合并在同一容器中保存。④更换批号时，应进行试剂带批号间比对，结果合格方可使用。

3. 尿液干化学分析仪室间质量评价 至少每半年参加一次省级或国家级质评机构的室间质量评价，在条件允许时也可以参加国际权威机构或仪器生产厂家组织的能力比对，应达到合格水平或符合比对要求。如果出现失控，应有详细的失控报告记录，内容包括失控情况描述、核查方法、原因分析、纠正措施、纠正结果等。所有质控结果记录至少保存2年。

4. 干化学法尿液检验的参考区间及常见干扰因素 见表5-39。

表5-39 干化学法尿液检验的参考区间及常见干扰因素

项目	参考区间	常见干扰因素	可能结果
pH	5~7	①尿液放置过久	pH 升高
		②试剂带浸入时间过长	pH 降低
比重	1.015~1.030	①尿蛋白、尿糖增高、强酸	假阳性
		②尿素 >10g/L、pH<4、强碱	假阴性
葡萄糖	阴性	①强氧化剂次氯酸、过氧化物等	假阳性
		②维生素 C 等还原性物质、大量青霉素、pH<4	假阴性
蛋白质	阴性	①药物、消毒剂等使尿 pH ≥ 9.0、混入生殖系统分泌物	假阳性
		②大剂量青霉素	假阴性
隐血	阴性	①热不稳定酶、氧化型清洁剂、细菌	假阳性
		②维生素 C、亚硝酸盐、蛋白质	假阴性
白细胞	阴性	①高浓度胆红素、甲醛、呋喃类等药物	假阳性
		②尿蛋白 >5g/L、维生素 C、大剂量先锋霉素、庆大霉素	假阴性
亚硝酸盐	阴性	①非那吡啶、色素尿、体外细菌繁殖	假阳性
		②未具备阳性结果产生的 3 个条件、硝基呋喃、利尿剂、维生素 C	假阴性

续表

项目	参考区间	常见干扰因素	可能结果
胆红素	阴性	①吩噻嗪类、色素尿	假阳性
		②暴露于光线时间过长、维生素C、大剂量氯丙嗪、盐酸偶氮吡啶、亚硝酸盐	假阴性
尿胆原	阴性或弱阳性	①胆色素原、胆红素、吲哚、维生素K	假阳性
		②暴露光线时间过长、亚硝酸盐	假阴性
酮体	阴性	①肽、苯丙酮酸、L-多巴胺代谢物	假阳性
		②标本放置时间过长、试剂带潮解	假阴性
维生素C	阴性	①硫代硫酸钠、巯基化合物、内源性酚	假阳性
		②碱性尿	假阴性

考点提示 ▶ 干化学法尿液检验的参考区间及常见干扰因素。

5. 异常结果验证和显微镜复检　由于干化学法的检验受多种干扰因素如标本、理化、病菌、操作、试剂等的影响，其结果的假阳性和假阴性在所难免。对于异常（阳性）结果，有必要选用其他方法进行验证和确证，这是质量保证的重要环节。

（1）干化学法的确证试验　尿蛋白的确证试验为磺基水杨酸法，尿液葡萄糖的确证试验为葡萄糖氧化酶定量法，尿液胆红素的确证试验为Harrison法，尿液白细胞、红细胞确证试验为显微镜检查，CLSI建议尿液比重参考方法为折射仪法。

（2）干化学法的不足　①检验尿液白细胞、红细胞为间接方法。②不能判断尿红细胞形态特征。③对球蛋白不灵敏，不适用于肾病患者。④干扰因素多，易出现假阳性或假阴性。⑤亚硝酸盐只能检出含有硝酸盐还原酶的细菌。

（3）显微镜复检原则　①医生提出了显微镜检验要求。②来自泌尿外科、肾病科、糖尿病和应用免疫抑制剂的患者，以及妊娠期妇女等。③尿液白细胞、隐血、蛋白质、亚硝酸盐4项结果中任意1项异常。④任何1项物理、化学试验出现结果异常。但是，如果尿液白细胞、红细胞、蛋白质和亚硝酸盐均为阴性，可不进行显微镜复检。

通常两种方法检验结果出现不相符的情况见表5-40。

表5-40　干化学法和显微镜检验法检验结果不相符情况和评价

检验项目	干化学法	显微镜检验法	评价
白细胞	+	-	尿液在膀胱中贮存时间过长，致白细胞破坏、粒细胞酯酶释放
	-	+	尿液淋巴细胞或单核细胞为主，见于肾移植患者
红细胞	+	-	尿液红细胞破坏释放出血红蛋白、尿液含有对热不稳定酶、肌红蛋白尿
	-	+	维生素C>100mg/L，试剂带失效

（三）尿液干化学分析仪的临床应用

尿液干化学分析仪的检测主要用于患者的初筛，也可与尿液有形成分自动分析仪联合使用，组成尿液分析流水线。尿液干化学分析仪主要临床应用见表5-41。

表5-41 尿液干化学分析仪检验指标及其临床应用

检验指标	临床应用
URO	健康体检，筛检早期黄疸患者；黄疸的鉴别；评价肝脏功能
BIL	同 URO
KET	监测酮症尤其是糖尿病酮症酸中毒
NIT	菌尿的筛检
BLD	健康体检，筛检早期患者；泌尿系统疾病监测；血管内溶血等疾病的检测
LEU	与 NIT 联合用于泌尿系统感染的监测
PRO	健康体检，筛检早期患者；肾病患者的疗效观察
GLU	健康体检，筛检早期患者；血糖增高性疾病的疗效观察
pH	了解机体的酸碱代谢；评估 pH 对干化学试带其他试剂块反应结果的影响
SG	粗略估计肾脏的浓缩稀释功能
VitC	评估 VitC 对 GLU、BLD、BIL、NIT 检验结果的影响

二、尿液有形成分分析仪检验

随着影像技术、激光流式细胞技术、层流动细胞图像比对技术、激光流式细胞核酸荧光染色技术等的不断发展，具有检测速度快、误差小、精密度高、安全等优点的各类尿液有形成分分析仪相继问世。

（一）流式细胞术尿液有形成分分析仪

1. 检验原理　目前该类仪器已发展到结合半导体激光技术、鞘流技术和核酸荧光染色技术以及电阻抗原理为一体的尿有形成分分析系统（图5-25）。吸入定量的尿液颗粒成分，经荧光色素染色后，在鞘液的包围下以单柱形式喷出，使每个有形成分沿中心竖轴线依次快速通过鞘液流动池，并暴露在高度密集的氩激光束照射之下。仪器通过检测单个颗粒的电阻抗脉冲，捕捉它们不同角度的荧光和散色光强度，综合这些信号来分析其颗粒的大小、长度、体积和染色质强度等，得到尿液有形成分的直方图和散点图，并给出红细胞、白细胞、上皮细胞、管型和细菌等的散点图报告和定量报告。目前还有仪器采用了沉渣和细菌双通道检测，并配合特殊试剂分别检测细胞和细菌成分，提高了对尿中细菌检查的准确性。

核酸荧光染色技术使用菲啶和羰花氰作为染料。荧光染料菲啶和羰花氰的共性是：反应速度快（染料与细胞结合快）、背景荧光低、细胞发出的荧光强度与细胞和染料的结合程度成正比。菲啶主要使核酸成分染色，染料插入并结合于碱基对之间，导致构象改变，并抑制核酸合成，在480nm光波激发时，产生610nm橙黄色光波。染料染色性与碱基对组成无关，而与细胞中核酸含量有关，以此区分细胞核的有无和多少，如白细胞与红细胞，病理管型与透明管型。羰花氰穿透能力强，与细胞膜、核膜和线粒体的脂层成分结合，在460nm光波激发时，产生505nm绿色光波，用于区分细胞大小，如上皮细胞与白细胞等。

仪器通过各个系统捕捉到以下光信号并转变为电信号：①前向散射光信号（FSC）：反映颗粒大小信息。②侧向散射光信号（SSC）：反映颗粒内部复杂性信息。③荧光信号（Fl）：反映颗粒RNA/DNA的染色信息。同时计算机可计算出两个附加信号信息：①前向散射光脉冲宽度（FSCW）：反映颗粒长度信息。②荧光脉冲宽度（FLW）：反映颗粒内容物荧光染色区域的信号宽度。另外，电阻抗信号的大小与细胞体积成正比。

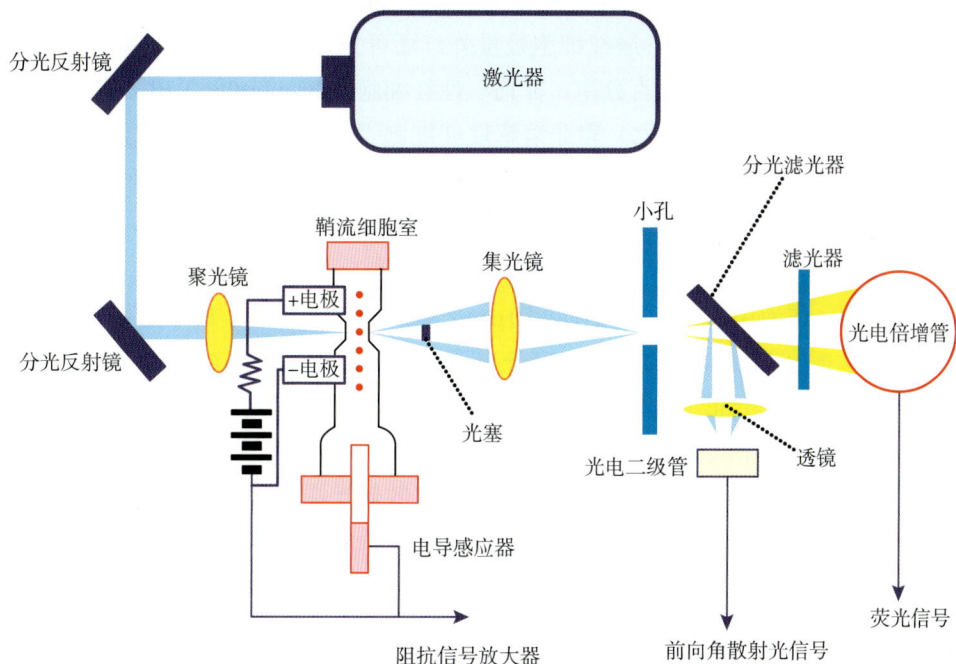

图5-25 流式细胞术尿液有形成分分析仪结构示意图

2. 检验参数 流式细胞技术尿液有形成分分析仪可提供多个检验参数，分为定量参数、标记参数和其他参数（表5-42），同时仪器会给出测定结果的散点图和直方图信息。各检验参数在散点图中的分布如图5-26所示。

表5-42 流式细胞术尿液有形成分分析仪的检验参数

分类	检验参数
分析参数（5个）	红细胞（RBC）、白细胞（WBC）、上皮细胞（EC）、管型（CAST）、细菌（BACT）
研究参数（7个）	结晶（X'TAL）、类酵母细胞（YLC）、小圆上皮细胞（SRC）、病理性管型（P.CAST）、黏液（MUCUS）、精子（SPERM）、电导率（Cond）
研究信息	红细胞信息（RBC-Info）、电导率信息（Cond-Info）、尿路感染信息（UTI-Info）

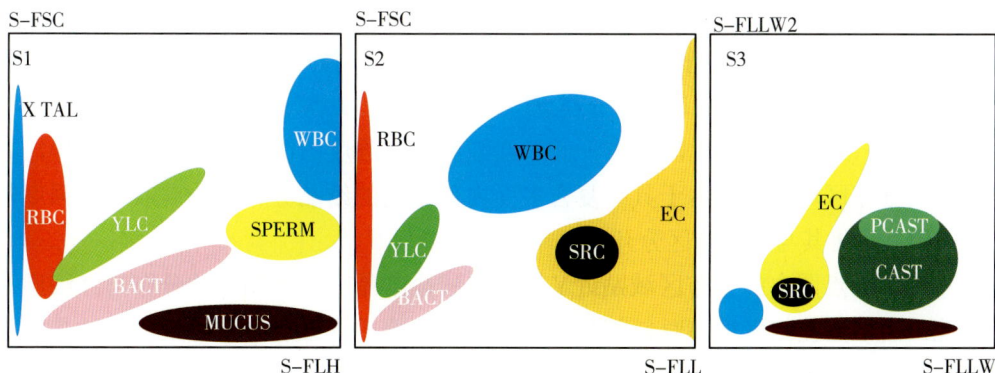

图5-26 流式细胞技术尿液有形成分分析仪散点图模式图

（1）红细胞　红细胞在尿液中直径约为 8.0 μm，无细胞核和线粒体，所以荧光强度（Fl）很弱；因机械损伤、渗透压、pH 及疾病的关系，红细胞常部分溶解成小红细胞碎片，呈现明显的大小不等，因此红细胞前向散射光强度（FSC）差异较大。Fl 极低和 FSC 大小不等都可能为红细胞。仪器除报告尿红细胞数量外，还可报告尿红细胞其他研究参数，如均一性红细胞（isomorphic RBC）百分率、非均一性红细胞（dysmorphic RBC）百分率、非溶解性红细胞数量（non-lysed RBC）和非溶解性红细胞百分率（non-lysed RBC%）、平均红细胞前向荧光强度（RBC-MFL）、平均红细胞前向散射光强度（RBC-MFSC）和红细胞荧光强度分布宽度（RBC Fl-DWSD）。红细胞信息主要提示红细胞的均一性，对鉴别血尿来源有一定过筛作用。

（2）白细胞　尿液中的白细胞直径约 10 μm，有细胞核且居中。白细胞和红细胞一样形态各异，前向散射光强度和侧向荧光强度分布于散点图上较广的区域。白细胞核的一部分和细胞膜被染液染色，分布于散点图中荧光强度较高的区域。

根据白细胞散点图信息以及仪器给出的白细胞定量指标，可初步判断是急性或慢性泌尿系感染。①WBC>10 个/μl，且白细胞呈现出前向散射光强和前向荧光弱，提示多为急性泌尿系感染。②WBC≥10 个/μl，白细胞呈现前向散射光弱和前向荧光强，多为慢性泌尿系感染。泌尿系统感染时，尿中除了白细胞增高，还同时存在细菌。

（3）上皮细胞　上皮细胞体积大，细胞核多居中，分布在散点图中标有 EC 的部分，在这个区域内分布着大型细胞，具有较强的荧光强度。尿液有形成分分析仪可报告上皮细胞的定量结果，并标出小圆上皮细胞。但小圆上皮细胞、肾小管上皮细胞、移行上皮细胞等，其大小与白细胞接近、形态较圆，且各种光信号以及电阻抗信号变化范围大，仪器并不能准确区分，而是归为小圆上皮细胞。因此当仪器提示这类细胞到达一定数量时，必须触发镜检规则进行人工镜检并准确分类。

（4）细菌　细菌体积虽比红细胞、白细胞小，但含有少量 DNA 和 RNA，因此前向散射光强度比红细胞、白细胞弱，荧光强度比红细胞强但弱于白细胞。死细菌的染色灵敏度较活细菌强，所以死亡细菌所产生的荧光强度较强。仪器可定量报告细菌数，但不能鉴别菌种，需做细菌培养及鉴定才能明确。有的仪器配置有专用细菌分析通道，用配套的稀释液和染色液，可获得较高精度的分析参数。

（5）管型　透明管型体积大且不含内容物，表现为极高的前向散射光脉冲宽度和微弱的荧光脉冲宽度；病理管型含有白细胞、红细胞、上皮细胞或其他内容物，表现为极高的前向散射光脉冲宽度和荧光脉冲宽度。它们出现在同一散点图中的不同高度区域。仪器可定量报告管型数量，但仅能凭荧光强度的强弱区分透明管型和病理管型，并不能对病理管型作分类。尿液中存在病理管型时，提示肾实质损害，需按尿液复检的标准化操作规程，在显微镜下对管型进行准确的识别和分类。

（6）结晶　结晶不被染色，分布于低于红细胞荧光强度的区域，结晶大小各异，其散射光强度的分布区域较广。由于具有复合多面内部结构的结晶分布在侧向散射光强度较高的区域范围，可将其与红细胞区分开来。

草酸钙在散点图中的分布区域贴近 Y 轴，尿酸盐结晶在散点图中的分布与红细胞有重叠。因此，当尿酸盐浓度增高时，部分结晶会干扰仪器的红细胞计数。仪器对结晶也不能准确区分，同样在结晶给出一定数量时需按操作规程离心镜检，人工识别和判断。

（7）类酵母细胞、精子和黏液　类酵母细胞和精子都含有核酸，具有很高的荧光强度，其散射光强度与红细胞、白细胞相差不大，故在散点图中分布区域位于红细胞、白细胞之间。精子比类酵母细胞染色更灵敏，因此其荧光强度分布聚集在比类酵母细胞更高的位置，以此区分两者。但低浓度时区分类酵母细胞与精子细胞较难，高浓度时类酵母细胞的FSC与红细胞类似，会对红细胞计数产生干扰。黏液在散点图上偶尔会出现在透明管型的区域。

（8）电导率 反映的是尿液中溶质的质点电荷，即代表总粒子中带电荷的部分，与渗量密切相关。尿渗量代表溶液中溶质的质点数量，因此两者既相关又有差异。电导率在鉴别诊断糖尿病和尿崩症时有重要价值。另外，电导率长期增高者，需警惕有结石发生的可能。

（9）其他 仪器还提供了白细胞平均散射光强度以及散点图和直方图信息。

3. 方法学评价 与显微镜检验法相比，流式细胞术尿液有形成分分析仪具有很多优点，但是受检验原理、检验技术、标本因素诸多局限，尿液有形成分分析仪也存在许多不足，见表5-43。因此，尿液有形成分分析仪实现的是阴性结果的筛检，而阳性结果必要时仍需要显微镜确认。

表5-43 流式细胞术尿液有形成分分析仪的评价

项目	评价
优点	①所需标本量少，不需离心尿液，可自动进样。②分析速度快，每小时可检测50~100个标本。③报告参数多，包括分析参数（定量）、标记参数、研究参数、研究信息和散点图。散点图可以反映细胞分布情况、计算细胞分类或分群、提示检验人员显微镜检查分类和对某些疾病的诊断价值。④结果较为可靠，当检测标本体积为9.0μl时，相当于显微镜检查50个高倍视野，检验总粒子范围为0~40000。⑤操作程序统一，易于标准化和质量控制
缺点	①假阳性问题使得检测特异性受到影响。②上皮细胞可能干扰白细胞准确计数，不能鉴别异常细胞。③不能明确分类病理管型。④不能检出滴虫、脂肪滴、药物结晶

（二）数字影像分析尿液有形成分分析仪

1. 检验原理 采用数字影像对尿液有形成分进行分析的仪器种类较多，以平面流式影像分析尿液有形成分分析仪比较具有代表性，也称层流式图像分析系统。该类仪器以鞘流技术、CCD数码成像和APR智能软件为核心技术，兼具软件、数据库存储等方面的强大功能。尿液粒子成分在2层流速不同的鞘液包被作用下，以单层状形式流经平面式流式细胞检测区域，聚焦于物镜平面。这时，由高速频闪光源通过百万级像素数码相机对有形成分进行24次/秒的闪光摄影，使每份标本数码影像图片达500张，再结合数字成像和自动颗粒识别分析技术（APR软件），对大幅图像进行裁减，切分为单独个体粒子图像，再对有形成分的大小、形状、对比度、质地与自动识别系统中模型进行多图像、多方位比对，提取形态学特征，从而得到细胞、管型、细菌和结晶等定量计数结果（图5-27）。

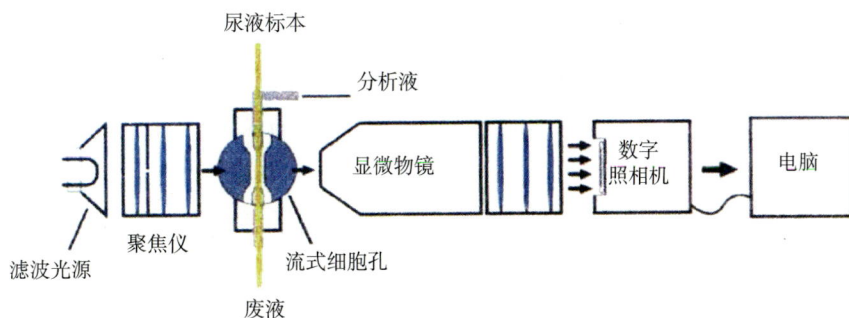

图5-27 数字影像捕获原理模式图

2. 检验参数 有12个项目的定量计数结果，另有27项需进一步分类的参数（表5-44），需通过图像辨识确认或显微镜检查确定。

表5-44 数字影像分析尿液有形成分分析仪检验参数

分类	检验参数
自动分类	①细胞：红细胞（RBC）、白细胞（WBC）、白细胞簇（WBCC）、鳞状上皮细胞（SQEP）、非鳞状上皮细胞（NSE）。②管型：透明管型（HYAL）、未分类管型（UNCC）。③其他：细菌（BACT）、精子（SPERM）、黏液（MUCS）、结晶（UNCX）、酵母菌（BYST）
进一步分类	①未分类结晶：如草酸钙结晶（CAOX）、三联磷酸盐结晶（TPO4）等。②未分类管型：如红细胞管型（RBCT）、白细胞管型（WBCT）等。③上皮细胞：肾小管上皮细胞（REEP）、移行上皮细胞（TREP）。④酵母：假菌丝（HYST）、芽殖酵母（BYST）。⑤其他：毛滴虫（TRCH）、脂肪滴（FAT）、椭圆形脂肪小体（OVFB）、红细胞凝块（RBCC）。⑥未分类：异形红细胞（DRBC）

3. 方法学评价

（1）优点　自动化程度高，自动混匀不需离心、操作简便，可以采集图像进行形态学识别，部分解决了人工显微镜复检问题。但是，显微镜检查仍是最终的形态确认方法和手段。

（2）不足　①仅1个固定焦距显微摄像镜头，只能采集流动标本中随机通过该焦点的有形成分，不能对所有目标采集清晰图像，并进行形态学识别分析。②图像软件识别能力和人工形态识别存在一定差别，这主要受制于尿液有形成分的复杂性、多形性及易变性，如形态异常细胞、形态非典型细胞、细胞管型和不定型结晶等。③对图像模糊、细胞重叠和细胞碎片的处理有待提高。

目前，比较提倡和推荐尿液分析整体化概念，对尿液理学、化学和有形成分检验应优化检验流程，整合检验结果，提出建立尿液分析工作站。以达到既快速、省时、省力、经济，又满足不漏检的要求，将更多的人员精力投入到需要重点检查、仔细辨认的标本和患者。

📋 知识链接

尿液分析工作站

随着尿液有形成分分析仪技术的不断进步，现今各公司开发生产的全自动尿液分析仪，大多数可连接甚至合并干化学分析仪，将二者合一，形成了尿液分析工作站。尿液分析工作站一方面能对尿液理学、化学和有形成分检验项目优化组合，设计出最佳的整体化解决方案，提供综合全面的多项检验参数；另一方面具有高效、准确、自动化等优点，节省了人员精力。目前，尿液分析工作站致力于根据病种、标本来源和现行实验室条件，来设定不同的检验项目与流程，科学、循证为患者提供服务。

（刘剑辉）

本章小结

　　尿液的形成经过肾小球滤过、肾小管重吸收和肾小管与集合管分泌三个过程。尿液检验可用于泌尿系统疾病诊断与鉴别诊断、其他系统疾病辅助诊断与观察、安全用药的监测、职业病辅助诊断和健康状况评估。尿液标本有晨尿、随机尿、计时尿等类型，正确的采集和处理尿液标本，是保证尿液检验结果准确的前提。

　　尿液一般检验包括理学、化学和有形成分显微镜检验，其中理学检验主要进行尿量、外观、比重及渗透压测定。尿液化学检验主要针对尿液pH、蛋白质、葡萄糖、酮体、胆红素、尿胆原、尿亚硝酸盐等进行测定。干化学试带法对清蛋白敏感度高，为肾小球病变筛检的重要方法。蛋白质定性结果受尿液pH和尿比重干扰。干化学法尿液葡萄糖、胆红素、尿胆原定性结果受尿中维生素C的负性干扰。

　　尿液有形成分显微镜检验包括对尿中细胞、管型、结晶及病原体的检验。标准化定量分析板法是尿液有形成分检查的"金标准"。通过显微镜检查，可对疾病的诊断、鉴别诊断、疗效观察及预后提供依据。

　　尿液干化学和尿液有形成分分析仪已广泛应用于尿液常规检查，提高了检验工作的效率。但尿液分析仪检验存在的局限性和影响因素较多，容易产生假阳性或假阴性结果。因此，质量控制应贯穿于分析前、分析中、分析后的各环节。

习 题

扫码"练一练"

一、单项选择题

1. 本-周蛋白属于

A. 免疫球蛋白　　　　　　　　B. 异常白蛋白

C. 组织蛋白　　　　　　　　　D. FDP

E. 假性蛋白

2. 临床上最多见的蛋白尿是

A. 肾小球性蛋白尿　　　　　　B. 肾小管性蛋白尿

C. 混合性蛋白尿　　　　　　　D. 溢出性蛋白尿

E. 组织性蛋白尿

3. 加热后浑浊消失的尿液是

A. 尿酸盐结晶尿　　　　　　　B. 菌尿

C. 乳糜尿　　　　　　　　　　D. 脓尿

E. 碳酸盐结晶尿

4. 确证尿胆红素的方法是

A. Smith法　　　　　　　　　B. Harrison法

C. Rothera法　　　　　　　　D. 干化学试带法

E. 泡沫试验

5. 患者尿液用80%饱和硫酸铵沉淀后，取上清液进行隐血试验为阳性，诊断最可能为

A. 肌红蛋白尿　　　　　　　　　　B. 血尿

C. 血红蛋白尿　　　　　　　　　　D. 卟啉尿

E. 氨基酸尿

6. 尿蛋白定性干化学试带法只适用于检测

A. 清蛋白　　　　B. 球蛋白　　　　C. 糖蛋白　　　　D. 组蛋白　　　　E. 黏蛋白

7. 尿中高浓度维生素C对尿糖试带法可造成

A. 不影响　　　　　　　　　　　　B. 假阳性

C. 假阴性　　　　　　　　　　　　D. 影响同班氏法

E. 正干扰

8. 某患者尿液呈酱油色，隐血呈阳性，诊断应考虑为

A. 肾结核　　　　B. 肾肿瘤　　　　C. 肾结石　　　　D. 膀胱炎　　　　E. 蚕豆病

9. 引起乳糜尿最常见的原因是

A. 肾病综合征　　　　　　　　　　B. 慢性丝虫病

C. 肾小管变性疾病　　　　　　　　D. 腹膜结核

E. 先天性淋巴管畸形

10. 试带法测尿葡萄糖，最易产生假阴性的干扰物质是

A. 过氧化物　　　　B. 盐酸　　　　C. 维生素C　　　　D. 青霉素　　　　E. 链霉素

11. 尿中微量清蛋白测定主要用于

A. 发现肾脏早期损害　　　　　　　B. 测定肾小球滤过率

C. 测定肾小管重吸收功能　　　　　D. 反映肾脏浓缩稀释功能

E. 反映肾缺血性坏死

12. 妊娠妇女尿液hCG值达峰值的时间一般在

A. 4周　　　　B. 8周　　　　C. 12周　　　　D. 16周　　　　E. 20周

13. 尿沉渣检查标准化操作要求相对离心力为

A. 100g　　　　B. 200g　　　　C. 300g　　　　D. 400g　　　　E. 500g

14. 10ml尿标本经离心处理弃去上清液后，应保留沉渣做镜检的量约为

A. 0.1ml　　　　B. 0.2ml　　　　C. 0.4ml　　　　D. 0.5ml　　　　E. 1.0ml

15. 检查尿中细胞时，至少观察的高倍镜视野应为

A. 2个　　　　B. 5个　　　　C. 10个　　　　D. 15个　　　　E. 20个

16. 检查尿沉渣管型时，至少观察的低倍镜视野应为

A. 10个　　　　B. 15个　　　　C. 20个　　　　D. 25个　　　　E. 30个

17. 尿中白细胞增多主要见于

A. 膀胱结石　　　　　　　　　　　B. 急性肾盂肾炎

C. 肾下垂　　　　　　　　　　　　D. 心力衰竭

E. 慢性肾小球肾炎

18. 闪光细胞主要见于

A. 急性肾小球肾炎　　　　　　　　B. 急性肾小管肾炎

C. 急性肾盂肾炎　　　　　　　　　D. 尿道炎

E. 膀胱炎

19. 管型的基质主要是

A. 核蛋白　　　　　　　　　B. α₁–球蛋白

C. 黏蛋白　　　　　　　　　D. T–H蛋白

E. α₂–球蛋白

20. 红细胞管型常见于

A. 间质性肾炎　　　　　　　B. 急性肾盂肾炎

C. 急性肾小球肾炎　　　　　D. 慢性肾小球肾炎

E. 急性尿路感染

二、案例分析题

患者，男性，61岁。20年前诊断为"下尿路狭窄"，经抗炎和对症治疗后好转。1周前因无明显诱因发热达38~39℃，伴腰痛、尿频、尿急、尿痛入院。查体：T 39℃、P 121次/分、R 21次/分、BP 123/81mmHg，急性热病容，下腹部轻压痛，双肾区叩痛（+），双下肢无肿胀。其余均无异常。

实验室检查：外周血 Hb 135g/L，WBC 19.4×10^9/L，N 85%，M 5%，L 10%；尿液蛋白（+），RBC 2~5个/HPF，WBC满视野/HPF，白细胞管型5~15个/LPF。

根据以上病例，请思考并回答以下问题：

1. 根据以上资料，请做出初步诊断并简述其诊断依据。

2. 为明确诊断，应进一步做哪些检查？

（狄　敏　郝　坡　苏小丽　刘剑辉）

一、粪便量

（一）参考区间

健康成人每日粪便量约100~300g（干重25~50g）。

（二）临床意义

粪便量的多少与食物的种类、进食量及消化器官的功能有直接关系。进食粗粮及含纤维素较多的食物，粪便量相对较多；进食细粮或以肉食为主时，粪便量相对较少。在病理情况下，如胃肠、肝胆、胰腺有病变或肠道功能紊乱时，粪便的量及次数均可发生变化。

二、外观

粪便的外观包括颜色和性状。

（一）检验方法

【原理】用肉眼观察新鲜粪便的颜色和性状。

【材料】

1. **器材**　一次性标本容器。

2. **标本**　新鲜粪便。

【操作】

1. **外观观察**　取新鲜粪便，肉眼仔细观察其颜色及性状。

2. **特殊成分观察**　选择粪便异常部分，肉眼仔细观察有无黏液、寄生虫体等。

3. **报告方式**　根据不同颜色和性状作描述性报告，如颜色为黄色、褐色、红色、黑色、白色等；性状为柱状软便、球形硬便、稀汁样便、黏液脓血便、米泔样便等。

（二）参考区间

健康人的粪便呈黄色或褐色成形软便，婴儿的粪便因含胆绿素而呈黄绿色或金黄色。

（三）临床意义

1. **颜色**　粪便的颜色易受食物和药物的影响。病理情况下，粪便可呈现出特征性的颜色变化，其临床意义见表6-1。

表6-1　粪便颜色变化的临床意义

颜色	非病理性	病理性
鲜红色	食用番茄、西瓜等	肠道下段出血（如痔疮、肛裂、直肠癌等）
暗红色	食用大量咖啡、可可、巧克力等	阿米巴痢疾、肠套叠等
黑色	食用铁剂、动物血、肝脏、药用炭及某些中药	上消化道大量出血
灰白色	服用硫酸钡，进食过量脂肪等	胆道阻塞、阻塞性黄疸、胰腺疾病
绿色	食用大量绿色蔬菜或甘汞	婴儿肠炎（胆绿素未转变为粪胆素）
黄色	新生儿粪便，服用大黄等中药	胆红素未氧化及脂肪不消化

考点提示　粪便颜色变化及临床意义。

2. 性状　健康成人粪便为成形的黄褐色软便，婴儿粪便多为黄色或金黄色糊状便。粪便的性状常与进食的食物种类、消化道的功能状态有关。病理情况下，粪便的性状可发生以下变化。

（1）黏液便　正常粪便中含有少量黏液，与粪便均匀混合不易见到。黏液增多常见于肠道炎症或受刺激。小肠炎症时，增多的黏液均匀地混合于粪便之中；来自大肠病变的黏液，多因粪便已逐渐成形而附着于粪便表面。黏液便常见于各种肠炎、细菌性痢疾、阿米巴痢疾、急性血吸虫病等。

（2）脓性及脓血便　常见于细菌性痢疾、阿米巴痢疾、溃疡性结肠炎或直肠癌。脓和/或血的多少，取决于炎症的类型和病变的程度。细菌性痢疾时，以黏液和脓为主，脓中带血；阿米巴痢疾时，以血为主，血中带脓，呈暗红色果酱样。应注意与食入大量咖啡、巧克力后的粪便相鉴别。

（3）鲜血便　常见于直肠息肉、结肠癌，肛裂和痔疮等。痔疮时常在排便之后有鲜血滴落，而其他疾病多见鲜血附着于粪便的表面。食用大量西瓜、红辣椒、西红柿后也可见大便呈红色。

（4）胨状便　肠易激综合征（irritable bowel syndrome，IBS）患者常于腹部绞痛后，排出黏胨状、膜状或纽带状物；某些慢性痢疾患者也可排出类似的粪便。

（5）柏油样便　当上消化道出血，量达50ml以上时，红细胞在胃肠液作用下破坏，释放出的血红蛋白在肠道细菌作用下，进一步降解为血红素、卟啉和铁，铁与肠道分解产生的硫化氢生成硫化铁而呈黑色，并刺激肠壁分泌过多黏液附着于粪便表面，而使之富有光泽，形成柏油样便。粪便呈褐色或黑色、质软，富有光泽，隐血试验阳性。服用药用炭、铋剂之后也可排黑色便，但无光泽，且隐血试验为阴性。

（6）稀糊状或稀汁样便　常因肠蠕动亢进或分泌过多所致。见于各种感染性或非感染性腹泻，尤其是急性胃肠炎。小儿肠炎时肠蠕动加速，粪便很快通过肠道，以致胆绿素还未转变为粪胆素而呈绿色稀糊样便。若遇大量黄绿色稀汁样便并含有膜状物时应考虑到伪膜性肠炎。艾滋病伴发隐孢子虫感染时也可排出大量稀汁样便。

（7）米泔样便　呈乳白色淘米水样，内含黏液片块。多见于霍乱、副霍乱患者。

（8）白陶土样便　因胆道阻塞，进入肠道的胆汁减少或缺如，粪胆素生成减少甚至无粪胆素产生，使粪便呈灰白色。主要见于阻塞性黄疸，钡餐造影术后或食用过量的脂肪亦可使粪便呈灰白色或白色。

（9）球形硬便　粪便在肠道内停留过久，水分过度吸收所致。常见于习惯性便秘，亦可见于老年人排便无力时。

（10）乳凝块状便　婴儿粪便呈黄白色乳凝块或蛋花样，提示脂肪或酪蛋白消化不完全。常见于消化不良、婴儿腹泻等。

考点提示　粪便性状变化及临床意义。

三、寄生虫和结石

粪便中可发现蛔虫、蛲虫、绦虫节片等。过筛冲洗后可发现钩虫、鞭虫等细小虫体。绦虫患者驱虫后，应仔细查找头节。还可见到胆石、胰石、肠石等，尤其是胆结石，常在患者应用排石药物或碎石术后出现。

知识链接

粪便气味

　　食物在肠道中经细菌作用后，产生吲哚（靛基质）、硫醇、粪臭素和硫化氢等有臭味的物质，故健康人粪便有一定臭味。一般情况下肉食者臭味较浓，素食为主者臭味相对较淡。

　　慢性肠炎、胰腺疾病、消化道大出血、结肠或直肠溃烂时多因未消化的蛋白质发生腐败而致粪便有恶臭；脂肪及糖类消化不良或吸收不良时，由于脂肪酸分解及糖的发酵，而致粪便有酸臭味；阿米巴肠炎时粪便有鱼腥臭味。

第三节　粪便化学与免疫学检验

一、隐血试验

　　当上消化道有少量（<5ml）出血时，粪便外观不见有血液存在，因红细胞溶解破坏，显微镜检查也不见红细胞，这种肉眼及显微镜均不能证实的出血称为隐血（occult blood）。采用免疫学或化学等方法检验隐血的试验，称为隐血试验（occult blood test，OBT）。

（一）检验方法

1. 免疫法　目前临床上多采用单克隆胶体金试带法。

【原理】特制的乙酸纤维素薄膜上含均匀分布胶体金标记的羊抗人Hb单克隆抗体和胶体金标记鼠IgG，膜的上端自上至下依次包被羊抗鼠IgG抗体和羊抗人Hb多抗。检测时，试纸条浸入被检的稀释粪便液中，粪便悬液通过层析的作用，沿着试纸条上行，如粪便中含有Hb，在上行过程中与胶体金标记羊抗人Hb单克隆抗体结合，待行至羊抗人Hb多抗体线时，形成金标记的抗人Hb单抗–粪Hb–羊抗人Hb多抗复合物，在纸条上显现一条紫红色线，即为隐血试验阳性；试带上金标记鼠IgG随粪便悬液上行至羊抗鼠IgG处时，与之结合形成另一条紫红色线，为阴性对照线（试剂质控线），即隐血试验阳性时试带出现2条紫红色线，如果只显现1条紫红色线为隐血试验阴性，试带无紫红色线出现即说明已失效。

【材料】

（1）器材　试管、载玻片。

（2）试剂　商品试剂盒、蒸馏水。

（3）标本　新鲜粪便。

【操作】

（1）制备粪便悬液　取洁净干燥的小试管加入0.5ml蒸馏水（或载玻片1张，滴加2~3滴蒸馏水），取粪便10~50mg，调成均匀混悬液。

（2）浸试带　将试带的反应端浸入粪便混悬液中，5分钟内观察试带上有无颜色变化。

（3）结果判断与报告　见表6-2。

表6-2　单克隆抗体胶体金法粪便隐血试验结果

结果判断标准	报告方式
反应线和质控线同时呈现紫红色	阳性
只有质控线呈现紫红色	阴性
反应线与质控线均不呈色	试带失效

2. 邻联甲苯胺法　湿化学法隐血试验主要有邻联甲苯胺法、邻甲苯胺法、还原酚酞法、联苯胺法、氨基比林法、无色孔雀绿法、愈创木酯法等，以邻联甲苯胺法最为常用。

【原理】血红蛋白中的亚铁血红素有类似过氧化物酶的活性，能催化过氧化氢分解释放新生态氧，将受体邻联甲苯胺氧化成邻甲偶氮苯而显蓝色。

【材料】

（1）器材　竹签、消毒棉签（滤纸或白瓷板）。

（2）试剂　①10g/L邻联甲苯胺冰乙酸溶液：取邻联甲苯胺1g，溶于冰乙酸及无水乙醇各50ml的混合液中，置棕色瓶内，保存于4℃冰箱，可用2~12个月，若变色则失效。②3%过氧化氢。

（3）标本　新鲜粪便。

【操作】

（1）制备涂片　用竹签挑取少许粪便涂于消毒棉签（或滤纸、白瓷板）上。

（2）滴加试剂　滴加10g/L邻联甲苯胺乙酸溶液及3%过氧化氢各1~2滴于棉签（或滤纸、白瓷板）标本上。

（3）结果判断与报告方式　见表6-3。

表6-3　粪便隐血试验结果（邻联甲苯胺法）

结果判断标准	报告方式
加入试剂后2分钟仍不显色	阴性
加入试剂后2分钟内显蓝色	阳性
加入试剂10秒后显浅蓝色渐变蓝色	1+
加入试剂后显浅蓝褐色，且逐渐加深	2+
加入试剂后立即显蓝褐色	3+
加入试剂后立即显蓝黑褐色	4+

3. 干化学试带法　目前国内已有以四甲基联苯胺和愈创木酯为显色基质的隐血试带商品供应，其基本原理同湿化学法。

4. 其他方法　有转铁蛋白测定法、卟啉荧光法血红蛋白定量试验、同位素法等。

（二）质量控制

1. 饮食控制　若采用化学法检查隐血试验，患者在试验前3日内需禁食动物血、肉类、肝脏及含叶绿素食物、铁剂、中药、维生素C等影响试验结果的食物和药物，以免产生假阳性或假阴性。

2. 实验用品 清洁，不能沾污铁、铜、血迹或脓液，否则可使化学法呈假阳性；过氧化氢不稳定，最好新鲜配制；邻联甲苯胺溶液保存应按要求，若变为深褐色，应重新配制。

3. 粪便标本 应新鲜，立即送检，及时检查，以免灵敏度减低；标本应避开脓液或黏液的污染，否则可致假阳性；齿龈血、鼻出血、月经血等均可致假阳性。

4. 规范化操作 严格按照标准操作程序进行，每日应进行阳性和阴性对照，控制反应时间，加试剂后立即记录时间和观察结果，统一结果的判断标准。

5. 结果分析 免疫学检测要注意后带现象，必要时可将标本稀释后检测；胶体金法要注意是否出现质控线，无质控线要检查试带是否失效。

（三）方法学评价

粪便隐血检验方法主要有化学法和免疫学法两大类，目前，国内外尚无统一公认的标准化方法，美国胃肠病学学会（American College of Gastroenterology，ACG）推荐愈创木脂法或免疫学方法。临床常用检验方法的评价见表6-4。

表6-4 粪便隐血试验的方法学评价

方法	评价
单克隆胶体金试带法	操作简单，特异性强，不受饮食限制；灵敏度高，生理性出血或服用刺激消化道药物后可出现假阳性，造成临床结果判断混乱；上消化道出血免疫原性丧失或大量出血导致后带现象均可出现假阴性
邻联甲苯胺法	灵敏度高，Hb 0.2~1.0mg/L 即可检出，可检出消化道有 1~5ml 出血；但特异性差，动物血、肉，生食含有过氧化物酶的蔬菜，服用铁剂、铋剂等均可致假阳性；服用维生素C、陈旧出血及试剂不新鲜可致假阴性
干化学试带法	操作简单，患者可自行留取标本检查，适合胃肠肿瘤的大规模普查，根据所用试带不同，同样具有湿化学法本身的局限性
转铁蛋白测定法	灵敏度达 2mg/L，单独或联合检测粪便隐血可作为消化道出血的有效标志。联合检测 Tf 和 Hb，假阴性减低，有助于筛检早期大肠癌

（四）参考区间

阴性。

（五）临床意义

1. 消化道出血的重要指标 消化道疾病如消化道溃疡、药物（如阿司匹林、糖皮质激素、吲哚美辛等）对胃黏膜的损伤、肠结核、克罗恩（crohn）病、应激性溃疡、溃疡性结肠炎、钩虫病、结肠息肉以及消化道肿瘤（如胃癌、结肠癌等），粪便OBT常为阳性。

2. 消化道溃疡的疗效判断指标 消化道溃疡经治疗后粪便颜色已趋正常，但OBT阳性仍可持续5~7天，OBT转为阴性可作为判断出血完全停止的可靠指标。

考点提示 ▷ 粪便隐血试验的概念、质量控制、方法学评价和临床意义。

二、人类轮状病毒检验

人类轮状病毒（human rotavirus，HRV）属于呼肠孤病毒科轮状病毒属，是婴幼儿腹泻的主要病原体。全世界因急性胃肠炎而住院的儿童中，有40%~50%为轮状病毒所引起。感染轮状病毒后粪便中会排出病原体。

（一）检验方法

常用检验方法为人轮状病毒抗原检验。粪便HRV为抗原与免疫标记的特异性单克隆抗体发生抗原抗体反应，以判断是否存在HRV。抗原检验可以检出A组轮状病毒，并判定亚组和血清型。另外，还有电镜与免疫电镜检验、病毒RNA聚丙烯酰胺凝胶电泳、核酸检测等。

（二）方法学评价

粪便轮状病毒检验的方法学评价见表6-5。

表6-5 粪便轮状病毒检验的方法学评价

方法	评价
轮状病毒抗原检验	①胶体金法：简单方便，可用于快速检测。②ELISA：灵敏度高，操作耗时较长。③胶乳凝集试验：特异性较好，但不及ELISA法灵敏
核酸检测	①核酸杂交：用地高辛等标记组特异性探针（$VP6$基因）或型特异性探针（$VP4$或$VP7$基因型特异性序列）检测轮状病毒RNA。②PCR检验：既可用于诊断，又可用于分型
聚丙烯酰胺凝胶电泳	抽提病毒RNA后，经PAGE电泳硝酸银染色进行分析，根据A、B、C三组$RV11$基因片段电泳位置的特殊分布图形进行判断
电镜与免疫电镜检验	粪便悬液超速离心，沉渣经乙酸钠染色后电镜观察，或进行免疫电镜观察。电镜下观察到轮状病毒即可确诊

（三）参考区间

阴性。

（四）临床意义

人类轮状病毒感染常见于6个月~2岁的婴幼儿，主要在冬季流行，一般通过粪–口途径传播。患儿主要症状是腹泻，严重时可导致脱水和电解质平衡紊乱，一般病程3~5天。A组轮状病毒是引起婴幼儿急性重症腹泻的主要病原体，粪便人轮状病毒检验可用于流行病学调查及协助诊断胃肠道传染病。

三、脂肪检验

（一）检验方法

1. 称量法 粪便标本经盐酸处理后，结合脂肪酸转变成游离脂肪酸，用乙醚、石油醚等有机溶剂萃取中性脂肪及游离脂肪酸。蒸发除去有机溶剂并精确称重，即得总脂肪重量。

2. 滴定法 将粪便脂肪与氢氧化钾乙醇溶液煮沸后形成脂皂，冷却后再加入过量的盐酸将脂皂转换成脂酸，采用有机溶剂抽提脂酸，蒸干的残渣以乙醇溶解后，用氢氧化钠滴定，计算出脂肪总量。本法检测的是总脂肪酸，普通饮食情况下，脂肪总量和总脂肪酸相差无几。

3. 显微镜检查法 利用显微镜观察粪便中有无脂肪颗粒。

（二）方法学评价

称量法与滴定法作为定量方法，准确客观；但操作复杂，临床应用较少。显微镜检查法简便易行，但准确性低，只能作为消化吸收不良的筛检试验，不能作为诊断依据。

（三）参考区间

在普通膳食情况下，脂肪约占粪便干重的10%~20%。健康成人24小时粪便中的脂肪总量约为2~5g。

（四）临床意义

若粪便中脂肪总量超过6g，则称为脂肪泻。脂肪泻常见于胆汁淤积性黄疸、慢性胰腺炎、胰腺癌、胰腺纤维囊性病以及小肠病变等。

第四节　粪便显微镜检验

一、检验方法

粪便显微镜检验是临床常规检查项目，一般以涂片镜检法最为常用，包括生理盐水直接涂片镜检法和浓聚后涂片镜检法。本节主要介绍生理盐水直接涂片镜检法。

【原理】利用显微镜对粪便涂片进行检查，观察粪便中各种有形成分的数量和形态的变化。

【材料】

1. 器材 显微镜、载玻片、盖玻片、小镊子、竹签。

2. 试剂 生理盐水，细胞染色用瑞特染液，脂肪染色用苏丹Ⅲ染液，寄生虫卵染色用卢戈（Lugol）碘液。

3. 标本 新鲜粪便。

【操作】

1. 制备涂片 取洁净载玻片滴加生理盐水1~2滴，用竹签挑取粪便中的异常部位或多

扫码"学一学"

处取材，与生理盐水混合涂成直径约2cm圆形薄片，厚度以能透视纸上字迹为宜，加盖玻片。

2. 镜下观察 首先在低倍镜下观察全片有无虫卵、原虫和食物残渣等，再换高倍镜观察细胞的情况，并对其数量进行评估。观察由上至下，由左至右，避免重复。常见寄生虫虫卵形态见同套教材《寄生虫学检验》，常见细胞及食物残渣形态及鉴别方法见表6-6。

表6-6 粪便细胞、食物残渣的形态特征及鉴别方法

名称	形态特征	鉴别方法
红细胞	有折光性双凹的圆盘状、草黄色，大小与血液中红细胞一致	与酵母样真菌鉴别：①加冰乙酸后，红细胞溶解而酵母样真菌不溶。②瑞特染色
白细胞（粒细胞）	退化形态、肿胀、边缘不整齐或已破碎、胞核结构不清、胞质充满细小的颗粒，呈灰白色，常成堆出现	瑞特染色
吞噬细胞	直径15~30μm，大小不等，圆形、卵圆形或有伪足，胞核1~2个，含有吞噬的颗粒、细胞碎屑、细胞、细菌等	与上皮细胞鉴别：瑞特染色
上皮细胞	卵圆形或短柱状、细胞较厚，结构模糊	
肌纤维	无色或黄色，长方形或纤维状，具有横纹或纵纹，两端椭圆	滴加冰乙酸后结构清晰
淀粉颗粒	有同心性线纹状或不规则的条纹状，大小不等，呈圆形、椭圆形的颗粒	加碘液后染成棕色或棕黑色，若部分水解时呈红褐色
脂肪颗粒	大小不等的圆形光亮小球，折光性强	苏丹Ⅲ染色，呈橘红色

3. 报告方式 见表6-7。

（1）低倍视野 报告寄生虫虫卵、原虫和食物残渣等，如"查见某种虫卵""查见较多植物细胞和纤维素"等。

（2）高倍视野 以所见最低值和最高值报告细胞。

表6-7 粪便显微镜检验报告方式

视野中细胞数	报告方式
多个视野无发现	未见异常
多个视野仅见1个	偶见
不见或一个视野最多见到5个	0~5
6~10个/视野（占视野面积1/4）	1+
>10个/视野（占视野面积1/2）	2+
视野中均匀分布，难以计数（占视野面积3/4及以上）	3+~4+

考点提示 ▶ 粪便中的细胞、食物残渣的形态特征及鉴别方法，粪便显微镜检验报告方式。

二、质量控制

1. 取材涂片 采集合格标本在规定时间内送检，挑取外观异常部分进行涂片，外观无

异常的标本多点取材，涂片厚薄适宜。

2. 显微镜检验　按照临床检验操作规程，先用低倍镜观察全片，选择合适视野，再用高倍镜观察，至少观察10个以上视野。

3. 器材　生理盐水要定期更换，以防真菌污染，载玻片要清洁、干燥。

三、方法学评价

粪便显微镜检验根据检验目的不同，采用不同方法，除直接涂片镜检法外，主要还有沉淀镜检法、饱和盐水浮聚法、硫酸锌离心浮聚法等，其方法学评价见表6-8。

表6-8　粪便显微镜检查的方法学评价

方法	评价
直接涂片镜检法	临床最为常用，操作简便；易漏诊，阳性率低，重复性差
沉淀镜检法	操作繁琐，比重大的原虫包囊和蠕虫卵检出效果好，比重小的钩虫卵和某些原虫包囊检出效果差
饱和盐水浮聚法	操作繁琐，对钩虫卵检出效果最好
硫酸锌离心浮聚法	操作繁琐，适合检查原虫包囊、球虫卵囊、线虫卵和微小膜壳绦虫卵
蔗糖离心浮聚法	操作繁琐，适合检查隐孢子虫的卵囊

四、参考区间

正常粪便无红细胞，偶见白细胞，无吞噬细胞和脓细胞，无寄生虫虫体、虫卵和包囊。

五、有形成分形态及临床意义

（一）细胞

1. 白细胞　正常粪便中不见或偶见。肠道炎症时增多，其数量多少与炎症程度及部位有关。小肠炎症时，白细胞数量不多（<15个/HPF），均匀混合于粪便中，且细胞已被部分消化难以辨认。结肠炎症时，如细菌性痢疾，白细胞大量出现，并可见到退化白细胞，呈灰白色，胞质中充满细小颗粒，核不清楚，呈分叶状，胞体胀大，边缘已不完整或已破碎，成堆出现，成为脓细胞（图6-1）。若滴加冰乙酸，胞质和胞核清晰可见。变态反应性肠炎、肠道寄生虫病（如阿米巴痢疾或钩虫病）时粪便涂片染色后还可见较多的嗜酸性粒细胞，同时常伴随出现夏科–莱登（Charcot–Leyden）结晶。

2. 红细胞　正常粪便中无红细胞。上消化道出血时，红细胞多因胃液及肠液消化而破坏，可用隐血试验予以证实。下消化道炎症（如细菌性痢疾、阿米巴痢疾、溃疡性结肠炎）、外伤、肿瘤及其他出血性疾病时可见到多少不等的红细胞。在阿米巴痢疾的粪便中以红细胞为主，成堆存在，并有残碎现象；在细菌性痢疾时白细胞增多，红细胞常分散存在，形态多正常（图6-1）。

3. 巨噬细胞　为一种能吞噬较大异物的单核细胞，其胞体较中性粒细胞大，核形态多不规则，胞质常有伪足状突起，胞质内常吞噬有颗粒或细胞碎屑等异物，有时也可见吞噬的红细胞、白细胞和细菌等（图6-1）。粪便中见到巨噬细胞是诊断急性细菌性痢疾的依据，也可见于急性出血性肠炎或偶见于溃疡性结肠炎。

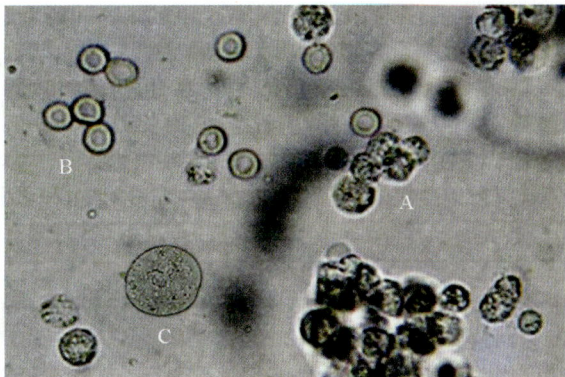

图6-1　粪便中的细胞成分

A.白（脓）细胞；B.红细胞；C.巨噬细胞

4. 肠黏膜上皮细胞　小肠和大肠黏膜的上皮细胞均为柱状上皮细胞。在生理情况下，少量脱落的上皮细胞大多被破坏，故正常粪便中不易见到。当肠道发生炎症，如霍乱、副霍乱、坏死性肠炎等，上皮细胞增多；假膜性肠炎时，粪便的黏膜块中可见到数量较多的肠黏膜柱状上皮细胞，多与白细胞共同存在。

5. 肿瘤细胞　乙状结肠癌、直肠癌患者的血性粪便涂片染色，可见到成堆的癌细胞。

（二）病原生物

1. 寄生虫卵　粪便涂片中常可见蛔虫卵、钩虫卵、鞭虫卵、蛲虫卵、血吸虫卵、姜片虫卵、肺吸虫卵、肝吸虫卵、绦虫卵等。由于虫卵有时易与某些植物细胞形态混淆，所以应注意虫卵大小、色泽、形状、卵壳的厚薄和内部结构等，认真观察予以鉴别（图6-2）。

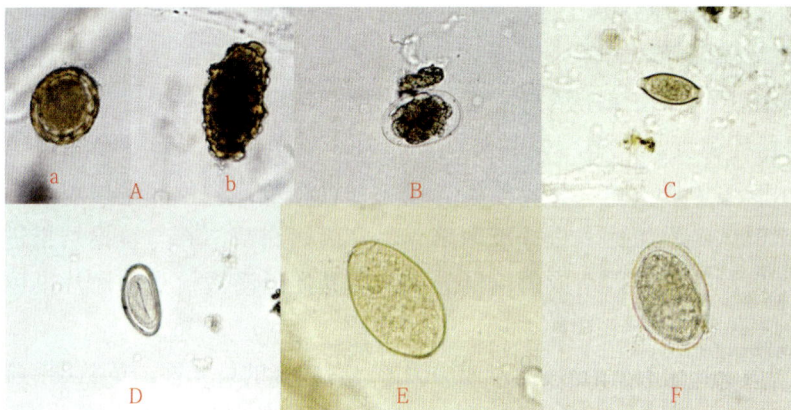

图6-2　粪便中常见的寄生虫卵

A.蛔虫卵（a.受精；b.未受精）；B.钩虫卵；C.鞭虫卵；D.蛲虫卵；E.姜片虫卵；F.血吸虫卵

2. 原虫滋养体和包囊（图6-3）　①阿米巴原虫：在阿米巴痢疾的暗红色黏液便中，可见到大滋养体和夏科-莱登结晶；在腹泻患者水样粪便中可查到小滋养体；在带虫者或慢性患者成形粪便中可见到包囊。②蓝氏贾第鞭毛虫：主要见于感染所致的腹泻儿童和旅游者。在稀便中可找到滋养体，在成形粪便中可找到包囊。③隐孢子虫：为体积微小的球虫类寄生虫，广泛存在于多种脊椎动物体内，是引起免疫缺陷综合征和儿童腹泻的主要病原生物，现已列为艾滋病患者的重要检测项目之一。水样或糊状粪便直接涂片染色，检出卵囊即可确诊。用金胺-酚染色法、改良抗酸染色法、基因检测、免疫学检测等方法可提高阳性检出率。④人芽囊原虫（blastocystis hominis）：是寄生于高等灵长类动物和人类肠道的机会致病性原虫。虫体无色或淡黄色，圆形或卵圆形，大小不一，胞内含一巨大透明体，周边绕以狭窄的胞质，胞质内含有少数折光小体，有时易与白细胞及酵母样真菌混淆，可借破坏试验来鉴别。即用蒸馏水代替生理盐水制备粪便涂片，人芽囊原虫迅速破坏而消失，而酵母样真菌及白细胞不易破坏。常用的检查方法有生理盐水直接涂片和碘液染色法、固定染色法（如吉姆萨或瑞特染色法）及体外培养法。

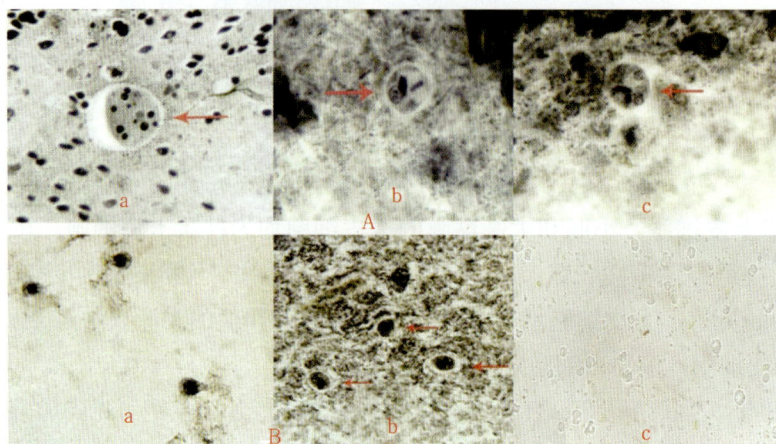

图6-3　粪便中的原虫滋养体和包囊

A.溶组织内阿米巴滋养体（a）、包囊（b.1核；c.4核）；

B.蓝氏贾第鞭毛虫滋养体（a）、包囊（b）；C.人芽囊原虫

3. 细菌　约占粪便干重的1/3，多属正常菌群。成人粪便中以大肠埃希菌、厌氧菌和肠球菌为主要菌群，约占80%，婴幼儿主要是双歧杆菌、拟杆菌、肠杆菌、肠球菌、葡萄球菌等。正常情况下，粪便中细菌处于动态平衡，其中球菌（G⁺）和杆菌（G⁻）的比例大致为1：10。长期使用广谱抗生素、免疫抑制剂以及某些慢性消耗性疾病患者，粪便中球菌/杆菌比值变大。革兰阴性杆菌严重减少甚至消失，而葡萄球菌或真菌等明显增多，常提示肠道菌群失调。粪便标本直接涂片进行革兰染色，镜检观察标本中细菌数量、种类及比例。对粪便标本进行细菌培养，分离病原菌，并与镜检结果进行对照，能准确地向临床提示各种原因造成的菌群失调。用粪便悬滴液检查和涂片染色有助于霍乱弧菌初筛。

4. 真菌　孢子直径3～5μm，圆形或椭圆形，有较强的折光性，革兰染色阳性，大多有菌丝，正常粪便中少见，主要见于应用大量抗生素所致的肠道菌群紊乱，引起真菌性二重感染。酵母样真菌呈卵圆形，因芽生增殖呈出芽或短链状排列。正常人粪便中可见到普通酵母样真菌，假丝酵母样真菌（如念珠菌）较少见。

（三）结晶

正常粪便中可见到多种结晶，如磷酸钙、草酸钙、碳酸钙、胆固醇等结晶，一般无临床意义。具有病理意义的结晶：①夏科-莱登结晶：无色透明，呈菱形、两端尖长的"指南针样"、大小不等、折光性强（图6-4），多见于阿米巴痢疾及变态反应性肠炎粪便中，并与嗜酸性粒细胞同时存在。②血红素结晶：为棕黄色斜方形结晶，不溶于氢氧化钾溶液，遇硝酸呈青色，该结晶多见于胃肠道出血后的粪便中。③脂肪酸结晶：多见于阻塞性黄疸，

由于胆汁排放减少引起的脂肪酸吸收不良所致。

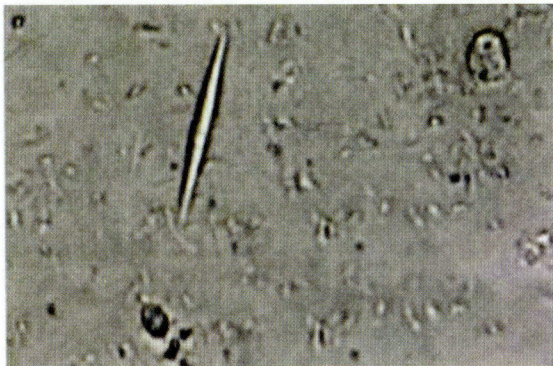

图6-4 夏科-莱登结晶

（四）食物残渣

1. 淀粉颗粒 大小不等的圆形、椭圆形或棱角状，无色，具有一定的折光性和同心性线纹或不规则放射线纹。滴加碘液后呈蓝黑色，若部分水解为红糊精者为棕红色。正常粪便中少见，在慢性胰腺炎、胰腺功能不全、碳水化合物消化不良及腹泻患者粪便中可大量出现。

2. 脂肪 粪便中的脂肪有中性脂肪、游离脂肪酸和结合脂肪酸3种形式。中性脂肪亦称脂肪小滴，呈大小不一、圆形、折光很强的小球状，苏丹Ⅲ染色呈朱红色或橘红色；游离脂肪酸为片状、针束状结晶，加热熔化；结合脂肪酸是脂肪酸与钙、镁等结合形成的不溶性物质，呈不规则块状或片状，加热不溶解，不被苏丹Ⅲ染色。正常人食物中的脂肪经胰脂肪酶消化分解后大多被吸收，粪便中很少见到。如果镜检脂肪小滴>6个/HPF，视为脂肪排泄增多，若大量出现称为脂肪泻，见于胰腺功能减退、胆汁分泌失调和腹泻患者。尤其是在慢性胰腺炎时，常排出有特征性的粪便，如量多、泡沫状、灰白色、有光泽、恶臭，镜检有较多的脂肪小滴。

3. 肌肉纤维 正常人大量食肉后，粪便中可以见到少量柱状、黄色、两端圆形、横纹模糊的肌纤维，但在一张盖片（18mm×18mm）范围内不应多于10个。肠蠕动亢进、腹泻或蛋白质消化不良时增多。当胰蛋白酶缺乏时，可出现明显横纹的肌纤维。在涂片上滴加5mol/L乙酸1滴混匀后，结构更清楚。若见到肌纤维内的细胞核，则为胰腺功能障碍的佐证（细胞核的消化有赖于胰液中的核蛋白酶）。

4. 结缔组织 为无色或微黄色、成束、边缘不清的线条状物。正常粪便中很少见，增多见于胃蛋白酶缺乏的粪便中，且常与弹性纤维同时存在。于涂片上加入5mol/L乙酸1滴后，结缔组织则膨胀，而弹力纤维更清晰。

5. 植物纤维及植物细胞 形态呈多样化。植物纤维导管为螺旋形，植物细胞形态繁多，有圆形、椭圆形、多角形，双层胞壁，有时细胞内含有叶绿素小体或淀粉颗粒。植物毛为细长、一端呈尖形管状、有强折光的条状物。肠蠕动亢进、腹泻时此类成分增多，严重者肉眼可观察到粪便中的若干植物纤维成分。

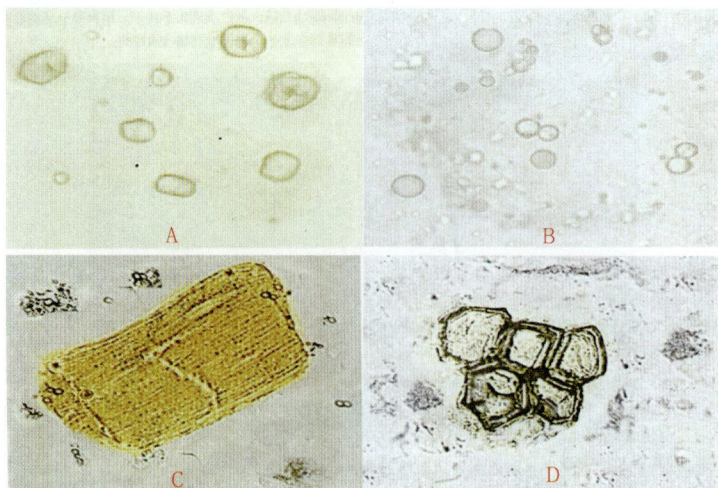

图6-5 粪便中的食物残渣

A.淀粉颗粒；B.脂肪颗粒；C.肌肉纤维；D.植物细胞

📋 **知识链接**

粪便中可出现的药物等成分

　　某些中草药或保健品含有植物的花粉或孢子等成分，其在体内消化不完全时，显微镜检验时常易误认为寄生虫虫卵，其中灵芝孢子常被误认为是华支睾吸虫虫卵（图6-6）。植物花粉或孢子数量常较多，内部结构常不清晰，有较厚的细胞壁，必要时可通过询问病史以帮助判断。

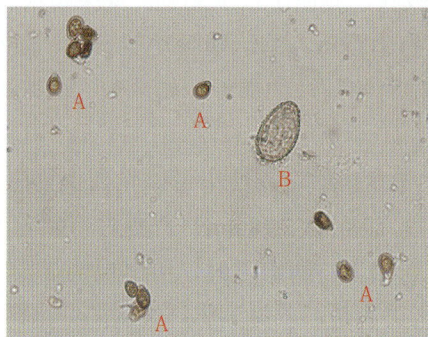

图6-6 灵芝孢子和华支睾吸虫虫卵

A.灵芝孢子；B.华支睾吸虫虫卵

考点提示 粪便中有形成分形态及临床意义。

第五节　粪便分析仪检验

　　粪便分析仪是把标准的立式显微镜转变为全自动的粪便显微镜分析系统，用于临床实验室体外诊断，如肠道寄生虫卵、幼虫、原虫、细胞、食物残渣的检查。

扫码"学一学"

一、基本组成

粪便分析仪是由高清晰度优质玻璃制成的两个流动计数室（未染色计数池，染色计数池）、连接管道、可调（双）吸样针、微电脑控制台、自动染色装置、带摄像的优质显微镜（内置数码相差显微镜）和计算机系统组成。

二、检验原理

粪便分析仪采用专用的离心管，检验时从专用管内取出标本采集匙，采集粪便标本后，再放回该管"混合室"内并拧紧。在标本室中加入甲醛（固定寄生虫卵、原虫、幼虫、细胞等，保持形态和结构不变，且有消毒、除臭等作用）和乙酸乙酯（加速粪便物质的乳化及破坏并释放出虫卵、幼虫等）处理后，离心管旋紧封闭。经过振摇，粪便呈混悬液，经管内过滤环，粪便中大颗粒分子粪渣隔于残渣收集器内，而寄生虫卵、幼虫、包囊、细胞则通过滤孔进入离心管内，经离心沉淀后收集于底部呈浓集液。系统根据动力管道产生吸力的原理，在微电脑控制台的控制下自动吸样，在蠕动泵作用下，自动吸入沉淀物，染色、混匀、重悬浮，在标准流动计数池内定量计数寄生虫卵、原虫、幼虫。系统每次吸入量和吸入时间恒定，并可对高浓度标本自动稀释，观察分析后自动冲洗。

系统内置数码相差显微镜和成像系统，观察粪便有形成分立体结构和平面结构。计算机数据处理系统通过成像系统进行文字、图像传输，报告检验结果。

三、检验参数与结果

粪便分析仪能检出肠道寄生卵、幼虫、原虫、血细胞、食物残渣、结晶、真菌等20多个参数，并能在屏幕上显示出数据和图像，图像清晰，可定量报告。

═══════ 本 章 小 结 ═══════

粪便检验对许多疾病，特别是寄生虫病、消化系统疾病的诊断以及消化道肿瘤的筛检有重要的临床价值，是临床上最常用的检验项目之一。粪便检验包括理学、化学和免疫学、显微镜检验等。显微镜检验发现寄生虫或虫卵可诊断为相应的寄生虫病。隐血试验对消化道肿瘤的早期筛检及判断消化系统出血具有重要的临床意义，目前国内外多采用单克隆抗体免疫胶体金法进行隐血试验的检测。

粪便检查已逐渐由手工法过渡到自动分析，目前粪便分析仪可实现样本自动处理、自动判断识别，对粪便外观、有形成分、免疫学拓展项目等进行定量分析和图文报告。

═══════ 习 题 ═══════

扫码"练一练"

一、单项选择题

1. 粪便中最常见的寄生虫卵为

A. 钩虫卵　　　　B. 鞭虫卵　　　　C. 蛔虫卵　　　　D. 蛲虫卵　　　　E. 血吸虫卵

2. 霍乱、副霍乱患者的大便性状为

第七章

其他体液检验

学习目标

1. **掌握** 脑脊液一般性状检验、化学检验、显微镜检验的方法及临床意义；浆膜腔积液一般性状检验、显微镜检验、黏蛋白定性试验的方法及临床意义。

2. **熟悉** 脑脊液标本采集及处理，脑脊液检验的鉴别诊断价值；浆膜腔积液检验鉴别诊断意义；关节腔积液、胃液与十二指肠引流液、羊水、痰液等检验的内容及临床意义。

3. **了解** 脑脊液、浆膜腔积液、关节腔积液、羊水、痰液检验的进展。

4. 学会脑脊液、浆膜腔积液等检验项目的操作方法。

5. 具有尊重和保护患者权力的素质以及检验质量保证的意识。

案例讨论

【案例】

患者，因发热、嗜睡、头痛4天入院。体温40℃，颈硬，浅昏迷，巴氏征阳性，脑脊液无色透明，压力230mmH$_2$O，白细胞88×10^6/L，分叶核60%，单个核40%，葡萄糖2.8mmol/L，氯化物119mmol/L，蛋白质0.8g/L。外周血白细胞：15×10^9/L，中性粒细胞75%，淋巴细胞25%。

【讨论】

1. 该患者最可能的诊断是什么？
2. 该患者诊断的主要依据是什么？

第一节 脑脊液检验

脑脊液（cerebrospinal fluid，CSF）是存在于脑室、蛛网膜下隙和脊髓中央管内的无色透明液体，主要由脑室脉络丛主动分泌和超滤作用形成，室管膜细胞也可分泌少量脑脊液。正常成人脑脊液的产生和重吸收保持动态平衡，总量维持在120~180ml，约占体液总量的1.5%。

脑脊液的生理功能有：①保护脑和脊髓免受外力震荡损伤。②调节颅内压力变化。③供给脑、脊髓营养物质，运走代谢产物。④调节神经系统碱储量，维持正常pH在

7.31～7.34。⑤转运生物胺类物质，参与神经内分泌调节。

由于血-脑屏障的通透性与一般毛细血管不同，导致脑脊液中物质种类与含量与血液有一定的区别。当中枢神经系统发生病变时，血-脑屏障的通透性发生改变，从而导致脑脊液的性状和化学成分发生变化。因此，检测脑脊液中各项指标的变化，可为中枢神经系统疾病的诊断、鉴别诊断、治疗和预后判断提供依据。

一、标本采集与处理

（一）标本采集与运送

脑脊液标本由临床医师采用腰椎穿刺的方式采集，必要时可从小脑延髓池或侧脑室穿刺获得。腰椎穿刺成功后立即测定脑脊液压力，然后将脑脊液标本分别收集于3个无菌试管（或小瓶）中，每管1～2ml。第1管用于化学或免疫学检验，第2管用于病原微生物学检验，第3管用于一般性状和显微镜检验。脑脊液标本采集后应立即送检。

（二）标本处理

标本接收后应尽快检验，一般不超过1小时。不能及时检验的标本可保存于2～4℃环境中，但应在4小时内完成检验。标本久置可导致细胞破坏、变形、糖等化学成分分解、细菌自溶或死亡，影响检验结果的准确性。

残存标本和所用器械应按照《病原微生物实验室生物安全管理条例》及《医疗卫生机构医疗废物管理办法》的相关规定处理。

考点提示 脑脊液及脑脊液标本采集。

二、一般性状检验

（一）颜色

1. **检查方法** 肉眼观察。以"红色""黄色""乳白色"等报告。
2. **方法学评价** 本法简便、快速，不需要仪器设备，但易受观察者主观因素的影响。
3. **参考区间** 无色或淡黄色。
4. **临床意义** 中枢神经系统发生感染、出血、肿瘤时，脑脊液的颜色可发生改变。常见脑脊液的颜色变化及临床意义见表7-1。脑脊液新鲜出血和陈旧性出血的鉴别见表7-2。

扫码"看一看"

表7-1 脑脊液颜色变化及临床意义

颜色	原因	临床意义
无色		正常脑脊液、病毒性脑膜炎、轻型结核性脑膜炎、脊髓灰质炎、神经梅毒
红色	出血	穿刺损伤出血、蛛网膜下隙或脑室出血
黄色	黄变症	陈旧性出血、黄疸、瘀滞和梗阻、黄色素、黑色素、胡萝卜素
乳白色	白细胞增高	脑膜炎球菌、肺炎球菌、溶血性链球菌引起的化脓性脑膜炎
淡绿色	脓性分泌物增多	铜绿假单胞菌、肺炎链球菌、甲型链球菌所引起的脑膜炎
褐色或黑色	色素增多	脑膜黑色素瘤、高胆红素血症

表7-2　脑脊液新鲜出血和陈旧性出血的鉴别

检查内容	新鲜出血	陈旧性出血
标本外观	3管标本红色逐渐变淡，浑浊	3管标本红色均匀一致，清晰透明
离心后上清液颜色	无色透明	呈淡红色、红色或黄色
红细胞形态	无变化	有皱缩
上清液隐血试验	多为阴性	阳性
白细胞计数	不增高	继发性或反应性增高

（二）透明度

1. 检验方法　肉眼观察。以"清晰透明""微浑""浑浊"三级报告。

2. 方法学评价　同颜色检查。

3. 参考区间　清晰透明。

4. 临床意义　脑脊液中细胞超过 300×10^6/L 或含有大量细菌、真菌时，可导致不同程度浑浊。化脓性脑膜炎脑脊液可呈脓性灰白色浑浊或米汤样浑浊；结核性脑膜炎脑脊液可呈毛玻璃样微浑；病毒性脑炎、神经梅毒等疾病的脑脊液可呈透明外观。正常人脑脊液可因穿刺损伤带入红细胞而呈轻度浑浊。

（三）凝固性

1. 检验方法　肉眼观察。以"无凝块""有凝块""有薄膜""胶冻状"等报告。

2. 方法学评价　同颜色检查。

3. 参考区间　无凝块或沉淀，放置12~24小时后不形成薄膜。

4. 临床意义　脑脊液形成凝块或薄膜与其所含蛋白质，尤其是与纤维蛋白原的含量有关。当脑脊液内的蛋白质含量增高超过10g/L时，可出现薄膜、凝块或沉淀。化脓性脑膜炎患者的脑脊液常温放置在1~2小时内形成薄膜、凝块或沉淀；结核性脑膜炎的脑脊液常温放置12~24小时后可形成薄膜或纤细凝块；神经梅毒及脊髓灰质炎脑脊液中可出现絮状小凝块；蛛网膜下隙梗阻患者的脑脊液可同时出现胶样凝固（由于蛋白质含量明显增高，可呈黄色胶胨状）、黄变症和蛋白质-细胞分离现象（蛋白质明显增高，细胞数正常或轻度增高），隐血试验阴性，称为Froin-Nonne综合征。

考点提示　脑脊液一般性状检验内容及临床意义，脑脊液新鲜出血和陈旧性出血的鉴别。

三、化学和免疫学检验

（一）蛋白质测定

正常人的脑脊液只含少量蛋白质，约为血浆蛋白含量的1%，主要为清蛋白，定性为阴性。当神经系统发生疾病时，脑脊液中蛋白质含量增加，蛋白质定性可为阳性。脑脊液蛋白质测定可分为定性试验和定量试验两类。

1. 检验方法

（1）蛋白质定性试验　①潘氏试验（Pandy test）：主要利用脑脊液中的蛋白质与苯酚结合，形成不溶性蛋白盐而出现白色浑浊或沉淀。②硫酸铵试验：包括罗-琼试验（Ross-

Jones test）和诺–爱试验（Nonne–Apelt test）。主要是利用半饱和硫酸铵沉淀球蛋白，出现白色浑浊或沉淀。

（2）蛋白质定量试验　主要有磺基水杨酸–硫酸钠比浊法、邻苯三酚红钼络合显色法和双缩脲法等。目前临床常用的方法是邻苯三酚红钼络合显色法，其原理是邻苯三酚红能与脑脊液中的蛋白质结合形成红色的邻苯三酚红–钼酸盐–蛋白复合物，在600nm波长下比色，吸光度大小与标本中蛋白质含量成正比。

2. 质量控制

（1）标本　浑浊或含有细胞时，必须离心沉淀，吸取上清液进行检测，否则定性试验结果可出现假阳性，定量试验结果假性升高。

（2）器材　试验中所用器材必须十分洁净无污染，否则可导致敏感性高的试验出现假阳性。

（3）苯酚　室温低于10℃时，苯酚试剂饱和度降低，可致假阴性，因此应定期检查、更换试剂，确保苯酚试剂饱和度，避免假阴性结果。

（4）结果观察　潘氏试验观察结果时应注意在黑色背景下进行；如蛋白浓度过高，应用生理盐水稀释后重新测定。

3. 方法学评价　脑脊液蛋白质测定试验的方法学评价见表7–3。

表7–3　脑脊液蛋白质测定试验的方法学评价

	方法	评价
定性	潘氏试验	操作简便，试剂易得，结果易于观察，灵敏度较高，临床上广泛应用；但过于敏感，假阳性率较高
	罗–琼试验	检测球蛋白，特异性较高，但灵敏度低
	诺–爱试验	检测球蛋白和清蛋白，操作繁琐，特异性低，较少使用
定量	邻苯三酚红钼络合显色法	标本用量少，操作快速，灵敏度高、重复性好；但实验条件要求高，线性范围窄
	磺基水杨酸–硫酸钠比浊法	操作简便、快速、不需要特殊仪器；但标本用量大，重复性差，影响因素较多
	双缩脲法	操作便捷，受蛋白种类影响小；灵敏度较低，特异性差

4. 参考区间

（1）蛋白定性　潘氏试验：阴性或极弱阳性；硫酸铵试验：阴性。

（2）蛋白定量　腰椎穿刺液：0.20～0.40g/L；脑池穿刺液：0.10～0.25g/L；小脑延髓池穿刺液：0.05～0.15g/L。

5. 临床意义

（1）生理性改变　早产儿脑脊液蛋白含量可达2g/L，新生儿为0.8～1.0g/L，出生2个月后逐渐降至正常水平。

（2）病理性改变　脑脊液蛋白含量增加是血–脑脊液屏障功能障碍的标志。临床常见的能够引起脑脊液蛋白质含量增高的中枢神经系统病变或血循环障碍等疾病见表7–4。

表7-4　脑脊液蛋白质含量增高的临床意义

中枢神经系统疾病	临床意义
中枢神经系统感染	脑组织感染时脑膜和脉络丛毛细血管通透性增加，首先清蛋白增高，随后球蛋白和纤维蛋白原增高。蛋白增高程度为化脓性脑膜炎＞结核性脑膜炎＞病毒性、真菌性脑炎
神经根病变	常见于急性感染性多发性神经根神经炎，有蛋白质－细胞分离现象
椎管内梗阻	脊髓肿瘤、转移癌等
其他	脑瘤、脑脓肿、脑出血等

（二）葡萄糖测定

1. 检验方法　主要有葡萄糖氧化酶法和己糖激酶法。

2. 方法学评价

（1）葡萄糖氧化酶法　易受还原性物质干扰，特异性较低。

（2）己糖激酶法　不受轻度溶血、脂血、黄疸、维生素C及药物的干扰，特异性、准确性都高于葡萄糖氧化酶法。

3. 参考区间　成人：2.5~4.5mmol/L；儿童：2.8~4.5mmol/L。

4. 临床意义　脑脊液中葡萄糖浓度的高低与血浆葡萄糖浓度、血－脑脊液屏障的通透性、葡萄糖酵解程度以及葡萄糖膜转运系统的功能有关，正常成人脑脊液葡萄糖含量仅为血糖的50%~80%。

（1）脑脊液葡萄糖降低　见于：①化脓性脑膜炎、结核性脑膜炎和真菌性脑膜炎，葡萄糖含量越低，预后越差。②脑寄生虫病，如脑囊虫病、血吸虫病、肺吸虫病、弓形虫病等。③脑肿瘤，尤其是恶性肿瘤。④神经性梅毒。⑤低血糖等。

（2）脑脊液葡萄糖升高　见于：①早产儿或新生儿，主要由于血－脑脊液屏障的通透性较高所致。②饱餐或静脉注射葡萄糖后，血液葡萄糖含量增高。③影响到脑干的急性外伤或中毒。④脑出血。⑤糖尿病等。

（三）氯化物测定

1. 检验方法　目前临床常用的方法有离子选择电极法、干化学分析法等。

2. 方法学评价　离子选择电极法变异系数小，准确度和精密度良好，易于自动化，为最广泛使用的常规方法。

3. 参考区间　成人：120~130mmol/L；儿童：111~123mmol/L。

4. 临床意义　正常情况下，脑脊液中氯化物（主要是氯化钠）含量比血液中高20%左右。这是由于脑脊液内蛋白质含量较低，为了维持脑脊液和血浆渗透压之间平衡，故脑脊液氯化物含量高于血浆，即Donnan平衡。当中枢神经系统发生病变时，脑脊液中氯化物浓度可发生改变，检测脑脊液中氯化物含量可有助于中枢神经系统疾病的诊断和鉴别诊断。

（1）脑脊液氯化物降低　见于：①脑部细菌或真菌感染：如化脓性脑膜炎、结核性脑膜炎及真菌性脑膜炎。结核性脑膜炎时，脑脊液中氯化物降低尤为明显，比葡萄糖降低出现的还要早，故对结核性脑膜炎与化脓性脑膜炎鉴别有一定价值。②低血氯症：各种原因如体内氯化物的异常丢失、摄入氯化物过少等引起血氯降低时，脑脊液中氯化物可随之降低。③呕吐、肾上腺皮质功能减退症和肾脏病变。④病毒性脑膜炎、脊髓灰质炎，脑脓肿、神经梅毒氯化物稍减低或正常。

（2）脑脊液氯化物升高　主要见于尿毒症、脱水、心力衰竭和浆液性脑膜炎等。

考点提示　脑脊液蛋白质、糖、氯化物检验方法及临床意义。

（四）其他检验

1. 酶及乳酸测定　正常脑脊液含有20多种酶，中枢神经系统病变时部分酶的活性可增高，测定多采用速率法，同血清中酶类测定。酶及乳酸测定参考区间及浓度增高的临床意义见表7-5。

表7-5　脑脊液中酶及乳酸的参考区间及浓度增高的临床意义

项目	参考区间	临床意义
天门冬氨酸转氨酶（AST）	<20U/L	活性增高见于脑梗死、脑萎缩、中毒性脑病、急性颅脑损伤、中枢神经系统转移癌等
丙氨酸转氨酶（ALT）	<15U/L	同 AST
乳酸脱氢酶（LD）	<40U/L	活性增高见于化脓性脑膜炎、脑组织坏死、蛛网膜下隙出血、脑出血、脑梗死、脑肿瘤、脱髓鞘病急性期等
肌酸激酶（CK）	0.5~2U/L	活性增高见于化脓性脑膜炎、结核性脑膜炎、进行性脑积水、继发性癫痫、多发性硬化症、蛛网膜下隙出血、脑肿瘤、脑供血不足、慢性硬膜下血肿等
腺苷脱氨酶（ADA）	0~8U/L	活性增高见于结核性脑膜炎、脑出血、脑梗死、格林－巴利综合征等
神经元特异烯醇化酶（NSE）	1.14±0.39U/L	活性增高见于脑出血、脑梗死、癫痫持续状态等
乳酸	1.0~2.9mmol/L	活性增高见于细菌性脑膜炎、结核性脑膜炎、脑供血不足、低碳酸血症、脑积水、癫痫发作或持续状态、脑脓肿、急性脑梗死、脑死亡等
溶菌酶	无或含量甚微	活性增高见于结核性脑膜炎，增高的程度明显高于细菌性脑膜炎，且与病情变化相一致

2. 蛋白质电泳　脑脊液蛋白电泳分析可较灵敏的发现蛋白质各组分的变化。脑脊液蛋白电泳常用乙酸纤维素薄膜电泳法及琼脂糖凝胶电泳法，电泳条件与血清蛋白电泳相同。若采用等电聚焦电泳可提高电泳图谱的分辨率。因脑脊液中蛋白质含量少，在电泳前可将脑脊液标本在高分子聚乙二醇或右旋糖酐透析液中进行浓缩。脑脊液蛋白电泳的临床意义见表7-6。

表7-6　脑脊液蛋白电泳的临床意义

项目	参考区间	临床意义
前清蛋白	3%~6%	增高见于脑积水、舞蹈症、帕金森病等 降低见于神经系统炎症
清蛋白	50%~70%	增高见于脑血管病变：如脑瘤、脑梗死、脑出血等 降低见于脑外伤急性期
α_1 球蛋白	4%~6%	增高见于脑膜炎、脊髓灰质炎等
α_2 球蛋白	4%~9%	增高见于脑肿瘤、转移癌、胶质瘤等
β 球蛋白	7%~13%	增高见于退行性变疾病：如帕金森病、外伤后偏瘫等
γ 球蛋白	7%~8%	增高见于脑胶质瘤、重症脑外伤、癫痫、多发性硬化症、视神经脊髓炎，以及急性脑膜炎慢性期等

考点提示 脑脊液其他化学检验项目的临床意义。

3. 免疫学检验

（1）免疫球蛋白测定　正常脑脊液中免疫球蛋白含量极低，检验方法主要有免疫电泳法、免疫散射比浊法和免疫扩散法，目前临床上常用免疫散射比浊法检测脑脊液中免疫球蛋白含量。该法具有灵敏度高、准确性和重复性好、快速且可自动化等特点。

病理情况下由于血-脑脊液屏障通透性增加，血中免疫球蛋白进入脑脊液中，或中枢神经系统感染时激活免疫细胞分泌免疫球蛋白，引起脑脊液免疫球蛋白浓度增加。脑脊液中免疫球蛋白检验的临床意义见表7-7。

表7-7　脑脊液免疫球蛋白检验的临床意义

项目	参考区间	临床意义
IgG	10~40mg/L	增高见于化脓性脑膜炎、结核性脑膜炎、病毒性脑膜炎、神经梅毒，以及舞蹈症、多发性硬化症和神经系统肿瘤等
IgA	0~6mg/L	增高见于化脓性脑膜炎、结核性脑膜炎、病毒性脑膜炎和脑肿瘤等
IgM	0~0.22mg/L	增高见于化脓性脑膜炎、病毒性脑膜炎、肿瘤和多发性硬化症等
IgE	极少量	增高见于脑寄生虫病等

（2）其他项目测定　脑脊液其他免疫学检验项目的测定及临床意义见表7-8。

表7-8　脑脊液其他免疫学检验项目的测定及临床意义

项目	临床意义
髓鞘碱性蛋白	多发性硬化症的急性期显著增加，主要作为观察多发性硬化症患者疾病活动的指标。神经性梅毒、脑外伤、脑血管意外时也可增高
C-反应蛋白	在细菌和非细菌性脑膜炎鉴别诊断中有价值，前者升高程度明显大于后者
S-100蛋白	中枢神经系统损伤特异和灵敏的指标
肿瘤标志物	癌胚抗原（CEA）、β_2-微球蛋白（β_2-MG）、甲胎蛋白（AFP）、铁蛋白等可用于神经系统肿瘤的辅助诊断

四、显微镜检验

（一）细胞计数

1. 细胞总数计数

（1）直接计数法　混匀脑脊液后充池，低倍镜计数2个计数池内四角及中央大方格共10个大方格内的细胞数，再换算成每升脑脊液细胞数。

（2）稀释计数法　用生理盐水或红细胞稀释液稀释脑脊液后再充池计数。

2. 质量控制

（1）标本　为避免脑脊液标本凝固，应尽快送检并检验。遇高纤维蛋白标本时，可用EDTA盐抗凝。

（2）时间　脑脊液细胞计数应在标本采集后1小时内完成，以免因放置过久细胞变形、破坏或脑脊液凝固，导致计数不准确。

（3）计数 ①穿刺损伤导致的血性脑脊液，计数细胞总数无意义。②计数时注意新型隐球菌与白细胞、红细胞的区别。新型隐球菌不溶于冰乙酸，加优质墨汁后可见不着色的荚膜；红细胞加酸后溶解；白细胞加酸后细胞核更加明显。

3. 方法学评价 直接计数法适用于细胞总数不多或微浑的脑脊液标本，操作简便、省时，减少了稀释误差。稀释计数法适用于浑浊或细胞数较多的脑脊液标本，操作相对繁琐，存在稀释误差。

4. 参考区间 无红细胞，有少量白细胞（具体见白细胞计数）。

5. 临床意义 见白细胞分类计数。

（二）白细胞计数

1. 检验方法

（1）直接计数法 ①方法一：在小试管内加入数滴冰乙酸，转动试管，使试管内壁黏附少量冰乙酸后弃去，滴加混匀的脑脊液标本数滴，混匀后待红细胞破坏后充入血细胞计数板计数池中计数。②方法二：用微量吸管吸取冰乙酸后再全部吹出，使微量吸管内壁黏附少量冰乙酸，用同一吸管吸取少量混匀的脑脊液标本，稍后充入血细胞计数板计数池中计数。

（2）稀释计数法 根据脑脊液标本的浑浊程度，用白细胞稀释液将脑脊液稀释一定倍数后，充池计数白细胞，换算成每升脑脊液中的白细胞数。

2. 质量控制

（1）直接计数 吸管内及试管内的冰乙酸要尽量除去，否则计数结果偏低。

（2）校正 血性标本白细胞计数须校正，剔除因出血带入外周血白细胞的影响。校正公式为：

$$WBC(校正后)=WBC(校正前)-\frac{RBC(脑脊液)\times WBC(血液)}{RBC(血液)}$$

3. 方法学评价

（1）直接计数法 操作简便、省时，但未考虑吸管或试管内壁黏附的冰乙酸体积。如黏附的冰乙酸量较多，可使计数结果偏低。如黏附的冰乙酸量太少，可能有一部分红细胞不能破坏也影响结果准确性。

（2）稀释计数法 白细胞结果相对准确，但操作相较繁琐。

4. 参考区间 成人：$(0\sim8)\times10^6/L$；儿童：$(0\sim15)\times10^6/L$；新生儿：$(0\sim30)\times10^6/L$。

5. 临床意义 见白细胞分类计数。

（三）白细胞分类计数

1. 检验方法

（1）直接分类法 有核细胞直接计数后在高倍镜下直接分类。根据细胞核形态（图7-1）分别计数分叶核细胞（粒细胞）和单个核细胞（淋巴细胞、单核细胞和室管膜细胞）共计数100个有核细胞，以百分数表示分叶核细胞和单个核细胞所占的比例。单个核细胞仅见一个圆形或卵圆形的核，多数为淋巴细胞，偶见室管膜细胞，淋巴细胞胞体较小，胞质少或几乎无胞质；室管膜细胞胞体较大，胞质稍多。脑脊液中分叶核细胞多为中性粒细胞，核分两叶或更多叶，胞质较多，寄生虫病时还可见到颗粒粗大的嗜酸性粒细胞。

（2）染色分类法　脑脊液细胞学检查对中枢神经系统某些疾病的诊断（如中枢神经系统白血病、脑膜癌、淋巴瘤等）具有重要诊断价值。将脑脊液离心涂片，经瑞特或瑞-吉染色后，进行白细胞分类计数（图7-2），方法与外周血白细胞分类计数方法相同。

（3）体液细胞分析仪分类法。

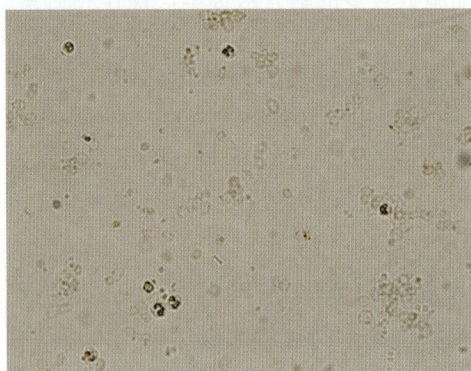

图7-1　脑脊液中有核细胞（未染色，×400）

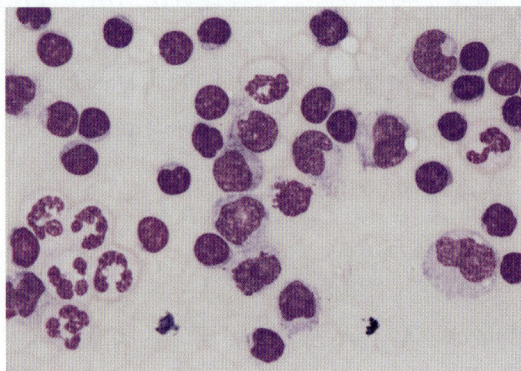

图7-2　脑脊液中有核细胞分类

2. 质量控制

（1）直接分类法　标本陈旧，细胞变形时，结果误差较大。该法粗糙，有条件的实验室尽量采用离心法涂片染色分类。

（2）染色分类法　①标本离心时速度不宜太快（<1000r/min），时间不宜过长，以减少细胞的破坏和变形。②当蛋白低时，细胞易破碎、溶解或染色冲洗时涂膜脱落，可加5 μl血清作保护剂。③分类过程中，如见室管膜细胞应计入分类百分比中；若见肿瘤细胞，则另行描述报告。

（3）其他　若白细胞总数少于$10 \times 10^6/L$，可不作分类计数，但临床有细胞分析要求者例外。

3. 方法学评价

（1）直接分类法　简便、快速，但较难观察细胞内部结构，准确性较差。尤其是陈旧性标本，细胞形态变化大，仅凭高倍镜分类较困难。

（2）染色分类法　细胞识别率高，结果准确可靠，可以发现异常细胞（如肿瘤细胞），为首选方法，但操作较复杂、费时。

（3）体液细胞分析仪　虽然该类仪器精密度高，快速、可自动化，但影响因素较多，对脑脊液中细胞数量较少（$<50 \times 10^6/L$）时计数准确性较差，对异常细胞无法识别，只能作为筛查，如仪器出现报警信息，必须用显微镜进行复查。

4. 参考区间

（1）直接分类法　多为淋巴细胞及单核细胞（7：3），偶见内皮细胞。

（2）染色分类法　①成人：淋巴细胞40%～80%，单核细胞15%～45%，中性粒细胞0～6%。②新生儿：淋巴细胞5%～35%，单核细胞50%～90%，中性粒细胞0～8%。

5. 临床意义　中枢神经系统病变的脑脊液细胞数可增多，其增多的程度及细胞种类与病变的性质有关。常见中枢神经系统病变及其相应脑脊液细胞分类计数结果见表7-9。

表7-9　中枢神经系统病变时脑脊液细胞计数和分类的变化

疾病	细胞数量	细胞分类
化脓性脑膜炎	↑↑↑	中性粒细胞为主
结核性脑膜炎	↑↑	早期以中性粒细胞为主，中期中性粒细胞、淋巴细胞和浆细胞并存，后期以淋巴细胞为主
病毒性脑膜炎	↑	淋巴细胞为主
真菌性脑膜炎	↑	淋巴细胞为主
肿瘤性疾病	↑或↑↑	红细胞、肿瘤细胞
寄生虫性疾病	↑或↑↑	嗜酸性粒细胞
脑室或蛛网膜下隙出血	↑↑或↑↑↑	红细胞为主，并可见吞噬红细胞/含铁血黄素颗粒或胆红素结晶的吞噬细胞

注：↑：增高；↑↑：明显增高；↑↑↑：显著增高。

（四）病原生物学检验

1. 细菌检验　脑脊液标本离心后，取沉淀物涂片、干燥固定后做革兰染色，油镜下检查。如找到细菌，按其染色性质及形态报告。如怀疑流行性脑脊髓膜炎，应着重找脑膜炎双球菌。如怀疑为结核性脑膜炎，可将脑脊液标本放置24小时，取其表面薄膜涂片、固定后抗酸染色，油镜下找抗酸杆菌。

2. 真菌检验　脑脊液真菌检查有助于新型隐球菌性脑炎的诊断。检查方法有：①墨汁染色法：取脑脊液标本离心，用沉淀物涂片，加印度墨汁（或优质绘图墨汁）染色，先在低倍镜下观察有无在黑色背景中圆形透光小点，中间有一细胞大小圆形结构，再转高倍镜仔细观察。②胶乳凝集试验：检测脑脊液中新型隐球菌的多糖抗原。

3. 寄生虫检验　将脑脊液标本离心，将其沉淀物全部倾倒在玻片上，低倍镜下观察有无血吸虫卵、肺吸虫卵、弓形虫、阿米巴滋养体等，有助于脑型血吸虫病、脑型肺吸虫病等的诊断及鉴别诊断。

4. 梅毒螺旋体检验　首选螺旋体荧光抗体吸收试验，其灵敏度为50%～60%，特异性为90%。有助于神经梅毒的诊断和鉴别诊断。

考点提示　▶　脑脊液显微镜检验内容及临床意义。

五、脑脊液检验的临床应用

脑脊液检验对中枢神经系统疾病的诊断和鉴别诊断、疗效观察和预后判断都有重要意义。常见中枢神经系统疾病的脑脊液检验结果见表7-10。

表7-10　常见中枢神经系统疾病的脑脊液检验结果

疾病	外观	蛋白质	葡萄糖	氯化物	细胞数	细胞分类	病原体
化脓性脑膜炎	浑浊、脓性、可见凝块	↑↑	↓↓	↓	↑↑	N为主	可见致病菌
结核性脑膜炎	雾状微浑，薄膜形成	↑	↓	↓↓	↑	早期：N为主 后期：L为主	抗酸染色阳性或结核分枝杆菌培养阳性

续表

疾病	外观	蛋白质	葡萄糖	氯化物	细胞数	细胞分类	病原体
病毒性脑炎	清晰或微浑	↑	正常	正常	↑	L 为主	无
乙型脑炎	清晰或微浑	↑	正常	正常	↑	早期：N 为主 后期：L 为主	无
新型隐球菌脑膜炎	清晰或微浑	↑	↓	↓	↑	L 为主	新型隐球菌
脑室及蛛网膜下隙出血	红色浑浊	↑	↑	正常	↑↑	RBC 为主，可见吞噬细胞	无
脑肿瘤	清晰	↑	正常	正常	↑	L 为主，可见肿瘤细胞	无
脑脊髓梅毒	清晰	↑	正常	正常	↑	L 为主	无

注：↑：增高或轻度增高；↑↑：显著增高；↓：减低或稍低；↓↓：显著减低；N：中性粒细胞；L：淋巴细胞；RBC：红细胞。

考点提示 脑脊液检验的临床应用。

（曹　越）

第二节　浆膜腔积液检验

人体胸膜腔、腹膜腔和心包膜腔统称为浆膜腔。正常情况下，浆膜腔内仅含有少量液体起润滑作用，如胸膜腔液<20ml，腹膜腔液<50ml，心包膜腔液为10～30ml。病理情况下，浆膜腔内有大量液体潴留而形成浆膜腔积液。根据产生的原因及性质不同，浆膜腔积液可分为漏出液和渗出液。

漏出液多为双侧性非炎性积液，常见于各种肾病、充血性心力衰竭、严重的营养不良、晚期肝硬化、肿瘤及静脉栓塞等疾病。形成的主要原因有：①血浆胶体渗透压下降。②毛细血管静水压升高。③淋巴回流受阻。④水钠潴留。与漏出液相比，渗出液多为单侧性炎性积液，病因比较复杂，常见于结核性和细菌性感染、转移性肺癌、乳腺癌、淋巴瘤、卵巢癌、消化液刺激及外伤等。确定浆膜腔积液的性质，对病因的诊断有着重要的意义。

一、标本采集与处理

1. 标本采集　由临床医师行浆膜腔穿刺术采集。一般性状检验和细胞学检验留取2ml，化学及免疫学检验留取2ml，厌氧培养留取1ml，结核分枝杆菌检查留取10ml。为防止积液凝固，进行细胞涂片检查应加入100g/L EDTA-K$_2$进行抗凝处理，每0.1ml抗凝剂可抗凝6ml浆膜腔积液；生化和免疫检验及pH测定采用肝素抗凝处理；除留取上述样本，还需另留一管不添加抗凝剂者，观察有无凝块。

2. 标本转运
（1）及时送检　为防止细胞变性、出现凝块或细菌破坏自溶等，标本需及时送检。若

无法及时送检，可加入10%乙醇置2~4℃保存，但不宜超过2小时。浆膜腔积液标本久置可引起细胞破坏或纤维蛋白凝集成块，导致细胞分布不均，使细胞计数不准确。另外，葡萄糖酵解可造成葡萄糖含量假性减低。

（2）生物安全　标本转运必须保证安全，防止标本溢出。如果标本溢出，应立即采用0.2%过氧乙酸溶液或75%乙醇溶液消毒。

3. 标本保存和接收

（1）妥善保存　标本收到后应及时检验，浆膜腔积液常规及化学检验必须在采集后2小时内完成，否则应将标本冷藏保存。如果进行细胞学计数与分类可将标本保存24小时。

（2）注意标识　采集标本容器的标识应与检验申请单一致。

4. 标本处理　与脑脊液检验后标本处理方法一致。

考点提示　浆膜腔积液采集与处理。

二、一般性状检验

浆膜腔积液一般性状检验包括量、颜色、透明度、凝固性及比重等内容。

（一）量

1. 检验方法　用量筒测定积液的总量。

2. 参考区间　正常胸腔、腹腔、心包腔内均有少量液体。

3. 临床意义　病理情况下，浆膜腔积液增多，增加的程度与病变的部位及程度有关，可由数百达上千毫升。

（二）颜色

1. 检验方法　肉眼观察积液的颜色，以灰白色、乳白色、淡黄色、黄色、棕色、鲜红色或暗红色等报告。

2. 参考区间　正常胸腔液、腹腔液、心包腔液为清亮、淡黄色液体。

3. 临床意义　漏出液颜色较浅，渗出液因病因不同而颜色各异。浆膜腔积液颜色变化与疾病的关系见表7-11。

表7-11　浆膜腔积液颜色变化的临床意义

颜色	临床意义
红色	穿刺损伤、结核、癌症、内脏损伤、出血性疾病等
白色	呈脓性或乳白色。脓性常见于化脓性感染时大量白细胞和细菌所致，乳白色见于丝虫病、淋巴结肿瘤、肝硬化、腹膜癌等
黄色	各种原因引起的黄疸
棕色	阿米巴脓肿破溃进入胸腹腔所致
绿色	铜绿假单胞菌感染
黑色	由曲霉菌感染引起

考点提示　浆膜腔积液颜色变化的临床意义。

（三）透明度

1. 检验方法　在黑色背景下肉眼观察积液的透明度，以清晰透明、微浑、浑浊等报告。

2. 参考区间　清晰透明。

3. 临床意义　渗出液因含有大量细菌、细胞而呈不同程度的浑浊，乳糜液因含有大量脂肪呈浑浊外观；漏出液因其所含细胞、蛋白质少，且无细菌而呈清晰透明外观。

（四）凝固性

1. 检验方法　倾斜试管，肉眼观察有无凝块形成，以无凝块、有凝块报告。

2. 参考区间　无凝块。

3. 临床意义　漏出液一般不易凝固或出现凝块；渗出液由于含有较多的纤维蛋白原和细胞，细胞破坏后释放凝血活酶，可自行凝固。

（五）比重

1. 检验方法　使用折射仪法或比重计法进行比重测定，以1.0XX方式报告。

2. 参考区间　漏出液<1.015；渗出液>1.018。

3. 临床意义　浆膜腔积液比重高低与其所含的溶质有关。漏出液因含细胞、蛋白质少而比重<1.015。渗出液因含细胞、蛋白质多而比重常>1.018。

> **考点提示**　浆膜腔积液一般性状检验的内容及临床意义。

三、化学与免疫学检验

（一）黏蛋白定性试验

黏蛋白是一类主要由黏多糖组成的酸性糖蛋白，在炎症反应刺激下，浆膜间皮细胞分泌黏蛋白增加，通过黏蛋白定性试验（Rivalta试验，李凡他试验）可显示阳性。

1. 检验方法　Rivalta试验。

【原理】浆膜上皮细胞在炎症刺激下分泌黏蛋白量增加。黏蛋白是一种酸性糖蛋白，等电点为pH3～5，可在酸性环境中出现白色雾状沉淀。

【材料】

（1）器材　100ml量筒，滴管。

（2）试剂　冰乙酸、蒸馏水。

（3）标本　新鲜浆膜腔积液。

【操作】

（1）准备试剂　在100ml量筒中加冰乙酸2～3滴，再加入约100ml蒸馏水，混匀。

（2）加标本　用滴管吸取积液，靠近量筒稀酸液面垂直逐滴滴入其中。

（3）结果观察　立即在黑色背景下肉眼观察有无白色云雾状沉淀生成及其下降程度。

（4）结果判断　①阴性：清晰，不出现白色沉淀或沉淀不明显，并很快消失。②阳性：出现白色云雾状沉淀并下降至底部。"±"：渐呈白雾状。"1+"：呈白色雾状。"2+"：呈白色薄云状。"3+"：白色浓云状。

（5）报告方式　黏蛋白定性试验：阴性、可疑"±"或阳性"1+～3+"。

2. 质量控制

（1）标本　积液中混有血细胞或细胞数目较多时易出现假阳性结果，因此，血性或浑浊标本应离心后取上清液测定。

（2）器材　量筒、滴管须洁净。

（3）操作　①试剂准备：最好先加冰乙酸再加蒸馏水，以便充分混匀，否则容易产生假阴性；加蒸馏水要足量，冰乙酸量不宜过多。②加标本：悬空、垂直加入标本，标本不能滴在筒壁上。③结果观察：加入标本后应立即在黑色背景下观察结果，浑浊中途扩散消失者为阴性。

（4）球蛋白干扰　球蛋白不溶于水，当标本中球蛋白含量过高会造成假阳性，应进行鉴别。将标本滴于蒸馏水中，如有白色云雾状沉淀，表明标本中含有较多球蛋白。

3. 方法学评价　黏蛋白定性试验是一种简单的黏蛋白过筛试验，简便、快速，不需特殊仪器设备，临床实验室常用，能粗略区分漏出液和渗出液。但由于疾病状态下浆膜腔积液形成的原因较多，在实际工作中单靠本试验区别渗出液和漏出液并不可靠，应结合其他检查方法全面分析。

4. 参考区间　漏出液：阴性；渗出液：阳性。

5. 临床意义　渗出液中因含较多的黏蛋白，所以Rivalta试验呈阳性；漏出液呈阴性，但腔内漏出液经长期吸收蛋白质浓缩后，亦可呈阳性反应。

考点提示　浆膜腔积液黏蛋白定性试验的原理、方法和临床意义。

（二）其他化学检验

浆膜腔积液其他化学检验主要包括蛋白、糖、脂肪及酶的测定等，具体见表7-12。

表7-12　浆膜腔积液其他常用化学成分检验及临床意义

项目	检验方法	临床意义
酸碱度（pH）	pH 试纸法、pH 计法	漏出液 pH>7.4；渗出液一般偏低。化脓性感染时积液 pH<7.0，同时伴有葡萄糖含量降低。pH 降低还可见于类风湿病、结核、恶性肿瘤、红斑狼疮性胸膜炎
蛋白质定量	双缩脲法	漏出液：<25g/L；渗出液：>30g/L；恶性肿瘤积液常在 25~40g/L 之间
蛋白电泳	乙酸纤维素薄膜电泳法	漏出液：α、γ 球蛋白低于血浆，清蛋白相对较高；渗出液：与血浆蛋白接近
葡萄糖	葡萄糖氧化酶 - 过氧化物酶比色（GOD-POD）法、己糖激酶法	漏出液：与血糖接近或略低；渗出液：明显低于血糖，若积液葡萄糖/血糖<0.5，见于风湿性积液、恶性积液、结核性积液等。在恶性积液中葡萄糖含量降低，常提示肿瘤有广泛转移、浸润，预后不良
胆固醇	胆固醇氧化酶法	恶性积液：>1.6mmol/L；肝硬化积液：<1.6mmol/L
甘油三酯	磷酸甘油氧化酶法	乳糜性积液：>1.26mmol/L；非乳糜性积液：<0.57mmol/L
乳酸脱氢酶（LD）	速率法	漏出液 <200U/L，$LD_{积液}/LD_{血清}$<0.6；渗出液 >200U/L，$LD_{积液}/LD_{血清}$>0.6；渗出液 LD 活性：化脓性感染积液 > 恶性积液 > 结核性积液
腺苷脱氨酶（ADA）	比色法	ADA 活性：结核性 > 恶性 > 非炎症性积液，>40U/L 应考虑结核性
淀粉酶（AMY）	酶偶联比色法	腹膜腔积液 AMY 活性明显增高：见于胰腺炎、胰腺肿瘤等；胸膜腔积液 AMY 活性明显增高：见于食管穿孔、胰腺外伤合并胸腔积液

续表

项目	检验方法	临床意义
溶菌酶（LZM）	ELISA 法	感染性和结核性积液：LZM 增高；结核性积液：$LZM_{积液}/LZM_{血液}$ >1.0；恶性积液：$LZM_{积液}/LZM_{血液}$ <1.0
血管紧张素转化酶（ACE）	酶活力连续检测法	胸腔积液中 ACE>30U/L，胸腔积液 ACE/血清 ACE 比值>1，可提示为结核性，若胸腔积液 <25U/L，胸腔积液和血清 ACE 比值 <1 则可能为癌性
碱性磷酸酶（ALP）	酶速率法	恶性积液：$ALP_{积液}/ALP_{血液}$ >1.0

（三）其他免疫学检验

浆膜腔积液其他免疫学指标的检验有助于积液性质的判断，具体见表7-13。

表7-13　浆膜腔积液其他免疫学检验及临床意义

项目	临床意义
癌胚抗原（CEA）	增高：CEA>20μg/L，$CEA_{积液}/CEA_{血清}$>1.0 时，有助于恶性积液的诊断（对腺癌所致积液诊断价值高）
甲胎蛋白（AFP）	增高：腹腔积液 AFP>300μg/L 时，有助于原发性肝癌的诊断
糖链抗原 125（CA125）	增高：提示卵巢癌转移，其敏感性为 85%，特异性达 95%
组织多肽抗原（TPA）	诊断恶性积液的特异性较高。肿瘤治疗后，若 TPA 继续增高，提示肿瘤可能复发
鳞状细胞癌抗原（SCC）	对诊断鳞状上皮细胞癌有价值，积液中 SCC 增高与子宫颈癌侵犯或转移程度有关
γ - 干扰素（γ-IFN）	结核性积液 γ-IFN 明显增高；类风湿积液 γ-IFN 降低
肿瘤坏死因子（TNF）	TNF 明显增高：见于结核性积液。风湿病、子宫内膜异位所致腹腔积液 TNF 也增高，但程度低
C- 反应蛋白（CRP）	CRP<10mg/L 为漏出液，CRP>10mg/L 为渗出液。其敏感性、特异性约为 80%
类风湿因子（RF）	积液 RF 效价 >1：320，且高于血清，可作为辅助诊断类风湿积液的依据
铁蛋白（Ft）	①癌性积液 Ft>600μg/L，积液 Ft/ 血清 Ft>1.0，且 LZM 水平不高。②结核性积液 Ft 增高，同时 LZM 明显增高
纤维连接蛋白（FN）	恶性腹腔积液明显高于非恶性腹腔积液。若腹腔积液中 FN>75mg/L 可高度怀疑为癌性积液
纤维蛋白原降解产物（fFDP）	fFDP 增高：癌性积液 > 结核性积液 > 肝硬化积液。积液 fFDP ≥ 1000mg/L 时，提示为癌性积液

四、显微镜检验

（一）细胞计数

1. 计数方法　与脑脊液计数方法相同，分为直接计数法和稀释计数法，应计数全部有核细胞（包括间皮细胞）。

2. 质量控制

（1）标本送检　应及时，以免积液因凝固或细胞破坏而引起计数结果不准确。

（2）细胞计数　应将积液标本充分混匀，否则影响计数结果。

扫码"看一看"

（3）校正 若因穿刺损伤引起血性积液，白细胞计数时应进行校正，校正公式为：

$$白细胞/L（校正）= 积液白细胞/L - \frac{积液红细胞/L \times 血液白细胞/L}{血液红细胞/L}$$

3. 方法学评价 直接计数法适用于细胞总数不多或微浑的浆膜腔积液标本，操作简便、省时，减少了稀释误差。稀释计数法适用于浑浊或细胞数较多的浆膜腔积液标本，操作相对繁琐，存在稀释误差。

4. 参考区间 漏出液 $<100 \times 10^6/L$；渗出液 $>500 \times 10^6/L$。

5. 临床意义 积液中出现少量红细胞，常因穿刺损伤出血所致，对渗出液和漏出液的鉴别意义不大；若积液中出现大量的红细胞，则提示为出血性渗出液，常见于恶性肿瘤、结核病等。浆膜腔积液细胞增高的临床意义见有核细胞分类计数。

（二）有核细胞分类计数

1. 计数方法

（1）直接分类法 有核细胞计数后，换高倍镜直接根据细胞核的形态分别计数分叶核细胞（粒细胞）和单个核细胞（淋巴细胞、单核细胞和间皮细胞），至少应计数100个有核细胞。以分叶核细胞：XX%，单个核细胞：XX%方式报告。

（2）染色分类法 若直接分类区分细胞较困难时，可将积液以1500r/min离心5分钟，取沉淀物制成均匀薄片，置室温或37℃温箱内干燥，经瑞特或瑞-吉染色后，油镜下分类计数至少100个有核细胞。一般可见到淋巴细胞、中性粒细胞、嗜酸性粒细胞和间皮细胞，报告方式与外周血白细胞分类计数方式相同。若有异常细胞，应另行描述报告。

2. 质量控制

（1）离心 积液进行离心时，速度不能过快，以免影响细胞形态。用玻片离心沉淀或细胞室沉淀法收集细胞效果更好。

（2）涂片固定 时间不宜过长，固定温度不宜过高。

3. 方法学评价 直接分类法操作简单，但结果准确性较低；染色分类法虽操作较复杂，但结果准确性好，且较容易发现肿瘤细胞。

4. 参考区间 漏出液一般以淋巴细胞及间皮细胞为主；渗出液根据病因、病情不同而变化。

5. 临床意义 浆膜腔积液中有核细胞计数和分类的临床意义见表7-14。

表7-14 浆膜腔积液中有核细胞分类及临床意义

有核细胞分类	临床意义
以中性粒细胞增多为主	化脓性炎症（细胞总数常 $>1000 \times 10^6/L$）或早期结核性积液
以淋巴细胞增多为主	结核性渗出液（细胞总数常 $>200 \times 10^6/L$）、病毒感染、系统性红斑狼疮的多发性浆膜炎等
以间皮细胞及组织细胞增多为主	浆膜上皮脱落旺盛，可见于淤血、恶性肿瘤等
浆细胞增多	充血性心力衰竭、恶性肿瘤或多发性骨髓瘤浸润浆膜所致积液
嗜酸性粒细胞增多	超敏反应和寄生虫病所致的积液，以及多次反复穿刺、人工气胸、术后积液、结核性渗出液的吸收期、霍奇金淋巴瘤、间皮瘤等
癌细胞	恶性肿瘤

（三）其他有形成分检验

1. 细菌 将标本离心沉淀后取沉淀物涂片，做革兰染色或抗酸染色，寻找病原体。必要时可进行细菌培养。引起感染性积液常见的细菌有脆弱类杆菌属、大肠埃希菌、粪肠球菌、铜绿假单胞菌、结核分枝杆菌等。

2. 寄生虫 乳糜样积液离心后的沉淀物中可检查有无微丝蚴；阿米巴积液可检查有无阿米巴滋养体；包虫病患者积液中可检查有无棘球蚴头节。

3. 结晶 胆固醇结晶常见于有脂肪变性、陈旧性胸腔积液及胆固醇性胸膜炎所致的胸腔积液。浆膜腔出血可见含铁血黄素颗粒。

考点提示 浆膜腔积液的显微镜检查内容、方法和临床意义。

五、浆膜腔积液检验的临床应用

浆膜腔积液检验的目的在于鉴别积液的性质和明确积液的病因。常规检验项目仅限于理学和一般化学项目检验，鉴别积液性质的符合率较低；随着细胞学、特异性化学和免疫学项目检验的开展，提高了浆膜腔积液性质诊断的符合率。

1. 浆膜腔积液检验项目分级 20世纪90年代以来，浆膜腔积液检验发展到细胞学、生物化学、微生物学、免疫学、遗传学等多项优化组合检验。除了提供鉴别漏出液与渗出液的依据外，还提供鉴别良性和恶性、结核性和化脓性积液的依据。目前，根据诊断需要，将积液检验项目分为三级（表7-15）。

表7-15 浆膜腔积液检验项目分级

分级	检验项目
一级检查	颜色、透明度、比重、Rivalta试验、酸碱度、总蛋白、细胞计数及分类、微生物学检验等
二级检查	CRP、FDP、LDH、ADA、AMY、糖蛋白等
三级检查	CEA、AFP、肿瘤特异性抗原、hCG、同工酶、蛋白质组分分析等

2. 渗出液和漏出液鉴别 原因不明的浆膜腔积液，经检查大致可分为渗出液或漏出液。但是，有些浆膜腔积液既有渗出液的特点，又有漏出液性质，这些积液称为"中间型积液"。其形成的原因可能是：①漏出液继发感染。②漏出液长期滞留在浆膜腔，致使积液浓缩。③漏出液混有大量血液。

因此，判断积液的性质除了依据实验室的检验结果外，还应结合临床其他检查结果，综合分析后做出准确诊断。漏出液与渗出液的鉴别见表7-16。

表7-16 漏出液与渗出液的鉴别

鉴别点	漏出液	渗出液
病因	非炎症	炎症、肿瘤或理化刺激
外观	淡黄色、浆液性	不定，可为黄色、血性、脓样
透明度	透明、偶见微浑	多为浑浊
比重	<1.015	>1.018
凝固	不凝	常自凝

鉴别点	漏出液	渗出液
pH	>7.4	<6.8
Rivalta 试验	阴性	阳性
总蛋白定量	<25g/L	>30g/L
积液 / 血清总蛋白比值	<0.5	≥ 0.5
葡萄糖	与血糖相近	可变化，常低于血糖（<3.3mmol/L）
LDH	<200U/L	>200U/L
积液 / 血清 LDH 比值	<0.6	>0.6
有核细胞计数	<300 × 10^6/L（腹腔积液）	>500 × 10^6/L（腹腔积液）
有核细胞分类	以淋巴细胞及间皮细胞为主	急性炎症以中性粒细胞为主，慢性期、结核或风湿以淋巴细胞为主
细菌	无细菌	可找到病原菌
清蛋白梯度	胸腔积液 >12g/L，腹腔积液 >11g/L	胸腔积液 <12g/L，腹腔积液 <11g/L

3. 寻找积液病因　浆膜腔积液是临床常见的体征，其病因较复杂。腹腔积液主要病因有肝硬化、肿瘤和结核性腹膜炎等，约占90%以上；胸腔积液主要病因为结核性胸膜炎和恶性肿瘤，且有向恶性肿瘤为主发展的趋势；心包腔积液主要病因为结核性、非特异性和肿瘤性，结核性仍占首位，但呈逐年减低的趋势，而肿瘤性则呈逐年上升趋势。良性与恶性胸腔积液的鉴别见表7-17。

表7-17　良性与恶性胸腔积液的鉴别

项目	良性积液	恶性积液
外观	血性少见	血性常见
总蛋白（g/L）	多 >40	20~40
铁蛋白（µg/L）	<500	>500
积液 LD/ 血清 LD	<0.6	>0.6
积液 CEA/ 血清 CEA	<1.0	>1.0
ADA（U/L）	>40	<40
积液 ADA/ 血清 ADA	>1.0	<1.0
溶菌酶（mg/L）	>27	<15
AFP（µg/L）	<100	>100
细胞学检验	仅为炎性细胞	可找到肿瘤细胞
染色体检查	多数为二倍体细胞	多数为非整倍体并有畸变

考点提示　漏出液与渗出液的鉴别。

第三节　关节腔积液检验

一、标本采集和处理

1. 标本采集　关节腔积液标本由临床医师在无菌操作下进行关节腔穿刺术采集。标本采集时应记录采集量，并根据需要分别置入3个无菌试管中，第1管用于微生物学检验，第2管肝素抗凝（肝素钠25U/ml）用于细胞学及化学检验，第3管不加抗凝剂用于观察有无凝固。不宜选用草酸盐和EDTA粉剂抗凝，以免影响关节腔积液结晶的检查。

2. 标本转运、保存和处理

（1）标本　避免标本污染。

（2）及时送检　如需要保存标本，必须离心去除细胞后再保存，因为细胞内酶释放可改变滑膜液成分；2~4℃环境下可保存数天；用于检查补体或酶等指标的标本应置于−70℃保存。

（3）试验性关节腔穿刺　阳性时，可将穿刺针内的血液成分或组织做结晶检查、革兰染色及培养等；如怀疑关节腔感染而穿刺结果为阴性时，可采集关节腔清洗液作细菌培养。

二、一般性状检验

（一）量

1. 参考区间　0.1~2.0ml。

2. 临床意义　在关节发生炎症、创伤和化脓性感染时，关节腔积液增多。积液量多少可初步反映关节局部刺激、炎症或感染的严重程度。

（二）颜色

1. 参考区间　无色或淡黄色。

2. 临床意义　病理情况下，关节腔积液可出现不同的颜色变化，其临床意义见表7–18。

表7–18　关节腔积液颜色变化及临床意义

颜色	临床意义
淡黄色	正常，关节腔穿刺损伤时红细胞渗出、轻度炎症
红色	见于创伤、血友病、坏血病、恶性肿瘤、血管瘤、关节置换术后及血小板减少症。如为不均匀红色，见于关节穿刺时损伤血管
金黄色	积液内胆固醇增高
脓性黄色	严重细菌感染性关节炎
乳白色	结核性、慢性类风湿关节炎，痛风、SLE 等，丝虫病或积液中有大量结晶
绿色	铜绿假单胞菌性关节炎
黑色	褐黄病

（三）透明度

1. 参考区间 清亮透明。

2. 临床意义 关节腔积液浑浊主要与细胞成分、细菌、蛋白质增多有关。浑浊多见于炎性积液，炎性病变越重，浑浊越明显，甚至呈脓性积液。当积液内含有结晶、脂肪小滴、纤维蛋白或块状退化的滑膜细胞形成的悬浮组织时，也可出现浑浊。

（四）黏稠度

1. 参考区间 高度黏稠。

2. 临床意义 关节炎症时，因积液中透明质酸被中性粒细胞释放的酶降解，以及因积液稀释均可使积液黏稠度降低。关节炎症越重，黏稠度越低。重度水肿、外伤性急性关节腔积液，因透明质酸被稀释，即使无炎症，黏稠度也降低。

（五）凝块形成

1. 参考区间 无凝块。

2. 临床意义 健康人滑膜液不含纤维蛋白原和其他凝血因子，因此不凝固。炎症时血浆凝血因子渗入关节腔积液中可形成凝块，凝块形成的速度、大小与炎症程度呈正相关。

> **考点提示** 关节腔积液一般性状检验项目及临床意义。

三、化学与免疫学检验

（一）黏蛋白凝块形成试验

1. 参考区间 阳性。

2. 临床意义 健康人关节腔积液的黏蛋白凝块形成良好，凝块形成不良可见于化脓性关节炎、结核性关节炎、类风湿关节炎及痛风。

（二）关节腔积液其他检验

关节腔积液化学检验及临床意义见表7–19。

表7–19 关节腔积液化学检验及临床意义

指标	参考区间	临床意义
蛋白质	11～30g/L	增高主要见于化脓性关节炎，其次是类风湿关节炎和创伤性关节炎。蛋白质高低反映关节感染程度
葡萄糖	3.5～5.5mmol/L	化脓性关节炎葡萄糖含量明显减少，其次是结核性关节炎、类风湿关节炎
乳酸	1.0～1.8mmol/L	可作为关节感染早期诊断的指标之一。化脓性关节炎乳酸含量增高，类风湿关节炎乳酸含量轻度增高
类风湿因子	阴性	类风湿关节炎患者关节腔积液的类风湿因子阳性率较血清高，类风湿因子阳性也见于感染性（如结核性）和其他非感染性关节炎
抗核抗体	阴性	70%系统性红斑狼疮患者和20%类风湿关节炎患者关节腔积液中抗核抗体呈阳性
补体	约为血清补体10%	活动性系统性红斑狼疮患者血清和关节腔积液补体均减低；化脓性关节炎、痛风、Reitei综合患者关节腔积液补体可增高，且与关节腔积液蛋白含量呈正相关

考点提示 ▶ 关节腔积液化学检验及临床意义。

四、显微镜检验

关节腔积液显微镜检验应将标本充分混匀后进行。如标本黏稠度高不宜混匀时，用生理盐水或白细胞稀释液稀释，不可用草酸盐或乙酸稀释，以防黏蛋白凝块形成。标本采集后应立即检查，避免白细胞自发凝集和产生假性晶体。

（一）白细胞计数

1. 参考区间　无红细胞，WBC<（200~700）× 10^6/L。

2. 临床意义　关节炎症时白细胞总数增高，化脓性关节炎的细胞总数往往超过 $50000 × 10^6$/L。急性痛风、风湿性关节炎时细胞总数可达 $20000 × 10^6$/L。

（二）细胞分类计数

1. 检验方法　直接涂片染色和离心后取沉淀涂片染色。

2. 参考区间　单核–吞噬细胞：65%；淋巴细胞：15%；中性粒细胞：20%。

3. 临床意义　关节腔积液白细胞分类计数增高的临床意义见表7–20。

表7–20　关节腔积液白细胞分类计数增高的临床意义

细胞	临床意义
中性粒细胞	炎症性关节腔积液：中性粒细胞 >80%；化脓性关节炎：中性粒细胞 >95%；风湿、痛风、类风湿关节炎：中性粒细胞 >50%
淋巴细胞	增高主要见于类风湿关节炎早期、慢性感染、结缔组织病等
嗜酸性粒细胞	增高见于滑膜转移癌、急性风湿热、寄生虫感染等
单核细胞	增高见于病毒性关节炎、血清病、系统性红斑狼疮等

（三）特殊细胞检验

关节腔积液涂片采用瑞特或瑞–吉染色后显微镜检查。常见的特殊细胞有：①类风湿细胞：主要见于类风湿关节炎，也可以见于痛风、化脓性关节炎。②狼疮细胞：可见于系统性红斑狼疮、药物性狼疮关节炎、类风湿关节炎，不具有特异性。 ③Reiter细胞：为吞噬了退化变性的中性粒细胞的吞噬细胞，见于Reiter综合征、痛风、类风湿关节炎等。

（四）结晶

关节腔积液中常见的结晶有尿酸盐结晶、焦磷酸钙结晶、磷灰石结晶、草酸钙结晶等，见于各种痛风。外源性结晶多见于关节手术中手套滑石粉脱落，以及注射皮质类固醇形成的结晶，不同类型的结晶可同时存在。关节腔积液结晶检查主要用于鉴别痛风和假性痛风。痛风患者主要是尿酸盐结晶，而假性痛风主要是焦磷酸钙结晶。

（五）微生物学检验

将关节腔积液涂片革兰染色检查，大约75%链球菌感染、50%革兰阴性杆菌感染以及25%淋病奈瑟菌感染在关节腔积液中可以找到病原菌。

如怀疑结核性积液时可采用抗酸染色后寻找抗酸杆菌，但阳性率仅20%时，进行结核分枝杆菌培养或分子生物学方法（如PCR）检查，可以提高阳性率。

约30%细菌性关节炎查不出病原菌。因此，当需氧培养阴性时，也不能排除感染，还应进行厌氧菌和真菌培养。

考点提示 ▶ 关节腔积液显微镜检验及临床意义。

五、关节腔积液检验的临床应用

不同疾病关节腔积液的变化各不相同，关节腔积液检验主要用于各种类型关节病变的诊断、疗效观察及预后判断，临床上将关节腔积液分为4类。

1. Ⅰ类（非炎症性积液） 常见于骨关节病和创伤性骨关节病。但早期类风湿关节炎、系统性红斑狼疮、关节周围炎等，由于其炎症表现并不明显，故也可以表现为Ⅰ类积液特点。

2. Ⅱ类（非炎症性积液） 最常见于类风湿关节炎或其他结缔组织病、强直性脊柱炎、Reitei综合征、晶体性关节炎（痛风、假性痛风）、反应性关节炎等。

3. Ⅲ类（化脓性积液） 最常见于化脓性关节炎和结核性关节炎。

4. Ⅳ类（出血性积液） 可由出血性疾病或局部病变所致。常见于血友病、创伤、绒毛结节性滑膜炎、神经病变性关节病及抗凝治疗过度等。

第四节 胃液和十二指肠引流液检验

一、胃液检验

胃液是由胃黏膜细胞分泌的液体。胃液检验对于了解胃的分泌功能，胃、十二指肠相关疾病诊断和鉴别诊断有较高的实用价值。

（一）标本采集

1. 患者准备 试验前1天停用影响胃酸分泌的药物，前晚8小时后禁食、禁饮、禁烟，有胃排空迟缓者则在试验前1～2天流质饮食。

2. 插管 受试者空腹、坐姿，插管抽取胃液。

3. 注射五肽胃泌素 肌内注射五肽胃泌素，每15分钟留标本1份，共留取4份标本分别计量送检。

（二）一般性状检验

1. 量

（1）参考区间 正常基础胃液为10～100ml。

（2）临床意义 ①>100ml为胃液增多，见于十二指肠溃疡、卓－艾综合征、胃排空障碍、十二指肠液反流等。②<10ml为胃液减少，见于胃蠕动功能亢进、萎缩性胃炎等。

2. 颜色

（1）参考区间 正常空腹胃液为无色透明，无食物残渣。

（2）临床意义 病理情况下，胃液可出现不同的颜色变化及临床意义，见表7-21。

表7-21　胃液常见颜色及临床意义

颜色	临床意义
鲜红血丝	抽胃液伤及胃黏膜
棕褐色	胃炎、溃疡、胃癌等
咖啡残渣样	胃内有大量陈旧性出血，见于胃癌、幽门闭锁不全等
黄色、黄绿色	胃液混有新鲜胆汁所致。见于插管刺激引起恶心、呕吐、幽门闭锁不全、十二指肠狭窄等造成的胆汁反流

3. 黏液

（1）参考区间　正常胃液中含有少量分布均匀的黏液。

（2）临床意义　黏液增多提示胃部可能有炎症。

4. 食物残渣

（1）参考区间　12小时未进食的空腹胃液应无残渣及微粒。

（2）临床意义　胃蠕动功能不足可导致胃液残渣及微粒的增多，见于胃下垂、幽门梗阻、胃扩张等。

5. 酸碱度

（1）参考区间　正常胃液pH0.9~1.8。

（2）临床意义　①pH3.5~7.0为低酸，见于萎缩性胃炎、胃癌、继发性缺铁性贫血、胃扩张、甲状腺功能亢进等。②pH>7为无酸，见于十二指肠球部溃疡、胃泌素瘤、幽门梗阻、慢性胆囊炎、十二指肠液反流等。

6. 分层　正常胃液放置片刻后形成不很明显的两层，上层为少量黏液（多为咽下的鼻咽部黏液），下层为无色透明的胃液层，病理情况下，如胃癌、幽门梗阻时，胃液可分为三层，上层为黏液，中间为胃液，下层为食物残渣或坏死组织。

（三）化学检验

胃酸测定分为基础胃酸排量（basal acid output，BAO）、最大胃酸排量（maximum acid output，MAO）、高峰胃酸排量（peak acid output，PAO）等。胃液化学检验及临床意义见表7-22。

1. 基础胃酸排量　采集无食物和药物刺激1小时内分泌的全部胃液量。

2. 最大胃酸排量　注射五肽胃泌素刺激剂，每隔15分钟采集1次胃液，连续1小时内4次测定之和为MAO。

3. 高峰胃酸排量　在测定MAO中取2次最高值之和乘以2即得。

表7-22　胃液化学检验及临床意义

指标	参考区间	临床意义
BAO、MAO、PAO（mmol/h）	BAO：2~5 MAO：3~23 PAO：20.60±8.37	胃酸分泌增多，见于十二指肠溃疡和胃泌素瘤；分泌减低，见于胃溃疡、胃炎、胃癌及恶性贫血
乳酸（mg/L）	<500	增高：见于胃癌、幽门梗阻、慢性胃炎、慢性胃扩张等
尿素（mmol/L）	>1	减低：见于幽门螺杆菌感染，灵敏度90%~95%，特异性98%
胆汁	阴性	阳性：见于十二指肠张力增高、幽门闭锁不全、十二指肠乳头下梗阻

（四）显微镜检验

1. 细胞学检验 包括红细胞、白细胞、上皮细胞和癌细胞。

（1）红细胞 健康人胃液内无红细胞，插管损伤食管或胃黏膜时可出现红细胞。若大量出现则提示溃疡、糜烂、炎症或肿瘤等。

（2）白细胞 健康人胃液内可见白细胞，为（100~1000）×10^9/L，中性粒细胞少于25%。当白细胞>1000×10^9/L，且中性粒细胞高于50%时，多见于胃黏膜炎症。若吞咽了鼻咽部及呼吸道分泌物，则可见成堆的白细胞及鳞状上皮细胞。

（3）上皮细胞 柱状上皮细胞增多提示有胃炎等病变。

2. 细菌学检验 胃液细菌检验及临床意义见7-23。

表7-23 胃液细菌检验及临床意义

细菌	方法	临床意义
幽门螺杆菌	沉淀物涂片革兰染色、石炭酸复红染色显微镜检验、胃液氨试验、血清单克隆抗体免疫胶体金法	慢性胃炎、消化性溃疡、十二指肠炎、非溃疡性消化不良、胃癌
八叠球菌	沉淀物涂片革兰染色显微镜检验	消化性溃疡伴幽门梗阻
博－奥杆菌和嗜乳酸杆菌	沉淀物涂片革兰染色显微镜检验	无酸症、幽门梗阻、胃潴留、晚期胃癌等
抗酸杆菌	浓缩标本涂片抗酸染色显微镜检验	肺结核，尤其是不会咳痰的患儿（将痰液咽下）
化脓性球菌及大肠埃希菌	沉淀物涂片革兰染色显微镜检验	胃黏膜、胆管化脓性感染，如伴有大肠埃希菌或其他肠内细菌，则对真性无酸性萎缩性胃炎的诊断具有参考价值
酵母菌	涂片染色显微镜检验	幽门梗阻、胃排空减慢

考点提示 胃液检验的内容及临床意义。

（五）胃液检验的质量控制

1. 准备 胃液检查前要避免精神刺激。检查前24小时禁止食用高蛋白、高脂肪食物；检查前12小时禁食禁水，停止使用影响胃液分泌的药物如阿托品、654-2、溴丙胺太林、碳酸氢钠等。

2. 抽液 ①抽吸胃液时，患者不可吞咽唾液，以免冲淡胃液而影响检验结果。②抽胃液时吸力不宜过大，以免损伤胃黏膜引起出血。

二、十二指肠引流液检验

（一）标本采集

十二指肠引流液分4段采集留取，分别置于标记为D、A、B、C的4支试管内。引流时首先引流出D液（十二指肠液），然后给予330g/L温硫酸镁刺激Oddi括约肌，使之松弛，再依次引流出A液（胆总管液）、B液（胆囊液）和C液（胆管液）。

（二）一般性状检验

1. 参考区间 健康人十二指肠引流液的一般性状检验项目及特征见表7-24。

表7-24 正常十二指肠引流液一般性状检验项目及特征

项目	D液	A液	B液	C液
量（ml）	10~20	10~20	30~60	随引流时间而定
颜色	无色或淡黄色	金黄色	黄棕或棕色	柠檬黄色
性状	透明或微浑、黏稠	透明、略黏稠	透明、较黏稠	透明、略黏稠
pH	7.6	7.0	6.8	7.4
比重		1.009~1.013	1.026~1.032	1.007~1.010

2. 临床意义

（1）胆汁排出异常　①无任何胆汁排出：见于结石、肿瘤所致的胆总管梗阻。②无B胆汁流出：见于胆总管上段、胆囊管梗阻，或胆囊收缩不良、胆囊摘除术后。③B胆汁流出增多：特别是未用刺激剂之前已有大量B胆汁流出，常因Oddi括约肌松弛、胆囊运动过度所致。

（2）胆汁黏稠度异常　引流出异常黏稠胆汁，多见于胆石症所致的胆囊淤积。引流出稀薄胆汁，多因慢性胆囊炎而胆汁浓缩不良所致。

（3）胆汁透明度异常　胆汁中混入大量胃液时可使胆汁中的胆盐沉淀而致胆汁浑浊，加入NaOH后可使沉淀的胆盐溶解而变清。如加入NaOH后仍然浑浊并出现较多成团絮状物，可能因十二指肠炎、胆管炎、胆结石、消化性溃疡、胰头癌等，使胆汁含有较多的白细胞、上皮细胞及血液所致。

（4）颗粒沉淀物或胆砂　见于胆石症。

（三）化学检验

化学检验主要检查胰腺外分泌功能，即促胰酶素-促胰液素试验。

1. 参考区间　①胰液流出量：70~230ml/h。②最高碳酸氢盐浓度：70~125mmol/L。

2. 临床意义　促胰酶素-促胰液素试验主要用于检查胰腺囊性纤维性变。

（四）显微镜检验

1. 细胞

（1）参考区间　无红细胞，可有少量白细胞和上皮细胞。

（2）临床意义　慢性或病毒性肝炎患者，小淋巴细胞和浆细胞增多；胆道炎、急性肝炎，A、B、C胆汁中均可见白细胞增多；血性标本应涂片染色检查，对胆囊癌、肝外胆管癌及胰头癌诊断有帮助。

2. 结晶　胆石症患者可见胆固醇结晶，以B胆汁多见；胆固醇结晶与胆红素结晶同时出现见于混合性胆结石。

3. 寄生虫　B胆汁中可检出寄生虫或虫卵，如蓝氏贾第鞭毛虫滋养体、蛔虫卵、钩虫卵、华支睾吸虫卵等。

4. 黏液　正常情况下，胆汁中的少量黏液呈溶解状，镜检不易看到。胆道炎症时可见黏液丝；十二指肠卡他炎症时伴少量白细胞增多，黏液呈平行状排列；胆总管炎症时黏液呈螺旋状排列。

考点提示　十二指肠引流液检验的临床意义。

（五）十二指肠引流液检验的质量控制

1. 准备　患者在检查当天早晨禁食（包括牛奶等）。在空腹状态下使用双腔管，可以分别采取胃液和十二指肠引流液，以防止胃液流入十二指肠。检查的前1天停止使用影响胃液分泌的药物如阿托品、654-2、溴丙胺太林、碳酸氢钠等。

2. 无菌操作　做细菌检查时，各液均需以无菌操作留取。

3. 固定细胞　十二指肠液含胰蛋白酶，它可以迅速消化引流液中的细胞，为了保护细胞不被破坏，可于做细胞学检验的容器内加40%甲醛以固定细胞，比例为每10ml引流液加甲醛6~8滴。

三、胃液与十二指肠引流液检验的临床应用

（一）胃液检验

1. 胃分泌功能检查　胃液检验对胃泌素瘤、胃癌和十二指肠溃疡的诊断与鉴别诊断有重要意义。如空腹胃液量大于100ml、BAO大于15mmol/h、MAO大于30mmol/h、且BAO/MAO大于0.6，即可考虑胃泌素瘤。临床胃液检验和血清胃泌素的测定，可确诊95%的胃泌素瘤。

2. 贫血的鉴别诊断　内因子生成减少或体内有抗内因子抗体存在，可使维生素B_{12}吸收减少，引起巨幼细胞贫血。胃液检验为真性胃酸缺乏，五肽胃泌素刺激后无盐酸分泌，给予维生素B_{12}治疗后贫血纠正，但仍无胃酸分泌，可与营养性巨幼细胞贫血鉴别。

3. 肺结核的辅助诊断　肺结核患者，尤其是不会咳痰的儿童，常将含有结核分枝杆菌的痰液咽下。如果在胃液中找到抗酸杆菌，则可以协助诊断肺结核。

（二）十二指肠引流液检验

1. 协助诊断某些寄生虫病　对可疑寄生虫感染者，十二指肠引流液检验常可获得理想的结果。如肝吸虫病、阿米巴肝脓肿和胆管蛔虫的诊断等。

2. 诊断胆石　国内最常见的为胆固醇结石、胆红素结石或胆红素钙结石。对胆囊造影不显影或B超检查不能确诊的结石，十二指肠引流液检验是唯一的选择，并且可进一步做胆石化学成分分析，以确定胆石的性质。

3. 诊断伤寒带菌者　胆汁中培养出伤寒杆菌即可诊断为伤寒带菌者。

4. 诊断胰腺疾病　采用促胰酶素-促胰液素试验，观察胰液量、碳酸氢盐和淀粉酶的变化，对诊断慢性胰腺炎、胰腺癌有一定价值。

第五节　羊水检验

羊水（amniotic fluid，AF）是妊娠期母体血浆通过胎膜进入羊膜腔的液体。妊娠早期羊水成分与组织间漏出液相似。随着胎儿的生长发育，妊娠中后期羊水的来源发生了改变，成分也随之改变。目前，通过羊水检验进行产前诊断越来越受到重视。

扫码"学一学"

一、标本采集与处理

羊水标本多由临床医师行羊膜腔穿刺术获得，根据不同的检验目的，选择不同的时间穿刺。为诊断遗传性疾病和胎儿性别，一般于妊娠16～20周经腹羊膜腔穿刺抽取羊水20～30ml；为了解胎儿成熟度则在妊娠晚期穿刺。羊水抽取后应立即送检。

二、一般性状检验

（一）量

随着妊娠时间的增加，羊水量也逐渐增加，以达到保护胎儿的目的。

1. 检验方法

（1）直接测量法　破膜后直接留取羊水测量其量，但此法对某些疾病不能做出早期诊断。

（2）间接测量法　将已知剂量的对氨基马尿酸钠等标志物注入羊膜腔内，根据标志物的稀释度间接换算出羊水量。

目前，临床上多采用B超诊断法测定羊水量。在测量羊水量的同时还可以观察胎儿是否畸形。

2. 参考区间　①妊娠8周：5～10ml。②妊娠10周：30ml。③妊娠20周：400ml。④妊娠36～38周：达到高峰1000～1500ml，此后逐渐减少。妊娠足月时约800ml，过期妊娠少于300ml。

3. 临床意义　妊娠任何时期羊水量大于2000ml者为羊水过多，妊娠足月时羊水量小于300ml者为羊水过少。

（1）羊水过多　羊水过多的原因十分复杂，最常见于胎儿畸形、多胎妊娠、妊娠期糖尿病、母婴血型不合、胎盘因素等。

（2）羊水过少　常见于先天性畸形、肾发育不全、肺发育不全、染色体异常、胎膜早破、药物影响等。

（二）颜色和透明度

1. 参考区间　正常羊水于妊娠早期为无色透明或呈淡黄色；妊娠晚期因混有胎脂、胎粪、脱落上皮等有形成分，故呈微乳白色、清晰或稍浑浊。

2. 临床意义

（1）深黄色　羊水中胆红素含量高，见于胎儿溶血病、胎儿出血、胎盘功能减退等。

（2）绿色　表示羊水混有胎粪，见于胎儿窘迫。

（3）红色　有出血，见于胎儿出血、胎盘早剥或穿刺出血。

（4）棕红色或褐色　多为胎儿已经死亡。

（5）脓性浑浊　细菌、白细胞增多，见于子宫内化脓性感染。

考点提示　羊水一般性状检验及临床意义。

三、化学与免疫学检验

羊水化学和免疫学检验的项目较多，如甲胎蛋白（AFP）、胆碱酯酶（ChE）、反三碘甲状腺原氨酸（rT_3）等，对预测和了解胎儿的生长发育、诊断某些遗传性疾病有重要意义，见表7-25。

表7-25 羊水化学和免疫学成分检验及临床意义

项目	临床意义
AFP（mg/L）	AFP增高见于：①开放性神经管缺陷的胎儿。②死胎。③先天性食管闭锁及染色体异常。④先天性肾病。AFP减低见于：葡萄胎、唐氏综合征等
胆碱酯酶（ChE，U/L）	羊水中真性胆碱酯酶（AChE）活性增高与胎儿开放性神经管畸形高度有关，同时测定羊水假性胆碱酯酶（PChE）活性，并计算AChE/PChE比值，对诊断更有价值
卵磷脂（L）与鞘磷脂（S）比值（L/S比值）	L/S比值对诊断特发性呼吸窘迫综合征（IRDS）具有重要价值。L/S ≤ 1.49，表示肺脏发育不成熟，易发生IRDS；L/S为1.50~1.99，表示肺脏发育不够成熟，可能发生IRDS；L/S为2.0~3.4，表示肺脏发育已成熟，一般不会发生IRDS；L/S为3.50~3.90，表示肺脏发育肯定成熟；L/S ≥ 4.0，表示过度成熟
肌酐（μmol/L）	羊水肌酐水平变化可以判断胎儿肾脏成熟度。羊水肌酐>176.8μmol/L提示胎儿肾脏成熟，132.6~176.7μmol/L为临界值，<132.5μmol/L提示胎儿肾脏未成熟
睾酮（μg/L）	结合染色体检测用于胎儿性别鉴别
雌三醇（mg/L）	减低：胎儿预后不良，如母婴血型不合、先兆流产、妊娠合并糖尿病等
胆红素（μmol/L）	观察胎儿肝脏成熟程度，监测胎儿溶血程度
葡萄糖（mmol/L）	判断胎儿肾脏成熟程度，但精确度不如羊水肌酐。羊水葡萄糖<0.56mmol/L，提示胎儿肾脏发育成熟；>0.80mmol/L，提示胎儿肾脏发育不成熟
淀粉酶（U/L）	判断胎儿唾液腺成熟程度，>120U/L提示胎儿唾液腺成熟
逆-三碘甲状腺原氨酸（rT$_3$，μmol/L）	减低：主要见于胎儿甲状腺功能减退症
瘦素（μg/L）	反映胎儿生长发育情况等

考点提示 ▶ 羊水化学和免疫学检验的临床意义。

四、胎儿成熟度检验

胎儿成熟度检查可作为高危妊娠选择分娩时机和采取措施的参考。判断胎儿成熟度的指标有胎儿肺成熟度、肾脏成熟度、肝脏成熟度、皮肤成熟度、唾液腺成熟度等。具体情况见表7-26。

表7-26 胎儿各脏器成熟度的判断指标及判断方法

项目	判断指标	判断方法
胎儿肺成熟度	羊水泡沫试验	阳性：提示胎儿肺已成熟
	羊水卵磷脂/鞘磷脂（L/S）	L/S ≥ 2：提示胎儿肺已成熟
	羊水磷脂酰甘油（PG）	妊娠35周后羊水PG阳性：提示胎儿肺已成熟
胎儿肾脏成熟度	羊水肌酐（μmol/L）	>176.8，提示胎儿肾脏已成熟；132.6~176.7，提示胎儿肾脏成熟可疑；<132.5，提示胎儿肾脏未成熟
	羊水葡萄糖（mmol/L）	<0.56，提示胎儿肾脏成熟；>0.80，提示胎儿肾脏未成熟
胎儿肝脏成熟度	羊水△A$_{450}$	<0.02，提示胎儿肝脏已成熟；0.02~0.04，提示胎儿肝脏成熟可疑；>0.04，提示胎儿肝脏未成熟

续表

项目	判断指标	判断方法
胎儿皮肤成熟度	羊水脂肪细胞	>20%，提示胎儿皮肤已成熟；10%~20%，为临界值；<10%，提示胎儿皮肤未成熟；>50%，提示胎儿皮肤过度成熟
胎儿唾液腺成熟度	羊水淀粉酶	>120U/L，提示胎儿唾液腺成熟

考点提示 胎儿成熟度的判断指标与方法。

五、显微镜检验

1. 羊水脂肪细胞计数

（1）检验方法　随着妊娠的进展，胎儿皮脂腺逐渐成熟，脂肪细胞也逐渐增多。将羊水涂片用尼罗蓝水溶液染色后，显微镜下观察并计数200~500个细胞，计算脂肪细胞阳性率。

（2）参考区间　妊娠34周前羊水脂肪细胞≤1%，34~38周为1%~10%，38~40周为10%~15%，40周以后>50%。

（3）临床意义　羊水脂肪细胞大于20%为胎儿皮肤成熟的指标，10%~20%为临界值，小于10%为皮肤不成熟，大于50%为皮肤过度成熟。

2. 羊水快速贴壁细胞检验

（1）检验方法　快速贴壁细胞（RAC）能快速生长是由于神经管缺陷，暴露于羊水中的细胞为神经组织中的吞噬细胞，这种细胞贴壁生长快、活细胞贴壁率高。通过计算活细胞贴壁率来判断胎儿有无畸形。

（2）参考区间　<4%。

（3）临床意义　RAC主要用于胎儿畸形的诊断。脐疝畸形RAC为9%~12%，无脑儿RAC为100%。

考点提示 羊水显微镜检验项目及临床意义。

六、羊水检验的临床应用

羊水检验对监测胎儿生长发育、诊断各种先天性和遗传性疾病、降低遗传病的发病率、实现优生优育等具有重要意义，但羊水检验也有一定的危险性。

（一）产前诊断

产前诊断（prenatal diagnosis）是在遗传咨询的基础上，通过遗传学和影像学检查，对高风险胎儿进行明确诊断，并对患胎选择性流产，从而降低出生缺陷率，提高人口素质。

1. 神经管缺陷性疾病　神经管缺陷性疾病（neural tube defect，NTD）的发生率为0.1%~0.2%。①母体血清和羊水AFP增高对诊断NTD有一定价值，而羊水AFP明显增高是诊断NTD的主要依据。②羊水AFP增高除见于NTD以外，还可见于死胎、先天性食管闭锁及某些染色体病等。③RAC对诊断NTD具有高度的特异性和灵敏度。

2. 遗传性代谢病 羊水酶学检验、限制性片段长度多态性（restriction fragment length polymorphism，RFLP）连续分析以及羊水PCR检验确诊后，给予适当的治疗或终止妊娠，减少遗传性疾病的发生率。

3. 染色体病 由于染色体数目和结构异常引起的染色体病，可通过羊水细胞检验作出诊断。目的在于通过遗传咨询对高危人群进行筛查，一旦明确诊断，即可终止妊娠。

4. 性连锁遗传病 对于无法直接确诊的性连锁遗传病，可通过检查羊水细胞的性染色质来预测胎儿的性别，评估其发病率以便取舍胎儿。

（二）评估胎儿成熟度

胎儿成熟度是决定高危妊娠选择合理的分娩时间和处理措施的重要依据。产前评估胎儿成熟度的方法有超声诊断法、X线检查法、羊水检验法等，其中以羊水检验最安全可靠。通过检查羊水中某些指标，来判断胎儿的肺脏成熟度、肾脏成熟度、肝脏成熟度、皮肤成熟度、唾液腺成熟度等，以观察胎儿的生存能力。

（三）TORCH感染的诊断

TORCH是一组病原生物的英文名称缩写，即弓形虫（toxoplasma）、其他病原微生物（others）、风疹病毒（rubella virus）、巨细胞病毒（cytomegalovirus）、单纯疱疹病毒（herpes simplex virus）第一个英文字母的组合。这组病原生物常可通过胎盘传给胎儿，引起围产期感染，导致流产、死胎、早产、先天畸形和智力障碍等各种异常。通过检验羊水中弓形虫、风疹病毒、巨细胞病毒、单纯疱疹病毒的抗体，可了解TORCH感染的情况，对预防胎儿畸形、早产、发育迟缓等有积极意义。

> **考点提示** ▶ 羊水检验的临床应用。

第六节 痰液检验

扫码"学一学"

痰液（sputum）是气管、支气管或肺泡的分泌物。痰液的成分复杂，由95%水分和5%灰尘、蛋白质等组成。

痰液检验主要用于呼吸系统炎症、结核、肿瘤、寄生虫病的诊断，对支气管哮喘、支气管扩张、慢性支气管炎等疾病的诊断、疗效观察和预后判断也有一定价值。

一、标本采集与处理

痰液标本采集方法根据检验目的和患者情况而定，自然咳痰法是常用的方法。痰液标本采集的方法学评价见表7-27。标本采集后应立即送检，以防细胞分解、细菌自溶。不能及时送检时，可暂时冷藏保存，但不能超过24小时。应连续送检3次，以提高检查的阳性率。

采集标本时注意防止痰液污染容器的外壁；检验后的标本应灭菌后再处理。

C. 淋巴细胞   D. 嗜酸性粒细胞

E. 中性粒细胞

3. 化脓性脑膜炎脑脊液特点是

A. 外观浑浊   B. 细胞计数以淋巴细胞为主

C. 葡萄糖含量正常   D. 蛋白质明显减少

E. 可找到抗酸杆菌

4. 脑脊液中氯化物显著减少常见于

A. 化脓性脑膜炎   B. 结核性脑膜炎

C. 脑肿瘤   D. 脑膜梅毒

E. 病毒性脑膜炎

5. 漏出液中的细胞主要是

A. 淋巴细胞   B. 中性粒细胞   C. 单核细胞   D. 间皮细胞   E. 红细胞

6. 渗出液中LD与血清LD的比值常大于

A. 0.2   B. 0.4   C. 0.5   D. 0.6   E. 0.8

7. 渗出液中蛋白质含量一般大于

A. 10g/L   B. 15g/L   C. 20g/L   D. 30g/L   E. 50g/L

8. 用于鉴别结核性胸腔积液与恶性胸腔积液的生化指标是

A. ADA和AMY   B. ADA和CEA

C. ADA和ALP   D. ADA和LD

E. ADA和FDP

9. 浆膜腔积液中ADA活性增高，提示积液性质最可能为

A. 结核性积液   B. 恶性积液

C. 狼疮性积液   D. 漏出性积液

E. 乳糜性积液

10. 关节炎症时引起滑膜液黏稠度减低的原因为

A. 清蛋白降低   B. 球蛋白降低

C. 透明质酸稀释   D. 葡萄糖减低

E. 尿酸减低

11. 胆红素结石主要见于

A. A胆汁   B. B胆汁   C. C胆汁   D. D胆汁   E. D液

12. 导致慢性胃炎、溃疡病的主要致病菌是

A. 八叠球菌   B. 博－奥杆菌

C. 化脓性球菌   D. 幽门螺杆菌

E. 酵母菌

13. 用于神经管缺陷诊断的常规试验是

A. 羊水甲苯胺蓝定性试验   B. 羊水糖醛酸半定量测定

C. 羊水AFP测定   D. 羊水GGT测定

E. 羊水ALP测定

14. 正常痰液中可以见到

A. 少量红细胞和白细胞　　　　B. 少量中性粒细胞和上皮细胞

C. 红细胞和上皮细胞　　　　　D. 上皮细胞和夏科–莱登结晶

E. 弹性纤维和胆红素结晶

15. 棕褐色痰主要见于

A. 肺梗死　　　　　　　　　　B. 肺结核

C. 肺炎　　　　　　　　　　　D. 阿米巴肺脓肿

E. 肺癌

二、案例分析题

患者，男，19岁。主诉：半年前开始发热，睡眠时汗多，咳嗽，痰多浓稠，有肺结核家史（母亲曾患肺结核）。查体：面色苍白，胸部饱满，呼吸急促，浊音强，发现胸腔有大量积液。

1. 该患者的初步诊断是什么？为什么？

2. 若抽取积液，应做哪些检查？

（曹　越　梅鲜艳）

第八章

生殖道分泌物检验

学习目标

1. **掌握** 精液一般性状检验、显微镜检验内容、方法、质量控制与临床意义；前列腺液有形成分显微镜检验及临床意义；阴道分泌物性状及临床意义、清洁度及判断标准。

2. **熟悉** 精液、前列腺液、阴道分泌物标本采集及质量控制；精液常用的化学与免疫学检验；前列腺液一般性状检验、前列腺液检验的质量控制；阴道分泌物常见病原体检验及临床意义。

3. **了解** 精液检验、前列腺液检验及阴道分泌物检验的进展。

4. 学会精液、前列腺液、阴道分泌物检验操作技术和结果的综合分析、判断。

5. 具有尊重和保护患者隐私及生物安全的意识。

案例讨论

【案例】

患者，男，30岁，从事IT工作。婚后3年，性生活正常，未避孕而不育。配偶妇科检查未发现异常。男方外科检查无异常，来诊时无临床症状。精液检验：灰白色，量3ml，精子总活力（PR+NP）30%、PR 23%，液化时间60分钟，pH7.2；精子密度12×10^9/L，精子活动率50%，正常精子形态率9.6%，镜检WBC 2个/HPF，无RBC。给予育精汤治疗，连服3个疗程（1个月为1个疗程），每月检查精液1次，第4次检验结果：精液量4ml，精子密度50×10^9/L，活动率75%，活动力强，次年其妻生一名男婴。

【讨论】

1. 该病例初诊时精液检验有何异常？
2. 治疗时间为何要3个月或更长时间？

扫码"学一学"

第一节　精液检验

精液（seminal fluid）是男性在射精时从尿道中排出到体外的液体，主要由精子（spermatozoon）和精浆（seminal plasma）组成。精子由睾丸曲细精管内生精细胞发育而来，经精原细胞、初级精母细胞、次级精母细胞及精子细胞几个阶段分化演变，最后发育为成熟精子，生成的精子进入附睾，在附睾中获能与成熟。完全成熟后储存在附睾尾部，直到射精时排出体外。

精液中有形成分约占每次射精量的10%，除精子外，还可有少量的上皮细胞、白细胞和未成熟的生精细胞等；精浆占精液的90%，由来自于附属性腺（包括附睾、精囊、前列腺、尿道球腺、尿道旁腺）的分泌物组成。精浆可稀释精子，为精子的运动和存活提供适宜的微环境，以及精子运动、代谢及功能维持提供能量物质。精液的化学成分复杂，主要包括：①蛋白质：清蛋白、纤维蛋白原、组蛋白、免疫球蛋白、补体C3等。②酶：酸性磷酸酶、凝固酶、蛋白酶、乳酸脱氢酶、纤溶酶、柠檬酸酶等。③微量元素：镁、钙、铁、铜、锌等。④其他：激素、果糖、柠檬酸等。

精液检验的主要目的：①评价男性生殖功能，用于不育症的诊断和疗效观察。②为体外授精和精子库筛选优质精子。③辅助诊断男性生殖系统疾病。④法医学鉴定。

扫码"看一看"

一、标本采集与处理

（一）标本采集与运送

1. 标本采集　由待检者本人采取手淫法将全部精液排入洁净、干燥的容器内。对手淫法采集精液困难者，可用电动按摩法采集精液；也可采用特殊的、对精子没有毒性的避孕套来采集。记录采集时间、方法，并立即送检。

2. 质量控制

（1）房间　应在靠近实验室的私密房间内采集标本，防止精液暴露于温度变化大的环境和控制从采集到检测的时间。

（2）医护人员　告知待检者关于精液标本采集的书面或口头指导，应强调精液标本采集必须完整。

（3）患者　标本采集前应禁欲（包括无遗精和手淫等）2~7天。标本采集前应排尿。如果需要多次采集标本检查，每次禁欲天数均应尽可能一致。进行辅助受孕和微生物检验的精液标本采集前要冲洗阴茎及外阴，按无菌操作处理。精液质量受多种因素的影响，不能仅凭一次检查结果做诊断。一般应间隔1~2周检查一次，连续检查2~3次以获得可靠的数据。

（4）容器　选用干净、大小适宜、对精子无毒性、灭菌的塑料或玻璃带盖容器（应经无毒试验）；容器在采集前和采集后最好置于20~37℃环境中。

（5）标本采集　将排出的全部精液收集于容器内，记录禁欲时间、标本采集时间、标本采集是否完整等。如标本不完整，应记录且在检测报告中注明，并于禁欲2~7天后重新采集标本检验。对通过手淫法采集精液困难时，可用电动按摩法或避孕套（专用）性交法获取精液。

（6）标本送检　标本采集后在30分钟内送检，气温低时要对标本进行20~37℃保温。

3. 方法学评价　精液标本采集与检验结果关系十分密切，精液标本采集方法学评价见表8-1。

表8-1　精液标本采集方法学评价

方法	评价
手淫法	精液常规分析的标准采集方法。优点：采集到的精液完整，送检及时，精子功能受到外界温度的影响较少。缺点：部分待检者不能取得精液
电按摩法	通过高频振荡器刺激阴茎头部使精液排出，其刺激性较强，适用于射精障碍者
安全套法	优点：简便易行，采集精液完整，但必须使用无毒专用安全套。缺点：普通乳胶安全套内的物质可杀灭精子，并且精液可黏附在避孕套上造成精液量损失

考点提示▶　精液标本采集及质量控制。

（二）标本接收与拒收

1. 标本接收　应检查标本盛器是否合格；标本外观、量是否符合要求，有无混入尿液；记录信息是否完整等。将患者信息条码粘贴于精液标本容器上，置于37℃恒温水浴箱中液化。在30~60分钟内评估精液的液化情况和物理性状。

2. 标本拒收　对不符合上述要求的标本应拒收并做好纪录。

（三）检验后标本处理

精液内可能含有HBV、HIV和疱疹病毒等，故应按潜在生物危害物质进行处理。检验完毕后的标本应焚烧，或浸入1000mg/L有效氯溶液2~4小时后再处理。所有处理均应做好记录。

二、一般性状检验

精液一般性状检验主要包括外观、量、凝固及液化时间、黏稠度、酸碱度等。

（一）外观

精液的外观包括颜色和透明度。

1. 检验方法　直接观察法。

【原理】采集排出的全部精液，通过肉眼观察其自行液化后的颜色与透明度。

【材料】干净的、广口的玻璃或塑料容器。

【操作】取液化后的精液，肉眼观察其颜色与透明度，并记录。颜色以灰白色、乳白色、淡黄色、黄色、棕色、鲜红色或暗红色等报告。透明度以透明、半透明或不透明报告。

2. 质量控制　应在液化后立即或于排精后1小时内检查。

3. 参考区间　灰白色或乳白色，半透明。精子浓度低时精液略显透明，久未排精者可呈淡黄色。

4. 临床意义　鲜红色或暗红色的血性精液，含大量红细胞，见于生殖系统炎症、结石、结核或肿瘤等。黄色或棕色脓性精液，见于精囊炎或前列腺炎。

（二）量

精液量是指一次排出的全部精液的数量，用ml表示。

1. 检验方法　直接测量法或体积换算法。

【原理】直接测量法：待精液完全液化后，采用定量刻度试管或吸管测定全部精液量，以ml表示。体积换算法：利用密度（物质每单位体积内的质量）进行精液体积换算。精液密度为1.043~1.102g/ml，假定其密度为1g/ml。

【材料】

（1）器材 刻度试管或吸管、分析天平。

（2）标本 新鲜液化精液。

【操作】

（1）直接测量法 用定量刻度试管或刻度吸管测量全部液化的精液量，以精液量：X.Xml报告。

（2）称重法 先称重一次性清洁容器，然后用其收集样本，待精液完全液化后再称重。第二次重量减去容器重量即得到精液的重量，然后根据样本重量计算其体积。

2. 质量控制 ①应在精液液化后测定，1小时内完成。②WHO推荐用标本容器称重法检测，但临床上较少使用。

3. 参考区间 一次排精量1.5~6.8ml（平均3.5ml）。

4. 临床意义 精液过少可造成精子活动空间减小和能量供应不足，精液过多时精子可被稀释而相对减少，均不利于生育。精液量的变化及临床意义见表8-2。

表8-2 精液量的变化及临床意义

类型	临床意义
精液减少症（oligospermia）	若5~7天未排精，排精量少于1.5ml；排除人为因素，如采集时部分精液丢失或禁欲时间过短等，病理性减少见于雄性激素分泌不足、附属性腺感染等
无精液症（azoospermia）	禁欲3天后，精液量少于0.5ml或减少到数滴甚至排不出时，见于生殖系统的特异性感染如淋病、结核及非特异性炎症等；逆行射精时有射精动作，但无精液排出（逆行射入膀胱）
精液增多症（polyspermia）	精液量超过6.8ml，常见于附属性腺功能亢进，如垂体促性腺激素分泌亢进、雄性激素水平过高，亦见于禁欲时间过长者

（三）酸碱度

1. 检验方法 pH试纸法。

【原理】待精液完全液化后，用精密pH试纸测定其酸碱度（pH）。

【材料】

（1）器材 精密pH试纸（pH5.5~9.0）。

（2）标本 新鲜液化精液。

【操作】取充分混匀的液化精液1滴，在精密pH试纸上均匀展开，待浸湿区域的颜色均匀一致（<30秒），与标准带比较读取并记录pH；或用pH计测试液化精液的pH。以酸碱度pH：X.X报告。

2. 质量控制 ①应在精液液化后测定，1小时内完成。②选用范围在5.9~9.0的精密pH试纸。③细菌污染可使精液pH升高。

3. 方法学评价 pH试纸法简便，但受人为主观因素影响；pH计法较准确，但仪器操作相对繁琐。

4. 参考区间 pH：7.2~8.0（平均7.8）。

5. 临床意义 精液pH主要反映精囊腺的碱性分泌液和前列腺的酸性分泌液等不同附属性腺分泌液pH之间的平衡。①pH>8.0时，见于急性前列腺炎、精囊炎或附睾炎，可能是精囊分泌过多或前列腺分泌过少所致。②pH<7.0并伴有精液量减少，可能是输精管阻塞或射精管和精囊腺缺如、发育不良所致。当pH<7.0或>8.0时均可影响精子活动和代谢，不利于受孕。

（四）液化时间

精液液化时间（semen liquefaction time）是指精液排出后由胶冻状转变为流动状所需要的时间。正常刚排出的精液在精囊腺分泌的蛋白凝固酶作用下立即形成稠厚的胶冻状，置室温数分钟后，在前列腺分泌的纤维蛋白溶解酶的作用下开始液化，变得较为稀薄，此时可以看到液体中的不均匀凝块。随着继续液化，精液变成均匀的液体。

1. 检验方法 有直接观察法和滴管法。

【原理】在37℃环境中，每5分钟直接倾斜标本观察其是否有"扩散、流动"现象，或用滴管吸取精液观察精液的流动状况。正常情况下，精液离体后5~10分钟开始液化，通常在15分钟内完全液化，很少超过60分钟。超过1小时仍不液化或液化不完全属异常。

【材料】

（1）器材 37℃水浴箱、口径较细的滴管、计时器。

（2）标本 新排出的精液。

【操作】

（1）直接观察法 将盛有新采集全部精液的容器置于37℃水浴箱中，每5分钟倾斜容器观察精液是否有"扩散、流动"现象，直至精液由胶冻状变为均匀流动状液体时，停止计时。对60分钟后不液化或未完全液化的精液标本则停止操作。报告液化时间：XX分钟，或"60分钟未完全液化""60分钟不液化"。

（2）滴管法 盛有新采集全部精液的容器置于37℃水浴箱中，每5分钟用口径较细的滴管吸取精液，若精液很容易被吸取且未见胶冻状、条索状精液即停止计时。对60分钟后不液化或未完全液化的精液标本则停止操作。报告方式同直接观察法。

2. 质量控制 ①精液采集后应记录排精时间并立即送检，收到标本后应立即将其置于37℃恒温环境中，每5分钟观察一次。②正常液化精液可含有少量不液化的胶冻状颗粒，无临床意义。③若精液不液化，可用机械混匀或用1g/L菠萝蛋白酶消化处理加速液化。但这些处理可能对精液检验结果有影响，应记录。

3. 方法学评价 直接观察法操作简单、实用，临床上常用；缺点是结果判断缺乏客观性，受检验者经验和主观因素影响。滴管法操作简单、实用，临床上常用，结果准确性和重复性优于直接观察法。

4. 参考区间 <60分钟。

5. 临床意义 精液不液化或液化不全可抑制精子活动力，进而影响生殖能力。

（1）液化不完全 见于前列腺炎，因前列腺分泌纤溶酶减少所致。如精液超过1小时或数小时不液化称为精液延迟液化症。

（2）精液凝固障碍 精囊腺炎时，由于蛋白质分泌减少，可引起精液凝固障碍。精液始终呈现液化和半液化状态，见于精囊腺炎或输精管缺陷等。

（五）黏稠度

精液黏稠度（semen viscosity）是指精液完全液化后的黏度。

1. 检验方法　有滴管法和玻璃棒法。

【原理】利用滴管或玻璃棒观察液化精液有无拉丝及拉丝长度，从而判断精液的黏稠程度。

【材料】

（1）器材　5ml Pasteur滴管、玻璃棒。

（2）标本　新鲜液化精液。

【操作】

（1）滴管法　用Pasteur滴管或口径约1.5mm塑料吸管慢慢将液化精液吸入，而后让精液在重力作用下滴落，观察形成拉丝的长度。以精液拉丝长度：Xcm报告。

（2）玻璃棒法　用玻璃棒插入液化精液，观察提棒时有无拉丝及拉丝长度。报告方式同滴管法。玻璃棒法精液黏稠度分为3级，Ⅰ级：30分钟基本液化，用玻璃棒提拉精液呈细丝状黏液丝；Ⅱ级：60分钟不液化，玻璃棒提拉时可见粗大黏液丝，涂片时有黏稠感；Ⅲ级：24小时仍不液化，无法用玻璃棒提拉起精液，黏稠度高，涂片困难。

2. 质量控制　黏稠度测定应在精液完全液化后进行，部分不液化标本表现为精液黏稠度不随时间延长而改变。黏稠度增大可干扰精子活力判断、精子计数、精子表面抗体和化学指标的检测。

3. 方法学评价　两种方法均操作简便、实用，适合临床应用，但结果的准确性、重复性受检验者经验及主观因素影响。

4. 参考区间

（1）滴管法　精液呈水样，形成不连续小滴，拉丝长度<2cm。

（2）玻棒法　黏液丝长度<2cm。

5. 临床意义

（1）黏稠度减低　即新排出的精液呈米汤样，可能为先天性无精囊或精囊液流出管道阻塞所致。精液稀薄，黏稠度下降，也可见于精子密度太低或无精子症时。

（2）黏稠度增加　多与附属腺功能异常有关，如附睾炎、前列腺炎，且常伴有精液不液化，导致精子活动力降低而影响生殖能力。

> **考点提示**　精液一般性状检验及临床意义。

三、化学与免疫学检验

（一）精液化学检验

精浆中的一些化学标志物可反映副性腺功能。例如柠檬酸、锌、γ-谷氨酰转酞酶和酸性磷酸酶反映前列腺功能，果糖和前列腺素反映精囊功能，游离左旋肉毒碱、甘油磷酸胆碱和α-葡糖苷酶反映附睾功能，若浓度降低则反映副性腺的分泌功能下降。精液常见化学检验项目、参考区间和临床意义见表8-3。

表8-3　精液化学检验指标及其临床意义

项目	参考区间	临床意义
酸性磷酸酶（ACP）	磷酸苯二钠法：48.8～208.6U/ml	几乎全部来自前列腺，测定精浆中 ACP 有助于了解前列腺功能和对前列腺疾病进行诊断。前列腺炎时 ACP 减低，可使精子活动减弱，受精率下降；前列腺癌和前列腺肥大 ACP 增高
乳酸脱氢酶-X（LDH-X）	绝对活性为（1430±940）U/L，相对活性≥40%	LDH-X 具有组织特异性，对精子生成、代谢、获能和受精均有重要作用，是评价男性生育功能及睾丸生精功能的良好指标。LDH-X 活性减低可致生育力下降
中性 α-葡萄糖苷酶	比色法：≥20mU/次射精	反应附睾功能状态特异、敏感的指标。其活性与精子密度、精子活动力呈正相关，有助于鉴别输精管阻塞（显著降低）和睾丸生精障碍所致的无精子症（无明显变化）
精子顶体酶	速率法：36.72±21.43U/L	顶体酶活性与精子活力、精子计数以及顶体的完整性均成正相关。其活性降低可致不育
精浆果糖	吲哚比色法：≥13μmol/次射精；间苯二酚法：9.11～17.67mmol/L	精子活动的能量来源，降低常见于精囊炎或雄激素分泌不足。还可用于无精症的鉴别诊断，单纯性输精管阻塞性无精症果糖含量正常
精浆锌	原子吸收法：163.02±45.26）μg/ml或（2.12±0.95）mmol/L；比色法：≥2.4μmol/次射精或（1.259±0.313）mmol/L	减少可致生殖器官发育不良、精子生成减少、死精症等，严重缺锌可致不育症

（二）精液免疫学检验

据WHO估算，在育龄夫妇原因不明的不育（孕）症中，免疫性不育占10%～20%。其中血清和生殖道局部的抗精子抗体是引起免疫性不育的重要原因之一。

精液免疫学检验一般应先进行精子与子宫颈黏液相互作用检查，然后再行精液抗原或抗体、精浆免疫抑制物测定。精液免疫学检验项目主要包括：抗精子抗体测定、精浆免疫抑制物质测定、精浆免疫球蛋白测定等，其检验方法和临床意义见表8-4。

表8-4　精液常见免疫学检验方法及临床意义

项目	来源和作用	检验方法及参考区间	临床意义
抗精子抗体（AsAb）	生殖道的炎症和损伤时产生	精子凝集试验、酶联免疫吸附法（ELISA）、免疫珠试验、混合抗球蛋白反应试验等：均阴性	AsAb 检测为免疫性不育症患者临床治疗及预后判断的重要指标。AsAb 阳性可导致不育
精浆免疫抑制物质（SPIM）	抑制机体对精子的免疫反应，保护受精卵免受排斥，维持正常的生殖生理过程	SPIM 抗补体试验：（430±62）μg/ml	活性减低与不育（孕）、习惯性流产、女性对配偶精液超敏反应的发生密切相关
男性抑制物质（MIM）	同上	单向免疫扩散试验：（3.0±0.3）g/L	同上
免疫球蛋白	为血清含量1%～2%	ELISA 法：IgA（90.3±57.7）mg/L；IgG（28.6±16.7）mg/L；IgM（2.3±1.9）mg/L	AsAb 阳性者 IgA、IgG 和 IgM 均高于 AsAb 阴性者，生殖道感染者分泌型 IgA 增高

四、显微镜检验

精液显微镜检验推荐使用相差显微镜，观察新鲜未染色的标本；也可采用普通光学显微镜，观察未染色精液标本的有形成分和染色后的精子形态。

（一）精子活动力

精子活动力（sperm motility）是指精子前向运动的能力。WHO将精子活动力分为3级，即前向运动（progressive motility，PR）：指精子运动活跃、线性运动或在较大的范围内运动（不考虑运动的速度）；非前向运动（non-progressive motility，NP）：指精子运动但不活跃，如精子在较小的范围内运动，精子头部轻微移位或仅有鞭毛摆动；无运动（immotility，IM）：指精子完全不动。

1. 检验方法　有直接涂片显微镜观察、连续摄影法计数和精子质量分析仪法等，本节仅介绍直接涂片显微镜观察法。

【原理】将液化精液涂片，高倍视野下观察200个精子的运动状态，分别得出PR、NP、IM精子所占的百分率，最后计算出总活力精子（PR+NP）和前向运动精子的比率。

【材料】

（1）器材　显微镜、载玻片、盖玻片、微量吸管。

（2）标本　新鲜液化精液。

【操作】取混匀液化精液1滴（约10μl）置于载玻片上，加盖玻片静置片刻后，先用低倍镜观察，选择精子分布均匀的区域用高倍镜连续观察至少5个视野，分析200个精子分别得出PR、NP、IM精子所占的百分率并报告。

2. 质量控制

（1）标本　①标本采集后立即送检，气温低时注意保温。②精液液化后应立即检查，最好在30分钟内检验完毕，一般不超过1小时，以免脱水、pH及环境温度的变化影响检验结果。③1小时标本不液化，可对标本进行液化处理后，再检查活动力，报告时应注明。

（2）器材　①盖玻片规格符合要求，采用22mm×22mm盖玻片。②推荐使用带有网线和网格的目镜，以限制观察区域。

（3）温度　标本、试验用载玻片和盖玻片均应在37℃条件下温育，用带有加热（37℃）功能载物台的显微镜进行检查，检测要快速。

（4）混匀　充分混匀，力度要轻柔以免气泡产生，可通过向标本中插入一个宽孔（直径接近1.5mm）的一次性无菌塑料吸管抽吸10次达到混匀标本的目的，不可用高速涡旋振荡器，以免损伤精子。

（5）制片　①制片时精液体积和盖玻片的尺寸必须标准化，以保持精子在固定厚度约20μm的条件下自由游动（将10μl精液滴在干净载玻片上，加22mm×22mm的盖玻片，形成近20μm厚度）。②覆盖盖玻片时，依托盖玻片的重量使标本均匀展开，注意避免产生气泡。③待湿片内精液标本停止漂移后开始计数（60秒）。

（6）观察原则　①观察速度要快，防止标本干涸。②若每一视野中精子的数目差异过大，则样本可能不具有代表性，此时应重新混匀标本制备涂片再检查。

3. 方法学评价

（1）直接涂片显微镜检查法　操作简便，无需特殊器材，临床上常用；但人为影响因素多，质量控制难度大，误差较大，重复性较差。

（2）其他　连续摄影法是WHO推荐的方法，直观、准确度高，但需要高精度设备。精子质量分析仪法操作简便、重复性好、污染小，但需要专用设备。连续摄影法和精子质量分析仪法均具有一定的局限性，不能完全代替传统的显微镜检验。

4. 参考区间　总活动力精子（PR+NP）≥40%，前向运动精子（PR）≥32%。

5. 临床意义　精子活动不良或不活动的精子增多，是导致不育的重要原因之一。精子活动力低下常见于：①精索静脉曲张（男性不育的首要原因）、静脉血回流不畅、睾丸组织缺氧等。②生殖系统非特异性感染、使用某些药物（如抗代谢药、抗疟药、雌激素、氧化氮芥等）。

（二）精子活动率

精子活动率（sperm activity rate）是指在显微镜下直接观察活动精子所占精子总数的百分率。

1. 检验方法　直接涂片法。

【原理】将液化精液涂片，高倍镜下观察并计数100个精子中尾部有活动的精子数，即可得到精子活动比率。

【材料】同精子活动力检查。

【操作】取液化精液1滴于载玻片上，加盖玻片静置片刻，在高倍镜下观察100个精子，计数尾部有活动精子数，并计算其百分率。

2. 质量控制　同精子活动力检查。若不活动精子过多（>75%），应采用体外精子活体染色技术做进一步确认。

3. 方法学评价　直接涂片法误差较大，只能作为初筛检查。

4. 参考区间　排精后60分钟内精子活动率为80%～90%（至少 >60%）。

5. 临床意义　当精子活动率低于60%时，可致生育力下降，若低于40%则可致不育。引起精子活动率下降的因素较多，常见原因有：①生殖系统感染，如淋病、梅毒等。②精索静脉曲张。③物理因素，如高温环境（热水浴）、放射线因素等。④化学因素，如某些药物（抗代谢药、抗疟疾药、雌激素）、乙醇等。⑤免疫因素，如存在抗精子抗体等。

（三）精子存活率

精子存活率（sperm vitality）小称精子活率，是指活精子占精子总数的百分率。通过评估精子细胞膜的完整性可以判断精子的存活率。

1. 检验方法　有直接涂片法、伊红染色法和精子尾部低渗膨胀试验。

（1）直接涂片法

【原理】将液化精液涂片，高倍镜下观察并计数100个精子中有活动能力精子的数量，即可得到精子存活率。

【材料】

1）器材：显微镜、载玻片、盖玻片、微量吸管。

2）标本：新鲜液化精液。

【操作】取液化精液1滴涂于载玻片上，加盖玻片，在高倍镜下观察5～10个视野，计数活动精子数量，以精子存活率：XX%报告。

（2）伊红染色法

【原理】非透过膜性染料伊红Y可以进入损伤的精子细胞膜内使精子着色，即活精子不着色，死精子染成红色，计数不着色精子的数量即为存活精子。

【材料】

1）器材：显微镜、载玻片、盖玻片、微量吸管。

2）试剂：5g/L伊红Y染液：伊红Y 0.5g，加生理盐水至100ml。

3）标本：新鲜液化精液。

【操作】

1）湿片法：在载玻片上加混匀的新鲜液化精液和5g/L伊红Y染液各1滴，混匀后加盖玻片，30秒后在高倍镜下观察，活精子不着色，死精子染成红色。计数200个精子，计算未着色精子（活精子）的百分率，以精子存活率：XX%报告。

2）干片法：在载玻片上加新鲜液化精液和5g/L伊红Y染液各1滴混匀，1分钟后推成薄片，待自然干燥后在高倍镜下计数200个精子，计算未着色精子（活精子）的百分率，以精子存活率：XX%报告。

3）结果判断：精子头部呈红色或暗粉红色者为死精子，不着色者为活精子（图8-1）。

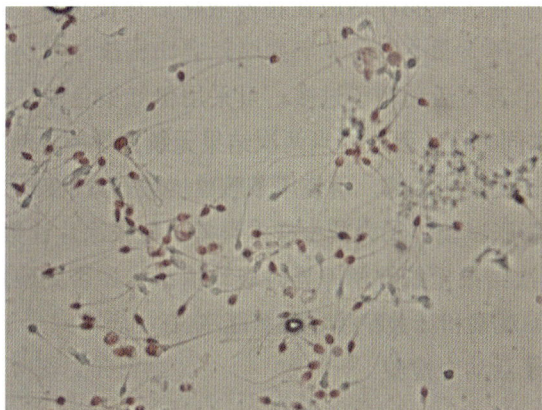

图8-1　精子伊红Y染色

（3）精子尾部低渗膨胀试验（hypo-osmotic swelling test，HOS）

【原理】活精子在低渗溶液中，由于渗透压的变化，水分子通过精子的细胞膜而进入精子内部以达到内外渗透压平衡，由于精子尾部的膜相对薄而疏松，故在尾部可出现不同程度的肿胀现象，可用相差显微镜或普通显微镜观察，计数尾部出现各种肿胀精子的百分率。

【材料】

1）器材：小试管、刻度吸管、吸耳球、胶吸头、载玻片、盖玻片、显微镜。

2）试剂：低渗膨胀液：枸橼酸钠0.735g，右旋果糖1.351g，加蒸馏水至100ml。分装，-20℃冷冻保存，使用前解冻，并充分混匀。

3）标本：新鲜液化精液。

【操作】

1）混匀、预温：取小试管1支，加低渗膨胀液1ml，37℃预温5分钟。

2）加样、孵育：加0.1ml液化精液于低渗膨胀液中，轻轻混匀，置37℃水浴30分钟。

3）计数：取混合液1滴（10μl）于载玻片上，加盖玻片，在高倍镜下观察计数200个精子，计算所有尾部膨胀精子和g型精子的百分率，以精子尾部膨胀率：XX%，g型精子：XX%报告。

（2）稀释精液　吸取充分混匀液化精液20μl加入到稀释液中，充分混匀。

（3）充池　取混匀后的稀释精子悬液1滴（约10μl）充入计数池内，静置3～5分钟。

（4）计数　以精子头部作为基准进行计数。①若中央大方格每个中方格内的精子数量少于10个，则计数中央大方格所有25个中方格内的精子数。②若中央大方格每个中方格内的精子数量为10～40个，则计数中央大方格其中10个中方格内的精子数。③若中央大方格每个中方格内的精子数量多于40个，则计数中央大方格四角和中央5个中方格内的精子数。

（5）计算

$$精子数/L=\frac{计数的精子总数}{计数的中方格数} \times 25 \times 10 \times 20 \times 10^6$$

$$精子总数=精子数/L \times 精液量（ml） \times 10^{-3}$$

式中：

×25：换算成1个大方格内精子数；

×10：由0.1μl精子数换算成1μl精子数；

×20：精液的稀释倍数；

×10^6：由1μl换算成1L。

（6）报告方式　精子浓度：XX×10^9/L；精子总数：XX×10^6/1次射精。

2. 质量控制

（1）标本　精液标本必须完全液化，吸取精液前必须充分混匀，吸取精液量要准确。

（2）计数　①标本稀释比例适当。②光线应调弱。③计数时以头部为基准，计数完整结构的精子（有头和尾），有缺陷的精子（无头或尾）不计数，若数量多时应分别计数并报告。④在10分钟内计数完毕。⑤为减少误差，应重复计数两次，如两次计数结果误差有统计学意义，应重新稀释标本，重新计数。如两次计数结果误差无统计学意义，取两次计数结果的平均值报告。

（3）离心　如常规检查未发现精子，应以2000r/min离心15分钟后取沉淀物检查，若仍未见精子，则报告"无精子"。

（4）检查次数　精子数量变异较大，出现一次异常结果，应1周后复查，检查2～3次才能得到比较客观、准确的结论。

（5）计数原则　计数池方格内的压线精子计数原则同白细胞显微镜计数。

3. 方法学评价　见表8-6。

表8-6　精子计数的方法学评价

计数方法	评价
精子显微镜计数法	检验方法简便，成本低，但人为影响因素多，不能同时观察精子的活动率和运动轨迹，要求控制适当的稀释倍数，严格计数规则
计算机辅助精液分析（CASA）	CASA是利用图像和计算机技术进行精子计数，确定和跟踪个体精子的活动以及计算精子活动的一系列"运动学"参数。本方法设备成本较高，检测简单、快速，重复性较好，但易受精液中细胞成分和非精子颗粒物质的影响。可同时检测精子的活动率和运动轨迹。精子密度可影响结果，要求控制适当的稀释倍数
精子质量分析仪（SQA）	SQA是一种集光电技术、计算机技术和显微影像技术于一体的精液分析仪器。本方法设备和检测成本较高，检测简单、快速，重复性较好，但易受光电性能的影响。同时可检测精子的活动率和运动轨迹。精子密度可影响结果，要求控制适当的稀释倍数

4. 参考区间 精子计数：≥$15×10^9$/L；精子总数：≥$39×10^6$/1次射精。

5. 临床意义 精子密度持续<$15×10^9$/L或精子总数持续<$39×10^6$/1次射精时为少精子症；精液连续检查3次，离心后沉淀物中仍无精子时为无精子症。

精子数量减少或无精子症见于：①先天性或获得性睾丸疾病：如睾丸畸形、萎缩、结核、淋病、炎症等。②先天性输精管、精囊腺缺如或输精管阻塞。③精索静脉曲张。④重金属损害（如铅、镉中毒）和放射性损害。⑤其他：应用抗肿瘤药、男性避孕药（如棉酚）等某些药物，重金属、乙酸中毒、热水浴、放射线损害等某些理化因素影响，逆行射精，老年人等。

考点提示 ▶ 精子计数原理、方法、参考区间及临床意义。

（六）精子形态

正常精子外形似蝌蚪状，分头、颈、中段和末端，全长约60 μm，光学显微镜下可见精子分头（含颈）和尾（含中间段、主段和末段）两部分（表8-7，图8-3，图8-4）。只有头部和尾部都正常才是正常精子，其他所有临界形态均应属异常。精子形态异常包括头部、颈段、中段和尾部的各种异常（表8-8，图8-4）。

表8-7 精子正常形态

部位	大小（μm）	正常形态
头部	长 4.0~5.0，宽 2.5~3.5，长宽之比 1.50~1.75	外形光滑、规则，呈椭圆形；顶体部分边界清晰，且占头部面积40%~70%。顶体区域无大空泡，小空泡不超过2个，空泡的面积不能超过精子头部的20%，顶体后区无空泡
中段	长 3.3~5.2；宽 0.5~0.7	细长、规则；中段的主轴应与精子头部主轴一致。胞质残余体 <1/3
主段	长 45	比中段细，直径一致，约为头部长度的10倍。可有自然弯曲（甚至自身卷曲成环状），但无成角弯折（成角弯折提示有鞭毛破损）

表8-8 精子异常形态

部位	异常形态
头部	大头、小头、圆头、双头、多头、无头、锥形头、梨形头、无定形头、空泡样头（>2个空泡或>20%头部区域为未染色的空泡），顶体后区有空泡，顶体区域过大或者过小（<40%或>70%头部区域），或以上类别任意组合等
颈部和中段	颈部肿胀、弯曲，中段不规则、弯曲、增粗、变细等
尾部	无尾、短尾、断尾、长尾、双尾、发卡形尾等
其他	如胞质小滴异常，通常位于中段的胞质小滴为精子头部大小1/3或更多，精子头、体、尾均有或其中两者有不同程度的异常

2. 质量控制 生精细胞胞体相对较大，不具有尾部，未染色条件下易与中性粒细胞相混淆。WHO推荐用正甲苯胺蓝过氧化物酶染色法进行鉴别，生精细胞为阴性，中性粒细胞为阳性。

3. 方法学评价 WHO推荐使用巴氏染色法或改良巴氏染色法，它可以使精子和其他细胞很好地染色。瑞–吉染色、Shorr染色和Diff-Quik等快速染色法虽然效果不如巴氏染色法，但由于方法简便、快速，国内实验室普遍采用。

4. 参考区间 生精细胞：<1%；白细胞：<1.0×10^9/L 或 <5个/HPF；偶见红细胞。

5. 临床意义 当睾丸受损时，精液中可出现较多的未成熟生精细胞。精液中红细胞、白细胞增多可见于生殖系统炎症、结核、恶性肿瘤等。精液中白细胞>1.0×10^9/L 称为白细胞精子症，表明生殖系统存在感染。精液中发现癌细胞，提示生殖系统存在恶性肿瘤。

> **考点提示** 精子形态、生精细胞的概念等。

五、精液分析仪检验

计算机辅助精子分析（CASA）是20世纪80年代后，由计算机技术和图像处理技术相结合发展起来的一项新的精子分析技术。CASA系统既可定量分析精子浓度、精子活动率和活动力等，又可分析精子运动速度和运动轨迹特征，为精子分析提供了较为准确、客观的检验结果。目前，CASA已在临床上广泛应用。

1. 检验方法

【原理】通过摄像机或录像与显微镜连接，确定和跟踪单个精子细胞的活动，并将所获得的电子信号输入计算机，根据设定的精子大小和灰度、精子运动的位移及精子运动的有关参数，计算机对采集到的信息进行动态分析处理并得出相关结果。

【材料】

（1）器材 计算机辅助精液分析系统。

（2）标本 新鲜液化精液。

【操作】按仪器说明书进行。

通过检测与分析，CASA系统检验参数主要有如下几项。

（1）运动精子密度 前向运动精子密度（每升精液中前向运动精子的密度）、精子活动率、前向运动率。

（2）精子活动参数 ①平均曲线运动速度（curvilinear velocity，VCL）。②平均路径速度（average path velocity，VAP）。③直线运动速度（straight-line velocity，VSL）。④鞭打频率（beat-cross frequency，BCF）。

（3）精子运动方式参数 ①直线性（linearity，LIN）。②精子头侧摆幅值（amplitude of lateral head displacement，ALH）。③前向性（straightness，STR）。④摆动性（wobble，WOB）。⑤平均移动角度（mean angle of deviation，MAD）。

2. 质量控制

（1）标本 检测精子活动力时，精子密度应控制在（20~50）$\times 10^9$/L。高密度（如>50×10^9/L）精子的标本，可增加精子碰撞的频率，并可能由此出现错误的结果。此时应使用同源精浆或生理盐水稀释标本后再测，也可使用WHO推荐的Dulbecco磷酸盐缓冲液–葡萄糖–牛血清蛋白溶液稀释标本。对密度过低的标本推荐手工检查。

（2）温度　精子运动参数对温度变化较为敏感，CASA系统一般设置将标本温度保持在37℃，操作人员应密切注意在恒温条件下的操作。

（3）计数　采用20μm深的专用计数池。为减少误差，要求同时检测两个计数池，每个计数板检测6个视野（共12个视野）；每个计数池至少应该检测200个精子。

3. 方法学评价　CASA在客观评价精子质量方面具有独特的优越性，对精子运动指标的检测指标多、客观、准确，并且操作简便、快速，极大的解决了传统的精液常规分析费时、信息量少、准确度差、主观性大等缺点。

但CASA仪器较贵，根据人为设定的大小和灰度来判断和识别精子，准确性受精液中细胞成分和非细胞颗粒物质的影响。①只能粗略地识别畸形精子，对精液中非精子有形成分较多的标本，如生精细胞、白细胞、非细胞颗粒等仅能提供模糊的信息。②仅评价单个精子的运动参数，缺乏对精子群体的了解。③仅将可产生一定位移的精子记为活动精子，导致精子活率实测值低于真值。④缺乏统一标准，不同厂家和型号的CASA结果缺乏可比性。目前WHO仍推荐使用显微镜直接检验精子的密度和活动度。

六、精液检验的临床应用

（一）评价男性生育功能

男女同居1年以上，没有采取任何避孕措施，且无1次妊娠者称为不孕（育）症，其中由于男方原因引起的不能生育，称为男性不育。导致男性不育的原因有：①精子的发生和成熟异常，精子质和（或）量异常。②生殖管道异常，精液不能正常排入女性生殖道。③附属腺功能异常致精液的性状异常。通过精液检验可以发现精子是否异常及输精管是否阻塞，为男性不育症诊断和疗效观察提供依据。

（二）辅助诊断男性生殖系统疾病

淋病、肿瘤、结核、先天性睾丸发育不全等疾病是男性生殖系统的常见疾病，精液检验可为生殖系统疾病的诊断及疗效观察提供一定依据。当患有上述疾病时，精液会发生质和（或）量的改变。如生殖系统有炎症或性传播疾病时，在精液中可发现白细胞或检出相应的病原体；肿瘤患者可于涂片中找到肿瘤细胞。

（三）为精子库或人工授精筛选优质精子

人工授精是用非性交的方式将精液置入女性生殖道内，使精子和卵子自然结合，以达到妊娠目的的一种辅助生育技术。精液检验能为精子库和人工授精筛选优质精子。在进行人工授精前和对精子库获取的精液标本进行全面检验分析，留取和选择活动力强、质量高的优质精子，以保证人工授精或助孕的质量。

（四）法医学鉴定

法医学检验是将怀疑被精液污染的衣物用等渗盐水清洗后，直接离心后找精子、查找血型物质或染色寻找结晶，也可用化学、免疫学或分子生物学方法进行检验，作为判断有关案情的参考，如通过标本中存在的DNA找到嫌疑犯的犯罪证据。

扫码"学一学"

第二节　前列腺液检验

前列腺液（prostatic fluid）是前列腺分泌的乳白色稀薄液体，是精液的重要组成部分，占精液含量的15%~30%。前列腺液组成成分复杂，主要有：①电解质：如钾、钠、钙、锌等。②酶：如纤溶酶、酸性磷酸酶、乳酸脱氢酶等。③脂类：如磷脂、胆固醇。④免疫物质：如免疫球蛋白、补体及前列腺特异抗原（prostate specific antigen，PSA）。⑤有形成分：磷脂酰胆碱小体、白细胞及上皮细胞等。⑥其他：精胺、亚精胺、柠檬酸等。

前列腺液检验常用于前列腺炎等疾病辅助诊断、疗效观察，也可用于性传播疾病的诊断。

一、标本采集与处理

（一）标本采集与运送

1. 采集方法　前列腺液标本由临床医师行前列腺按摩术后采集。标本量少时可直接滴于载玻片上；量多时弃去第1滴前列腺液后，采集于洁净干燥的容器中。用于微生物培养的标本，应消毒尿道口，并弃去第1滴前列腺液后，将标本收集于干燥无菌的容器内。

2. 标本运送　前列腺液标本留取后应立即送检，以防干涸。

3. 质量控制

（1）准备　①前列腺液采集前应禁欲3天以上，避免因排精及情绪兴奋造成白细胞假性增多。②标本采集前应排空尿液，以防尿液混入。

（2）温度　如疑为原虫感染，观察原虫活动状况时，气温低时应注意标本保温。

（3）禁忌证　标本采集前应掌握前列腺按摩禁忌证，如疑有前列腺结核、脓肿、肿瘤或急性炎症且有明显压痛者，应禁止或慎重采集标本，以免炎症、结核或肿瘤等扩散。

（4）间隔时间　若一次采集失败或检验结果为阴性，但临床指征明显者，应间隔3~5天后再重新采集标本。

> **考点提示**　前列腺液及标本采集、质量控制。

（二）标本接收与拒收

在收到被检标本时，应先观察标本是否满足检验要求，标本容器标识是否清晰、容器有无污染。如标本量不足、送检不及时或未取到适合检查的标本、申请单与标本检查内容不符、标本容器标识不清晰、容器有污染等，应拒绝接收被检标本并做好相应记录，同时通知送检科室。

（三）检验后标本处理

检验后的前列腺液标本应按潜在生物安全隐患标本处理，处理办法与精液检验要求一致。

二、一般性状检验

（一）量

1. 参考区间　数滴至2ml不等。临床实验室一般不报告前列腺液量。

2. 临床意义　①减少：见于前列腺炎。多次按摩无前列腺液排出，提示前列腺分泌功能严重不足，常见于前列腺的炎性纤维化、某些性功能低下者。②增多：见于前列腺慢性充血、过度兴奋时。

（二）外观

包括颜色和性状两个方面。

1. 检验方法 直接观察法。取新鲜前列腺液1滴于载玻片上，在自然光线下肉眼观察其颜色和性状，并记录。颜色以乳白色、黄色或红色等报告；性状以稀薄、浑浊、黏稠或脓性黏稠等报告。

2. 参考区间 不透明、淡乳白色、稀薄、有光泽的液体。

3. 临床意义 ①红色：提示出血，见于精囊炎、前列腺炎、前列腺结核、结石及恶性肿瘤等，也可因按摩手法过重引起。②黄色浑浊、脓性黏稠：提示化脓性感染，见于化脓性前列腺炎或精囊炎。

（三）酸碱度

1. 检验方法 pH试纸或pH计测定法。用pH试纸测试前列腺液的酸碱度，并记录其pH。以酸碱度：pH X.X报告。

2. 参考区间 pH 6.3~6.5，75岁后pH可略增高。

3. 临床意义 pH增高见于前列腺炎或前列腺液中混入较多精囊液。

> **考点提示** 前列腺液一般性状检验内容及意义。

三、显微镜检验

1. 检验方法 一般采用直接涂片非染色湿片高倍镜下观察；也可用瑞–吉、革兰或抗酸染色，油镜下行细胞学检查、病原生物学检查等。

【原理】直接涂片法：前列腺液涂片后加盖玻片，在高倍镜下观察前列腺液中有形成分的种类和数量，分别记录并报告。

【材料】

（1）器材 载玻片、盖玻片、显微镜。

（2）标本 新鲜前列腺液。

【操作】

（1）制备涂片 取新鲜前列腺液1滴于载玻片上，加盖玻片。

（2）显微镜观察 高倍镜下观察10个视野内的磷脂酰胆碱小体、淀粉样小体、前列腺颗粒细胞、白细胞、红细胞、上皮细胞、精子、真菌、滴虫和结石等有形成分的种类、数量和分布情况，并记录。

（3）结果判断

1）磷脂酰胆碱小体判断标准

"1+"：磷脂酰胆碱小体平均占高倍镜视野1/4。

"2+"：磷脂酰胆碱小体平均占高倍镜视野1/2。

"3+"：磷脂酰胆碱小体平均占高倍镜视野3/4。

"4+"：磷脂酰胆碱小体均匀布满视野。

2）细胞 按"尿液细胞"判断标准进行判断。

（4）报告方式 ①磷脂酰胆碱小体：量，分布情况。②白细胞：X~XX个/HPF。③红细胞：X~XX个/HPF。④前列腺颗粒细胞：X~XX个/HPF。

2. 质量控制

（1）标本　收到标本后应立即检验，以免标本干涸。

（2）涂片　应均匀，厚薄适宜，染色检查的涂片要薄。

（3）观察　先用低倍镜观察全片，再用高倍镜确认。高倍镜至少观察10个视野，对有形成分较少或标本量较少的标本，应扩大观察视野。当直接涂片镜检发现有大量细胞成分或可疑细胞，或要求涂片检菌时，可用涂片染色法检查。

（4）报告　严格按要求方式统一报告。

3. 方法学评价　直接涂片法镜检操作简便快速，以细胞和磷脂酰胆碱小体成分的检验价值最大，临床较常用。涂片瑞-吉染色法可辨别细胞结构，适用于细胞学检验。革兰染色或抗酸染色可以查到病原微生物，但是检出率较低，必要时需做微生物培养及鉴定。

4. 参考区间　磷脂酰胆碱小体：量多（>"2+"），满视野/HPF，分布均匀；白细胞<10个/HPF；红细胞<5个/HPF；前列腺颗粒细胞<1个/HPF。

5. 临床意义　前列腺液常见的有形成分形态特点（图8-6）及临床意义见表8-9。

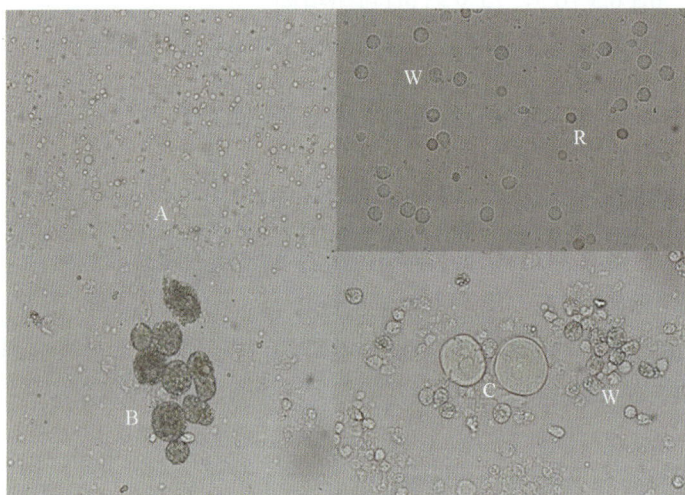

图8-6　前列腺液中有形成分（未染色）

A.磷脂酰胆碱小体；B.前列腺颗粒细胞；C.淀粉样小体；R.红细胞；W.白（脓）细胞

表8-9　前列腺液常见的有形成分形态特点及临床意义

有形成分	形态特点	临床意义
磷脂酰胆碱小体	圆形或卵圆形、大小不均，形似血小板，但略大，折光性强，似脂肪小滴，散在分布	前列腺炎时，数量减少，成簇分布或分布不均；炎症较严重时，磷脂酰胆碱小体可被吞噬细胞吞噬而消失
红细胞	圆盘状、草黄色	正常时偶见。增多见于前列腺炎、结核、结石或肿瘤，按摩手法过重等
白细胞	圆球形，有核	正常分散存在。增多见于前列腺炎，并成簇，可伴有较多上皮细胞。前列腺脓肿时，可见大量成堆白细胞、上皮细胞和不同数量的红细胞，磷脂酰胆碱小体明显减少

续表

有形成分	形态特点	临床意义
前列腺颗粒细胞	胞体较大，为白细胞的3~5倍，内含有较多的磷脂酰胆碱小体	增多见于老年人的前列腺液和前列腺炎（伴大量脓细胞）患者
淀粉样小体	圆形或卵圆形，约为白细胞的10倍，具有同心圆线纹的层状结构；呈微黄色或褐色，形似淀粉颗粒，其中心常含碳酸钙沉积物	正常人前列腺液中存在淀粉样小体，并随年龄增长而增多，一般无临床意义
精子	见精液检验部分	精囊受挤压而排出，无临床意义
滴虫	见阴道分泌物检验部分	常见于滴虫性前列腺炎
病原微生物	特殊染色后观察，如抗酸杆菌、革兰阴性双球菌、支原体等	相应病原生物引起的感染

考点提示 前列腺液显微镜检验内容及其临床意义。

（李正祎）

第三节 阴道分泌物检验

阴道分泌物（vaginal discharge）俗称"白带"（leucorrhea），是女性生殖系统分泌的液体，由前庭大腺、子宫颈腺体、子宫内膜及输卵管分泌的黏液、阴道黏膜的渗出物、子宫和阴道脱落的表皮细胞、少量白细胞和非致病性阴道杆菌混合而成。阴道分泌物检验主要用于女性生殖系统炎症、阴道微生态评估、肿瘤、性传播疾病的诊断和疗效观察及雌激素水平的判断。

一、标本采集与处理

（一）标本采集与运送

1. 标本采集与运送 阴道分泌物由妇产科医师采集，根据不同检查目的，可从不同部位取材。一般采用消毒刮板、吸管、无菌棉拭子自子宫颈管口、阴道穹窿后部、阴道深部等处采集分泌物，浸入盛有1~2ml生理盐水的试管内，立即送检。或采集后涂制成薄片，以95%乙醇固定，根据检查目的采用巴氏或革兰染色，进行肿瘤细胞或病原微生物筛检。

2. 质量控制 ①标本采集前，停用干扰检查的药物。②月经期不宜进行阴道分泌物检查。③检查前24小时内禁止盆浴、性交、局部用药及阴道灌洗等。④标本采集容器和器材应清洁干燥，不含任何化学物质和润滑剂。⑤采集用于微生物学检验的标本，应无菌操作。⑥若观察寄生虫活体，气温低时应将标本在25~37℃保温并立即送检。

考点提示 阴道分泌物及标本采集、质量控制。

扫码"学一学"

（二）标本接收与拒收

同前列腺液检验。

（三）检验后标本处理

同前列腺液检验。

二、一般性状检验

（一）外观

1. 检验方法　直接观察法。用消毒棉拭子沾取阴道分泌物，肉眼仔细观察棉拭子上阴道分泌物的颜色和性状。颜色以无色、白色、黄色、黄绿色或红色等报告；性状以透明黏性、脓性、血性、豆腐渣样、水样或奶酪状等报告。

2. 参考区间　白色稀糊状、无气味、量多少不等。

3. 临床意义

（1）生理性改变　正常情况下阴道分泌物的性状与雌激素水平及生殖器充血情况有关。临近排卵期，量多，清澈透明，稀薄似蛋清；排卵期2～3天后，量少、浑浊黏稠；行经前，量又增加；妊娠期，量较多。绝经期后，量减少，系激素减少，生殖器官腺体萎缩所致。

（2）病理性改变　阴道分泌物性状的改变与女性生殖系统疾病有密切的关系，具体性状改变及临床意义见表8-10。

表8-10　阴道分泌物性状、颜色改变及临床意义

性状	颜色	临床意义
黏液性	无色透明	应用雌激素药物后、卵巢颗粒细胞瘤
脓性、泡沫状	黄色、黄绿色	化脓性感染、滴虫性阴道炎、慢性子宫颈炎、老年性阴道炎、幼儿阴道炎、阿米巴性阴道炎、子宫内膜炎、子宫腔积脓及阴道异物引发的感染
豆腐渣样	乳白色	假丝酵母样真菌性阴道炎
血性、特殊臭味	红色	子宫颈息肉、子宫颈癌、子宫黏膜下肌瘤、老年性阴道炎、重度慢性子宫颈炎、子宫内节育器的不良反应等
水样	黄色	病变组织变性、坏死所致，见于子宫黏膜下肌瘤、子宫颈癌、输卵管癌等
稀薄、均匀奶油样	灰白色	阴道加德纳菌感染

（二）酸碱度

1. 检验方法　精密pH试纸法。用精密pH试纸（pH3.8～5.4）检测阴道分泌物的酸碱度，并记录。以酸碱度：pH X.X报告。

2. 参考区间　pH4.0～4.5。

3. 临床意义　pH升高见于各种阴道炎患者及幼女和绝经后妇女。

考点提示　阴道分泌物一般性状检验内容及临床意义。

三、显微镜检验

（一）清洁度

阴道清洁度是指阴道清洁的程度，以阴道分泌物中乳酸杆菌、上皮细胞、白细胞和杂菌的多少来判断，是阴道炎症和生育期妇女卵巢功能的判断指标。

1. 检验方法　一般采用湿片直接检查法；也可用巴氏、瑞-吉、革兰或抗酸染色，进行细胞学检查、病原生物学检查等。

【原理】湿片直接检查法：阴道分泌物涂片后加盖玻片，在高倍镜下观察其中的杆菌、上皮细胞、白细胞和杂菌的种类和数量，从而判断阴道清洁度，分为Ⅰ～Ⅳ级。

【材料】

（1）器材　载玻片、盖玻片、显微镜。

（2）标本　新鲜阴道分泌物。

【操作】

（1）制备涂片　于载玻片上滴加生理盐水1滴，取阴道分泌物1滴与之混合制成涂片，加盖玻片。

（2）显微镜观察　先用低倍镜观察，再用高倍镜观察涂片中上皮细胞、白细胞（或脓细胞）、阴道杆菌（为G^+大杆菌，菌体长5~6μm，边缘整齐，两端钝圆，呈单个、链状或栅栏状排列）、杂菌（主要为球菌）的种类、数量，并记录。

（3）结果判断　阴道清洁度分为Ⅰ～Ⅳ级，其判断标准见表8-11。

表8-11　阴道清洁度分级和判断标准

清洁度	阴道杆菌	杂菌	上皮细胞	白细胞或脓细胞（个/HPF）
Ⅰ	4+	-	4+	0~5
Ⅱ	2+	-或少许	2+	5~15
Ⅲ	-或少许	2+	-或少许	15~30
Ⅳ	-	4+	-	>30

（4）报告方式　阴道清洁度：X级。

2. 质量控制

（1）标本　须新鲜，防止污染。

（2）涂片　涂片前应先混匀标本，涂片时均匀平铺，避免聚集成滴状。

（3）检查方法　①可采用生理盐水悬滴法检查滴虫，用低速离心浓集法检查真菌，以提高阳性检出率。②进行细胞学或病原微生物检查，或湿片检查结果无法判断时，应将标本涂片，行巴氏或革兰染色后油镜检查。

（4）显微镜检查　①观察细菌时光线应略暗，并反复调节细螺旋。②应观察足够多的视野，对有形成分较少或量较少的标本，应扩大观察视野。

（5）结果报告　结果判断和报告方式应统一。

（6）复查　对可疑或与临床诊断不符的标本应进行复查。

3. 方法学评价　湿片法简便快速，但结果准确性、重复性较差；涂片染色法操作比较复杂、耗时、受涂片厚度和染色的影响，但结果准确性、重复性较好，且涂片可以保存。

4. 参考区间 Ⅰ～Ⅱ度（无致病菌和特殊细胞）。

5. 临床意义

（1）判断卵巢功能和女性激素水平 清洁度与女性激素的周期变化有关，排卵前期雌激素逐渐增高，阴道上皮增生，糖原增多，乳酸杆菌随之繁殖，pH下降，杂菌消失，阴道趋于清洁。当卵巢功能不足（如经前及绝经后）时，则出现与排卵前期相反的结果，易感染杂菌，导致阴道不清洁。

（2）辅助诊断和鉴别诊断非特异性阴道炎与阴道炎 单纯阴道清洁度差而未发现病原体为非特异性阴道炎；阴道清洁度为Ⅲ、Ⅳ度，查到相应的病原体，提示存在感染引起的阴道炎。

考点提示 阴道清洁度、分级、判断标准及临床意义。

（二）阴道毛滴虫

阴道毛滴虫（trichomonas vaginalis，TV）是一种寄生在阴道的致病性厌氧寄生原虫，虫体直径为8～45μm，为白细胞的2～3倍，呈颈宽尾尖倒置梨形，虫体顶端有鞭毛4根，后端有鞭毛1根，体侧有波动膜，前后鞭毛和波动膜均为其运动器官（图8-7）。其生长的最适宜pH为5.5～6.0，温度为25～42℃。通过性接触或污染物品传播，引起滴虫性阴道炎。

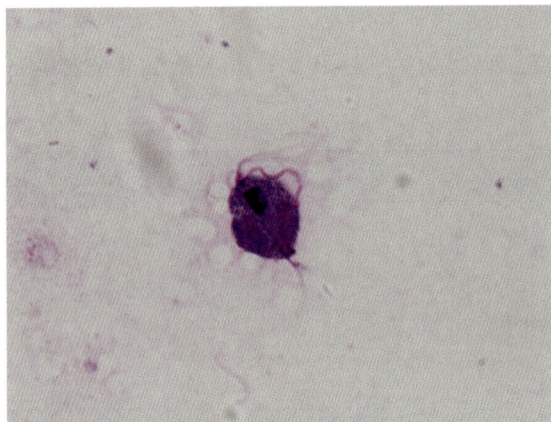

图8-7 阴道毛滴虫

1. 检验方法 ①湿片检查：同清洁度检查，在高倍镜下观察有无阴道毛滴虫。②涂片染色检查：瑞-吉或革兰染色后，用油镜观察虫体形态和结构。③其他：胶乳凝集试验和体外培养法等。报告方式以"阴性""未发现阴道毛滴虫"或"发现阴道毛滴虫"报告。

2. 质量控制

（1）标本 立即送检并检验，如环境气温较低时，标本采集后应注意保温（37℃）。

（2）显微镜观察 光线不能太强，仔细观察滴虫活动性和形态。

（3）方法 如滴虫已死可采用涂片染色法检查。

3. 方法学评价 临床常用湿片法，简便易行，但易受检查时间、温度、涂片厚度影响，阳性检出率较低。涂片染色法可用油镜观察虫体结构，提高检出率，但操作相对复杂、费时，容易受涂片厚度和染色影响。检测鞭毛抗原的免疫学方法操作简便快速，灵敏度和特异性高，但可出现非特异性反应，导致假阳性。体外培养阳性率高，但操作复杂，报告时间长，临床少用。

4. 参考区间 阴性。

5. 临床意义 阳性见于滴虫性阴道炎。

（三）真菌检验

引起阴道炎症的真菌85%～90%为白色念珠菌，又称白假丝酵母菌，是一种单细胞真菌，呈圆形或卵圆形，很像酵母菌，直径3～6μm，比葡萄球菌大5～6倍，革兰阳性，着色不均匀，出芽方式繁殖，在病灶中常出芽生成假菌丝。真菌是阴道正常菌群之一，当阴道抵抗力降低时，可迅速繁殖引起真菌性阴道炎，使分泌物呈现"豆腐渣"样。真菌性阴道炎以找到芽生孢子和（或）假菌丝为诊断依据。

1. 检验方法

（1）湿片法 于载玻片上滴加生理盐水1滴，取阴道分泌物1滴与之混合制成涂片，加盖玻片。先用低倍镜观察白色假丝酵母菌的假菌丝，再用高倍镜确认假菌丝和观察有无白色假丝酵母菌的孢子。高倍镜下白色假丝酵母菌的孢子单个或成群，呈卵圆形、无色透明，常为芽生或多个连成链状、分支状。

（2）革兰染色法 取阴道分泌物涂片并进行革兰染色后油镜观察，可见到卵圆形革兰阳性孢子或假菌丝，呈链状或分支状。

（3）浓集法 取标本于清洁干燥试管内，加2.5mol/L KOH 溶液约1ml，混匀后置37℃水浴3～5分钟，取出低速离心5分钟，取沉淀物涂片镜检。

（4）培养法 将阴道分泌物接种于真菌培养基（如沙保弱培养基）进行分离培养，根据培养特征、形态，以及菌落涂片镜下形态进行判断。

（5）报告方式 以"未发现真菌"或"发现真菌"报告。

2. 质量控制

（1）标本处理 ①上皮细胞太多时，干扰假菌丝和孢子的观察，可加1滴2.5mol/L KOH溶液，混匀，破坏上皮细胞，再进行检查。②为提高阳性检出率，可用低速离心浓集法检查真菌。

（2）显微镜检查 湿片法检查时必须先用低倍镜多视野仔细查找真菌的菌丝，以防漏检；真菌菌丝和孢子折光性较强，检查时光线应偏暗，发现假菌丝应注意查找孢子。

（3）其他 同清洁度检查。

3. 方法学评价 湿片法简便易行，是目前临床上最常用的方法，但干扰因素多。革兰染色法、浓集法和培养法阳性率高，但操作复杂，其中培养法报告时间长，临床上应用较少。

4. 参考区间 阴性。

5. 临床意义 阳性见于真菌性阴道炎或带菌者。正常女性也可发现真菌，但一般为孢子，且数量少。真菌性阴道炎时可发现大量的孢子和菌丝，并伴清洁度异常，结合临床症状即可诊断为真菌性阴道炎。发现假菌丝，提示真菌感染较严重。

（四）加德纳菌与线索细胞检验

阴道加德纳菌（*Gardnerella vaginalis*，GV）为革兰阴性或染色不定（有时呈革兰阳性）的小杆菌，正常情况下阴道内不见或少见。阴道加德纳菌可与各种厌氧菌、支原体等共同混合感染，引起细菌性阴道炎。

线索细胞（clue cell）为阴道脱落的黏附有大量加德纳菌和（或）厌氧菌的鳞状上皮细胞，细胞边缘呈锯齿状，核模糊不清，表面粗糙，有许多大小不等的斑点和大量的细小颗粒。涂片革兰染色显示，黏附于上皮细胞表面的细菌为革兰染色不定的小杆菌，主要为加德纳菌和其他少量厌氧菌（图8-8）。

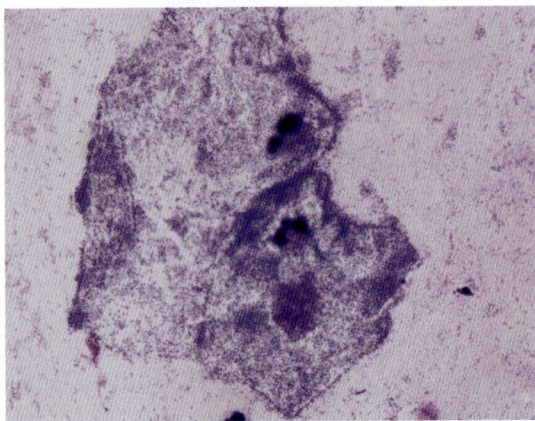

图8-8 线索细胞

1. 检验方法 将阴道分泌物与生理盐水各1滴混合，制成厚薄适宜的涂片，加盖玻片后于高倍镜下观察有无加德纳菌和线索细胞。必要时涂片革兰染色，油镜下加德纳菌为革兰染色不定的小杆菌，菌体大小为0.5μm×（1.5~2.5）μm，无荚膜、无芽孢、无动力，呈单个或成双排列。正常时不见或极少见，细菌性阴道炎时，此菌大量繁殖而增多。

2. 质量保证

（1）涂片 均匀平铺，厚薄适度。

（2）显微镜检查 仔细观察，注意与其他细胞相鉴别。

3. 方法学评价 湿片法简便易行、快速，为常用的方法，但阳性率低，重复性较差，易漏检。涂片染色法可于油镜下观察加德纳菌和线索细胞的形态，提高检出率，但操作相对复杂，费时，容易受涂片厚度和染色影响。

4. 参考区间 阴性。

5. 临床意义 在阴道分泌物中发现线索细胞是诊断加德纳菌性阴道炎的重要指标。细菌性阴道炎的诊断依据：①阴道分泌物稀薄均匀。②分泌物pH>4.5。③胺试验阳性，即分泌物加2.5mol/L KOH溶液时出现鱼腥气味。④线索细胞阳性。凡找到线索细胞再加上述任意2条，细菌性阴道炎的诊断即成立。

（五）革兰阴性双球菌检验

阴道分泌物发现的革兰阴性双球菌主要为淋病奈瑟菌，俗称淋球菌，是引起淋病的病原体。目前，淋病是世界上发病率最高的性传播疾病之一。淋球菌为革兰阴性双球菌，直径0.6~0.8μm，形似肾形或咖啡豆状，常成对凹面相对排列，无芽孢、无鞭毛、有荚膜和菌毛。

1. 检验方法 直接涂片革兰染色、细胞培养和PCR法。报告方式：涂片染色法只报告发现或未发现革兰阴性双球菌（细胞内或外），不能报告发现淋球菌。培养法和PCR法可报告淋病奈瑟菌阳性。

2. 质量控制

（1）标本 采集时棉拭子插入子宫颈3cm处取样，避免阴道分泌物污染拭子。

（2）温度 对于不能及时送检的标本应常温保存，不可冷藏。气温较低时，应注意对标本保温（37℃左右）。

3. 方法学评价 直接涂片革兰染色法相对简便，临床常用，但易受阴道分泌物中其他革兰阴性球菌、革兰阳性球菌、染色质量及人为因素影响。培养法结果准确，特异性高，但操作较复杂，检测时间长，临床主要用于革兰阴性双球菌的鉴定和药敏试验。PCR法可检测到微量淋球菌DNA，灵敏度高，但要防止污染。

4. 参考区间 阴性。

5. 临床意义 革兰阴性双球菌阳性，主要见于淋病。

（六）其他病原微生物检验

其他病原微生物检验方法和临床意义见表8-12。

表8-12 其他病原微生物检验方法和临床意义

种类	检验方法	参考区间	临床意义
沙眼衣原体	涂片染色镜检法、培养法、PCR法、直接荧光抗体检测法等	阴性	可致生殖道感染（感染率为10%左右），是常见的性传播疾病之一
单纯疱疹病毒（HSV）	荧光抗体检查法、PCR法	阴性	HSV-1主要引起生殖器以外的皮肤、黏膜感染；HSV-2约占85%，主要引起生殖器官部位皮肤黏膜和新生儿感染，表现为生殖器官疱疹，溃疡，并可通过胎盘引起胎儿感染，发生流产、死胎和畸形
人巨细胞病毒（CMV）	ELISA法、斑点杂交法	阴性	CMV是先天感染的主要病原。初次感染后呈终生潜伏感染状态，在机体免疫力低下时病毒激活，表现为巨细胞包涵体病。孕妇感染时可引起胎儿中枢神经系统损害
人乳头状病毒（HPV）	培养法、分泌物涂片镜检法、斑点杂交法、PCR法	阴性	可引起女性生殖道感染，是人类性传播疾病中重要的致病因素。与子宫颈癌的发病密切相关

四、阴道微生态分析

（一）阴道微生态

阴道微生态体系由解剖结构、机体内分泌调节功能和微生态菌群组成，三者相互协调，相互制约，保持阴道微生态体系的动态平衡。阴道微生态的核心是阴道内正常菌群。健康女性的阴道菌群由多种厌氧菌和需氧菌构成：主要包括细菌、真菌和病毒，其中最重要的是乳酸杆菌（95%），其余为条件致病菌和过路菌（5%）。它们主要栖居于阴道的侧壁黏膜皱襞中，其次是穹隆，部分在子宫颈。而作为优势菌的乳酸杆菌起到维护阴道微生态平衡的重要作用。

（二）阴道炎

阴道炎是常见的妇科病之一，其发生是由于阴道微生态失调，乳酸杆菌生长受到抑制，条件致病菌增多引起。阴道炎的检验以往主要依靠对白带的显微镜检验，主观影响因素多。阴道炎联检试剂盒，在传统镜检基础上增加白带中 β–N–乙酰基葡萄糖苷酶（NAG）、唾液酸苷酶（SNA）、白细胞酯酶（LE）、β–葡萄糖醛酸苷酶（GUS）、过氧化氢（H_2O_2）等化学检验指标，既可协助诊断病原微生物感染，又可全面评估阴道微生态，显著提高了检验的特异性和灵敏度，使阴道炎的筛查及辅助诊断阳性率显著提高。

（三）生化指标临床意义

阴道炎联合检验试剂盒是基于干化学酶法，通过检验细菌产生的各种酶的活性，根据模块显色变化的程度判读结果，从而协助判断阴道致病菌的种类。

1. β–N–乙酰基葡萄糖苷酶（NAG） NAG 是白色念珠菌、阴道毛滴虫、人型支原体等阴道常见致病菌分泌的酶，能够破坏阴道黏膜表面起保护作用的黏蛋白屏障。正常阴道分泌物中不含 NAG，只有在此类病原菌感染时才能检测到此酶的存在。若 NAG 阳性，提示阴道保护性黏蛋白屏障被破坏，阴道黏膜处于易感状态或已被此类病原菌感染。

2. 唾液酸苷酶（SNA） SNA 是细菌性阴道病（BV）检验的特征性酶，正常女性阴道中基本检测不到 SNA，只有阴道菌群失调，厌氧菌大量生长，出现 BV 后才会产生大量的 SNA。阳性提示为细菌性阴道炎。

3. 白细胞酯酶（LE） LE 为多形核白细胞释放的酯酶，机体发生炎症反应时，多形核白细胞在炎性病灶聚集并大量释放白细胞酯酶，因此检验阴道分泌物 LE 提示阴道有炎症，LE 的含量可反映阴道炎症的程度。

4. β–葡萄糖醛酸苷酶（GUS） GUS 是 B 群链球菌、金黄色葡萄球菌、大肠埃希菌和肠球菌等需氧菌的特异性酶。阴道分泌物中含有此酶，说明存在需氧菌感染。

5. 过氧化氢（H_2O_2） H_2O_2 浓度是反映阴道微生态平衡的重要指标，H_2O_2 浓度高（>2 μmol/L）反映阴道微生态平衡正常，提示阴道处于健康状态；H_2O_2 浓度低或消失，则反映阴道微生态平衡被破坏，阴道微生态失调。

6. pH 是反映阴道微生态平衡的重要指标，正常阴道 pH 为 4.0~4.5，真菌性阴道炎患者阴道分泌物 pH 一般 <4.5，滴虫性阴道炎患者阴道分泌物 pH 一般 >4.9。pH 越高，说明阴道微生态失调越严重。

生化指标检验的同时应进行形态学检验，两者互为补充，从而综合评价阴道微生态状况。

（曹　越）

═══════ **本 章 小 结** ═══════

精液主要由精子和精浆组成，前列腺液是精液的重要组成部分，约占精液的 30%。精液和前列腺液的质和量往往影响男性的生育功能。精子密度、精子活动力、精子活动率、精子存活率的综合分析是了解和评估男性生育能力的依据。目前 WHO 仍推荐使用显微镜直接检测精子的密度、精子的活动率和活动力。精液自动化分析具有检测参数多、客观准确、人为影响因素少等特点，是今后精液分析的趋势和方向。

前列腺液检验是前列腺炎、前列腺肿瘤的辅助诊断方法，主要包括一般性状检验、显微镜检验。加强显微镜检验的质量，严格控制各种主观因素的影响，可提高检验结果的准确性。

　　阴道分泌物是女性生殖系统分泌的液体，其检验结果对诊断生殖系统感染、肿瘤等有一定应用价值。阴道分泌物检验包括一般性状和显微镜检验，线索细胞是诊断加德纳菌性阴道炎重要指标之一。

习　题

扫码"练一练"

一、单项选择题

1. 与精液黏稠度增加无关的是

A. 精囊功能　　　　　　　　B. 精子形态

C. 精子密度　　　　　　　　D. 精液液化时间

E. 精囊是否通畅

2. 正常精液液化时间不超过

A. 10分钟　　B. 20分钟　　C. 30分钟　　D. 40分钟　　E. 60分钟

3. 精子存活率的参考区间为（伊红Y染色法）

A. ≥45%　　B. ≥30%　　C. ≥65%　　D. ≥58%　　E. ≥85%

4. 正常男性精子的数量为

A. $\geq 1 \times 10^9$/L　　　　　　　B. $\geq 5 \times 10^9$/L

C. $\geq 10 \times 10^9$/L　　　　　　D. $\geq 15 \times 10^9$/L

E. $\geq 20 \times 10^9$/L

5. 正常人正常形态精子的参考区间为

A. ≥10%　　B. ≥15%　　C. ≥20%　　D. ≥25　　E. ≥4%

6. 正常男性精子的总数为

A. $\geq 5 \times 10^6$/次　　　　　　B. $\geq 10 \times 10^6$/次

C. $\geq 20 \times 10^6$/次　　　　　D. $\geq 30 \times 10^6$/次

E. $\geq 39 \times 10^6$/次

7. 正常人未成熟生精细胞数量小于

A. 5%　　B. 4%　　C. 3%　　D. 2%　　E. 1%

8. WHO将精子活动力分为

A. 5级　　B. 4级　　C. 3级　　D. 2级　　E. 1级

9. 正常前列腺液不见的成分是

A. 少量前列腺颗粒细胞　　　　B. 滴虫

C. 多量磷脂酰胆碱小体　　　　D. <5个红细胞/HPF

E. <10个白细胞/HPF

10. 前列腺颗粒细胞有可能是

A. 上皮细胞　　B. 线索细胞　　C. 吞噬细胞　　D. 组织细胞　　E. 退化细胞

11. 关于前列腺液检验，正确的是

A. 正常不见精子　　　　　　B. 正常无红细胞

C. 正常无白细胞 　　　　　　　　　D. 前列腺炎时磷脂酰胆碱小体减少

E. 吞噬细胞吞噬大量脂滴形成前列腺颗粒细胞

12. 正常前列腺液的性状为

A. 无色、稀薄 　　　　　　　　　　B. 乳白色、稀薄

C. 淡黄色、稀薄 　　　　　　　　　D. 深黄色、黏稠

E. 无色、黏稠

13. 正常阴道分泌物中含量较多的有形成分是

A. 乳酸杆菌　　　B. 白细胞　　　　C. 杂菌　　　　D. 真菌　　　　E. 加德纳菌

14. 下列用于诊断细菌性阴道炎的重要指标是

A. 泡沫细胞　　　B. 线索细胞　　　C. 脂肪细胞　　　D. 汗腺细胞　　　E. 巨噬细胞

15. 阴道清洁度检查结果为III度，其中的杂菌数应在

A. –　　　　　　B. +　　　　　　C. 2+　　　　　D. 3+　　　　　E. 4+

二、案例分析题

患者，男，42岁，已婚。因尿频、尿急、伴低热6个月余就诊。患者每日排尿15~20次，体温37.0~38.0℃，无咳嗽、咳痰、腹痛、腹泻等。曾口服诺氟沙星、三金片等效果不佳。患者既往有结核性胸膜炎病史，曾于25岁因肾结核切除左肾，已治愈。入院查体：①前列腺指诊：前列腺I度肿大，中央沟存在，质地中等表面不光滑，右侧叶可扪及黄豆大小结节，轻度压痛。②胸片：右上肺陈旧性肺结核。③前列腺液常规WBC 40个/HPF，磷脂酰胆碱小体"2+"。④前列腺液涂片：抗酸杆菌"+"。请问：

1. 患者前列腺液检验结果有何异常？

2. 该患者最可能的诊断是什么？

（李正祎　曹　越）

第九章

临床细胞学检验

学习目标

1. **掌握** 正常细胞形态特征，良、恶性病变细胞形态特征；各系统病变细胞学诊断特点。

2. **熟悉** 标本采集、涂片制作、染色方法；细胞涂片观察方法及报告方式；各系统细胞种类。

3. **了解** 淋巴结细针吸取细胞学诊断技术；细胞学检查的评价。

4. 学会临床细胞学检验基本诊断技术。

5. 具备在实际工作中对细胞形态进行综合分析的能力。

案例讨论

【案例】

患者，女，60岁，1个月前感觉腹胀，伴腰酸不适。近日自感腹胀进行性加重，平躺后稍感气促，遂就诊。B超示腹腔积液，行腹腔穿刺引流术并送腹腔积液检验。腹腔积液常规检验：黄色，浑浊，黏蛋白定性试验"2+"，有核细胞数 3700×10^6/L，淋巴细胞81%，巨噬细胞15%，中性粒细胞4%，可见有成堆、体积较大的细胞。

【讨论】

1. 该患者下一步最该做哪项检查？

2. 如果怀疑该腹腔积液为恶性，还应进行哪些项目检查？

临床细胞学（clinical cytology）检验是将采集到的人体某部位的细胞，经染色后用显微镜观察，根据细胞形态学变化分析和判断病变性质，协助临床疾病诊断的一门学科。根据细胞标本来源的不同可分为脱落细胞学（exfoliative cytology）和细针吸取细胞学（fine neddle aspiration cytology）检验两大类。

临床细胞学检验的优点：①简单易行、安全性强。②对设备要求不高，费用低，易推广。③患者痛苦少，易接受。④取材方便，可反复取材。⑤诊断快速，阳性检出率高。⑥适用于大规模人群普查和高危人群的追踪观察，如对无症状个体进行癌前病变的筛查，对有症状或有体征患者进行诊断和鉴别诊断。缺点：只能看到少数细胞，不能全面观察病变组织结构，不易对癌细胞做出明确的分型，有一定局限性。

考点提示 ▶ 临床细胞学检验概念、范围和优缺点。

扫码"看看"

357

第一节　细胞学检验基本理论

一、正常细胞形态

（一）上皮细胞

上皮细胞种类较多，根据功能分为4种：复层鳞状上皮细胞、分泌性腺上皮细胞、纤毛柱状上皮细胞和间皮细胞。

1. 复层鳞状上皮细胞　复层鳞状上皮是一种多层上皮，主要分布在体表、口腔、食管、阴道、子宫颈外口、喉部、口咽部等，由于表面的细胞扁平似鳞形，故又称为复层扁平上皮。由底部至表面复层鳞状上皮细胞分为基底层、中层和表层3部分（图9-1）。

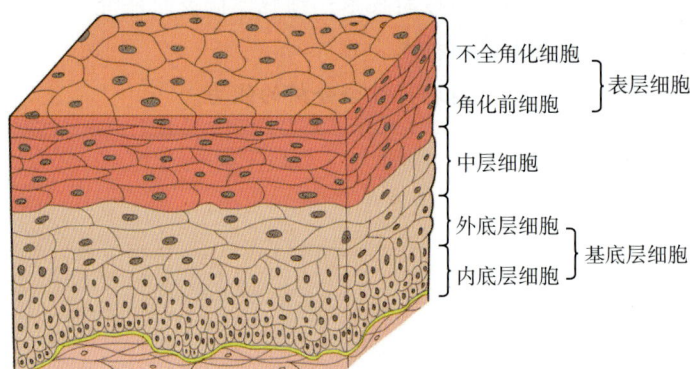

图9-1　鳞状上皮示意图

（1）基底层细胞　又分为内底层细胞和外底层细胞。其形态特点见表9-1，图9-2。

表9-1　基底层细胞的形态特点

	内底层细胞	外底层细胞
大小形状	单层立方或低柱状细胞，直径12~15μm，呈圆形。属幼稚细胞，很少脱落	直径15~30μm，多呈圆形，位于内底层之上，由2~3层细胞组成。在黏膜萎缩、糜烂、溃疡、炎症等病变时常见
胞核	直径8~10μm，呈圆形或椭圆形，居中位或略偏位；核染色质呈均匀细颗粒状，HE染蓝紫色	与内底层细胞相似，染色质略细致疏松
胞质	量少，HE染色呈暗红色，巴氏染色呈灰蓝、深蓝或暗绿色	量略多，HE染色呈暗红色，巴氏染色呈灰色或淡绿色
核质比	1：（0.5~1），系细胞核的直径与细胞质幅缘之比	1：（1~2）

（2）中层细胞　在外底层细胞之上，鳞状上皮的中部，细胞层次、数量最多。细胞直径30~40μm，呈圆形、菱形或多角形；胞核相对较小；胞质较多，HE染色呈淡红色，巴氏染色呈灰蓝色或淡绿色；核质比为1：（2~3）。见图9-2。

（3）表层细胞　位于上皮最表面，体积最大，直径40~60μm，细胞扁平或呈不规则

多边形。胞核小、居中，染色质固缩深染；胞质量多，薄而透明，边缘易卷曲（图9-2）。根据细胞的成熟程度，又分为角化前细胞、不完全角化细胞和完全角化细胞，其特点见表9-2。

表9-2　表层细胞各亚型的形态特点

细胞	胞核	胞质	核质比
角化前细胞	直径6~8μm，染色较深，染色质均匀、细致、颗粒状	量显著增多，HE染色呈浅红色，巴氏染色呈淡绿色或浅蓝色	1：（3~5）
不全角化细胞	直径约为4μm，深染，固缩成小圆形，核周可见白晕	透明，可卷角，HE染色呈浅红色，巴氏染色呈粉红色	1：5或以上
完全角化细胞	消失	极薄，有皱褶。HE染色呈浅红色，巴氏染色呈橘黄色	

鳞状上皮细胞从底层到表层细胞形态的变化规律：①细胞体积由小变大。②细胞核由大变小，最后固缩甚至消失。③核质比由大到小。④巴氏染色胞质由蓝绿色到粉红色甚至橘黄色。

考点提示　鳞状上皮细胞分层、各层细胞形态特征，变化规律。

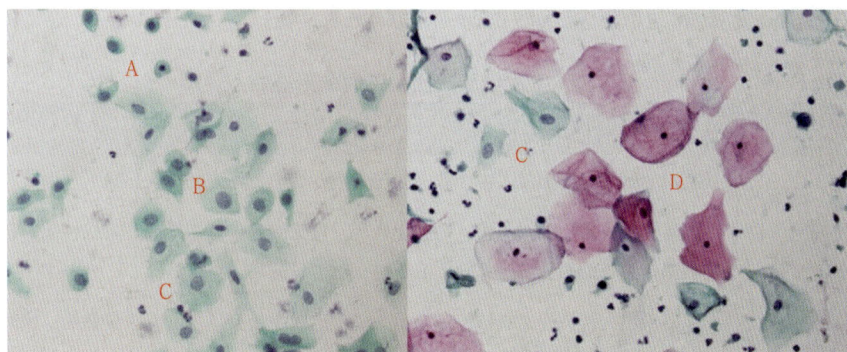

图9-2　正常鳞状上皮细胞（巴氏染色，×400）

A.内底层细胞；B.外底层细胞；C.中层细胞；D.表层角化细胞

2. 分泌性腺上皮细胞　又称为黏液柱状上皮细胞，分布于消化道和相关腺体、男性和女性生殖道。在细胞学涂片中，细胞呈立方形或柱状，长10~20μm，宽约10μm，具有极性；胞核结构疏松，多偏位，位于细胞底部，常有小核仁；胞质呈透明状或浑浊，常含黏液，呈淡嗜碱性染色（图9-3）。分泌性腺上皮细胞不易保存，涂片中细胞边界常消失、形态破坏。

3. 纤毛柱状上皮细胞　主要分布于鼻腔、鼻咽、支气管树、子宫颈管、子宫内膜及输卵管部位。在细胞学涂片中，细胞为圆锥形，顶端宽平，其表面有密集的纤毛，染淡红色，底部尖细似胡萝卜状；胞核位于细胞中下部，呈卵圆形，沿细胞长轴排列，染色质细致而均匀，染色较淡，有1~2个核仁，核膜薄，两侧常与细胞边界重合（图9-4）。

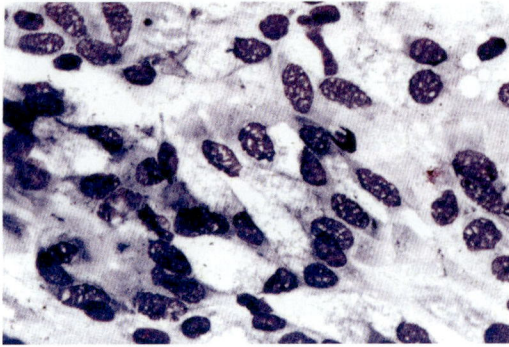

图9-3　黏液柱状上皮细胞

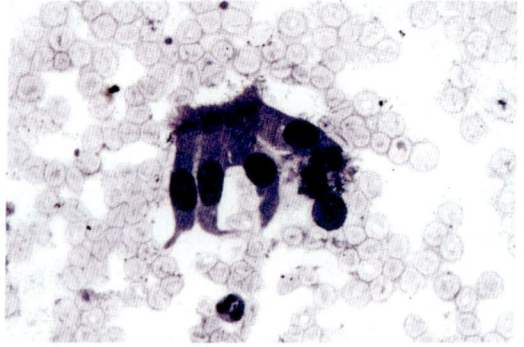

图9-4　纤毛柱状上皮细胞

4. 间皮细胞　是覆盖于胸腔、腹腔和心包腔的单层扁平上皮。脱落的间皮细胞常成片或成团，单个间皮细胞呈圆形或卵圆形，直径10~20μm；胞核圆，位于中央或偏位，增生活跃时可为双核，染色质呈细颗粒状，偶见小核仁（图9-13）。

此外，涂片中有时还可见储备细胞，为具有增生能力的幼稚细胞，胞体较小，呈多角形、圆形或卵圆形；核染色质呈细颗粒状，分布均匀，可见核仁；胞质量少，略嗜碱性。

考点提示　分泌性腺上皮细胞、纤毛柱状上皮细胞、间皮细胞分布部位及形态特征。

5. 成团脱落的上皮细胞　因成团脱落的上皮细胞排列紧密，甚至细胞核有重叠，需与癌细胞团相鉴别。上皮细胞成团脱落时的形态特点见表9-3。

表9-3　上皮细胞成团脱落时的形态特点

细胞团	形态特点
鳞状上皮细胞	基底层细胞呈多角形，大小一致；胞核一致，居中，间距相等，呈镶嵌样铺砖状或蜂窝状
纤毛柱状上皮细胞	细胞常聚合成堆，界限不清，呈融合体样，可见细胞核互相堆叠，形成核团。核团周围为胞质融合而成的胞质带；细胞团的边缘有时可见纤毛
黏液柱状上皮细胞	细胞体积较大，呈蜂窝状结构；胞质丰富，透明、淡染，内含有大量黏液；核间距大。有时在细胞团边缘可见栅栏状结构

（二）非上皮细胞

涂片中的非上皮细胞包括血细胞、异物、坏死物、黏液、细菌和真菌等，它们构成了脱落细胞的背景，即背景成分。常见的非上皮细胞成分及意义见表9-4。

表9-4　常见的非上皮细胞成分及意义

成分	意义
红细胞	数量不等，可能是病变所致，也可能是取材损伤引起。恶性肿瘤时，涂片中可见到较多的红细胞
中性粒细胞	常可见到大量中性粒细胞。中性粒细胞易变性，胞质溶解而成裸核。常见于炎症性病变、癌组织坏死后继发感染时
嗜酸性粒细胞	常见于皮肤病、超敏反应性疾病或寄生虫感染时
淋巴细胞	在慢性炎症时多见。因淋巴细胞大小较为恒定，常作为测量其他细胞大小的"标尺"
浆细胞	慢性炎症时多见

续表

成分	意义
吞噬细胞	在炎症时可见
组织细胞	比吞噬细胞略小，呈圆形、卵圆形及不规则形；胞核呈圆形，位中或偏位，染色较深，偶见双核；胞质泡沫样，染淡蓝灰色。多见于慢性炎症
多核巨细胞	细胞体积较大，可有数十个细胞核。多见于慢性炎症
坏死物	首先考虑恶性肿瘤，在癌性坏死物中或其周边常可见到残存固缩的癌细胞核；其次考虑结核，因其坏死彻底，周边可以出现多核巨细胞或上皮样细胞

此外，涂片中还可见到黏液、细菌团、真菌、植物细胞、染料沉渣和纤维等非细胞成分。

考点提示　成团脱落的细胞形态特征，非上皮细胞成分种类与意义。

二、上皮细胞损伤

上皮细胞由于受到生物因素、理化因素或其他致病因子的作用，其形态结构可发生变化，主要表现为退化变性、增生、再生和化生，严重时还可发生死亡。

（一）退化变性

细胞从器官黏膜表面脱落后，由于血液供应中断，缺乏氧气和养料，或因炎症、放射治疗、化学药物治疗等影响，细胞可发生变性直至坏死，这一过程称退化变性，简称退变。细胞退变分为肿胀性退变和固缩性退变两类（图9-5）。

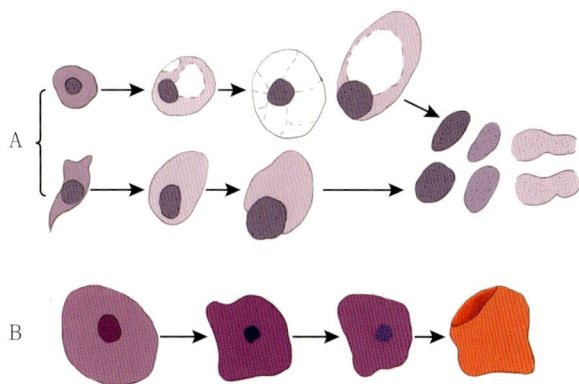

图9-5　上皮细胞退变过程示意图
A.肿胀性退变过程；B.固缩性退变过程

1. 肿胀性退变　表现为细胞内水分明显增加，胞质肿胀，体积可增大2~3倍，细胞界限不清，胞质内出现液化空泡，空泡变大可将胞核挤压至一边。胞核表现为肿胀，染色质结构不清，呈云雾状，核体积增大变形。最后胞质完全溶解消失，形成裸核。急性炎症时鳞状上皮中、底层细胞和柱状上皮细胞多发生肿胀性退变。

2. 固缩性退变　可能与细胞器和染色质脱水有关，表现为整个细胞体积变小，固缩变形。胞质染成红色；胞核染色质致密染深蓝色，核膜皱褶变形或呈致密无结构的深染团块，致胞核与胞质之间形成空隙，称核周晕；核碎裂或核消失现象多见。慢性炎症时鳞状上皮表层细胞多表现为固缩性退变。

（二）增生、再生和化生

1. 增生 增生指细胞分裂增殖旺盛，细胞数目增多的现象。为非肿瘤性增生，多由慢性炎症或其他理化因素刺激所致。涂片中增生的上皮细胞形态特点：①核增大，可见核仁。②核分裂活跃，少数染色质形成小结，但仍呈细颗粒状，可出现双核或多核。③胞质量相对较少。④胞质内RNA增多，蛋白质合成旺盛，嗜碱性。⑤核质比略大。增生主要见于鳞状上皮细胞的基底层细胞和柱状上皮的储备细胞。

2. 再生 再生指上皮组织损伤后由邻近正常组织的同类细胞分裂增生进行修复的过程。再生细胞的胞核增大，染色质分布均匀，核仁增大增多，可见核分裂象，有时可见双核或多核；胞质略嗜碱性。此外常伴有不同程度的炎症细胞。

3. 化生 在慢性炎症或其他理化因素作用下，一种分化成熟的上皮细胞转化成另一种分化成熟上皮细胞的过程。如慢性子宫颈炎时，子宫颈柱状上皮细胞在慢性炎症刺激下转变鳞状上皮细胞，这种现象叫鳞状上皮化生，简称鳞化。鳞化是由基底层开始，逐渐推向表层。不成熟的鳞状上皮化生细胞形态与基底层细胞和棘层细胞间的过渡细胞相似，细胞排列紧密，胞质量少，红染，无细胞间桥。完全成熟的鳞状上皮化生细胞与正常鳞状上皮细胞难以区别。若鳞化的细胞核增大，染色质增粗、深染，形态、大小异常，表明在化生的基础上发生了核异质，称为异型化生或不典型化生。化生丧失了原有组织的功能，部分化生上皮病因祛除后可恢复原来的组织结构，有些化生具有癌变倾向。

（三）细胞死亡

细胞因衰老或严重损伤而累及胞核时，出现代谢停止、结构破坏和功能丧失等不可逆的变化，称细胞死亡。细胞死亡包括坏死和凋亡两种类型。

1. 坏死 细胞坏死是因物理、化学因素或严重的病理性刺激引起，属非正常死亡。坏死细胞常缺乏典型的形态学表现，通常先是细胞质内空泡形成，细胞核增大或固缩，进而核碎裂、溶解；然后细胞膜破坏，细胞破裂，形成细胞碎片。常与周围组织的炎症有关，有一定的诊断价值。

2. 凋亡 凋亡是指细胞程序性死亡，即为维持内环境稳定，由基因控制的细胞自主有序的死亡，是一种正常的生理现象。多发生于淋巴细胞，上皮细胞较少见。凋亡细胞首先出现的是细胞体积缩小，然后是核染色质致密、碎裂、降解，细胞核碎裂成大小一致的圆形小颗粒，称为核碎裂或凋亡小体；细胞质常皱缩，细胞膜多破裂。凋亡与各种原因引起的细胞损伤、老化、肿瘤发生有关，与周围组织炎症无关。

考点提示 ▶ 上皮细胞退化变性、增生、再生和化生的特点及意义，细胞死亡的特点和意义。

三、良性病变细胞

（一）炎症性疾病

炎症是组织对损伤的一种常见反应，分为急性、亚急性、慢性和肉芽肿性炎症4种类型，前三种是按病程分类，后者由特殊病因引起，其局部主要由吞噬细胞组成，常为慢性经过。

1. 急性炎症 急性炎症时，涂片中的上皮细胞常有明显退变，鳞状上皮细胞以肿胀退变为主，基底层细胞和中层细胞的改变较为明显，主要是细胞核的改变。纤毛柱状上皮细胞以固缩退变为主，常成团脱落。此外涂片中还可见较多坏死细胞碎屑、纤维蛋白，并伴有大量中性粒细胞和吞噬细胞。

2. 亚急性炎症　涂片中除退变上皮细胞和坏死细胞碎屑外，尚见增生的上皮细胞。中性粒细胞、单核细胞、淋巴细胞及嗜酸性粒细胞常同时存在。

3. 慢性炎症　慢性炎症时上皮细胞主要表现为增生、再生和化生，涂片中常见较多成团增生的上皮细胞，以底层细胞和中层细胞团多见，其细胞核可有轻度畸形，染色略深，但大多数细胞核形态、大小、染色属正常范围。变性、坏死的细胞较少。炎症细胞则以淋巴细胞或浆细胞为主。

4. 肉芽肿性炎症　是一种特异性炎症的形式，涂片中主要细胞成分是上皮样细胞和多核巨细胞。常见于结核分枝杆菌、真菌感染等。

5. 炎症时上皮细胞核的改变　主要表现形式有：①核增大较明显，染色质稍增多，分布均匀，核形规则，核质比稍增大。②核固缩、深染，轻度畸形、不规则，但核小，核质比正常。③核轻度增大、深染，轻度畸形，不规则。

（二）核异质和角化不良

1. 核异质　是指脱落细胞核的异常，表现为核的形态、大小及染色质分布异常，核膜增厚等，但细胞质正常。核异质细胞形态介于良性和恶性细胞之间，相当于病理组织学的不典型增生。根据核异质细胞形态改变的程度，分为轻度和重度核异质。

（1）轻度核异质细胞　常由慢性炎症等刺激所致，又称炎性核异质。多数在外因去除后可恢复正常，少数发展为重度核异质。轻度核异质多见于鳞状上皮的中、表层细胞。细胞核较正常大约0.5倍，轻至中度畸形，核染色较深，但核染色质颗粒细致，且均匀分布，个别细胞呈粗颗粒状；胞质菲薄透明，嗜酸性，可见核周空晕。核质比尚在正常范围内。

炎性增生细胞与轻度核异质细胞的鉴别要点为：炎性增生的上皮细胞核增大但无畸形深染，或核畸形深染但无增大；核异质细胞核增大同时伴一定程度的畸形和深染。

（2）重度核异质细胞　细胞核增大较明显，通常比正常大约1倍，有中度以上的畸形，染色质颗粒较粗，核染色更深，核膜增厚，偶见核仁增大、增多。由于形态上接近癌细胞，而且可能发展为癌，所以又称癌前核异质。重度核异质细胞常见于底层细胞和部分中层细胞。

重度核异质与癌细胞的鉴别要点为：重度核异质细胞虽有胞核的异型性，但其大小、染色及形态变化均未达到恶性肿瘤细胞标准，特别是核质比无明显改变。

2. 角化不良　角化不良也称异常角化，是指鳞状上皮细胞的核与胞质发育失去平衡，胞质分化超过核的分化程度，呈现核分化正常而胞质显示过度成熟的现象。其特征为非角化层细胞，即表层角化前细胞和中、底层细胞出现胞质红染（巴氏染色）。角化不良细胞出现在中、底层细胞时，可能是癌前病变的表现，故亦称癌前角化。老年期和围绝经期妇女阴道涂片中发现角化不良细胞时应予重视，要定期复查。

考点提示　炎症性疾病细胞学特征，细胞核异质和角化不良特征及意义。

四、恶性肿瘤细胞

原发性恶性肿瘤是体内细胞发生突变后，机体失去对其生长的调控，导致其异常增生。肿瘤组织呈浸润性生长，可侵犯、破坏邻近的组织和器官。而且，肿瘤细胞能克隆性生长并造成转移，侵入淋巴系统或血液，在其他组织或器官形成新的肿瘤。肿瘤细胞与起源组织的差异性称为异型性。脱落细胞学检验主要是观察细胞的异型性变化并作出判断。一般情况下，细胞核的异型性是诊断恶性肿瘤的最重要依据。在进行细胞学诊断时，必须仔细观察单个细胞、群体细胞的异型性变化以及涂片背景特点，综合分析，做出正确的诊断。

（一）细胞学特征

1. 细胞核异型性 主要表现在核增大、畸形、深染、核质比失调等方面，应注意与核异质细胞鉴别（表9-5）。

（1）核增大 是恶性肿瘤细胞的重要特征之一，恶性肿瘤细胞的核比同类细胞的核增大1~5倍，有的可达10倍以上。

（2）核畸形 恶性肿瘤细胞核形态多样，可呈圆形、卵圆形、方形、三角形、菱形、不规则形等，甚至各种奇异形态，如出芽、分叶、切迹、空泡、裂隙等。

（3）核大小不等 细胞核大小相差悬殊、参差不齐，可出现双核、多核。

（4）核深染 由于恶性肿瘤细胞异常过度增殖，细胞核内DNA大量增加，与碱性染料的亲和力增强，故染色加深，呈深紫蓝色，有时如墨汁样。

（5）核染色质改变 核染色质明显增多、增粗，染色质颗粒大小不一、分布不均，有时呈条索状或块状，常向核膜聚集，使核膜明显增厚。

（6）核仁异常 恶性肿瘤细胞的核仁常增大、数目增多、外形不规则。核仁巨大，直径达5μm以上，且3个以上，常是恶性细胞的特征之一。

（7）核分裂异常 恶性肿瘤细胞核分裂象增多，常呈病理性核分裂，如不对称核分裂、多极核分裂、顿挫型核分裂等。

（8）裸核 由于癌细胞增殖过快，营养供应不足，导致细胞质退化消失形成裸核。癌细胞裸核仍具恶性特征，观察时应注意与退变、炎性裸核相区别。

在恶性肿瘤细胞核的改变中，以核增大、核畸形、核深染、核仁异常为主要特征。

2. 细胞质异型性 恶性肿瘤的特征在一定程度上也反映在细胞质的变化上，细胞质的多少、形态及特征性分化可反映肿瘤细胞的组织来源和分化程度。

（1）细胞多形性 恶性肿瘤细胞大小、形态极不一致，形态多样，奇形怪状。细胞体积常超过正常同类细胞，甚至出现瘤巨细胞。分化差的肿瘤，其瘤细胞也可以比正常细胞小。因此，在缺乏细胞核异型性的情况下，不能仅凭细胞大小诊断恶性肿瘤。

（2）胞质异常 由于核增大，胞质相对减少，细胞分化程度越低，胞质量越少。由于胞质内核蛋白体增多，胞质嗜碱性导致染色加深，有时胞质内可产生黏液、脂质、糖原和色素等特异性物质。

（3）空泡变异 恶性肿瘤细胞胞质内常有变性的空泡及包涵体。腺癌细胞较为突出，常可融合成大空泡，将核挤向一边，形成"印戒样"细胞。

（4）吞噬异物 癌细胞可吞噬异物，如血细胞、细胞碎片；有时癌细胞内封入另一癌细胞，称为封入细胞或鸟眼状癌细胞。

3. 核质比失调 癌细胞核显著增大，导致核质比增大，比例失调。癌细胞分化越差，核质比失调越明显。核质比失调是恶性肿瘤细胞主要特征之一。

4. 细胞群改变 恶性肿瘤细胞有成团脱落的倾向，在涂片中见到成团的肿瘤细胞对恶性肿瘤的诊断具有确定意义。

起源于上皮细胞组织的恶性肿瘤称为癌，具有上皮组织的特点。涂片中除见单个散在癌细胞外，尚见成团脱落的癌细胞，常成巢排列。癌细胞团中，细胞形态不一、大小不等，排列紊乱，失去极性，互相挤压，可呈镶嵌或堆叠状。

起源于间叶组织的恶性肿瘤称为肉瘤，涂片中肿瘤细胞相对一致，散在分布，无成巢倾向。

5. 背景成分 涂片中常见较多坏死碎屑及红细胞，因恶性肿瘤易发生出血坏死造成。若继发感染，尚可见到多少不等的中性粒细胞。

表9-5 恶性肿瘤细胞与核异质细胞的鉴别

鉴别点	恶性肿瘤细胞	核异质细胞
核大小不一、畸形	显著	轻至中度
染色质结构	不规则结块状或粗颗粒状，其间有透明间隙，有时呈墨水滴状	多呈细颗粒状，少数染色质结块，无墨水滴状改变
核仁	可多个，有时巨大，可达5μm以上	1~2个，轻度增大
核膜	明显增厚且薄厚不均	轻度增厚
核分裂	有	无
核质比	显著增大	轻度至中度增大

考点提示 恶性肿瘤的细胞学特征，恶性肿瘤细胞与核异质细胞的鉴别。

（二）癌细胞的起源和形态特征

癌是最常见的恶性肿瘤，主要有鳞状细胞癌（鳞癌）、腺癌、未分化癌三种类型。

1. 鳞癌 起源于鳞状上皮或柱状上皮鳞状化生后癌变，又分为高分化鳞癌和低分化鳞癌两类。

（1）高分化鳞癌 以表层细胞的癌细胞为主。癌细胞较大，常单个散在或数个成团，多数癌细胞形态呈多形性，如方形、梭形、多角形、纤维形等；胞质丰富，胞质内有角化，染成红色；胞核粗糙而深染，呈墨汁样，畸形明显，核仁不明显；核质比变化不明显。成团脱落的癌细胞互相嵌合，细胞间边界较清楚（图9-6）。

（2）低分化鳞癌 以中层和底层的癌细胞为主，多为圆形或不规则形，散在或成团分布。成团脱落的癌细胞呈堆叠状，胞质较少，嗜碱性，无角化；胞核居中，畸形，染色质呈粗颗粒状，分布不均，有时可见核仁；核质比增大（图9-7）。

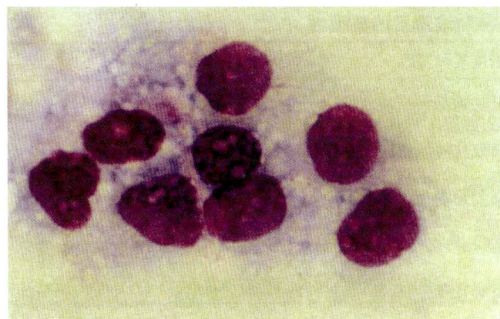

图9-6 高分化鳞癌细胞

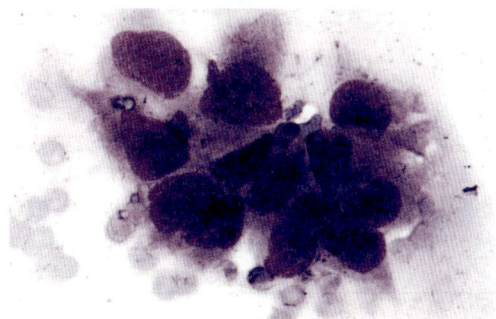

图9-7 低分化鳞癌细胞

2. 腺癌　起源于腺上皮或由柱状上皮细胞恶变而来。根据分化程度，分为高分化腺癌和低分化腺癌两类。

（1）高分化腺癌　癌细胞体积较大，大小悬殊，呈圆形、卵圆形，可单个脱落，也可成排成团脱落，成团脱落时呈腺腔样排列；核大，染色质丰富，呈粗颗粒或粗网状，核膜不规则，核深染、畸形均不及鳞癌细胞明显，常见1~2个增大的核仁；胞质丰富，略嗜碱性，胞质内可见呈透明状的黏液空泡，有时空泡较大，将核挤压于一侧呈半月状，称为"印戒样"细胞（图9-8）。

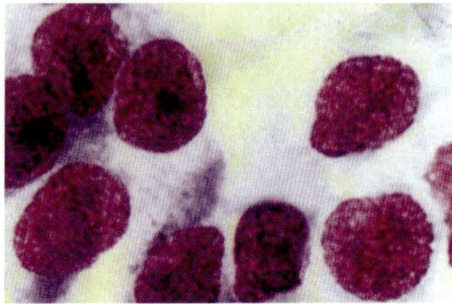

（2）低分化腺癌　癌细胞体积较小，胞质少，嗜碱性染色，少数癌细胞胞质内可见细小透明的黏液空泡。胞核呈圆形、半月形或不规则形等，畸形明显；染色质明显增多，呈颗粒状或网状，分布不均，核膜增厚，可见明显核仁。成团脱落的癌细胞胞质边界不清，胞核位于细胞团边缘，致边缘细胞隆起呈桑葚状（图9-9）。

图9-8　高分化腺癌细胞　　　　　图9-9　低分化腺癌细胞

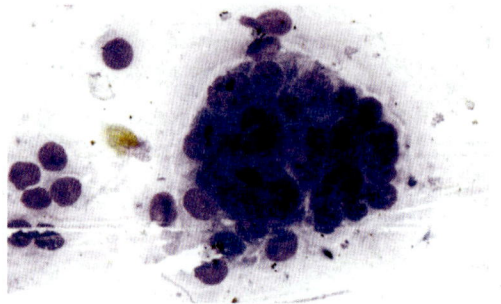

3. 未分化癌　未分化癌是各种上皮组织发生的分化极差的癌，从形态上难以确定其组织来源。

（1）大细胞型未分化癌　癌细胞单个存在或成团。癌细胞体积较大，相当于外底层细胞大小，呈不规则圆形、卵圆形或长形；胞核较大，呈不规则圆形，染色质增多，呈粗网状或粗颗粒状，深染，可见较大核仁；胞质嗜碱性染色。

（2）小细胞型未分化癌　癌细胞体积小，呈不规则圆形、卵圆形；胞核呈不规则圆形、卵圆形，畸形明显，染色较深；胞质量少，略呈嗜碱性染色。核质比明显增大，似裸核样。成团脱落的癌细胞界限不清，易发生凝固性坏死，呈红染无结构颗粒状，其间散在异型性明显的癌细胞（图9-10）。

三种癌细胞鉴别要点见表9-6。

表9-6　鳞癌、腺癌、未分化癌细胞的鉴别要点

鉴别点	鳞癌	腺癌	未分化癌
细胞形态	畸形明显，具有多形性	圆形、卵圆形	圆形或卵圆形
胞质	较多，有角化倾向	较薄、透明、常含空泡，淡蓝色	极少
胞核形态	畸形明显	圆形或卵圆形	圆形、卵圆形、不规则形
核染色质	明显增多、深染、呈炭块状	增多不明显，呈粗颗粒状，分布不均	分布不均
核仁	少见，低分化者可见	增大而明显	有时可见
细胞排列	多单个散在，也可成群但排列不紧密	多成群，呈不规则腺腔状、桑葚状	多成群，排列紧密、紊乱，呈镶嵌状

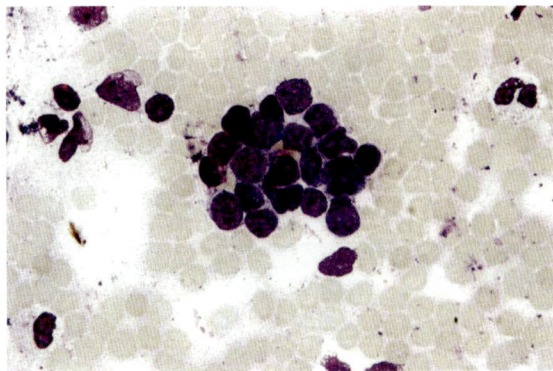

图 9-10 小细胞型未分化癌细胞

考点提示 癌细胞种类、特征，鳞癌、腺癌、未分化癌癌细胞的鉴别。

（三）放射治疗后细胞形态变化

放射治疗（radiotherapy）是肿瘤治疗的重要方法之一，治疗后受照射部位的癌细胞及其周围正常细胞均可发生改变，主要表现为分裂间期杀伤、丝状分裂期抑制或延迟、基因改变和染色体畸变等4个方面，可见细胞核增大、空泡变性、核碎裂和核溶解；细胞质内的细胞器空泡变性，溶酶体破裂释放出蛋白水解酶，导致细胞自溶。

1. 良性上皮细胞的放射性改变 分为急性放射性改变和持续性放射改变。

（1）急性放射性改变 ①细胞增大，胞体可增大1倍以上，细胞变形呈不规则形或蝌蚪形；胞核因空泡挤压呈肾形，偏位；核质比变化不大。②染色质同质化，淡染，出现空泡，并被推向核膜，使核膜增厚，核碎裂溶解。③形成多核或核分叶等畸形。

（2）持续性放射改变 细胞呈现核异质变化。胞核增大、染色质呈粗颗粒状、深染，有时可见核内空泡；胞质呈多色性；有时细胞呈蝌蚪形或纤维形。

2. 癌细胞放射治疗后的改变 放射治疗后癌细胞主要为持续性改变。表现为胞核和胞质内出现空泡，核仁增大，也可有空泡变性。严重时可出现胞核同质化、核碎裂和核溶解等。

第二节 细胞学检验基本技术

临床细胞学检验基本技术包括标本采集、涂片制备、染色、显微镜下观察等。

一、标本采集

（一）标本种类与采集方法

1. 标本种类

（1）自然排出物 人体的体腔、各组织器官表面及体表脱落的细胞。如输尿管、膀胱脱落的移行上皮（尿）、乳腺导管上皮（乳头溢液）及气管黏膜脱落上皮（痰），食管和胃黏膜、口腔黏膜及鼻咽部黏膜标本等。

（2）体腔抽出液 浆膜腔（如胸膜腔、腹膜腔、心包腔等）积液及脑积液等。

扫码"学一学"

367

（3）细针穿刺吸取物　用细针穿刺病变器官或肿物，吸取的少量组织细胞等。

2. 标本采集方法　正确采集标本是细胞学诊断的基础和关键，所采集的标本能否代表病变器官或组织的细胞群体，是细胞学诊断结果准确性和可靠性的前提。常用的标本采集方法见表9-7。

表9-7　常用的细胞学检查标本采集方法

方法	操作
直视采集法	在肉眼观察下直接采集的方法。①对口腔、鼻咽部、皮肤、阴道、阴道穹隆、子宫颈、肛管等部位可直接采用吸管吸取、刮片刮取、刷洗的方法采取标本。②胃、直肠、气管、肺支气管和食管可用纤维内镜在病灶处直接刷取细胞涂片
自然分泌液采集法	对痰液、尿液及乳头溢液等自然分泌液可直接采集。①痰液：晨起后漱口先咳出陈旧痰弃去，深呼吸后咳出肺深部的痰，收集到标本盒中。②尿液：一般留取一次全部的尿液。③乳头溢液：沿乳腺导管轻轻挤压乳腺，收集乳头溢液
摩擦法	使用摩擦工具在病变处摩擦，将擦取物直接涂片。常用的摩擦工具有海绵球摩擦器、气囊、线网套等。可对食管、胃及鼻咽部等处病灶取材涂片
灌洗法	向腹腔、肺泡、盆腔（剖腹探查时）或空腔器官灌注一定量生理盐水进行冲洗，促使其细胞成分脱落于液体中，收集灌洗液离心制片，进行细胞学检验
细针穿刺吸取法	通过穿刺吸取，从组织、器官或肿块中采集细胞标本。①对浆膜腔和关节腔积液抽取部分积液行细胞学检验。②对淋巴结、乳腺、甲状腺、体表软组织、肝脏肿块等可用细针穿刺吸取部分细胞进行细胞学检验

（二）质量控制

1. 采集部位　标本采集时要准确选择部位，一般应在病变区直接采取。

2. 标本新鲜　采集的标本必须保持新鲜，尽快制片，以免细胞自溶。

3. 避免干扰　尽量避免血液、黏液等干扰物混入标本内。

4. 采集方法　应简便，操作轻柔，以减轻患者痛苦，防止严重并发症的发生和肿瘤扩散。

考点提示　细胞学标本采集方法、质量控制。

二、涂片制备、固定与染色

（一）涂片制备

1. 直接涂片

（1）涂抹法　适用于较黏稠的标本，如鼻咽部标本。用涂有标本的棉签在载玻片中心按顺时针方向由内向外转圈涂抹，或从载玻片一端开始平行涂抹。涂抹要均匀，不宜重复。

（2）拉片法　该法适用于黏稠标本，如痰液。选取带血或灰白色的痰丝置于载玻片上，用另一张载玻片压在上面，使之重叠，痰丝散开，然后向一侧抽拉上面的载玻片，边压边拉，获得两张涂片。

（3）喷射法　用配有细针头的注射器将标本均匀的喷射在载玻片上。适用于细针吸取的各种标本。

2. 印片　将切取的病变组织用手术刀切开，立即将载玻片平放在切面上，轻轻按印。

此方法为活体组织检查的辅助方法。

3. 浓缩涂片

（1）推片法 将标本低速离心（2000r/min离心5分钟）后取沉淀物推片，方法同血涂片制备。适用于稀薄的标本，如尿液、浆膜腔积液等。

（2）液基细胞学技术 将阴道或子宫颈分泌物等标本浸入液基细胞试剂中进行处理，去除非诊断性黏液、血液、过多的中性粒细胞和红细胞，保存固定脱落上皮细胞，制备成细胞悬液，再经过滤、离心后制成脱落细胞薄片。

4. 质量控制

（1）标本 新鲜，取材后尽快制片。

（2）载玻片 清洁无油渍，新玻片先用1mol/L HCl浸泡24小时，再用清水冲洗，干燥。

（3）操作 ①动作要轻柔，避免过度挤压损伤细胞。涂片均匀，厚薄适度。②缺乏蛋白质的标本，涂片前可在载玻片上先涂一薄层黏附剂。常用的黏附剂有甘油和蛋清等量混合制成蛋白甘油。也可在沉淀的标本中加1滴血清，以增加黏附性。③每份标本至少涂片2张，以避免漏诊。④涂片后立即在载玻片一端编号。

考点提示 细胞学涂片方法、质量控制。

知识链接

液基细胞学技术

液基细胞学技术（Thinprep cytologic test，TCT）是一种半自动或全自动标本处理技术。将刷取或灌洗法采集的标本，放在特殊的细胞保存液中，制成悬液，经涡旋振荡使采集器上的细胞进入容器内，然后离心，除去非诊断性黏液、血液、过多的中性粒细胞和红细胞，在载玻片上形成直径15~20mm的薄层细胞涂片。该法主要用于子宫颈细胞学检查。其优点：①几乎保留了取材器材上所得到的全部标本。②避免了细胞过度干燥造成的假象。③涂片中细胞分布均匀、分布范围小、背景清晰。④提高了标本的满意率。⑤病变检出率高。

（二）涂片固定

固定的目的是保持细胞自然形态，防止细胞自溶和细菌所致的腐败。固定液能沉淀和凝固细胞内蛋白质和破坏细胞内溶酶体酶，使细胞不但保持自然形态，而且结构清晰，易于着色。因此，标本愈新鲜，固定愈及时，细胞结构愈清晰，染色效果愈好。

1. 固定液 细胞学检查常用的固定液如下。

（1）95%乙醇 是常用的固定液，制备简单，固定后细胞核保存较好，结构清晰，颜色鲜艳，适用于HE染色和巴氏染色，尤其是大规模防癌普查。但渗透性稍差。

（2）乙醚乙醇 95%乙醇与等量乙醚的混合液。该固定液渗透性较强，固定效果好，适用于巴氏或HE染色。但由于乙醚易挥发，有毒性，已被乙醇固定液所代替。

（3）甲醇 固定效果好，结构清晰，常用于瑞特染色、免疫组化染色和自然干燥涂片的预固定。

（4）氯仿乙醇 又称卡诺固定液。由无水乙醇60ml、三氯甲烷30ml、冰乙酸10ml配制而成，穿透力强，固定效果好。缺点是试剂价格贵，配制相对繁琐，一般只用于有血的标本和一些特殊染色。

2. 固定方法

（1）带湿固定　涂片后标本尚未干燥即行固定。此法固定的细胞结构清楚，染色新鲜。痰液、阴道分泌物及食管刷片等较黏稠的标本常用此法。

（2）干燥固定　涂片后待其自然干燥，再行固定。适用于稀薄标本，如尿液、浆膜腔积液等，也适用于瑞特染色和吉姆萨染色。

3. 固定时间　一般为15~30分钟。含黏液较多的标本如痰液、子宫颈刷片等，固定时间要适当延长；不含黏液的标本，如尿液、浆膜腔积液等，固定时间可适当缩短。

（三）涂片染色

细胞学检查常用的染色方法有巴氏染色、HE染色、瑞特和瑞-吉染色。阴道脱落细胞学检查常用巴氏染色和HE染色，其他组织涂片一般用瑞特或瑞-吉染色。

1. 染色方法

（1）巴氏染色法

【原理】细胞质主要成分是蛋白质，可与带负电荷的酸性染料橘黄、伊红、亮绿等结合，染成橘黄色、粉红色、绿色、蓝绿色等丰富的颜色。细胞核主要成分是脱氧核糖核酸，可与带正电荷的碱性染料苏木精结合，染成紫蓝色。由于染细胞核的苏木精为水溶液，染细胞质的橘黄、伊红、亮绿等均为乙醇溶液，故染核时应先进行加水处理，染胞质时需先进行脱水处理。

【材料】

1）器材　玻璃染色缸。

2）试剂　①赫氏（Harris）苏木素染液：先将苏木素1g溶于10ml无水乙醇中，另将铝明矾或铵明矾置于1000ml烧杯中，加蒸馏水200ml，加温溶解。加热至90℃时，加入苏木素乙醇溶液，继续加热至沸腾，迅速离开火焰，缓慢加入氧化汞0.5g，不断搅拌，继续加热，使溶液呈深紫红色为止，立即放入水中振荡冷却，室温静置过夜，过滤后置棕色瓶内保存。使用时将该染液加入等量蒸馏水，并加入冰乙酸2ml，以稳定苏木素。②橘黄G^6染液：取橘黄G^6 0.5g，溶于5ml蒸馏水中，再加入无水乙醇95ml混匀，然后加入磷钨酸0.015g，溶解后过滤备用。③EA^{36}和EA^{65}染液：此染液由亮绿、俾斯麦棕和伊红三种染料组成。配制时先各称取0.5g分别溶于5ml蒸馏水中，溶解后分别加入无水乙醇95ml，混匀过滤，分别保存于棕色瓶内。使用时按表9-8配制。④蓝化液（稀碳酸锂溶液）：于100ml蒸馏水中加饱和碳酸锂1滴。也可用3%氨水代替。⑤分化液（0.5%盐酸乙醇液）：0.5ml盐酸加入100ml 70%乙醇中。⑥脱水剂：50%、70%、80%、95%不同浓度的乙醇溶液。

表9-8　EA^{36}和EA^{65}染液的配制

试剂	EA^{36}	EA^{65}
5g/L 亮绿 95% 乙醇液	45ml	9ml
5g/L 俾斯麦棕 95% 乙醇液	10ml	10ml
5g/L 伊红 95% 乙醇液	45ml	45ml

续表

试剂	EA³⁶	EA⁶⁵
95% 乙醇		26ml
磷钨酸	0.2g	0.2g
碳酸锂饱和液	1滴	适量

3）标本　口腔黏膜刮取物涂片。

【操作】

1）加水　将固定（95%乙醇固定）15~30分钟的涂片依次置于80%、70%、50%乙醇溶液和蒸馏水中各1分钟取出，自来水冲洗。

2）染核　将加水后的涂片置苏木素染液中染色5~10分钟，取出后用自来水冲洗1分钟。

3）分色　将涂片浸入稀盐酸中分色2次，每次3~5秒，然后立即用水冲洗，使涂片转为浅红色。再将涂片置稀碳酸锂溶液中蓝化细胞核1分钟，使涂片转为灰蓝色，自来水冲洗。

4）脱水　将涂片分别置于50%、70%、80%和95%乙醇各1分钟。

5）染胞质　将涂片置橘黄G⁶染液中染色2~5分钟，取出，经95%乙醇冲洗2次后，置EA³⁶或EA⁶⁵染液中染色2~5分钟，再用95%乙醇冲洗2次。

6）脱水透明　将涂片置无水乙醇中2次，然后置二甲苯中透明2分钟。

7）封片　取出涂片加液状石蜡1滴，加盖玻片后于显微镜下观察。或用中性光学树胶封片，贴上标签，可长期保存。

8）染色结果　细胞核染成深蓝紫色或紫红色，核仁红色；根据细胞的种类和分化程度不同，上皮细胞胞质可染成不同的颜色，底层细胞染蓝绿色，中层细胞染蓝色，表层角化前细胞染淡蓝色，角化细胞染浅红色或浅黄色；柱状上皮细胞胞质常染淡蓝色。

考点提示 巴氏染色原理。

知识链接

巴氏染色的由来

1925年，希腊医师Papanicolaou（巴氏，1883—1962）在美国将橘黄G⁶与EA³⁶和EA⁵⁰联合使用，将豚鼠阴道脱落细胞胞质染成颜色鲜明的绿色、蓝色和粉色，以观察豚鼠阴道脱落细胞的形态特点，研究其生殖生理的周期性改变。后来，在妇产科医生的协助下，他把这项研究应用到人类，观察人类的阴道脱落细胞，并通过细胞的形态特点了解女性激素的水平和影响。1941年，巴氏在美国妇产科学杂志发表文章，首次阐述了子宫颈（阴道）细胞学涂片对诊断子宫颈癌的价值，从而奠定了他作为"现代细胞学之父"的地位。此后，巴氏染色被广泛应用于子宫颈（阴道）脱落细胞学检验领域，并不断得到改良。目前改良的巴氏染色液含有多种离子，具有多色性染色效果，胞质鲜艳、透明性好并且核膜、核仁、染色质结构清晰。

（2）苏木素-伊红染色法（HE染色法）

【原理】同巴氏染色法，细胞核染成紫蓝色，细胞质染成粉红色。

【材料】

1）器材　同巴氏染色。

2）试剂　①苏木素染液：同巴氏染色。②伊红染液：取伊红 Y 0.5g 溶于 100ml 蒸馏水，再加 0.5ml 冰乙酸，用玻璃棒搅拌成泡沫状，将泡沫吸至另一容器内，直到全部打成泡沫状分出。待泡沫全部形成溶液后，每 25ml 加 95% 乙醇 75ml，混匀即可。③其他试剂同巴氏染色。

3）标本　口腔黏膜刮取物涂片。

【操作】

1）固定、加水、染核、分色、蓝化　同巴氏染色。

2）染胞质　置伊红染液中 2~4 分钟，流水冲洗 3~5 分钟。

3）脱水　依次用 80%、95% 乙醇及无水乙醇脱水各 1 分钟。

4）封片　用二甲苯透明后，中性树胶封片。

5）染色结果　细胞核呈紫蓝色，细胞质呈玫瑰红色，红细胞呈淡红色。

（3）瑞–吉染色法　染色原理和结果与瑞特染色法基本相同。染色时以稀释吉姆萨液代替缓冲液，按瑞特染色法染 10 分钟。或先用瑞特染色法染色后，再用稀释吉姆萨复染。

（4）其他方法　如组织细胞化学染色（如过碘酸–雪夫染色）、免疫细胞化学染色等，用于识别或鉴别肿瘤细胞的类型。

2. 质量控制

（1）巴氏染色法

1）苏木素染液　冷藏可长期保存。放置后表面有一层金属光泽的染料膜，用时需过滤。

2）染细胞核的时间　可根据苏木素染液配制时间长短和室温的变化作适当调整，室温低时可适当延长时间。

3）稀盐酸分色的目的　除去细胞吸附过多的苏木素，分色的时间不宜过长，动作要快，取出后应立即水洗、蓝化，以防细胞核染色过浅。

4）稀碳酸锂　需每天更换。

（2）HE 染色法

1）细胞核染色　其质量控制同巴氏染色。

2）伊红染液　着色力强，染色时间不宜太长。脱水时应将吸附过多的伊红染液脱去。

3. 方法学评价　常用染色方法学评价见表 9-9。

表 9-9　常用染色方法学评价

方法	评价
巴氏染色法	细胞具有多色性的染色效果，色彩鲜艳多样。涂片染色的透明性较好，细胞核结构清晰，细胞质颗粒分明。适用于阴道脱落细胞染色或观察女性激素水平对上皮细胞的影响。缺点是染色程序较复杂
HE 染色法	染色透明度好，胞核与胞质对比鲜明，染色步骤简便，效果稳定。因胞质色彩不丰富，不宜用于阴道涂片的激素水平观察，适用于痰液涂片检查
瑞–吉染色法	操作简便，多适用于血液、骨髓细胞学检查。细胞核染色质结构和细胞质内颗粒较清晰

考点提示　细胞学检查常用染色方法评价。

三、诊断程序

细胞学诊断是一个复杂的过程，影响因素较多，由于细胞脱落后的变化，以及制片过程中人为因素的影响，有时会给诊断带来一定难度。因此，阅片时应仔细观察全片，全面、客观地分析所发现的问题，确保结论准确。

（一）诊断方法

1. 直接法　对有特异性细胞学特征、较易确诊的疾病可直接作出诊断，如脂肪瘤等。

2. 分级法　为临床上最常用的细胞学诊断报告方式。用分级方式报告细胞学检查所见，可真实客观地反映细胞学变化。

（1）三级分类法

Ⅰ级：阴性。涂片中均为正常细胞或一般炎症变性细胞。

Ⅱ级：可疑。涂片中发现重度核异质细胞。

Ⅲ级：阳性。涂片中找到典型的癌细胞。可根据癌细胞形态，进一步进行分类。

（2）四级分类法

Ⅰ级：阴性。

Ⅱ级：核异质。涂片中发现少量轻度核异质细胞，多由炎症所致。

Ⅲ级：可疑。涂片中有重度核异质细胞，基本符合癌细胞的标准，但由于细胞数量过少或形态不典型，不能排除癌细胞的可能性。

Ⅳ级：阳性。涂片中可见典型的癌细胞。

（3）改良巴氏五级分类法

Ⅰ级：阴性。涂片中未见异常细胞。

Ⅱ级：涂片内见异常细胞但均为良性。

Ⅱa：涂片中发现少量轻度核异质细胞等。

Ⅱb：有中至重度核异质细胞，属于癌前病变，需定期复查。

Ⅲ级：可疑。涂片中有可疑恶性细胞，形态明显异常，但不能肯定为恶性。

Ⅳ级：高度可疑。涂片中有癌细胞，但不够典型或数量极少，需进一步证实。

Ⅴ级：阳性。涂片中可见典型癌细胞且数量较多，并能根据细胞学特点作出初步组织学分型。

3. 阴道脱落细胞学报告方式　1988年，由美国国家癌症研究中心（National Cancer Institute，NCI）提出了主要用于阴道脱落细胞检查的伯塞斯达系统（the Bethesda system，TBS）分类法，它是一种描述性诊断，包括4部分：对涂片的满意程度、良性细胞改变、上皮细胞的异常改变、雌性激素水平的评估（见本章第三节女性生殖道细胞学检验）。

（二）检验原则

1. 核对资料　严格核对送检申请单与涂片，仔细阅读送检申请单上填写的所有资料，尤其是临床体征，详细了解临床基本情况，以便结合细胞的形态特征，作出准确客观的诊断。

2. 仔细阅片　阅片要认真、耐心、细致，严格按规定程序观察涂片。初筛时应以低倍视野为主，使用推进器从左至右或从上而下，按一定顺序观察整张涂片内每一个视野，发现特殊异常细胞成分时，换油镜仔细观察。对具有诊断意义的异常细胞，应用标记笔在其左右或上下方进行标记，或用圆圈标记，以方便复查、教学和研究。

3. 结合临床 必须与临床相结合，包括患者一般情况、临床表现或其他检查结果、临床诊断、是否做过手术、病理检查及治疗等。

4. 综合判断 熟练掌握正常细胞、良性病变细胞和恶性肿瘤细胞的形态特点，包括细胞数量、细胞核的特征、细胞质的特征、核质比等。由于癌细胞的形态特征都具有一定的相对性，有时良性病变中个别细胞可以酷似癌细胞，但群体来看则较易鉴别。检验人员需要依据涂片上的细胞数量、分布、大小和形态、细胞核和细胞质特征、涂片中的背景成分等进行综合性分析，并结合取材部位对具有诊断意义的异常细胞作出判断。涂片中若出现坏死物质，应首先考虑癌的可能，在癌性坏死物中或其周边常可见到残存固缩的癌细胞核；其次考虑为结核，其坏死彻底，坏死物周边可发现多核巨细胞或上皮样细胞。在无充分把握的情况下，不可轻易下阳性的肯定诊断，应对所见成分进行描述，或进行可疑、高度可疑报告，或建议重新取材检查等。

5. 复查会诊 对疑难病例，要请有经验的上级技师或资深检验人员对涂片进行复查或会诊。遇到以下问题必须复查：①涂片中发现可疑细胞，难以下诊断。②涂片中坏死细胞过多或细胞成分太少。③细胞学检查诊断与临床诊断明显不符。④按细胞学诊断治疗，病情无明显好转或恶化。⑤诊断明确，但病情突然明显恶化。

6. 定期随访 加强与临床的联系，对细胞学诊断阳性或出现异常的病例，要进行定期随访，以达到早期诊断、及时治疗的目的。

考点提示 细胞学诊断原则、方法。

（罗 洁）

第三节 各系统细胞学检验

细胞学检验的范围极为广泛，包括全身所有组织器官疾病及肿瘤（器官的肿瘤和转移性肿瘤）的检验，如对女性生殖道、浆膜腔、泌尿系统、中枢神经系统、肺部、淋巴结及乳腺的肿瘤和非肿瘤疾病的诊断。

一、女性生殖道细胞学检验

女性生殖道各器官所覆盖的上皮主要有两种：阴道、子宫颈外口等部位是鳞状上皮细胞，输卵管、子宫内腔、子宫颈管等部位是柱状上皮细胞，子宫颈外口鳞状上皮和柱状上皮交接处是子宫颈癌的好发部位。女性生殖道细胞学检查大多数是子宫颈及阴道上皮细胞，较少见的是子宫内膜细胞，因此也称阴道脱落细胞学检查。阴道脱落细胞检查方法简单易行，除了对肿瘤筛查、炎症诊断外，还可反映女性激素水平，确定排卵期等。

（一）生殖道正常细胞学

1. 鳞状上皮细胞 阴道鳞状上皮细胞的生长分化受雌激素的影响，在不同的年龄，其厚度也不同。

（1）底层细胞 分为内底层细胞和外底层细胞。阴道涂片一般不出现内底层细胞，仅在哺乳期、闭经后阴道高度萎缩或深度糜烂时才出现。外底层细胞根据其来源及生理状态

扫码"学一学"

扫码"看一看"

不同可分为：①子宫颈型外底层细胞：从子宫颈外部上皮脱落，常见于青壮年妇女的涂片。②产后型外底层细胞：见于产妇或晚期流产患者的阴道涂片。③萎缩型外底层细胞：见于原发性无月经或绝经期女性阴道涂片。其形态特点见表9-10。

表9-10 阴道脱落的外底层细胞形态特点

	子宫颈型	产后型	萎缩型
大小形态	细胞成群脱落，大小不等，呈圆形或不规则多边形	细胞常成群脱落，大小不一，可见细胞紧密排列，部分细胞体积增大	细胞呈圆形或卵圆形，大小、形态较一致，细胞多散在分布，很少成堆脱落
胞核	较大，染色质致密	增大，染色质致密，常被胞质内空泡挤压至边缘，呈扁长形或皱褶凹陷成瓢形，瓢形核为产后细胞特征	呈圆形或卵圆形，大小较一致，染色质疏松
胞质	丰富、深染，偶见深蓝色颗粒。内有空泡，环绕于核周围形成透明环	呈嗜酸性，有深染颗粒	偶见小空泡

（2）中层细胞 根据妇女生理状态不同，分为两种类型：①非孕期中层细胞：由外底层细胞分化而来，细胞体积比外底层细胞大，呈船形或贝壳形、菱形等；核居中央，染色质疏松；胞质丰富、薄、半透明；核质比1：（3~5）。②妊娠期中层细胞：阴道上皮细胞受妊娠黄体素影响，核大、偏位，胞膜增厚，胞质丰富，含大量糖原，常成群出现。此类细胞称为"妊娠细胞"。

（3）表层细胞 月经周期中阴道上皮变化，主要表现在表层角化前细胞和角化细胞所占比率的变化，此层细胞最能反映雌激素的水平。

2. 柱状上皮细胞

（1）子宫颈内膜上皮细胞 根据功能和形态不同分为两种类型：①纤毛柱状上皮细胞：细胞呈立方形或低柱状，一端可见纤毛，常成群或蜂窝状排列，很少重叠，细胞膜厚。一般是一个核，但也有2~3个者，染色质呈颗粒状，可见核仁。常见于绝经后。②黏液柱状上皮细胞：细胞呈高柱状，当胞质内充满黏液时，细胞核常被挤压，位于细胞底部。在巴氏染色中，胞质染淡蓝灰色，有时为粉红色，内有空泡。

（2）子宫内膜上皮细胞 分为纤毛型细胞和黏液型细胞两种。其形态大小一致，常成群脱落，互相重叠。根据其雌激素水平分为周期型和萎缩型。①周期型：增殖期脱落的细胞扁平、低柱状或高柱状，卵圆形；胞核大小一致、形态规则，染色质致密均匀，可见核仁；胞质边界清楚呈嗜碱性。分泌期脱落的细胞胞核较小，呈圆形，淡染透亮，偏中位，核仁大，胞质丰富，透明，有空泡。②萎缩型：细胞数量少，松散排列，胞核形态规则，大小一致，胞质呈嗜碱性、淡染。

3. 非上皮细胞成分 在阴道涂片中，除上皮细胞外，尚可见吞噬细胞、血细胞、阴道杆菌、真菌、精子、滴虫、黏液丝等。

（二）阴道上皮细胞与雌激素水平的关系

阴道上皮细胞的成熟程度与体内雌激素水平呈正比，根据涂片中上皮细胞的变化可以评价卵巢内分泌功能。

1. 雌激素水平与卵巢功能的关系 根据各层鳞状上皮细胞所占比例，将雌激素水平分为8个等级，见表9-11。

表9-11　雌激素水平对阴道脱落细胞形态的影响

雌激素水平	脱落细胞形态	意义
极度低落	涂片中以内底层细胞为主，可有少数中层细胞，胞核深染	见于老年妇女和卵巢切除者
高度低落	以外底层细胞为主，占40%以上，可见少量中层和表层细胞，白细胞及黏液增多	见于绝经期及年轻妇女长期卵巢功能缺如者
中度低落	以中层细胞为主，伴有少量外底层细胞和表层角化前细胞，可见白细胞和少量黏液	见于绝经前及卵巢缺损者
轻度低落	以表层角化前细胞为主。伴有少量中、底层细胞	是雌激素维持阴道上皮正常厚度的最低水平
轻度影响	以角化前细胞为主（多在20%以上），伴有部分角化细胞，并夹杂少量角化细胞	见于行经后或接受小剂量雌激素治疗者
中度影响	以角化前细胞为主，并有30%~40%角化细胞	见于排卵前期或接受中等量雌激素治疗者
高度影响	角化细胞占60%左右，几乎无白细胞，背景清晰	见于排卵期或接受大剂量雌激素治疗者
极度影响	角化细胞持续达60%~70%或角化细胞占90%以上	见于卵巢颗粒细胞瘤、卵泡膜细胞瘤、子宫内膜囊性增生、子宫内膜癌和子宫肌瘤等

考点提示 ▶ 阴道脱落上皮细胞与雌激素的关系。

2. 女性不同阶段阴道细胞学表现

（1）青春期　女性在12~17岁，卵巢发育渐趋成熟，但卵巢功能尚未稳定，所以阴道涂片细胞无明显周期性改变。

（2）性成熟期　青春期后，随着卵巢发育成熟，阴道上皮细胞随卵巢激素水平变化而发生周期性改变。女性性成熟期阴道脱落细胞形态特点见表9-12。

表9-12　女性性成熟阴道脱落细胞形态特点

时期	月经周期阶段	脱落细胞形态
月经期	持续3~7天	涂片内见大量红细胞及成团脱落子宫内膜细胞，伴有黏液和中性粒细胞。行经期末卵泡开始发育，涂片中表层细胞逐渐增多，雌激素轻度影响
行经后期	周期第5~11天	涂片中以角化前细胞为主，角化细胞开始逐渐增多
排卵前期	周期第12~13天	角化细胞占30%~50%，黏液及阴道杆菌增多，中性粒细胞减少
排卵期	周期第14~16天	大部分为表层细胞，着色鲜艳，排列分散，白细胞很少，有大量阴道杆菌和稀薄黏液，背景清晰
排卵后期	周期第17~24天	角化细胞渐渐减少，以中层细胞为主，并聚集成堆，边缘卷折，黏液转稠，白细胞增多，阴道杆菌减少
行经前期	周期第25~28天	上皮细胞成堆，边缘折卷，胞质皱折，细胞边界不清。黏液与中性粒细胞增多，可见裸核、细胞坏死碎屑及阴道杆菌崩解碎屑

（3）围绝经期　开始于40岁以后，卵巢功能逐渐衰退，雌激素水平降低，绝经前涂片中可见雌激素水平不低落或有时升高表现，但无周期性改变。绝经后卵巢功能逐渐衰退，阴道上皮萎缩，涂片中表层细胞减少，中、底层细胞增多，中性粒细胞和杂菌增多，阴道杆菌减少。

（三）良性病变脱落细胞学

1. 炎症反应性细胞改变　女性生殖道炎症是妇女的常见病，炎症时鳞状上皮细胞的特点：①细胞核增大，偶尔出现双核或多核。②核染色质细颗粒状，均匀分布，轻度深染。③可见核固缩和核碎裂。④核形整齐光滑，大小较为一致。⑤有时可见小核仁。⑥胞质丰富，可见到空泡和核周晕，其周围胞质不增厚。⑦可见增生的储备细胞和化生细胞。⑧可出现修复细胞，以核仁明显为特点，多数细胞呈单层片状排列，很少出现单个细胞，胞核极性一致，可见病理性核分裂象。

急性炎症时，涂片背景很"脏"，有大量中性粒细胞、渗出液、细胞碎片、成堆细菌和红细胞，鳞状上皮细胞胞质常呈嗜酸性。慢性炎症时上皮细胞呈特殊的形态学变化，如鳞化和修复，背景中常见淋巴细胞，偶见浆细胞和巨噬细胞。

2. 萎缩反应性细胞改变　绝经后的老年女性，涂片中以萎缩型底层细胞为主。细胞形态特征：①细胞核增大，但不深染。②裸核和核碎裂常见。③出现外底层样细胞，胞质红染并核固缩，类似不全角化细胞。④较多炎性渗出物。

3. 宫内节育器的反应性细胞改变　①一般5~15个柱状上皮细胞成团分布，背景干净。②偶见单个上皮细胞，核大，核质比增大。③胞核常有退变。④可见明显核仁。⑤胞质量多少不等，可见大空泡将核推向一边，呈"印戒样"细胞。

4. 单纯疱疹病毒感染细胞改变　①细胞增大并大小不一。②细胞出现多核，核镶嵌排列，拥挤但不重叠。③细胞核呈胶质状"毛玻璃"外观，核膜缘染色质深染，似核套。④核内可见到嗜酸性包涵体，其周围有空晕。核内包涵体大小不一，一般均较大，几乎占据整个核，形状不规则。

5. 人类乳头状瘤病毒感染（HPV）细胞改变　①核周空穴细胞：鳞状上皮细胞稍增大；单核或双核，核稍增大、轻度深染，核周有穴样空晕，边缘厚薄不整齐；胞质呈蓝色、红色或嗜双色。多散在分布，也可成群出现。细胞大小不一，外观似套圈状。②角化不良细胞：单个散在或成堆出现，胞质红染，胞核稍大并呈固缩状。

（四）恶性肿瘤细胞学

1. 鳞癌和癌前病变细胞形态学　自WHO分类法应用后，核异质被不典型增生取代，近年来又逐渐被上皮内瘤样变取代。子宫颈上皮内瘤样变主要出现在癌前病变，还可出现在一些良性病变，如慢性子宫颈炎等。

（1）低度鳞状上皮细胞内病变（LSIL）　多发生于表层细胞，与病理学轻度非典型增生术语相符合。涂片中细胞表现为：①细胞单个散在或呈片状排列，细胞边界清楚。②以中、表层细胞为主，胞质嗜酸性。③核增大，大于正常中层细胞核至少3倍。④核中度畸形，双核或多核常见。⑤核深染，染色质均匀。⑥核膜清晰可见或模糊不清。⑦核仁少见或不明显。⑧核周空晕或细胞质浓稠呈橘黄色是LSIL的特征。

（2）高度鳞状上皮细胞内病变（HSIL）　多发生于中、底层细胞，与病理学中、重度非典型增生和原位癌三者术语相符合。涂片中细胞表现为：①细胞常单个或成片排列，或合胞体样排列。②以底层细胞为主，胞质大多嗜碱性，偶见嗜酸性。③核增大明显，核胞质比增大。④核中度以上畸形。⑤核深染明显，染色质细颗粒状或块状，但分布均匀。⑥核形可不规则。⑦核仁多不明显。

2. 子宫颈鳞状细胞癌　在女性生殖系统恶性肿瘤中，以子宫颈癌最为多见，子宫颈癌以鳞癌多见（占95%），其次为腺癌（占5%），未分化癌极少见。

（1）非角化型鳞癌　最常见，涂片中癌细胞形态特点：①多成群出现，合胞体样排列。

②细胞体积大，相当于中、表层细胞，多数核质比重度失常。③胞核明显增大，不规则、畸形、深染明显。④核染色质呈粗块状，分布不均。⑤核仁大而明显。⑥涂片中出现较多炎症细胞、坏死物、细胞碎片、陈旧性红细胞及其碎片，即癌性背景明显（图9-11）。

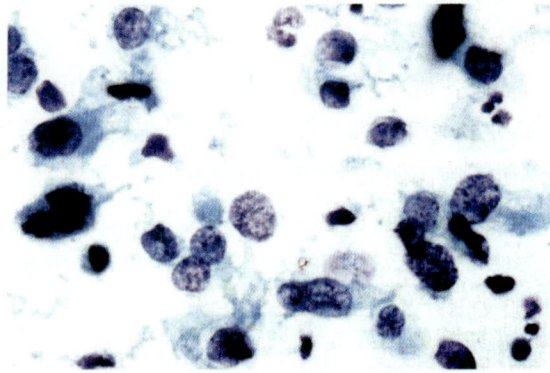

图9-11　子宫颈低分化鳞癌细胞（巴氏染色，×400）

（2）角化型鳞状细胞癌　涂片中癌细胞形态特点是：①多散在分布。②细胞体积较大，大小相差悬殊，多形性明显，可呈圆形、纤维形、蝌蚪形、梭形或不规则形。③胞质丰富，多数有角化，红染。④胞核显著增大，大小不一，深染，畸形明显，常有多核。⑤核膜不规则，染色质呈粗颗粒状、块状或固缩状，不规则分布。⑥核仁有时可见，但比角化型少。⑦可见到癌性背景（图9-12）。

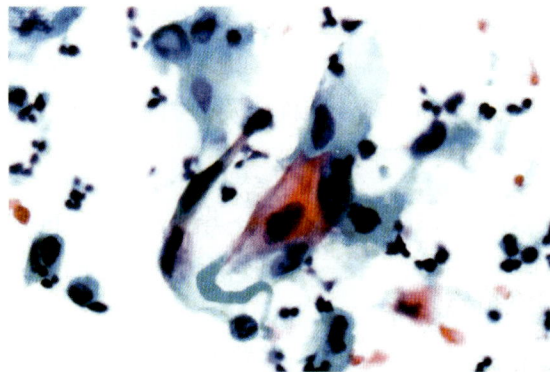

图9-12　子宫颈高分化鳞癌细胞（巴氏染色，×400）

3. 子宫颈腺癌

（1）子宫颈管腺癌　①癌细胞可单个散在、片状或成团，合胞体排列常见。②细胞核增大，核膜增厚不规则。③核仁明显，增大或多核仁。④胞质蓝染，也可红染，常含大小不等空泡。

（2）子宫内膜腺癌　①癌细胞可单个散在或呈小而松散细胞团出现。②高分化癌细胞核轻度增大或明显增大，大小相差悬殊，低分化癌极性丧失。③核染色质增多，核膜增厚并分布不均。④核仁大小不等或见多个核仁。⑤细胞质少，嗜碱性，常有空泡。

4. 子宫颈未分化癌　子宫颈未分化癌极为少见。由于癌细胞分化极低，恶性程度高，故常发生坏死、出血和炎症反应。其特点为：①癌细胞体积小，呈不规则圆形或卵圆形。②胞质少，呈嗜碱性。③胞核小而畸形，似裸核呈不规则形，染色质颗粒粗大并分布不均。④核胞质比增大。⑤背景中可见大量坏死碎片、黏液、红细胞及中性粒细胞等。

（五）子宫颈/阴道细胞学检查报告方式

传统阴道脱落细胞学检查报告方式多采用Bethesda系统诊断分类法。包括涂片满意度的标准及诊断名称的定义，有利于实际应用。此外，可用描述性诊断克服细胞学诊断的不足，避免漏诊和误诊。报告的主要内容如下。

1. 标本评估

（1）标本满意条件　①送检标本标识明确。②有关临床病史在送检申请单中填写完整。③有足够量保存好并结构清晰的鳞状上皮细胞（直接涂片8000～12000个，液基涂片5000个以上），其覆盖面超过10%。④有足够量子宫颈管柱状上皮细胞团或有移行区细胞成分（化生细胞）。

（2）标本不满意条件　①送检标本标识不明。②载玻片破裂不能修复。③缺乏足够量、保存好和结构清晰的鳞状上皮细胞，覆盖面少于10%。④血细胞和炎症细胞过多，细胞重叠、过厚，固定欠佳，空气干燥和污染等影响75%或更多上皮细胞的观察。

2. 未见癌细胞/癌前病变细胞。

3. 病原体　如滴虫、真菌、细菌、病毒。

4. 反应性细胞改变　①炎症反应性细胞改变。②萎缩反应性细胞改变。③子宫内节育器反应性细胞改变。④放射治疗反应性细胞改变。

5. 上皮细胞异常

（1）非典型鳞状上皮细胞（ASC）　分两种情况：①无明确诊断意义的非典型鳞状上皮细胞（ASC-US）：细胞核增大，比正常中层细胞核大2.5～3倍；核质比轻度增大；核与细胞形状有时不一致；可见到双核；细胞核轻度深染，染色质分布均匀；核轮廓光滑、规则，少见不规则的核轮廓。②非典型鳞状上皮细胞，不除外高度鳞状上皮内病变（ASC-H）：重度非典型化生细胞（非成熟型）；储备细胞重度非典型增生；少数非典型小细胞，诊断HSIL证据尚不足；非典型修复细胞与癌细胞难鉴别时；形状不规则的组织碎片，细胞排列紧密，极向紊乱，难以肯定为HSIL时。

（2）低度上皮细胞内病变（LSIL）。

（3）高度上皮细胞内病变（HSIL）。

（4）鳞状细胞癌（SCC）。

（5）非典型腺上皮细胞（AGC）。

（6）腺原位癌（AIS）。

（7）子宫颈腺癌。

（8）子宫内膜腺癌。

（9）子宫外腺癌。

（10）癌细胞（不能分类）。

二、浆膜腔积液细胞学检验

浆膜由表面被覆的间皮细胞和其下的薄层纤维结缔组织构成。浆膜腔积液是指胸膜腔、腹膜腔及心包腔间隙中存在的过多液体，其细胞学检验主要是查找积液中有无癌细胞。

（一）良性积液细胞学

1. 正常间皮细胞　涂片中，细胞常呈圆形或卵圆形，直径15～20μm，细胞表面布满微绒毛，边界清晰。细胞核呈圆形或卵圆形，相对较大，常居中，核膜明显，核染色质呈细颗粒状，偶见1~2个小核仁。胞质嗜碱性或轻度嗜酸性，可见核周透明、致密带和细胞间透明带（图9-13）。

2. 退变间皮细胞　间皮细胞脱落于积液中不久，即开始发生退化变性（图9-13）。间皮细胞常发生肿胀退变，易与癌细胞混淆。

（1）轻度肿胀退变　胞质内出现一个或多个大小不等液化空泡，使细胞体积增大；胞核大小及形态仍正常。胞核受液化空泡挤压可略偏于一侧。

（2）中度肿胀退变　胞质内液化空泡逐渐扩大，致细胞体积明显增大，可达到正常间皮细胞的1倍以上，有时巨大液化空泡将胞核挤压至细胞边缘，称为"印戒样"细胞；胞核也相应肿胀，染色变淡或出现液化空泡，核膜模糊不清，但核质比正常。

（3）高度退化变性　胞质内液化空泡继续扩大，使整个细胞呈气球样；胞核肿大，核膜模糊不清，染色质颗粒状结构消失，呈淡蓝色云雾状，最后胞质与胞核破裂，溶解消失。

3. 异形间皮细胞　又称反应性不典型间皮细胞。由慢性炎症、肿瘤或放射线作用等刺激间皮细胞发生形态变化所致。主要表现为：①涂片中细胞呈单个或成群出现，可呈花瓣状、乳头状或腺腔样排列。②细胞体积增大，直径达30~60 μm，为圆形或卵圆形。③核增大，圆形或卵圆形，居中或偏位，核膜规则而光整，核染色质略增多，颗粒略变粗，但分布均匀。部分表现为轻度至中度畸形，可见双核、多核及核分裂象。④胞质丰富而浓稠。⑤核质比仍属正常范围（图9-13）。

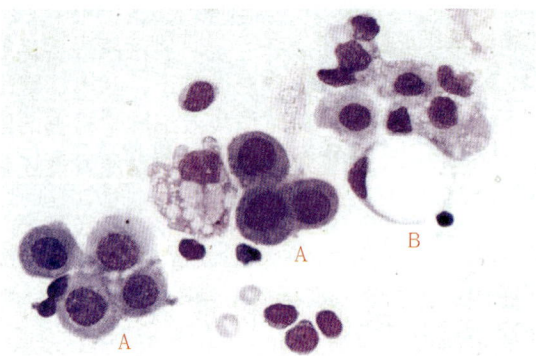

图9-13　间皮细胞

A.正常间皮细胞；B.退化间皮细胞

4. 非上皮细胞成分

（1）淋巴细胞　积液中最为常见。以小淋巴细胞为主。结核、淋巴瘤性积液中淋巴细胞明显增多。

（2）中性粒细胞和巨噬细胞　炎症和恶性肿瘤时明显增多。

（3）嗜酸性粒细胞　超敏反应性疾病和寄生虫感染时增多。

（4）浆细胞　慢性炎症和肿瘤时多见。

（5）红细胞　涂片中出现红细胞，表示局部有渗血或出血。见于恶性肿瘤、结核或穿刺损伤时。

考点提示　浆膜腔良性积液细胞形态特点。

（二）恶性积液细胞学

1. 癌细胞来源　浆膜腔积液中原发性间皮瘤较少见，癌细胞98%以上是转移而来，当肿瘤穿破器官浆膜表面，直接暴露于浆膜腔并广泛种植时，则积液内出现大量癌细胞。胸腔积液中的癌细胞多来自原发性周围型肺癌，其次是乳腺癌；腹腔积液中的癌细胞多来自胃癌、大肠癌、卵巢癌，其次为肝癌、胆囊癌；心包积液中的癌细胞多由原发性中央型肺癌累及心包膜所致，原发于心包的间皮瘤极罕见。浆膜腔积液中的癌细胞80%以上为腺癌细胞，少数为鳞癌、未分化癌和淋巴瘤。

2. 癌细胞形态

（1）腺癌细胞　①大细胞型腺癌：最为常见。细胞体积大，呈圆形或卵圆形，常散在或聚集成团。胞核呈圆形或卵圆形，体积大，染色质呈粗网状或粗颗粒状，染色深。可见一个或多个直径达4~5μm的畸形核仁。胞质嗜碱性，有黏液空泡。可出现印戒细胞、癌巨细胞或多核癌巨细胞，以及病理性核分裂象。癌细胞团中央可出现腔隙样结构，或癌细胞团中央细胞染色较淡，边缘癌细胞染色深的镶边样结构。②小细胞型腺癌：癌细胞体积较小，直径为12~20μm。胞核为不规则圆形或卵圆形，有明显畸形，染色深，有的呈墨水滴样。胞质较少，嗜碱性或染淡紫红色，少数胞质内见有黏液空泡。癌细胞常紧密成团排列，中央部分癌细胞核常堆叠挤压，边缘部分癌细胞随胞核而向表面隆起，呈桑葚样结构；或癌细胞团周围包绕一圈少量胞质，核深染（图9-14）。

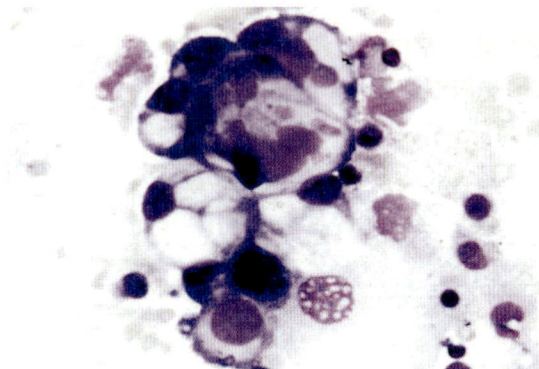

图9-14　浆膜腔积液中腺癌细胞

（2）鳞癌细胞　积液中少见，仅占2%~3%。细胞大小不一，奇形怪状，可单个散在，也可成团出现（图9-15）。

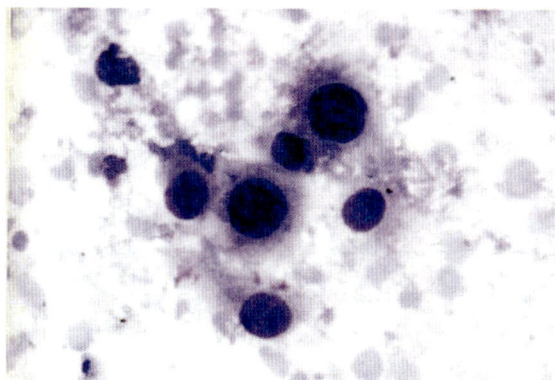

图9-15　浆膜腔积液中鳞癌细胞

（3）未分化癌细胞 胸腔积液中比鳞癌多，占3%~5%。其特点是胞质极少，呈裸核样。成团脱落的癌细胞可排列成链状、腺腔样或堆叠挤压呈镶嵌结构。胞核畸形明显，呈多角形、石榴籽样或不规则形；染色质粗大分布不匀，有时深染呈墨水滴状（图9-16）。

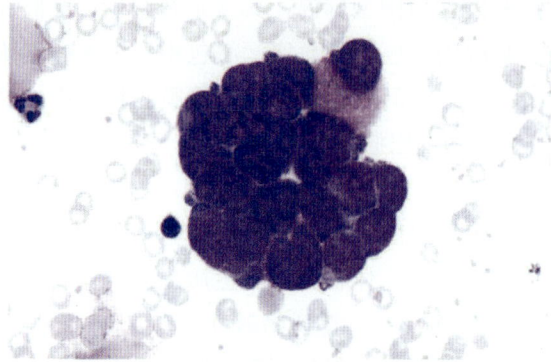

图9-16　浆膜腔积液中未分化癌细胞

3. 间皮瘤 是被覆于浆膜表面的间皮细胞发生的原发性恶性肿瘤，主要呈弥漫性生长，可广泛侵犯胸、腹腔而引起积液。间皮瘤的脱落细胞形态可分为上皮型、纤维型和混合型3种类型。

（1）上皮型间皮瘤 又称癌性间皮瘤。涂片中瘤细胞形态似间皮细胞，可见液化空泡，将胞核挤向一侧呈印戒状。胞核畸形不明显，有时可见核仁。瘤细胞团可形成腺腔样、乳头状结构或桑葚样排列。

（2）纤维型间皮瘤 又称纤维肉瘤型间皮瘤或间皮肉瘤。瘤细胞呈梭形，胞体大，细胞核深染，常成片或呈螺旋状。

（3）混合型间皮瘤 此种肿瘤细胞呈双向分化，涂片中有成团脱落的似间皮细胞样肿瘤细胞，同时可见梭形瘤细胞，形成腺腔样结构。

三、尿液细胞学检验

尿液脱落细胞主要来自肾、输尿管、膀胱及尿道，男性还可来自精囊及前列腺等。我国泌尿系统恶性肿瘤以膀胱癌多见，其次为肾肿瘤。尿液细胞学检验主要用于泌尿系统恶性肿瘤的诊断，对良性病变也有辅助诊断价值。

（一）泌尿系统正常脱落细胞

1. 移行上皮细胞 主要被覆于肾盂、肾盏、输尿管、膀胱及部分尿道，正常人尿液中偶见。分为表层、中层、底层三种类型细胞。

（1）表层移行上皮细胞 又称大圆上皮细胞。细胞体积大，多呈扁圆形或多边形，核呈圆形或卵圆形，较小，常居中，可见双核或多核。

（2）中层移行上皮细胞 又称尾形上皮细胞。体积大小不一，常呈梨形、纺锤形或尾形，胞核圆形或椭圆形，较大，居中。多来自肾盂，故又称肾盂上皮细胞。

（3）底层移行上皮细胞 圆形，核染色质致密，居中。与肾小管上皮细胞统称为小圆上皮细胞。区别在于底层移行上皮细胞体积较大而胞核较小，肾小管上皮细胞体积较小而胞核较大。

2. 鳞状上皮细胞 为尿液中最大的上皮细胞，扁平似鱼鳞状、不规则或多边形，边缘卷曲，核小，圆形。男性尿液中少见，女性尿液涂片中有时较多见，为阴道分泌物混入所致。

3. 柱状上皮细胞 主要来自于男性尿道中段，正常尿液中极少见，在尿道炎症时可见。

4. 非上皮细胞成分 中性粒细胞、淋巴细胞、浆细胞、吞噬细胞和红细胞等。

（二）泌尿系统良性病变细胞学

1. 炎症性疾病

（1）上皮细胞、炎症细胞 细胞数量明显增多，常变性，体积增大，核固缩，胞质内可有液化空泡。①慢性肾盂肾炎：常见大量多核移行上皮细胞。②慢性膀胱炎：常见较多移行上皮细胞和鳞状上皮细胞。③尿道炎：常见鳞状上皮细胞增多。

（2）病原体引起的特殊病变 ①真菌感染：常为白假丝酵母菌感染，可见孢子，偶见假菌丝。见于某些免疫抑制剂治疗的患者和肾移植患者等。②病毒感染：常见有巨细胞包涵体病、人多瘤病毒、人乳头瘤病毒（HPV）感染等，其特点见表9-13。

表9-13 病毒感染所致的泌尿系统脱落细胞学特点

病毒感染	形态特点
巨细胞包涵体病	为婴幼儿致病性疾病。可见脱落肿大的肾小管上皮细胞，胞核内见1个大的强嗜碱性包涵体
人多瘤病毒感染	某些免疫抑制和肾移植患者。上皮细胞体积明显增大，有单个嗜碱或非嗜碱、致密、不透明的核内包涵体，几乎充满核，其周围有1个狭窄的晕环。晕环和单个包涵体是与巨细胞病毒包涵体不同之处。晚期无包涵体
人乳头瘤病毒（HPV）感染	下尿道人乳头瘤病毒感染较多见，其特点是在尿沉渣中可见到挖空细胞

2. 尿结石症 涂片中见上皮细胞呈轻度核异质改变，核染色质增多、深染，核形不规则。

3. 膀胱黏膜白斑 膀胱或肾盂黏膜在慢性炎症、结石或埃及血吸虫等刺激下，发生鳞状化生，可见到完全角化的鳞状上皮细胞，使黏膜呈白色，称为膀胱黏膜白斑。

4. 治疗对膀胱上皮细胞影响 放射治疗后上皮细胞的胞质和胞核均出现空泡、核固缩或核破碎；环磷酰胺治疗时患者尿沉渣可见上皮细胞增大，空泡变性，胞核增大，核染色质呈粗颗粒状，核固缩，破裂，核仁明显。

5. 肾移植术后尿液细胞学改变 肾移植术后排斥反应的尿细胞学改变：出现大量淋巴细胞、肾小管上皮细胞、红细胞、管型、背景坏死物，以及上皮细胞和白细胞形成的混合细胞团块和核退变等。

（三）泌尿系统恶性肿瘤细胞学

泌尿道恶性肿瘤约95%以上来源于上皮组织。尿液细胞学检验以肾盂、肾盏、输尿管、膀胱发生的移行细胞癌最为常见，鳞状细胞癌与腺癌少见。非上皮性肿瘤如平滑肌肉瘤、脂肪肉瘤、横纹肌肉瘤则极为罕见。尿液中不易发现肾癌细胞，除非肿瘤组织侵犯肾盂和血管，引起患者无痛性血尿时，方可发现肿瘤细胞。

1. 移行细胞癌 依分化程度分为三级。Ⅰ级：涂片中癌细胞形态与正常移行上皮细胞相似，或有轻度异型性。若出现长形细胞团，细胞大小、形态一致，排列紧密，胞核染色略深，细胞团围绕一细长结缔组织轴心，或轴心周围见多层细胞紧密排列呈乳头状，有一定诊断价值。Ⅱ级：涂片中可见中度分化异型癌细胞，细胞数目明显增多，胞核明显增大，核膜不规则，呈锯齿状。Ⅲ级：低分化异型癌细胞，细胞大小形态各异，并出现癌巨细胞，

明显增大，常见核分裂象；胞质嗜碱性。

2. 少突胶质细胞瘤 约占颅内肿瘤的5%，好发于大脑皮质的浅层，以左额叶多见。细胞形态一致，圆形，核偏位，有核仁，核周胞质染色稍淡。

3. 室管膜细胞瘤 占颅内胶质瘤的5%～6%，起源于室管膜细胞。脑脊液中瘤细胞大小、形态一致；胞核较大，圆形或卵圆形，偏位，内有多个核仁；胞质较丰富，嗜碱性。细胞有成簇倾向，边界不清。

4. 中枢神经系统转移性肿瘤 约占全部脑肿瘤的20%，最常发生脑转移的恶性肿瘤是肺癌，其次是乳腺癌、恶性黑色素瘤，以及胃癌、结肠癌等。白血病和淋巴瘤也可发生脑膜和脑实质肿瘤细胞浸润。①乳腺癌转移至脑脊液中的癌细胞大，核大、核仁明显，可见核分裂象，胞质可有伪足突起。②肺癌转移至脑脊液中多为腺癌，癌细胞大，常成团，细胞核大，核仁明显。③脑脊液中白血病细胞与外周血中白血病细胞相似。细胞大小不一，散在；胞核不规则，可有乳头状突起，核染色质细颗粒状，核仁1～4个不等；胞质量少。④淋巴瘤：非霍奇金淋巴瘤侵及脑膜、脑较常见，瘤细胞特征与外周淋巴瘤细胞基本相同，但应注意与转化淋巴细胞区别，前者的细胞核不规则，核仁大而明显，胞质中常见较多空泡；后者无此恶性细胞特点。脑脊液中转移癌细胞的形态见图9-20。

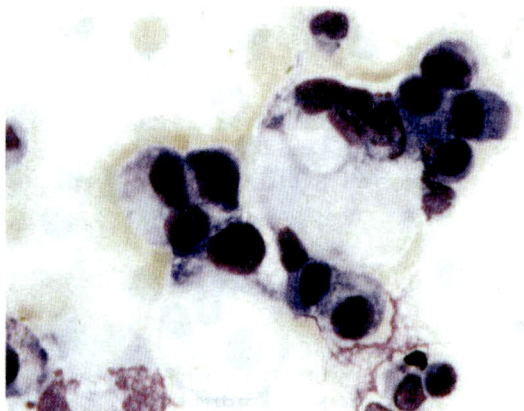

图9-20 脑脊液中转移癌细胞（胃癌）

五、呼吸道细胞学检验

肺癌是发病率较高的恶性肿瘤，其早期临床诊断主要采用X线照片、CT扫描、支气管镜和细胞学检查。其中以细胞学检查方法最为简单且无痛苦，能及早查出早期肺癌。细胞学检查包括痰液、支气管镜刷取物或灌洗液、经皮细针穿刺吸取物细胞学检查。

（一）正常呼吸道细胞学

1. 鳞状上皮细胞 痰液中的鳞状上皮细胞来自于口腔，以表层和中层鳞状上皮细胞较多见，底层细胞少见。

2. 呼吸道上皮细胞

（1）纤毛柱状上皮细胞 来自鼻咽部、气管、支气管等部位。细胞单个、成团或聚集排列，外形为圆锥形，顶部宽而平，表面有纤毛，但纤毛易脱落。保存良好的标本，纤毛染成粉红色（图9-21）。肿瘤、病毒或细菌感染时多见。

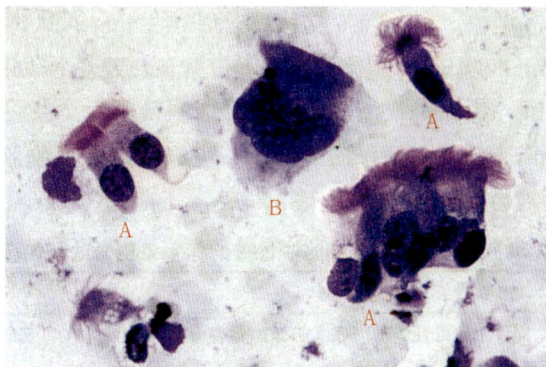

图9-21 痰液涂片中纤毛柱状上皮细胞

A.正常纤毛上皮细胞；B.退化纤毛上皮细胞

（2）杯状细胞 与纤毛细胞大小类似。细胞呈高柱状；核偏位，靠近狭窄的细胞末端；胞质丰富，内有多量黏液呈泡沫状或空泡状。正常人痰液中少见，慢性炎症时增多。

（3）基底层细胞 在痰液中少见，但在气管刷片中易见到。

3. 肺泡巨噬细胞 又称尘细胞。在痰标本中出现肺泡巨噬细胞，表明标本来自肺深部，有诊断价值。细胞呈圆形、卵圆形，直径10~25μm，边界清晰；细胞核圆形、卵圆形或肾形，1个或多个，染色质细颗粒状，可见小核仁；胞质丰富有突起，嗜碱性或嗜酸性，内有灰黑或褐色吞噬物。

4. 背景成分 主要有白细胞、黏液、淀粉样体、未消化的食物颗粒、植物细胞、肌肉纤维和花粉颗粒等。

（二）呼吸道良性病变细胞学

支气管炎、肺炎、支气管扩张及肺结核等急、慢性炎症时，上皮细胞均可发生质和量的改变。

1. 纤毛柱状上皮细胞 炎症时，纤毛柱状上皮细胞形态可出现如下变化。

（1）纤毛脱落 形成无核纤毛小体和有核的细胞质残留物。

（2）细胞退变 细胞呈肿胀退变或固缩退变。

（3）鳞状上皮化生 痰液中鳞化细胞呈多边形或立方形，胞核常固缩，胞质少。典型的小型鳞化细胞常成堆或成片，互相黏附，胞核深染，胞质嗜酸性，类似外底层细胞，部分细胞还可见纤毛。

（4）包涵体形成 胞质或胞核内出现各种大小不等的嗜酸性包涵体，巨细胞病毒所致包涵体周围有明亮空晕，具有诊断意义。

（5）多核纤毛柱状细胞 胞体大，多边形或不规则，含多个大小不等深染的细胞核，胞质丰富有纤毛（图9-21）。

（6）乳头状增生 细胞呈腺瘤样增生，层次较多，形成乳头状突起，乳头中心有较小、互相重叠的细胞组成。核较小，大小一致，排列紧密，细胞群周围有一圈较宽的胞质带，细胞团表面可见纤毛。见于成人急性病毒感染、婴儿病毒性肺炎或急性呼吸窘迫综合征。

（7）储备细胞增生 有时涂片上可见到成团脱落的储备细胞，体积小，圆形或立方形；核呈圆形或卵圆形，常偏位，染色质均匀；胞质量少，嗜碱性。

2. 鳞状上皮细胞 口腔、咽部炎症时鳞状上皮细胞可发生坏死、核固缩、凋亡、染色质粗颗粒状、核膜增厚等现象，易与鳞癌混淆。有时可见Pap细胞，为一种单个的小型鳞状上皮细胞，圆形或卵圆形；胞核小、圆形或轻度核畸形，染色质致密、深染；胞质染深红色。可能是鳞状化生细胞或喉部鳞状上皮细胞因炎症刺激所致。

3. 杯状细胞 慢性炎症性疾病支气管刷取标本和穿刺标本中，可见杯状细胞增多，部分细胞体积增大。

4. 肺泡巨噬细胞 炎症时肺泡巨噬细胞体积增大，可出现多核，胞质内可见吞噬物，如脂质、含铁血黄素、粉尘微粒等。

5. 其他 吸烟者、肺炎或肺脓肿患者可见较多发生退变而成裸核的中性粒细胞。支气管哮喘或寄生虫感染患者可见较多嗜酸性粒细胞和夏科–莱登结晶。滤泡性支气管炎、慢性炎症时可见较多淋巴细胞。

> **考点提示** 呼吸道良性病变细胞学变化特点。

（三）肺部恶性肿瘤脱落细胞学

肺部恶性肿瘤以原发性肺癌为主，其次为转移癌，肉瘤少见。

1. 原发性肺癌

（1）鳞状细胞癌 最常见，主要发生于大支气管，即段支气管以上的支气管黏膜鳞状化生上皮。细胞形态变化主要取决于癌细胞的分化程度。鳞状细胞癌细胞形态特点见表9-14、图9-22。

表9-14 鳞状细胞癌细胞特点

类别	形态特点
大小和形状	癌细胞形状和大小变异较大，可为圆形或奇形怪状的细胞，如蛇形、纤维形癌细胞等，可单个或三五成群，细胞呈单层，很少有立体状结构或重叠
胞核	大小不一，形态多变，可呈圆形或不规则形。染色深，胞核内结构不清，成团块状或墨水滴样
胞质	丰富，边界清楚。角化癌细胞质为嗜酸性染色，未角化癌细胞胞质略嗜碱性着色，有时癌细胞完全角化，成为无核的影细胞，是角化形鳞癌的重要依据
吞噬现象	1个大的癌细胞的胞质内出现一个小的癌细胞，大癌细胞核被挤压成半月形，偏位，2个癌细胞间常出现半月形空晕

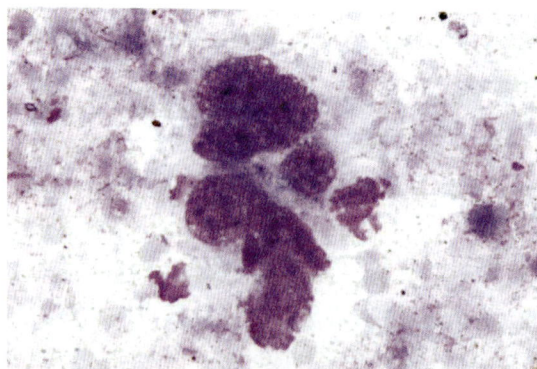

图9-22 痰液涂片中鳞癌细胞

（2）腺癌 较为少见，常见于周围型，癌变来源于细支气管上皮细胞。

1）支气管腺癌：癌变来源于细支气管上皮细胞。分化好的腺癌以成群脱落癌细胞为主，细胞群大，互相重叠呈立体结构。分化差的腺癌，单个癌细胞增多，细胞群较小，结构松散，排列成腺腔样（图9-23）。单个癌细胞一般为圆形、卵圆形或不规则形；核圆形或卵圆形，明显偏位，染色质呈颗粒状，核膜常折叠或呈锯齿状，常见双核或多核细胞，有1个或几个较明显的核仁；胞质内常有许多小空泡，偶见大空泡。

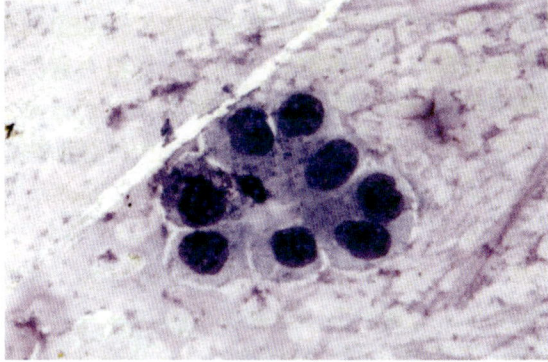

图9-23　痰液涂片中腺癌细胞

2）支气管肺泡细胞癌：来源于Ⅱ型肺上皮或细支气管上皮。癌细胞多成群出现，细胞数量一般在20个以内，极少多于50个细胞，细胞群界线清楚。细胞大小较一致，常为圆形或卵圆形，异形性不明显；核为圆形，有1~2个小核仁；胞质较少，染色较浅。癌细胞常与大量肺泡吞噬细胞并存。

（3）小细胞癌　又称小细胞神经内分泌癌，过去称为小细胞未分化癌，现已废用。是肺癌中恶性程度最高的一种类型，占全部肺癌类型的10%~20%，多为中央型，发生于大支气管。涂片中癌细胞体积小，直径为8~10μm，呈圆形、卵圆形；核不规则、畸形明显，染色质致密深染，结构不清，呈墨水滴状；胞质极少，有的呈裸核状或燕麦样。癌细胞拥挤重叠成堆，互相挤压可形成典型的镶嵌样排列，坏死背景明显（图9-24）。此型癌细胞应与淋巴细胞鉴别。

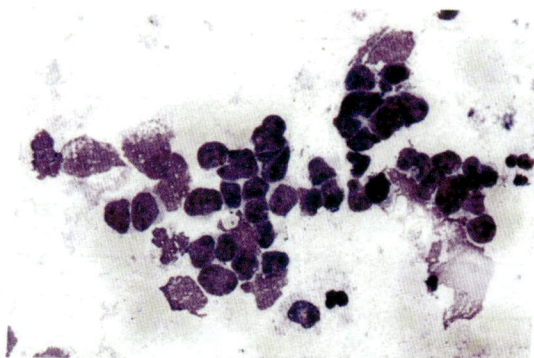

图9-24　痰液涂片中小细胞癌细胞

（4）大细胞癌　又称大细胞未分化癌，占肺癌总数15%~20%。涂片中癌细胞体积大；核大、不规则，核仁明显，核分裂象多见；胞质丰富，淡染。多为单个细胞脱落，亦可成群出现，群内细胞大小不一，很少重叠。无鳞癌及腺癌的特征，但电镜证实其为低分化鳞癌或腺癌。

（5）腺鳞癌　少见，既有鳞癌特点，又有腺癌特点，细胞学检查无特殊性。

2. 肺部转移性恶性肿瘤　人体大多数恶性肿瘤皆可通过血液转移至肺，且多为晚期。肺转移性癌需要破坏肺支气管才能出现在痰涂片中，故痰阳性检出率较低。转移癌可为鳞癌、腺癌及未分化癌等。仅根据肿瘤细胞形态不能确定是原发性还是转移性肺癌，要结合临床和免疫组化检查才能确定。

> **考点提示**　肺癌的类型及形态特点。

六、淋巴结细针吸取细胞学检验

淋巴结肿大是一种常见的病理现象，最常见的原因是各种炎症和肿瘤。用细针吸取细胞学检查是诊断淋巴结疾病的一项传统技术，方法简便、快速、安全，阳性诊断率高。

（一）标本采集与处理

充分暴露淋巴结，常规局部消毒。选择5~20ml注射器，7~9号针头，术者以左手拇指与示指固定肿大的淋巴结及其邻近皮肤，右手持针，视肿大淋巴结的部位采取与体表垂直或成45°夹角，先刺入皮肤，然后再刺入淋巴结内（因中心常有坏死，应避免刺入淋巴结中心部位）。左手固定针头及针筒，右手将注射器针芯向后牵拉，使成5~10ml负压，保持负压向淋巴结不同方向抽吸数次，见针内有吸取物后，消除负压迅速退针，按压穿刺点5分钟。取下针头，将针芯拉至5~10ml处，再按上针头，将针内吸取物快速喷于载玻片上，用穿刺针头或推片将标本涂抹成薄片2~4张。涂片自然干燥后行瑞-吉染色。

（二）淋巴结正常细胞学

正常淋巴结穿刺涂片中，以淋巴细胞为主，约占95%以上，其中以成熟的小淋巴细胞为主，有少量大淋巴细胞。其余单核细胞、浆细胞、原始淋巴细胞、幼稚淋巴细胞等约占5%。核分裂象少见。中性粒细胞、嗜酸性粒细胞及组织细胞很少见到。淋巴结穿刺涂片中细胞分类百分比的意义不大，异常细胞的出现是诊断的主要依据。

（三）淋巴结良性病变细胞学

1. 慢性淋巴结炎　涂片中以成熟小淋巴细胞为主，伴少量成熟的大淋巴细胞。细胞形态正常，少数伴明显退化变性，但无坏死灶出现。原始及幼稚淋巴细胞较少，可见少量组织细胞，偶见中性粒细胞和嗜酸性粒细胞（图9-25）。

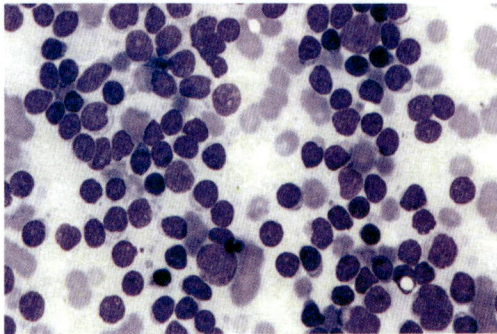

图9-25　淋巴结慢性淋巴结炎细胞

2. 急性淋巴结炎　病变早期涂片中有较多小淋巴细胞，少量转化大淋巴细胞，散在组织细胞和极少原始淋巴细胞，中性粒细胞少见。当病程发展到急性化脓性炎症时，可见脓性坏死背景，其中有大量中性粒细胞及退变、坏死的细胞。有时组织细胞增多，发生肿胀性退变时可使核偏位，似印戒细胞，易误认为转移性腺癌细胞，应予注意。

3. 淋巴结结核　具有诊断意义的细胞或结构有上皮样细胞、朗罕巨细胞（图9-26）和干酪样坏死等。其特点见表9-15。

表9-15　淋巴结结核的细胞或结构特点

细胞或结构	特点
上皮样细胞	①又称类上皮细胞，系由组织细胞增生并吞噬结核分枝杆菌后变形而成。②胞体直径 20~30 μm，长形或卵圆形。③胞核大小不等，椭圆形或肾形、哑铃形、棒形，细长略弯似鞋底样者多见，染色质疏松、细致呈网状，有 1~2 个核仁
郎罕巨细胞	为结核病较为特异的细胞，具有较高的细胞学诊断价值。①细胞大，直径60~90 μm。②胞核可达数十个，圆形或卵圆形，形似上皮样细胞的核，通常排列在胞质的周边，呈花环状或马蹄铁状。③胞质丰富，染淡蓝色或灰蓝色，边界不清
干酪样坏死	为灰蓝色或紫蓝色粉末状的无结构均匀样物质，肉眼观察如豆腐渣样
其他	常有淋巴细胞

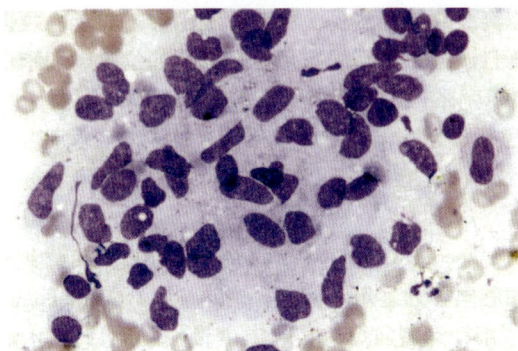

图9-26　淋巴结郎罕巨细胞

（四）淋巴结恶性病变细胞学

淋巴结恶性病变分为原发性淋巴瘤和转移癌两类。

1. 淋巴瘤　是原发于淋巴结和结外淋巴组织的恶性肿瘤，占所有恶性肿瘤的3%~4%。按组织学不同分为霍奇金淋巴瘤和非霍奇金淋巴瘤两类。

（1）霍奇金淋巴瘤　是一个独特的淋巴瘤类型，占所有淋巴瘤的10%~20%。霍奇金淋巴瘤组织中细胞成分复杂，其中最重要的是reed-sternberg（R-S）细胞，具有诊断意义。典型的R-S细胞特征：①细胞体积大，直径可达30~50 μm，可达或超过100 μm，胞质丰富，嗜酸性或嗜碱性。②细胞核圆形或椭圆形，双核或多核，染色质沿核膜聚集呈块状，核膜厚。③有异常巨大的核仁，有时直径与红细胞相当，呈嗜酸性包涵体样，周围有空晕。R-S细胞可分为双核、巨核和多核、单核几种类型。双核R-S细胞的两个核面对面排列，彼此对称，形似镜中之影，称为"镜影细胞"（图9-27）。具有上述特征的单核瘤巨细胞称为霍奇金细胞。

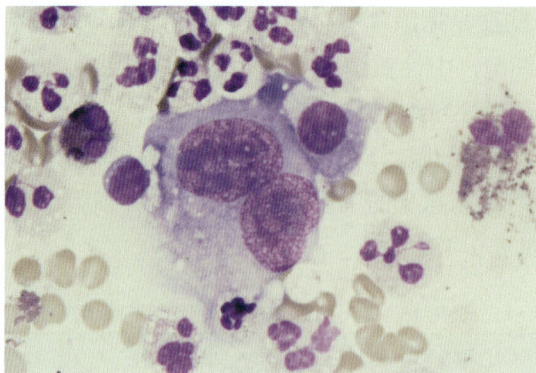

图9-27　淋巴结霍奇金淋巴瘤R-S细胞

（2）非霍奇金淋巴瘤　占所有淋巴瘤的80%～90%，分类复杂。其特征是肿瘤组织的成分比较单一，多数以一种细胞为主，呈弥漫分布（图9-28）。针吸细胞学诊断此类肿瘤一般比较困难，主要依据组织切片结合免疫组化结果而定。

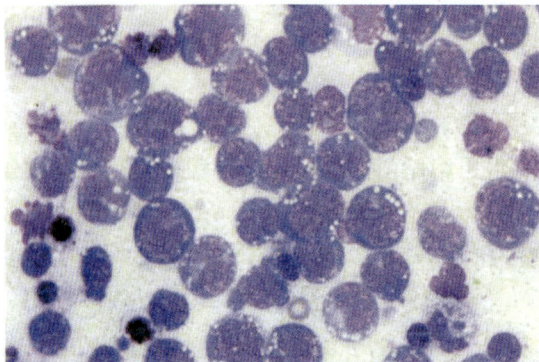

图9-28　淋巴结非霍奇金淋巴瘤细胞

2. 淋巴结转移癌　淋巴结转移癌比淋巴瘤更为多见，各种癌症晚期均可表现为淋巴结转移，当癌细胞转移至淋巴结，可引起淋巴结肿大。淋巴结转移癌涂片中可见大量排列成团、互相堆叠的癌细胞团，癌细胞形态与原发部位癌细胞形态基本一致（图9-29）；淋巴细胞减少甚至消失，形态正常，常出现变性坏死的中性粒细胞及坏死物。淋巴结针吸细胞学对转移癌的诊断价值较大，并可根据细胞形态及临床表现，判断原发肿瘤的来源。

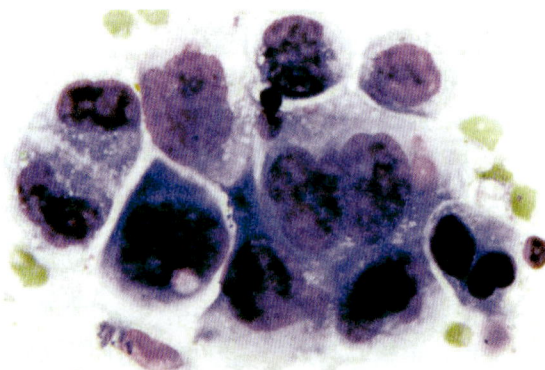

图9-29　淋巴结转移腺癌细胞

考点提示▶ 淋巴结正常细胞特点及良、恶性病变细胞学变化特点。

七、乳腺细针吸取细胞学检验

乳腺癌为发病率较高的恶性肿瘤，占女性恶性肿瘤的第二位，仅次于子宫颈癌。乳腺癌位于体表，较易发现，细胞学检查取材简便，采用细针吸取细胞学检查，对乳腺癌的确诊率可达90%以上。

（一）标本采集与处理

1. 细针吸取法 对可触及肿块而无乳头溢液患者可用此法。常规消毒后，操作者用左手固定肿块，右手持5~20ml无菌注射器，迅速刺入肿块内，保持一定的负压，向肿块不同方向抽取数次，见到有少量吸取物后，快速退针，将抽取液制片2~4张。

2. 乳头溢液直接涂片法 先检查乳房有无可触及的肿块，清洁乳头，用手指腹侧由患处沿着乳腺导管向乳头方向轻轻按摩乳房，然后挤压乳晕，将乳头溢液滴在玻片上，制备2~4张涂片。若分泌物过多，富含血液，可将其收集于试管中，离心沉淀后取沉淀物涂片。

3. 刮取法 用于乳房皮肤有溃疡或乳晕周围有糜烂者。

（二）乳腺正常细胞学

1. 乳腺导管上皮细胞 乳腺处于静止期，一般不易见到乳腺导管上皮细胞。细胞呈圆形或类圆形，多成团、成片，排列规则，或蜂窝状排列；核较小或中等大，大小较一致，呈圆形或卵圆形，形态规则，居中或偏位，染色质均匀细颗粒状，核仁不明显；胞质中等量，染色偏蓝，可见空泡。妊娠后期和产后2个月，因受内分泌的影响，导管上皮细胞可呈乳头状瘤样增生。核增大，深染且偏位，有双核或多核，核仁明显；胞质丰富，常出现空泡。应与癌细胞相鉴别。

2. 泡沫细胞 涂片中常见，细胞体积较大，类圆形，直径15~100μm，散在或成团；胞核小、偏位，形状不固定；胞质丰富，含较多大小不等的空泡呈泡沫状，PAS染色呈阳性。其来源可能为吞噬细胞或导管上皮细胞。

3. 吞噬细胞 核圆形、卵圆形或豆形，多偏位，染色质为细颗粒状；胞质呈泡沫状，可有大空泡及吞噬物。妊娠期或乳腺炎症时吞噬细胞增多。

4. 其他 正常涂片可见少量白细胞，无红细胞。白细胞增多且有淋巴细胞时，见于急性、慢性乳腺炎或分娩前后。涂片中出现多少不等的鳞状细胞或无核角化细胞，主要来自于乳头或大的输乳管口上皮。

（三）乳腺良性病变细胞学

1. 乳腺炎 该类患者很少有乳头溢液，涂片中主要见较多的炎症细胞和少量成堆的导管上皮细胞。急性炎症见大量中性粒细胞，并有部分退变、坏死；结核性乳腺炎可见上皮样细胞和朗罕巨细胞；慢性炎症以淋巴细胞为主；浆细胞性乳腺炎时可见大量浆细胞。

2. 乳腺增生症 是乳腺最常见的疾病，又称为纤维囊性乳腺病、乳腺腺病、乳腺小叶增生症等。该症穿刺时进针困难，针吸物呈灰白色，涂片中细胞数量极少，多为分化良好的乳腺导管上皮细胞，细胞及细胞核大小较一致，核染色质致密呈细颗粒状，核仁不明显。腺上皮细胞可散在或成团排列，有时可见泡沫细胞及脂肪细胞。

3. 乳腺纤维腺瘤 为乳腺最常见的良性肿瘤，无乳头溢液。涂片中可见：①导管上皮细胞：细胞常成团，呈规则的蜂窝状排列，胞核大而圆，染色质细致均匀，核仁明显。细胞间夹有来源于肌上皮细胞或间质细胞的双极裸核细胞。②黏液：淡蓝、淡红云雾状结构。

③成纤维细胞：梭形，红染，核卵圆形或梭形，染色较淡，有时可见小核仁。

4. 导管内乳头状瘤　分为大导管内及多发性导管内乳头状瘤，常有血性乳头溢液。涂片中以导管上皮细胞为主，细胞常黏连成团，排列整齐，呈乳头状。瘤细胞与正常乳腺上皮细胞相似，细胞核有时可见轻度异型性。背景为血性，多伴有少量泡沫细胞，有感染时可见较多中性粒细胞。

（四）乳腺恶性病变细胞学

乳腺恶性肿瘤多数为乳腺癌。乳腺癌的种类较多，主要有单纯癌、黏液腺癌、髓样癌等，细胞形态变化多样，确诊乳腺癌较易，但仅凭涂片细胞形态变化进行分类较难。乳腺癌细胞学特点为：涂片中细胞数量较多，多成团分布，排列紊乱，无极性，有相互重叠现象，有时可见乳头状、腺泡状、菊花团样、蜂窝状等特征性排列；胞体大小悬殊，形态异常；核增大，畸形明显，核仁大而明显且数量增多，可见较多的异常核分裂象；核质比明显增大（图9-30）。

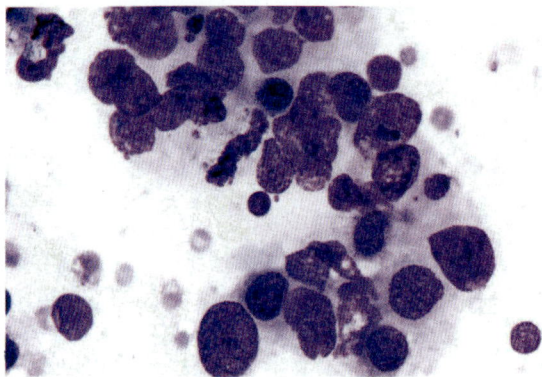

图9-30　乳腺单纯癌细胞

（姜　竹）

本 章 小 结

临床细胞学检验是细胞病理学诊断的一个分支，主要是利用光学显微镜对涂片中的上皮细胞、非上皮细胞等成分进行综合分析并诊断。正确采集合格的细胞学标本是细胞学准确诊断的重要前提。根据采集的标本不同，选用适合的方法进行制片和染色。浆膜腔积液、尿液等均可采用离心浓缩后取沉淀推制涂片，脑脊液宜用玻片离心法涂片；痰液、子宫颈管刷检物、肺支气管内窥镜刷检物等，常采用涂抹法制片。常用的染色为瑞–吉染色，也可用巴氏或HE染色。细胞学诊断采用直接法或分级法进行报告。

各系统的细胞学检验必须根据涂片中出现的细胞种类、分布和形态变化特点，以及临床特征，客观做出较为明确的诊断性报告；无执业医师资格的人员可对观察到的结果进行描述性报告，尽量将有临床意义的检验信息提供给临床。

扫码"练一练"

习　题

一、单项选择题

1. 鳞状上皮细胞被覆于

A. 胃　　　　　　B. 肠　　　　　C. 子宫颈管　　　D. 支气管树　　　E. 喉部

2. 柱状上皮细胞被覆于

A. 子宫颈外口　　B. 皮肤　　　　C. 食管　　　　　D. 阴道　　　　　E. 子宫内膜

3. 角化不良可见于

A. 鳞状上皮　　　　　　　　　　B. 柱状上皮

C. 间皮细胞　　　　　　　　　　D. 巨噬细胞

E. 移行上皮细胞

4. 最能反映女性雌激素水平变化的细胞是

A. 底层鳞状上皮细胞　　　　　　B. 中层鳞状上皮细胞

C. 表层鳞状上皮细胞　　　　　　D. 子宫内膜细胞

E. 子宫颈内膜细胞

5. 在脱落细胞涂片中，可以发现肿瘤细胞互相吞噬现象，与下列相关的是

A. 鸟眼细胞　　　　　　　　　　B. 印戒细胞

C. 类上皮细胞　　　　　　　　　D. 多核上皮细胞

E. 影细胞

6. 在浆膜腔积液涂片中，作为其他细胞大小的"标尺"细胞是

A. 单核细胞　　　　　　　　　　B. 白细胞

C. 淋巴细胞　　　　　　　　　　D. 浆细胞

E. 嗜酸性粒细胞

7. 小支气管黏膜主要发生的癌变是

A. 腺癌　　　　　　　　　　　　B. 鳞状细胞癌

C. 腺鳞癌　　　　　　　　　　　D. 小细胞未分化癌

E. 大细胞未分化癌

8. 高分化鳞癌细胞相当于

A. 内底层的癌细胞　　　　　　　B. 外底层的癌细胞

C. 中层的癌细胞　　　　　　　　D. 表层的癌细胞

E. 间皮细胞的癌细胞

9. 染色具有多色性效果，色彩鲜艳多样的方法为

A. 瑞特染色法　　　　　　　　　B. 苏木素－伊红染色法

C. 吉姆萨染色法　　　　　　　　D. 湖蓝染色法

E. 巴氏染色法

10. 细胞学诊断五级分类法中的Ⅳ级是指

A. 无核异质细胞

B. 少量轻度核异质细胞，但无恶性证据

C. 有较多重度核异质细胞，但不能肯定为恶性

D. 有癌细胞，但不够典型

E. 发现典型的恶性肿瘤细胞

11. 女性腹腔积液常见于

A. 肝癌　　　　B. 卵巢癌　　　　C. 乳腺癌　　　　D. 胆管癌　　　　E. 胆囊癌

12. 尿液细胞学检验最常见的肿瘤是

A. 鳞癌　　　　B. 腺癌　　　　C. 移行细胞癌

D. 肾癌　　　　E. 平滑肌肉瘤

13. 浆膜腔积液中，最常见的恶性肿瘤类型是

A. 小细胞未分化癌　　　　　　　B. 鳞癌

C. 间皮瘤　　　　　　　　　　　D. 移行细胞癌

E. 腺癌

14. 在女性生殖器官中，最常发生癌变的部位是

A. 外阴　　　　B. 阴道　　　　C. 子宫颈　　　　D. 子宫内膜　　　　E. 卵巢

15. 灰尘细胞常见于

A. 尿液　　　　B. 胃液　　　　C. 胸腔积液　　　　D. 痰液　　　　E. 腹腔积液

二、案例分析题

患者，男，66岁，2月前突然出现血尿，3天后血尿停止，1周后又出现尿血现象，尿血时无感觉。近1月来血尿时断时续越来越频繁。查体：一般情况可，T 36.4℃，P 78次/分，R 20次/分，BP 110/72mmHg。心、肺、腹（−）；双肾区未见异常隆起，无叩击痛。B超示：膀胱左侧壁靠近顶部见一体积约2.2cm×3.1cm×2.7cm低回声肿物，表面不平，内部回声低。尿液检验：SG1.030，pH7.0，BLD（4+），Pro（2+），Glu（−），Ket（−），BIL（−），Uro（±），NIT（−），Leu（+）。尿沉渣镜检：红细胞10～16个/HPF，白细胞1～4个/HPF，可见有体积较大成堆细胞。请问：

1. 对该患者应进行哪项实验室检查？

2. 如涂片中体积较大成堆细胞（红细胞的7～20倍），呈多边形，胞膜光滑；见多个胞核，呈圆形、卵圆形，染色质细颗粒状，分布均匀，核仁不明显，这种细胞提示可能为什么细胞？

（罗　洁　姜　竹）

参考答案

第一章

1.B　2.A　3.C　4.B　5.C　6.A　7.D　8.A　9.E　10.E　11.E　12.B　13.D　14.D　15.E

第二章

1.C　2.C　3.A　4.D　5.B　6.D　7.A　8.C　9.E　10.D　11.A　12.D　13.D　14.E　15.A　16.D　17.B　18.D　19.A　20.E

第三章

1.C　2.A　3.B　4.B　5.D　6.E　7.A　8.D　9.A　10.C　11.A　12.A　13.B　14.A　15.D

第四章

1.B　2.B　3.B　4.E　5.C　6.D　7.C　8.B　9.A　10.E　11.D　12.C　13.E　14.A　15.C

第五章

1.A　2.A　3.A　4.B　5.A　6.A　7.C　8.E　9.B　10.C　11.A　12.B　13.D　14.B　15.C　16.C　17.B　18.C　19.D　20.C

第六章

1.C　2.D　3.C　4.B　5.D　6.B　7.D　8.C　9.A　10.C　11.B　12.D　13.A　14.C　15.C

第七章

1.B　2.C　3.A　4.B　5.A　6.D　7.D　8.B　9.A　10.C　11.B　12.D　13.C　14.B　15.D

第八章

1.B　2.E　3.D　4.D　5.E　6.E　7.E　8.C　9.B　10.C　11.D　12.B　13.A　14.B　15.C

第九章

1.E　2.E　3.A　4.C　5.A　6.C　7.A　8.D　9.E　10.D　11.B　12.C　13.E　14.C　15.D

参考文献

［1］尚红，王毓三，申子瑜. 全国临床检验操作规程［M］. 4版. 北京：人民卫生出版社，2015.

［2］龚道元，张纪云. 临床检验基础［M］. 4版. 北京：人民卫生出版社，2015.

［3］张纪云，傅琼瑶. 临床检验基础实验指导［M］. 2版. 北京：人民卫生出版社，2015.

［4］吴茅. 浆膜积液细胞图谱新解及病例分析［M］. 北京：人民卫生出版社，2018.

［5］曾强武，肖继刚，窦心灵，等. 血液病实验诊断精选案例［M］. 北京：人民卫生出版社，2019.

［6］闫立志. 尿液有形成分图谱新解及病例分析［M］. 长沙：湖南科学技术出版社，2019.

［7］王建中. 临床检验诊断学图谱［M］. 北京：人民卫生出版社，2012.

［8］刘成玉，林发全. 临床检验基础［M］. 3版. 北京：中国医药科技出版社，2015.

［9］刘成玉，罗春丽. 临床检验基础［M］. 5版. 北京：人民卫生出版社，2015.

［10］张纪云，张家忠. 临床基础检验［M］. 南京：江苏凤凰科学技术出版社，2015.

［11］张纪云，龚道元. 全科医师临床检验速查手册［M］北京：中国医药科技出版社，2017.

［12］彭明婷. 临床血液与体液检验［M］. 北京：人民卫生出版社，2017.

［13］张家忠，吕先萍. 临床输血检验技术［M］. 北京：人民卫生出版社，2016.

［14］WHO. WHO laboratory manual for examination and processing of human semen. 5th ed. Geneva：World Health Organization，2010.

［15］Palmer L，Briggs C，McFadden S，et al.ICSH recommendations for the standardization of nomenclature and grading of peripheral blood cell morphological features［J］. Int J Lab Hematol. 2015，37（3）：287-303.